WILHELM PELIKAN / HEILPFLANZENKUNDE

Band I

HEILPFLANZENKUNDE

DER MENSCH UND DIE HEILPFLANZEN

Band I

WILHELM PELIKAN

MIT PFLANZENZEICHNUNGEN VON WALTHER ROGGENKAMP

HERAUSGEGEBEN VON DER MEDIZINISCHEN SEKTION
DER FREIEN HOCHSCHULE FÜR GEISTESWISSENSCHAFT
GOETHEANUM

PHILOSOPHISCH-ANTHROPOSOPHISCHER VERLAG
GOETHEANUM/DORNACH (SCHWEIZ)

1. Auflage 1958
2. Auflage 1963
3. Auflage 1975
4. Auflage 1980
5. Auflage 1988

Einbandzeichnung von Walther Roggenkamp

©

Copyright 1988 by Philosophisch-Anthroposophischer Verlag Goetheanum
Dornach (Schweiz)
Gesamtherstellung: Benziger AG, Einsiedeln
ISBN 3-7235-0084-6

ZUM ERSCHEINEN DER VIERTEN AUFLAGE

Der Werdegang des mit dem dritten, 1978 seiner Leserschaft übergebenen Bande abgeschlossenen Werkes war ein Fortschreiten in drei zwar organisch auseinander hervorgehenden, sich aber deutlich voneinander abhebenden Entwicklungsstufen. War der erste Band gemäß der von Rudolf Steiner erkannten *Dreigliederung* der mineralischen Welt, der pflanzlichen, tierischen und menschlichen Leibesorganisation gestaltet worden, so erhob der vier Jahre später geschriebene zweite Band die in allem Lebendigen waltende Welt der ätherischen *Bildekräfte*, des Schaffenden in allem Geschaffenen zum Gegenstand der Untersuchung und Darstellung. Die vierfache Gliederung dieser hinter allem Sinnlich-Wahrnehmbaren seienden, alles Gewirkte wirkenden übersinnlichen Bildekräftewelt; ihr Verbundensein mit – vier Welt-Werde-Stufen verdankten – vier Erdenwesensreichen bestimmten die Darstellungsart dieses zweiten Bandes. Er ebenfalls schuldet der Fülle der Forschungsergebnisse Rudolf Steiners die wesentlichen Anstöße. Das ganze Heilpflanzenwesen steht durch sie in einem neuen Lichte.

Nach dem Erscheinen dieses zweiten Bandes (1962) währte es geraume Zeit, ehe im Verfasser der Entschluß reifte, einen dritten hinzuzufügen. Er bedurfte erst der Gewißheit, daß mit diesem nicht bloß eine Ausweitung, sondern eine Gipfelung zu erreichen sei – ein erhöhter Standort, von dem aus nicht nur drei verschiedene, in gesonderten Ebenen gelegene Teile, sondern das aus ihnen gebildete Ganze erst richtig umgreifbar und überschaubar wäre. Wieder eröffnete Rudolf Steiner dazu den Weg, durch eine seiner Notizbuch-Eintragungen, die dem Verfasser blitzartig diese noch höhere Möglichkeit erhellte. – Doch darüber unterrichtet der dritte Band. Die Tatsache wird hier erwähnt, weil jeder, der den ersten Band in Viertauflage erwirbt, ein Erstleser (vermutlich) auch des ganzen Werkes wird und gerne erfährt, was ihm weiter »blüht«. Der dritte Band also geht den Weg von den ätherischen Bildekräften zu den ihr Innensein darstellenden *Bildekräfte-Wesen*.

Doch zurück zum ersten Band. Sein Erst-Erscheinen fiel in das Jahr 1958, zur zweiten Auflage kam es 1963; die dritte folgte 1975. Daß sie so bald eine vierte nach sich ziehen würde, überraschte zunächst. Doch ist um diese Zeit, 30 Jahre nach Beendigung der zweiten großen Kriegskatastrophe dieses Jahrhunderts, eine neue Generation ins öffentliche Leben eingetreten, mit der ein elementares Verlangen nach einer Durchgeistigung aller menschlichen Tätigkeitsgebiete mitgeboren ist. Dafür zeugt das rapide Zunehmen der Gründungen von Rudolf-Steiner-Schulen rund um den Erdball, die Anerkennung, welche anthroposophisches Künstlertum auf den

Gebieten der Architektur, Plastik, Malerei, dramatischer und Schauspielkunst, Dichtung, welche die neue Kunst der Eurythmie immer mehr finden. Dazu kommt die Ausbreitung der durch geisteswissenschaftliche Erkenntnisse erweiterten Heilkunst, der Heilpädagogik, die Gründung von Heilstätten und Kliniken, das Aufblühen der Zubereitungsstätten von Heilmitteln, die der vorerwähnten medizinischen Richtung dienen, nicht zuletzt die biologisch-dynamische Wirtschaftsweise. So hat auch das Interesse an anthroposophischer Literatur sprunghaft zugenommen. Die Chance wahrnehmend, haben große Verlage neuerdings reich bebildert Heilpflanzenbücher in Fülle auf den Markt geworfen, die nostalgische Welle des Jahrzehnts nützend. Man hat damit aber nur altes Wissen aufzufrischen versucht und nicht aus neuen Erkenntnissen heraus gewirkt. Es gilt aber, an echter Zukunft zu bauen. Daß die Quellen, aus denen die vorliegende „Heilpflanzenkunde" schöpft, neu erschlossene sind, das geht wohl schon aus dem Geleit- und dem Vorwort hervor.

Arlesheim, im Mai 1980

Wilhelm Pelikan

ZU DEN ABBILDUNGEN DIESES BUCHES

Der Leser findet den Ausführungen über einzelne besonders wichtige Heilpflanzen die Versuche des graphischen Künstlers beigegeben, die das durch den Worttext niemals genügend deutlich zu machende auf ihre Art veranschaulichen. Mit diesen Darstellungen soll im Spiel von Schwarz und Weiß, in der Dynamik der Linien und Flächen das Charakteristische, für die betreffende Pflanze Wesentliche erstehen. Naturalistische Bildtreue ist nicht angestrebt. Man kann natürlich die dargestellten Pflanzen «erkennen»; doch beruht dieses Erkennen nicht auf der Nachahmung der äußeren Erscheinung, besonders dort, wo das Bild zur Vignette, zur Signatur des Textes wird. Die Kunstgesetze der Graphik bringen auf ihre Art die Pflanze noch einmal hervor, die draußen durch Naturgesetze geschaffen worden ist. Es kann dadurch etwas sichtbar werden, was der Natur-Anblick nicht zeigt, höchstens andeutet, und was nur dem Auge des Geistes erscheint. Das Werk des Künstlers wird zur Aussage über das von der Natur Verschwiegene.

Dies gilt besonders für die zwölf ganzseitigen Bilder der Typen einzelner Pflanzenfamilien. Hier ist versucht, mit graphischen Mitteln auszudrücken, was niemals Sinnes-, sondern immer nur Geisteseindruck sein kann: das Wesenhafte einer ganzen Pflanzenfamilie, das Grundmotiv, aus dem die einzelnen Pflanzenarten als Variationen abgeleitet werden können; der Schlüssel, nach dem man, im Sinne Goethes, Lippenblütler, Hahnenfußgewächse etc. bis ins Unendliche erfinden könnte. Sämtliche Typenbilder sind aber selbst Variationen des einen großen Urpflanzlichen. Rudolf Steiner hat uns von diesem eine geniale Farbskizze – in der Ankündigung für eine Eurythmie-Aufführung – hinterlassen. (Es kam in dieser Aufführung das Goethe'sche Gedicht über die Metamorphose der Pflanze zur eurythmischen Darstellung.)

Wer die Versuche, durch photographische Bilder botanische Ausführungen zu beleben, verfolgt hat und sich dabei der Grenzen der Photographie schmerzlich bewußt geworden ist, wer ferner die unvergleichlich plastischen und «sprechenden» Holzschnitte mittelalterlicher Kräuterbücher kennt, wird einen Versuch wie den vorliegenden gelten lassen und sogar begrüßen. Der Autor zählt aber die Stunden, die er mit dem Künstler, Herrn Walther Roggenkamp, zubringen konnte in der Vorbereitung dieser Arbeit, zu den besonders schönen seines Lebens.

Dankbar gedenkt er aber auch der jahrelangen stillen Vorarbeit, die ihm als Hilfe zuteil wurde durch das Skizzieren vieler Pflanzen von Fräulein Maria Kleiner, durch das dem Autor vieles aufgegangen ist von dem «offenbaren Geheimnis» der Pflanzenwelt.

GELEITWORT DES HERAUSGEBERS

Mit diesem Werk wird eine neue Heilpflanzenkunde vorgelegt, die aus der Anschauungsweise der modernen, von Dr. Rudolf Steiner begründeten Geisteswissenschaft hervorgegangen ist. Durch diese ist es möglich geworden, eine Verbindung, die lange Zeit brach lag, wieder unserem Bewußtsein zu eröffnen: die Verbindung zwischen Mensch und Heilpflanze.

Als Rudolf Steiner im Jahre 1920 die anthroposophisch orientierte Heilkunst inaugurierte, stellte er die Forderung auf: «Wir müssen eine Ansicht darüber gewinnen, wie das Wechselverhältnis des Menschen zur außermenschlichen Natur ist, aus der wir unsere Heilmittel nehmen.» Und er selbst gab den Schlüssel zur Beantwortung dieser Frage in umfassendster Weise in seinen medizinischen Vorträgen und Kursen.

Auf diese baut das vorliegende Buch auf und macht sich zur Aufgabe, erstmalig eine pharmazeutische Botanik zu entwerfen, der diese neuen Erkenntnismöglichkeiten zugrunde liegen.

Es kann dadurch real wieder angeknüpft werden an die große Tradition der Heilpflanzendarstellungen, wie sie bis ins späte Mittelalter hinein geschrieben wurden, noch aus einer alten, instinktiven Zusammenschau des Mencheninneren mit der Pflanzenwelt geschöpft. Damals war der Arzt zugleich sein Pharmazeut und Botaniker, der «durch der Natur Examen» ging, wie Paracelsus es nannte. Das Anschauen der Pflanzenwelt mit einem noch innerlich geübten Erkenntnisauge lenkte gleichzeitig seinen Blick in das menschliche Innere, das von Krankheit und Leiden erfüllt ist. Die Pflanzenbilder offenbarten ihm die Heilprozesse für die Kranken.

Darum wohl auch trug er Verlangen, seine Heilpflanzen selbst bildhaft darzustellen, in den Farben und Formen etwas sichtbar zu machen von der in ihnen waltenden Bildekräftewelt – ein Bestreben, das der moderne Pharmazeut wiederum in sich erlebt und ihn darum zur Gemeinschaft führt mit dem bildenden Künstler, der seine Worte durch die Linienschrift ergänzt.

Heute sind die Disziplinen getrennt. Sie fielen auseinander, seit nur noch auf das Äußere der Pflanze und das Äußere des Menschen das Augenmerk gerichtet wird. Linne konnte wohl auf diesem Wege geschult eine Pflanzensystematik schreiben, die in ihrer Art noch heute Gültigkeit besitzt, aber keine Beziehung der Pflanze zum Menschen mehr entdecken. Und Ärzte wie Hufeland oder Joh. von Müller wurden Physiologen und Pathologen, aus einem physischen und physikalischen Sinneserlebnis heraus, das keine Brücke zur Heilpflanze mehr bauen konnte. Selbst Hahnemann, der so geniale Beziehungen zwischen der Kräftewelt der Pflanze und des Menschen aufdeckte, konnte an dieser Stelle nicht weiter. Und seither ist die Pharmakologie nur eine Stoffkunde, ein Zweig der analytischen Chemie geworden, die trotz ihrer großartigen Leistungen das Rätsel, wie die Pflanze eine Heilbeziehung zum Menschen zu entfalten vermag, nicht zu lösen vermochte.

Dieser schicksalsbedingten Entwicklung muß auch das neue Erkenntnisbemühen Rechnung tragen. Der Pharmazeut bleibt als Fachmann getrennt von dem Arzte einerseits, dem reinen Pflanzenforscher andererseits. Aber die moderne Geist-Erkenntnis, die allein erst das wahre Wesen der materiellen Prozesse zu ergründen vermag, eint durch ihre Methode die getrennten Wege und läßt ihre Tätigkeiten sich in neuer Art ergänzen. Und so fügt auch dieses Werk des Pharmazeuten sich in die Arbeiten des bedeutenden, leider zu früh verstorbenen Botanikers Gerbert Grohmann einerseits, wie auch in die aus ärztlicher Sicht entstandenen Arzneipflanzen-Darstellungen von Dr. Chr. W. Simonis in glücklicher Harmonie ein.

In einem Vortrage, den Rudolf Steiner im Jahre 1923 für Ärzte gehalten hat, umriß er diese Aufgabe einer neuen Pharmazeutik, die hier zum ersten Male auch in systematischer Form geboten vorliegt, mit den bedeutungsschweren Worten: «Was die *schöne* Natur draußen ist, sind eigentlich lauter imitierte Krankheitsprozesse. Beim Menschen sind es innerliche Krankheitsprozesse, draußen ist es die wunderbar schöne Natur. Aber man muß den Zusammenhang verstehen und muß wissen, wie man aus dem weiten Felde der Naturprozesse in den Menschen Krankheitsfunktionen hineinbringt und dadurch Krankheitsprozesse den übersinnlichen Gliedern der menschlichen Natur abnehmen kann.» Ein weitgestecktes Ziel, das sicher heute noch nicht vollgültig verwirklicht zu werden vermag. Dennoch darf dieses Buch von jenem schöpferischen Erkenntnismut Zeugnis ablegen, der allein die heute verschütteten Wege zu einem neuen Verständnis der Heilpflanze dem modernen Bewußtsein eröffnen kann.

So hoffen wir, daß das vorliegende Werk sich als ein gewichtiger Baustein zu dieser neuen Pharmazeutik erweist und seinen Weg zu all denen finden kann, die die Notwendigkeit einer solchen neuen Erkenntnisart in sich erleben, sei es als Therapeuten, Pädagogen, Landwirte, oder ganz einfach als Liebhaber der Pflanzenwelt in ihrem Verhältnis zum Menschenwesen.

Dornach, im Juli 1958.

Für die Medizinische Sektion am Goetheanum:
Gerhard Schmidt

URBEZIEHUNGEN ZWISCHEN PFLANZE UND MENSCH

Goethes Pionier-Leistung

Goethe, nach Rudolf Steiner der Kepler und Kopernikus der organischen Welt, hat in seiner Metamorphosenlehre dem menschlichen Erkennen ein dynamisches Pflanzenbild erobert, das die Pflanze als «sinnlich-übersinnliches» Wesen erfassen kann. Nicht das vor den Augen erscheinende Gewordene, sondern das Werdende war ihm Forschungsziel; nicht das Gebilde, sondern das Bildende; und nicht das im Entstehen schon Vergängliche, sondern das in ihm Dauernde, das Bildungsgesetz, die Verwandlungsform, das Urlebendige, Wesenhafte. Er stellt dar, wie in drei großen Entwicklungsschritten dieses Wesenhafte aus einem geistig-übersinnlichen Kraftbereich in die physisch-stoffliche Welt eintritt, sich darinnen in sinnlicher Erscheinungsform offenbart und wieder «ver-geht», indem es in den Bereich des Übersinnlichen, Wesenhaften zurücktritt. Die erwähnten drei Schritte enthüllen in dreifach verwandelter Art ein Zusammenspiel ausdehnender und zusammenziehender Kräfte. Aus dem zusammengezogenen Samen oder der Knospe geht der belaubte Sproß hervor; er zieht sich im Kelch zusammen und dehnt sich in der Blüte wieder aus; er sammelt sich zuletzt im Samen und dehnt sich in der Fruchtbildung aus. Aus dem Samen beginnt das Lebensspiel wieder von vorne.

Im Betrachten dieses Lebensspieles ergibt sich eine wichtige Erkenntnis: Je vollkommener sich das Pflanzliche in äußerer Gestalt und Form ausprägt, desto mehr verliert sich die *Lebensenergie*. Die lebenstrotzenden Gebilde sind die wenig geformten: Same, Knospe, Wurzel, Trieb. In der Blüte, etwa der Rose, offenbart sich diese am vollkommensten in der sinnlichen Erscheinungswelt – aber auch am vergänglichsten. Ein Edelstes an Form ist mit Kurzlebigkeit, ja Hinfälligkeit behaftet.

Die Goethe'sche Metamorphosenlehre ist also ein Grundstein der *Lebensforschung*, die in ihr entdeckten Lebensgesetze sind den Kepler'schen Gesetzen an Bedeutung vergleichbar. Insbesondere wird jeder zukünftige Botaniker immer mit ihr rechnen müssen. Jedoch geht aus ihr, in der Form, in der sie vorliegt, noch keine Heilpflanzenlehre hervor. Dazu ermangeln ihr die Urbeziehungen zwischen Pflanze und Mensch, worauf sich eine solche Heilpflanzenlehre allein gründen läßt. Solche Urbeziehungen sind erst durch Rudolf Steiner entdeckt und dargestellt worden.

Die dreigliedrige Pflanze und der dreigliedrige Mensch
Der Blattprozeß und das rhythmische System

Ein Hauptphänomen solcher Urbeziehungen, worin sich die Natur jenseits aller Theorien selbst ausspricht, ist das Verhältnis der pflanzlichen zur menschlichen Atmung, und des Blattfarbstoffes (Chlorophyll) zum Blutfarbstoff (Hämatin). Eine Urpolarität des Daseins tritt uns hier sichtbar entgegen. Und da das Grundorgan der Pflanze, das Organ, durch das sie am meisten und am reinsten als Pflanze erscheint, das *Blatt* mit dem dazugehörigen Knoten ist, aus dem alle anderen Pflanzenglieder als Umwandlungen begriffen werden müssen, fordert die Pflanze selbst dazu auf, die Urbeziehungen zwischen ihr und dem Menschen vom *Blatt* aus aufzusuchen.

Das Blattwerk – Knoten auf Knoten in rhythmischer Wiederholung getürmt – stellt sich schon formal als ein *Mittelglied* der pflanzlichen Ganzheit dar, als ihr rhythmisches System. Ihm entspricht als Gegenbild das mittlere, das rhythmische System des Menschen, das sich anatomisch auf die Wirbelsäule, mit ihrer rhythmischen Gliederung, auf die rhythmisch aufeinanderfolgenden, den Brustkorb bildenden Rippenbögen stützt. Rhythmisch – gemäß den Lichtrhythmen des Tag- und Nachtgeschehens – erfolgt auch Pflanzenatmung und Assimilationsgeschehen; sie stellen die volle Polarität zur menschlichen Atmung und den damit verbundenen Dissimilationsprozessen dar. Das Blatt entnimmt der Atmosphäre Kohlensäure, führt sie in einen Kohlenstoff-Verdichtungsprozeß über, der als Kohlehydrat-Metamorphose im Wesentlichen die Pflanzenleiblichkeit aufbaut; ausgeatmet wird dabei Sauerstoff. Das menschliche rhythmische System nimmt in der Brustorganisation Sauerstoff auf und baut die «Kohlenstofflichkeit» des Leibes ab, bekämpft ihre Verdichtung, stößt Kohlensäure nach außen. Zwischen Flüssigem und Luftförmigem spielen rhythmisch beide Prozesse; aber im entgegengesetzten Sinne. Der Lungenhohlraum mit der Luftröhre und ihren Verästelungen, dem Bronchialraum, ist gleichsam ein idealer Baum, der, wie ein echter Baum, Kohlensäure in sich aufnimmt und Sauerstoff – an die innere Welt der bluterfüllten Lunge – abgibt; das Ganze ist ein von der Natur selbst gegebenes Bild für die ideellen Beziehungen zwischen menschlichem und pflanzlichem rhythmischen System.

Diesen rhythmischen Prozessen im Luftförmigen schließen sich die im Flüssigen und Halbflüssigen an. Der Blattfarbstoff ist – eine wahrhaft sprechende Rune im Naturgeschehen! – dem Blutfarbstoff im stofflichen Aufbau außerordentlich ähnlich; um das Atmungsmetall gruppieren sich in beiden Fällen 4 Pyrrolkerne; nur, daß dieses Metall bei der Pflanze Magnesium, beim Menschen aber Eisen ist. Eisen ist der Pflanze zur Chlorophyllbildung auch nötig; jedoch tritt es nicht in diese selbst stofflich ein, bleibt ihr ein *Äußerliches*. Der Mensch *verinnerlicht* das Eisen. – Umgekehrt regt Chlorophyll als Heilmittel die menschliche Blutbildung mächtig an. – Bei der großen Ähnlichkeit zwischen

Blut- und Blattfarbstoff ist nicht zu übersehen, daß beide trotzdem schon im Aussehen völlige Polaritäten darstellen: Das grüne Chlorophyll fluoresziert blutrot, das rote Blut fluoresziert pflanzengrün. Ein Urphänomen des Daseins, das zugleich zeigt, daß polare Gegensätzlichkeit doch eine geheime Einheit im Hintergrund haben muß, daß sie eine echte «Ent-zweiung» darstellen muß. Eine solche Einsicht zwingt zu weittragenden Schlüssen. Sie spricht aus, daß das höher entwickelte Wesen, der Mensch, nicht aus dem niedriger entwickelten, der Pflanze, hervorgegangen sein kann; sondern daß ein Urdasein in «Entzweiung» die pflanzliche Daseinsform abgestoßen hat, um die menschliche freizugeben. Urbeziehung und Gegensätzlichkeit von Pflanze und Mensch müssen im Entwicklungsgang des Erdenwerdens ihre Ursache haben und dort aufgesucht werden. Die Ideen, die wir vom Erden- und Menschheitswerden haben, müssen solche Ur-Tatsachen berücksichtigen. Dies lassen die modernen Weltentwicklungslehren vermissen; nur die aus der anthroposophischen Geistesforschung stammende Darstellung der Welt- und Menschheitsentwicklung trägt diesem Rechnung. Doch soll davon in späteren Kapiteln dieses Buches die Rede sein.

Zusammenfassend darf gesagt werden: Das menschliche und das pflanzliche rhythmische System entsprechen einander als Polaritäten. In dem Folgenden werden genügend Beispiele dafür gegeben werden, daß Heilmittel aus dem Blatthaften ihre Wirkung auf die Brustorgane, die Atmung und den Blutkreislauf haben, aber auch alle sonstigen rhythmischen Tätigkeiten beeinflussen können.

*

Wie beim Menschen das rhythmische System sich als ein Vermittelndes zwischen zwei Polaritäten betätigt, so auch bei der Pflanze. Beim Menschen stellt sich dem im Haupt besonders konzentrierten, jedoch über die ganze Körperlichkeit sich erstreckenden Sinnes-Nerven-Gebiet das im Unterleib vorwiegend konzentrierte, wenngleich die ganze Leiblichkeit durchdringende Stoffwechsel-System – wozu die Gliedmaßentätigkeit organisch hinzugerechnet werden muß – entgegen. Bei der Pflanze ist ihr Rhythmisches, der Blattprozeß, als ein Mittleres zwischen Blüten- und Wurzelprozesse gelagert. Dreigliedrige Menschengestalt und dreigliedrige Pflanzengestalt fordern den Erkenntnisblick auf, sie in ihren Beziehungen zueinander zu untersuchen.

Der Wurzelprozeß und das Sinnes-Nerven-System

Unsere Betrachtung steige zunächst zur Wurzel nieder. Durch die Wurzel gehört die Pflanze der Erde und ihrem Kraftbereich an. Zugleich setzt sie sich durch dieses Organ mit dem unter ihr befindlichen Naturreich, der unbelebten, mineralischen Welt, auseinander. Die Wurzel folgt den Kräften der Schwere, ist «geotrop», also ebenso «erdempfindlich» wie Sproß und Blatt «kosmosempfindlich» sind. Eigene «Schwere-Sinnesorgane», Statolithen, hat man in Wurzelzellen gefunden. Aber auch für die Stofflichkeiten des Bodens, seinen

Wassergehalt und seine Salzkonzentrationen, ist die Wurzel «empfindlich»; sie ist in «wahrnehmendem Kontakt» mit der Beschaffenheit ihrer Erdumgebung – so wie das Haupt durch seine Sinnesorgane mit seiner physischen Umwelt, der Sinneswelt, in Kontakt steht, die ihm auch nur ihre äußere, mineralisch-physische Seite offenbart. (Unserer Sinneswahrnehmung entgehen ja die Lebenstätigkeiten und Seelenzustände sowie Geistbeschaffenheiten der sie umgebenden Gegenstände; sie nimmt sie nur als «Gegen-stände», als das was entgegensteht, wahr. Alles darüber hinaus liegende muß gedanklich erschlossen werden, solange der Mensch dafür nicht höhere Wahrnehmungsarten entwickelt hat.) – Das in der Umgebung «Wahrgenommene» ergreift die Wurzel durch aktives Hineinwachsen und betätigt nun ein Auswahlvermögen, indem sie in ganz spezifischer, an die Art gebundener Weise diese oder jene Erdenstofflichkeit in sich aufnimmt und zu einer für jede Pflanzenart individuellen «Salzkomposition» synthetisiert. Davon gibt die Aschenanalyse einen toten Abdruck wieder. Das Ganze ist ein stoffliches Analogon zu der Zusammenfassung der Sinneswahrnehmungen und ihrer Verarbeitung durch Nerven- und Gehirntätigkeit. – Salze und Wasser werden in der Wurzel vitalisiert, aus der Schwere und den Erdengesetzen herausgehoben und dann der eigenen Pflanzenorganisation überlassen. Durch die aufgenommenen Salzprozesse geht ein Mineralisierungsvorgang durch die ganze Pflanze; er durchdringt alle ihre Lebensprozesse und macht sie dadurch erst zu einem rechten Erdenwesen. – Vom menschlichen Haupt und der Nerventätigkeit gehen auch Verfestigungs- und Mineralisierungsprozesse aus; das Haupt ist der am meisten verhärtete, mineralisierte (verkalkte) Teil unseres Leibes.

Jedoch ist bei diesen Analogien auf die Gegensätzlichkeiten zu achten. Wurzelprozeß und menschlicher Hauptprozeß entsprechen sich eben als Gegensätzlichkeiten. Das Haupt und das in ihm schwimmende, höchst organisierte Gehirn heben sich aus den Schwerekräften heraus; die Wurzel gliedert sich in sie ein. Die Wurzel jedoch entreißt das von ihr Aufgenommene der Schwere, belebt das Tote, setzt dem toten Mineral die höchste Vitalität des Pflanzlichen entgegen, übergibt es den Kräftewirkungen der «Leichte». Die Wurzel ist das vitalste Organ der Pflanze. Im Haupte dagegen werden die Vitalprozesse in kunstvoller Art am stärksten abgedämpft, um die mineralischen Prozesse, die zuerst in die menschliche Vitalität aufgenommen worden sind, in die Menschenform zu zwingen. Es wird das Wagnis vollbracht, diese Menschenform in einem Kalkskelett zum Erscheinen zu bringen. Diese Form wird der Gestalt des unbelebten Minerals als ihr höchster Gegensatz entgegengestellt – wahrlich ein Meisterstück der Schöpfung. Das Skelett ist «menschliches Mineral».

Dergestalt kann man im Haupt und im Nerven-Sinnes-Gebiet eine menschliche Gegenprojektion der Wurzelprozesse sehen. Zahlreiche Wurzeldrogen mit ihren ausgesprochenen Kopf-Nerven-Wirkungen beweisen dies – wovon spätere Darstellungen handeln werden.

Der Blüten-Frucht-Prozeß und das Stoffwechselsystem

Im Abstieg vom Blatt zur Wurzel verlieren wir für den Anblick die Blattgestalt und ihre rhythmische Aufeinanderfolge; wir behalten sozusagen nur die Knoten mit ihren Gefäßen über, die wie ineinander gedrängt, in fast gestaltloser, aber höchst dynamischer, saugender Konzentration als das Organ der Wurzel erscheinen. – Im *Aufstieg* zur Blüten- und Fruchtregion steigen wir zugleich zu einem Bereich höchster Gestaltung auf. Das rein Pflanzliche, das grüne Blatt, wird dabei Material, das von einem höheren Bildeprinzip souverän benutzt wird. Nicht *ein* Blatt, sondern eine *Blattvielheit* in ihrer Zusammenfassung erscheint als neues Gebilde. Die grüne Farbe, die an sie gebundene Assimilationstätigkeit gehen verloren. Der nach strengen Zahlengesetzen spiralig nach oben strebende Rhythmus der Blattverteilung wird aufgehalten und zur Kreisbewegung umgewandelt. Das *zeitliche* Nacheinander der Blattfolge wird zum *räumlichen* Nebeneinander, das in neuen Zahlengesetzen etwas Neues begründen will. Das als Stück einer Ebene ideell in die Unendlichkeit gehende, eine Unendlichkeit berührende und aus der Unendlichkeit kosmisch gespeiste Blatt wird nun zur sphärischen Fläche gekrümmt. Diese umschließt als Blüten-Schale, -Glocke oder -Röhre *Innen*räume, während für das Blatt der einzige Raum *Außenraum* ist. Solche Innenräume umhüllen als Innerstes das zu einem einzigen, dem Fruchtknoten, gewordene höchste Knotenhafte. Farbe, Duft, Nektar, Wärme, Blütenstaub werden nun *ausgeatmet*. Aus der Luftregion oder durch tierische Aktivität herangetragener Blütenstaub wird *eingeatmet*. Zur letzten Zusammenziehung, der Samenkonzentration, kommt die letzte Ausdehnung, die Fruchtschwellung, hinzu. Diese Frucht ist nicht nur ein raumbegrenzendes, umhüllendes Gebilde, sondern dieser Innenraum wird auch mit *Innenstofflichkeit* vollständig ausgefüllt. Das Welten-Außen ist ein Inneres geworden, bis in die Stofflichkeit hinein. Die Bildung dieser Stofflichkeit erfolgt unter starker äußerer Wärmewirkung, die in der Blüte mancher Pflanzen sogar zur Entwicklung einer gewissen Eigenwärme führt. Wie die Pflanze in der Wurzel Wasser und Salze, so braucht sie in der Frucht die reifende Wärme und die kosmischen Einstrahlungen. Es wird die Kraft des ganzen Sommers in die Fruchtbildung eingeschlossen.

Schon die Beziehungen zum Fortpflanzungsprozeß fordern, die oberen Pflanzenorgane den Organen des menschlichen Unterleibes zuzuordnen. Dies gilt aber viel umfassender für die ganze Stoffwechselregion. Jedoch muß das *Wie* dieser Zusammenhänge genau ins Auge gefaßt werden. Die Pflanze ist ein «weltoffenes» Wesen. Dies deutet schon Form und Funktion ihres Hauptorganes, eben des Blattes, deutlich an. Das Blatt ist ideell Tangentialfläche an eine unendlich große Sphäre, die zu ihm dazu gehört. Aus dieser kosmischen Sphäre strahlen die Tätigkeiten und Einwirkungen, welche die pflanzlichen Stoffwechselprozesse entweder bedingen oder mindestens beeinflussen und ordnen. Diese

Tätigkeiten verleiben sich der Pflanze zwar ein, ihre Impulszentren bleiben aber draußen im Weltall. Der Mensch jedoch hat in der Welt seiner inneren Organe diese Impulszentren selbst nach innen genommen. Leber, Niere, Herz, Galle usw. üben im Zusammenwirken mit der menschlichen Gesamtwesenheit Tätigkeiten autonom aus, welche die Pflanze nur zusammen mit dem äußeren Weltall ausführen kann. (Der Kohlehydratauf- und -abbau folgt z. B. in der Pflanze den Sonnen-Erdenrhythmen, sei es denen von Tag und Nacht, sei es denen der Jahreszeiten. Im Menschen aber, im Lebensprozeß, folgt dieser Kohlehydratauf- und -abbau den das Gliedmaßensystem betätigenden Willensimpulsen.)

So erscheint vom Blatt gegen die Blüten-Frucht-Samenbildung die spezifische Stoffwechseltätigkeit als für jede Pflanzenart eigentümliche Stoffbildung und Stoffanhäufung, die dann als Fruchthaftes in die Ernährung der über der Pflanze stehenden Naturreiche übergeht. Die Blütenbildung zeigt dies mehr gestalthaft, die Fruchtbildung mehr stoffhaft. Die Blütenbildung spricht von den sie mitformenden Kräften durch das Sichanschmiegen ihrer Form an die Tiergestalt und Tierwesenheit. Wesenhaftes, verwandt dem, das dem Tier und dem Menschen eigen ist, wirkt herein, wird hereingenommen in die pflanzlichen Lebensprinzipien, um die Blütengestalt erstehen zu lassen. Die Fruchtbildung verläßt noch stärker die pflanzlichen Bildeprinzipien und die Blattgestalt und geht als Ernährungsstoff in Gestalt und Beweglichkeit des Stoffwechsel-Gliedmaßen-Systems des Menschen unmittelbar über.

Man sieht, wie die Region *oberhalb* des Blattes in ihrer Gegenprojektion in der Region *unterhalb* des rhythmischen Systems im Menschen zu suchen ist. Die Wirkung des Blütenhaften als Heilmittel auf das Stoffwechselgebiet unterstreicht diese Beziehungen.

Wir fassen im Schema zusammen:

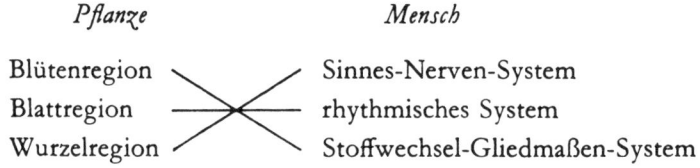

Pflanze	*Mensch*
Blütenregion	Sinnes-Nerven-System
Blattregion	rhythmisches System
Wurzelregion	Stoffwechsel-Gliedmaßen-System

Kurzer Hinweis auf die menschliche Dreigliederung

Rudolf Steiner ist die Entdeckung und systematische Darstellung der funktionellen Dreigliederung des menschlichen Organismus zu verdanken. Er hat sie nach dreißigjährigen Vorstudien erstmals 1917 skizzenhaft veröffentlicht im Buche «Von Seelenrätseln»* unter dem Untertitel «Die physischen und die geisti-

---

* Von Seelenrätseln. GA 21, 4. Aufl., Dornach 1976.

gen Abhängigkeiten der Menschen-Wesenheit». Es sind darin die Beziehungen des Seelischen zum Physisch-Leiblichen dargestellt. Die Nervenprozesse mit ihrer Ausläufern einerseits in die Sinnesorgane, andererseits in die leibliche Innenorganisation, sind die körperlichen Gegenstücke zum Seelischen des Vorstellens. Dies ist auch im großen und ganzen die heutige wissenschaftliche Anschauung. Neu ist hingegen, daß, wie das Vorstellen zur Nerventätigkeit, so das Fühlen zu den rhythmischen Prozessen in Beziehung gebracht werden muß, dem «Lebensrhythmus, der in der Atmungstätigkeit seine Mitte hat, und mit ihr zusammenhängt bis in die äußersten peripherischen Teile der Organisation». Und wie sich die Seele fühlend auf den Atmungsrhythmus stützt, allerdings in Begegnung mit den die Vorstellung des Gefühlten im Bewußtsein spiegelnden Nerven-Sinnes-Vorgängen, so stützt sich das Wollen auf *Stoffwechselvorgänge*, durch den ganzen Organismus hindurch. Wenn etwas gewollt wird, geht «ein Stoffwechselvorgang vor sich, der die leibliche Grundlage ist für das als ‚Wollen' Erlebte».

Allerdings ist vollbewußtes, waches Erleben nur für das vom Nervensystem vermittelte Vorstellen vorhanden. Was durch den Atmungsrhythmus vermittelt wird, lebt im gewöhnlichen Bewußtsein nur mit der Stärke von Traumvorstellungen: alle Gefühle, Affekte, Leidenschaften usw. Und «das Wollen, das auf Stoffwechselvorgänge gestützt ist, wird in keinem höheren Grade bewußt erlebt, als in jenem ganz dumpfen, der im Schlaf vorhanden ist». Von dem Erleben des Wollens ist die «Vorstellung des Wollens» zu unterscheiden. «Man stellt das Wollen vor, weil innerhalb der Vorstellungserlebnisse der Seele an gewissen Stellen sich ein Nicht-Vorstellen anfügt, das sich in das vollbewußte Erleben hineinstellt, ähnlich wie die im Schlaf zugebrachten Unterbrechungen des Bewußtseins in den bewußten Lebenslauf.» Das sogenannte «motorische Nervensystem» dient ebenfalls der Wahrnehmung, aber derjenigen der feinen Stoffwechselvorgänge, die der Tätigkeit des Wollens leiblich zugrunde liegen.

Nun würde man die «Dreigliederung» mißverstehen, wenn man sie als «Dreiteilung» der menschlichen Körperlichkeit auffaßte. Denn: Nerventätigkeit, Atmungsrhythmus und Stoffwechseltätigkeit «liegen nicht neben-, sondern *ineinander*, durchdringen sich, gehen ineinander über. Stoffwechseltätigkeit ist im ganzen Organismus vorhanden, sie durchdringt die Organe des Rhythmus und diejenigen der Nerventätigkeit. Aber im Rhythmus ist *nicht* die leibliche Grundlage des Fühlens, in der Nerventätigkeit *nicht* diejenige des Vorstellens, sondern in beiden ist ihr die den Rhythmus und die Nerven durchdringende Willenswirksamkeit zuzueignen». Im Nerv ist «Stoffwechsel vorhanden, insofern ihn das Wollen durchdringt». Was im «Rhythmus Stoffwechseltätigkeit ist, hat mit dem in diesem Organ vorhandenen Wollen zu tun». In den Nerven gehen aber nicht nur Stoffwechsel- und rhythmische Prozesse vor sich, sondern auch die leiblichen Vorgänge, die dem *Vorstellen* die Grundlage abgeben. Diese bestehen in Abbau-Ablähmungsprozessen und können nur «durch eine Methode der Ausschließung gefunden werden». – Auf weitere Einzelheiten kann hier nicht eingegangen werden, sondern es wird nur nachdrücklich auf das zitierte Werk («Von Seelenrätseln») hingewiesen. Hier ist bedeutsam, daß «der *Leib als Ganzes*, nicht bloß die in ihm eingeschlossene Nerventätigkeit physische Grundlage des Seelenlebens ist; und daß die erwähnten drei Glieder der menschlichen Leiblichkeit *ineinander*, aber nicht nebeneinander liegen; wenngleich im ‚oberen Menschen' vor allem die Nerven-Sinnes-Tätigkeit, im ‚mittleren Menschen' die rhythmischen Tätigkeiten, im ‚unteren Menschen' die Stoffwechseltätigkeiten vorwiegen und ihre höchste Konzentration finden.»

DIE «IDEE» DES KRANKHEITSPROZESSES UND DIE «IDEE» DER HEILPFLANZE

Es handelt sich nun darum, einen echten Begriff vom Wesen der *menschlichen* Krankheit zu gewinnen und ihr einen ebensolchen Begriff des Wesens der Heilpflanze gegenüberzustellen. Können wir das, was Heilpflanze ist, *denken*, nicht bloß durch Empirie feststellen?

Als eine der großen, durch Goethe der Menschheit geschenkten Welteinsichten dürfen wir werten, daß das Kranke, Pathologische, nicht einem Äußeren zugeschrieben werden darf, sondern aus dem Inneren, aus dem Urgesunden begriffen werden muß. Im Normalen sind die Kräfte und Gründe, die Urmöglichkeiten alles Anormalen, aller Krankheiten zu suchen. Ein gesunder Organismus ist mit sich, in all der Verschiedenartigkeit der Kräfte und Impulse, die ihn bilden und gliedern und die Glieder im Ganzen harmonisch zusammenfassen, im Gleichgewicht. Er kann darum auch mit der ihn umgebenden äußeren Welt im Gleichgewicht sein.

Ein kranker Organismus enthält – gemäß solcher Anschauung – in sich dieselben Kräfte und Impulse wie der gesunde Organismus, jedoch vermögen sie sich nicht mehr im Gleichgewicht zu halten. Sie sind in eine Krise gekommen, die etwa eine Entwicklungskrise sein kann. Entwicklung, vom menschlichen Wesen gar nicht zu trennen, ist ja ein Übergang von einer Gleichgewichtsart in eine neu zu erwerbende. Es wird ein altes Gleichgewicht aufgegeben, um ein höheres zu suchen. Wie dem auch sei, als was sich eine solche Krise auch darstelle: Durch die Erschütterung des Gleichgewichtes werden einige Glieder dieser Ganzheit in Vorzug, andere in Nachteil gesetzt. Diese kümmern, jene wuchern und entfalten sich im Übermaß. Die Harmonie, an sich Ausdruck der Ganzheit, ist aufs schwerste erschüttert, dadurch diese Ganzheit «gekränkt», krank. Sie ist nicht nur mit sich selbst uneins; sie verliert, auf diese oder jene Weise, je nach Art ihrer Gleichgewichtsstörung, das gesunde Verhältnis auch zu den Kräften der Außenwelt. Diese wird entweder zu stark andrängen oder zu wenig ergriffen werden. Dann tritt zur *Störung des Inneren* die *Schädigung von außen*. – In ersterem hat man die Krankheitskonstitution, in letzterem ihre sekundären Folgeerscheinungen, z.B. Auftreten von Bakterienbefall und ähnliches zu suchen.

Goethe hat solche Gedanken nicht für die menschliche Pathologie durchgeführt, wohl aber für die pflanzliche. Das Studium der pflanzlichen *Mißbildungen* zeigte ihm, daß in diesen die gleichen Bildekräfte walten, wie in der normal gebildeten Pflanze, jedoch am falschen Orte oder zu falscher Zeit. Ja, es wurden ihm solche Mißbildungen nicht Gegenstand des Abscheus, sondern der Ort, an dem man Kräfte unmittelbar anschauen kann, die sonst unwahrnehmbar, weil von anderen Kräften in Gleichgewicht gehalten, sind. Nun schießen sie über ihr Ziel, durchstoßen eine Grenze – und werden sichtbar.

Auf diese Art angeschaut, wird das Pathologische nicht eine unbegreifliche, bloß zu registrierende Tatsache, eine peinliche Unvollkommenheit der Schöpfung, sondern ein Gebiet, das uns das Wesen des Gesunden erst recht deutlich zeigt; etwas, vor dem man sogar in Bewunderung stehen kann. Krankheit wird – nach einem genialen Aphorismus des Novalis – ein musikalisches Problem, eine Disharmonie, die nicht in die ihr vorausgehende Harmonie zurückfallen darf, sondern in eine nachfolgende höhere Harmonie aufgelöst werden muß. Richtig durchgemachte Krankheit führt zu höherer Gesundheit. Die *Idee* der Krankheit und ihre Berechtigung, ja Notwendigkeit im Reiche aller sich aus sich selbst entwickelnden Wesen wird sichtbar, und die Idee der Heilung kann daraus errungen werden.

Jedoch läßt sich diese «Idee der Krankheit» zu einer konkreten Anschauung des Wesens der verschiedenartigen Einzelerkrankungen nur weiterführen, wenn man die Anschauung von der Dreigliederung des menschlichen Organismus mit ihr verbindet. Denn diese zeigt zwei Funktionsgebiete, jedes dem anderen völlig entgegengesetzt, trotzdem jedes dem anderen notwendig. Das Sinnes-Nerven-System, den Sinnesorganen und damit der Welt äußerer Eindrücke entgegengebildet, sich ihnen hingebend, sie der empfindenden Seele vermittelnd, muß sein eigenes organisches Leben abdämpfen, um einem höher Gearteten, dem Bewußtseinsleben, Raum zu geben. Die in den Sinnesorganen abgebildete Außenwelt wird Gegenstand des Erkenntnisbemühens. Dazu muß die *leibliche* Entwicklung in diesen Organen früh zum Stillstand gebracht werden, um eine solche *geistige* Entwicklung zu ermöglichen. – Das Stoffwechselsystem einverleibt sich sogar die Außenwelt, überwindet sie jedoch, zwingt sie sich zur Nahrung. Dabei wird diese Außenwelt vernichtet und muß Innenwelt werden. Mit starken Eigenleben erfüllte Organe, im Innern verschlossen, leisten dieses. Unbewußtheit breitet sich über sie aus.

Um solche Gegensätzlichkeit zu verbinden, auszugleichen, ist ein drittes, mittleres System höchst notwendig. Durch es wird das Entgegengesetzte wieder zur Einheit. In ihm ruht das Wesen der *Gesundheit*, seine Rhythmen verbürgen sie, während das Sinnes-Nerven-System dem ganzen Menschen zwar unentbehrlich ist, aber für sich allein Lebenslähmung und für den übrigen Organismus *Krankheit* darstellt; denn es kann Bewußtheit, Denken, nur durch Abbau, Verhärtung, Abschwächung der Lebenstätigkeiten erkaufen. Umgekehrt ist auch das Stoffwechselsystem, für sich allein wirksam, *Krankheit*, da es sein Überlebendiges nur in Bewußtseinsdumpfheit, in Seelenschlaf entfalten kann. Erst das richtige Zusammenwirken aller drei Systeme ist volle menschliche Gesundheit.

Diese ist also etwas Dynamisches, nicht etwas Statisches. Der Mensch ist auf ein *labiles* Gleichgewicht angelegt, in jeder Beziehung. Gang und aufrechte Haltung sind dafür etwas wie ein äußeres Bild, gleichsam ein Symbol. Aber auf solcher Labilität nach allen Seiten ist die Möglichkeit begründet, ein *sich fortwährend entwickelndes* Wesen sein zu können.

Polarität von Entzündung und Geschwulst

Das rhythmische System vermittelt die Aufbauprozesse der «unteren» Organisation an die «obere» Organisation und gleicht dadurch die Abbauprozesse immer wieder aus, die diese obere Organisation notwendigerweise auf sich nehmen muß, um ihre Funktion im Ganzen des Organismus sinnerfüllt auszuüben. Wird jedoch ein Zuviel von Stoffwechseltätigkeit entwickelt, aus dem einen oder anderen hier nicht näher zu erörternden Grunde, so können entzündliche, auflösende Prozesse sich ergeben. Umgekehrt wird ein Zustarkwerden der oberen Organisation sich in Verhärtungserscheinungen, in einem Stocken der Stoffwechseltätigkeit, in zuviel Abbau sich ausdrücken. Wie das Urphänomen der Farbenentstehung uns in einem Doppelphänomen, in einem polaren Paar von Farben entgegentritt – nämlich gelb und blau – so tritt das im Wesen des Organismus selbst begründete Urphänomen des Krankheitsgeschehens in der Polarität von Entzündung und Geschwulst, von Auflösung und Verhärtung, auf. Dies gilt für das Ganze des Organismus, aber auch für jedes Organ, indem das für dieses Organ charakteristische Gleichgewicht von Sinnes-Nerven- und Stoffwechseltätigkeit in ihm gehalten werden muß.

Auflösung und Verhärtung im Pflanzenprozeß

Auch das Pflanzensein ist von den Gegensätzen von Auflösung und Verhärtung erfüllt. Diese eignet der Wurzeltätigkeit, jene den Blütenprozessen. Beide Tätigkeiten werden auch im Pflanzenreich durch ein Mittleres, nämlich die Blatt-Tätigkeit, ineinander rhythmisiert. Jedoch: das Überwiegen der einen oder anderen dieser Polaritäten wird nicht zur Ursache krankhaften Pflanzengeschehens! Sondern es stellt ein schöpferisches Prinzip dar in der Welt pflanzlicher Gestaltungen. Es gibt solche Gestaltungen, in denen unmittelbar anschaulich wird, daß das harmonische Urpflanzliche nach dem einen oder anderen Pol hin «verzerrt ist». Die «Idee» der Pflanze, die geistige, allem Pflanzlichen zugrunde liegende Realität (das, was Goethe als Urpflanze zu erfassen versuchte), erscheint in manchen Pflanzengestalten in einseitiger, physischer Ausprägung. Es stellen sich Pflanzen vor uns hin, die fast nur Wurzel sind, unter Verkümmerung der Blatt- und Blütenbildung. Andere bilden riesige Blüten, die kaum Wurzel oder Blatt aufweisen. Oder irgendein anderes Organ entwickelt sich über Gebühr und Maß, etwa der Stengel oder die Keimblätter; oder die ganze Pflanze wird überwiegend Blatt. So kann die Staubgefäßbildung die der Narbe hypertrophieren, und was es noch der Möglichkeiten mehr gibt.

*

Rudolf Steiner hat als erster darauf hingewiesen, daß es gerade die Heilpflanzen sind, welche die Tendenz haben, ein Glied oder einen Teilprozeß überbetont zu entwickeln, sie zum hervorstechenden Merkmal ihrer Erscheinung zu machen. Es ist die Abnormität, welche die Pflanzen zu Heilpflanzen macht. Ihnen ist oft sehr deutlich anzusehen, wie ein Teil sich zum Ganzen machen möchte, überwuchert, mindestens überwiegt, die anderen Teile verkümmert und dadurch das «Urbild» des Pflanzlichen verzerrt.

Sich über die Art klar zu werden, wie diese «Verzerrung» erfolgt ist, bedeutet also, die Richtung zu entdecken, in der eine Pflanze Heilpflanze sein kann. Darauf begründet sich die Möglichkeit einer «rationellen» Heilpflanzenkunde.

*

Es erhebt sich an diesem Punkte die Frage, warum durch das Prinzip der «Verzerrung des Urbildes», des Überwiegens eines Teiles und seiner Funktionen, wohl der *Mensch* krank wird, nicht jedoch die Pflanze. Tiefe Einblicke in die Wesensart beider kann das Verfolgen dieser Tatsache gewähren. An dieser Stelle kann nur andeutungsweise hiervon die Rede sein, für die Einzelheiten muß auf die einschlägigen Schriften Rudolf Steiners verwiesen werden*.

Das Prinzip, das im Pflanzenreich «Verzerrung» hervorbringt und sich in den interessanten, charaktervollen Gestalten der Heilpflanzen ausprägt – dasselbe Prinzip bedeutet «Krankheit» im Menschengeschehen. Es ruft nicht Gestalten, etwa neue Menschenarten hervor, sondern pathologische Zustände. Es verknüpft sich mit Schmerz, Lebensbedrohung, aber auch Fördern der inneren Entwicklung, Läuterung, einem Erringen höherer Gesundheit. Ganz andere Seinsebenen offenbaren sich hier.

Diesem Rätsel sich zu nähern bedenke man, daß die Pflanze nicht zur eigentlichen Organbildung fortschreitet und weder ein dem Menschen vergleichbares Nerven-Sinnes-System, noch ein vergleichbares Stoffwechselsystem mit den entsprechenden inneren Organen (wie Leber, Niere, Galle usw.) besitzt. Die Quellen der «Urphänomene» menschlicher Krankheit, Entzündung und Geschwulst, fließen der Pflanze gar nicht, liegen ganz außerhalb ihres Gebietes. Das rhythmische System des Menschen, dessen Wesen Urgesundheit ist, findet ja allein in der Pflanze die vollkommene Gegenspiegelung. Ihr Blattsystem ist die einzige Organbildung, die sie zustande bringt, alle anderen sind auch nur Blatt. Weder Gehirn, noch etwas den Augen oder Ohren Vergleichbares, noch

---

* Rudolf Steiner: Kursus für Aerzte und Medizinstudierende. 20 Vorträge. Dornach, 21. März bis 9. April 1920. Buchausgabe: «Geisteswissenschaft und Medizin».

auch Eingeweide jeglicher Art finden sich. Die Wesensbereiche, die im Menschen Krankheit im echten Sinne konstituieren – und die mit den Wesensbereichen zusammenhängen müssen, welche uns Krankheit *erleben* lassen – können sich der Pflanze nicht einverleiben, bleiben ihr immer ein Äußeres. Krankheit ist mit dem verknüpft, was den Menschen eigentlich zum Menschen macht – wodurch er mehr ist als das reine Lebensgebilde Pflanze. Indem diese eben bloß Lebensgebilde ist – der Mensch aber mehr – wird bei ihr zur charakteristischen äußeren Gestalt, was beim Menschen Pathologie, und Wandel der inneren, der seelischen und geistigen Gestalt bedeutet. Sie wird Heilpflanze, wo der Mensch Krankheitsträger ist, und sie kann zur heilenden Einwirkung auf den Menschen gebracht werden kraft jener projektiven Urbeziehungen, die zwischen Pflanze und Mensch überhaupt herrschen, die wir im ersten Kapitel versucht haben darzustellen und die in der beiderseitigen Dreigliedrigkeit sich auf *eine* Art ausdrücken.

*

Um im Verständnis weiterzukommen, wird es nun notwendig sein, das anzuschauen, wodurch der Mensch mehr ist als die Pflanze. Wenn die schöpferischen Naturkräfte das Urbild der Pflanze so variieren, daß Hypertrophie eines Gliedes die anderen Glieder überwältigt und etwa die monströse Wurzelgestalt einer Zaunrübe, Alraune – oder die Blatt-Einseitigkeit eines Farnkrautes, die Über-Blütenhaftigkeit des Holunder oder gar der Kleeseide oder der Rafflesia, die Stengelgestalt des Schachtelhalms, die Riesenfrucht des Kürbis – erscheint, dann sind alle diese einseitigen Gestaltungen trotzdem kerngesund. Und wenn uns auch manches als *Mißgestalt* erscheint: Das Einbrechen von Wurzelkräften in die normal dem Blatt, der Blüte vorbehaltenen Gebiete, oder umgekehrt das Überfluten der Wurzelregion mit Blütenprozessen – wie wir ersteres etwa beim gelben Enzian, letzteres bei der Karotte gewahren – all dies ist voll *lebensfähig* und bereitet sich außerdem nirgends Mißbehagen oder gar Schmerz.

Greifen hingegen im Menschen Stoffwechselkräfte über ihr Maß in die Sinnes-Nerven-Region oder etwa in das Gehirn über, so kann dies äußerst unangenehm – als Nervenentzündung z. B. oder als Migräne – erlebt werden. Die dem Knochensystem zugeteilten Verhärtungsimpulse werden in den Blutgefäßen sich sehr schmerzhaft bemerkbar machen. Solche Kräfteverschiebungen werden im Menschen nicht Ursache neuer Gestaltbildung, indem etwa ein Geschlecht von Riesenköpfen, Tonnenbrüstlern, Dickfüßlern, Langärmlern usw. entstünde; dies geschieht höchstens in Andeutungen. Solche Kräfteverschiebungen bleiben beim Menschen rein im Dynamischen, werden nicht Gestalt. Der Mensch – das zeigt sich hiermit – hat ein anderes Verhältnis seiner Bildekräfte zu seiner Leiblichkeit als die Pflanze. Sie werden offenbar von ihm nach einer anderen Seite in Anspruch genommen, die sie nicht so in die leibliche Gestalt hineinschießen läßt, wie es bei der Pflanze der Fall ist. Diese lebt viel mehr im Gestalten, sie schließt ihre Gestalt nie ab, hält sie ständig im Fluß. Bei ihr muß immer gewachsen sein, sonst ist es aus mit ihr. Der Mensch schließt sein Gestalten sehr früh in einer fertigen Gestalt ab und fängt damit seine Existenz erst recht an. Die Pflanze muß sie beenden, wenn sie einmal aufhört zu gestalten. Dieses Beenden zeigt sich deutlich mit dem Hineinkommen in den Blütenprozeß. Da nimmt die Vitalität ab, das Lebensgrün schwindet, die Blätter werden kurzlebig und hinfällig. Zugleich berührt die Pflanze das über ihr liegende Wesensbereich des Tierischen, innerlich und äußerlich. Äußerlich, indem sie Tiertätigkeit, z. B. als Bestäubung oder in der Samenverbreitung, durch Schmetterlinge, Bienen, Ameisen, Vögel usw. in ihren Lebensplan hereinnimmt. Innerlich, indem sie sich durch Blütenform, Erzeugen bestimmter Düfte, Farben usw. der Tierregion entgegenbildet. (Gibt es doch Orchideenblüten, die so tierähnlich geworden sind, daß sie von bestimmten Schmetterlingen als Weibchen angesehen und entsprechend behandelt werden!) Aber an diesem Übergangspunkt muß das Pflanzenleben erlahmen, bricht die Pflanze ihre Existenz ab und zieht sich wieder in ihren Ausgangspunkt, in die Samen zurück. Tier und Mensch sind Wesen «über die Pflanze hinaus». Sie haben sich etwas einverleibt, was die Pflanze außer sich lassen muß. Dafür haben sie die fließende Gestaltungsfähigkeit geopfert, sie in einer Dauergestalt abgeschlossen. Aber die Tiere haben noch die Fähigkeit der Artbildung bewahrt; in ihrer Gesamtheit ist ein anderes Wesensgebiet im Flusse geblieben, das in der Bildung Tausender von Tierarten sich ausdrückt, während es nur eine Menschenart gibt (die verschiedenen Menschenrassen sind ja nur Spielarten der einen Menschenart). Es ist die schöpferische Triebnatur, die sich in der Fülle der Tiergestalten *bis in die sinnliche Erscheinungsform hinein* zum Ausdruck bringt. Die Angst des Hasen, die Lammsgeduld, das Faultier-Seelendämmern, die Wolfsgier, die Tigerwut, der Löwenzorn, sind zwar Seeleneigenschaften, jedoch von den dazugehörigen Leibesgestaltungen nicht zu trennen. Tierleiber sind fleischgewordene Symbole für Seelenwesensarten. Wenn irgendwo, so hat hier das viel berufene Wort von der Leib-Seele-Einheit eine gewisse Berechtigung. Der Mensch jedoch trägt alle diese Seelenkräfte zwar auch an sich, aber abgedämpft; sie stehen unter der Herrschaft eines höheren Prinzips. Dieses unterdrückt einerseits die ungehemmte Triebentfaltung, wehrt andererseits ihren vollen Zutritt in die leiblichen Gestaltungskräfte ab. Gerade so, wie die Fülle pflanzlicher Lebensbildekräfte, der Fluß ewigen Gestaltens, aufgehalten – und zu einer einzigen Dauergestalt verfestigt wird, um die Tiergestalt zustande zu bringen, so wird die Fülle leibgestaltender Seelentriebe eingedämmt, vom Zutritt zur leiblichen Gestaltung zurückgehalten, und es entsteht die Form des Menschenleibes. Diese Form ist nicht Ausdruck seelischer Triebnatur. Dieser Triebnatur wird nicht in Einzelformen Gestaltungsmöglichkeit gegeben. Sondern im menschlichen Seelenleben fassen sich *alle* seelischen Empfindungsmöglichkeiten zusammen. Ebenso faßt die Gestalt des Menschenleibes in *einer* Urgestalt alle leiblichen Sondergestaltungen des Tierreiches in sich zusammen. Dieses das Seelische Zusammenfassende ist aber Geist. Der Menschenleib stellt nicht Seelengestalt dar, sondern Geist-Trägerschaft.

Doch dies ist ein Gebiet, auf das hier nur hingedeutet sei. Es findet seine weiteren Ausführungen in einer durch Geisteswissenschaft erweiterten Tierwesenskunde und einer echten Menschenkunde *.

Aus dem oben Ausgeführten sieht man: Die volle projektive Aufeinanderbeziehung von Mensch und Pflanze – vor allem die von Menschenkrankheit und Heilpflanzennatur – verlangt, daß man zu der bereits behandelten dreigliedrigen Polaritätsbeziehung noch die Wertung der Wesensunterschiede zwischen Pflanze und Mensch hinzunimmt. Es werden die Wesens*glieder* beider Wesen, wenigstens in kurzen Zügen, dargestellt werden müssen. Die Ansatzpunkte dazu ergeben sich überall aus dem bisher zurückgelegten Weg.

*

Experimentelle Sichtbarmachung der Beziehungen
zwischen Pflanzenwurzel und Nervenorganen, Pflanzenblüte und Stoffwechselorganen durch die Methode empfindlicher Kupferchlorid-Kristallisationen

Es ist in den bisherigen Kapiteln so stark des Lesers innere Anschauungskraft angerufen worden, daß in ihm mit Recht das Verlangen nach äußerer Anschauung entstanden sein wird. Darum soll im Nachfolgenden von einer Methode kurz berichtet und ihre Ergebnisse in einigen Bildern dargestellt werden, durch welche die Beziehungen zwischen Pflanzenblüte und Stoffwechselorganen, Pflanzenwurzel und Nervenorganen unmittelbar anschaulich gemacht werden können.

Es handelt sich um die von Ehrenfried Pfeiffer auf Anregung von Rudolf Steiner entdeckte Methode «empfindlicher Kupferchlorid-Kristallisationen», die ein «Reagens auf Bildekräfte des Lebendigen» darstellt. Hierbei wird eine Lösung dieses Kupfersalzes auf eine mit einem Glasring begrenzte Glasplatte ausgegossen und in einer eigenen «Kristallisationszelle» bei bestimmten Temperatur- und Feuchtigkeitsverhältnissen langsam zum Verdunsten gebracht. Das Salz kommt dadurch zur Kristallisation, gemäß den in ihm ruhenden mineralischen Gesetzen und Kräften. Die dabei auftretenden Kristallnadel-Konglomerate sind Ausdruck dieser Gesetze und Kräfte. Fügt man jedoch der Kupfersalzlösung einige Tropfen eines Pflanzensaftes oder des Auszuges eines tierischen Organes oder etwas menschliches Blut etc., kurz: eine aus den Reichen des Belebten stammende organische Substanz zu, so ordnen sich die Kristallnadeln beim Auskristallisieren einer solchen Lösung auf den Glasplatten zu höchst

---

* Dr. Hermann Poppelbaum: «Mensch und Tier. Fünf Einblicke in ihren Wesensunterschied», 7. Auflage; «Tier-Wesenskunde», 2. Auflage. Philosophisch-Anthroposophischer Verlag am Goetheanum, Dornach.

charakteristischen Gebilden, die hier weiterhin kurz «Kristallbilder» genannt seien. Strahlige, fedrige, blattartige Gebilde entstehen, Hohlformen von rundlicher, linsenförmiger, vieleckiger Gestalt, Wirbelbildungen – eine große Fülle und Vielfalt von Gestaltungen, die jeweils für den betreffenden Zusatz kennzeichnend sind. Und nicht nur, daß die so entstandenen Kristallbilder Ausdruck der jeweils zugesetzten Substanz sind, sondern auch darüber hinaus deren innerer Qualität. Junge, aufsprießende, lebenstrotzende Substanz ergibt andere Bilder als alte, absterbende; das Blut Erkrankter andere, als das Gesunder. Jedes Organ eines Organismus erzeugt sein typisches Kristallbild. Man kann von Wurzel-, Blatt-, Blütenformen sprechen, von Nerven-, Sinnesorgan-, Leber-, Herz-, Nieren-, Lungen-, Uterus-Formen etc. Es zeigen sich für bestimmte pathologische Zustände charakteristische Abwandlungen der «Normalformen»; Entzündungs- oder Verhärtungszustände verraten sich in entsprechenden Formungen.

Ein unabsehbares Gebiet erschließt sich hiermit der Lebensforschung. Man kann heute schon auf eine Reihe von Forschungsstätten und auf zahlreiche Veröffentlichungen hinweisen, die Ergebnisse solcher Forschung sind. Auf diese sei der Leser nachdrücklich hingewiesen, der über die hier vorgebrachten Andeutungen hinaus mehr über dieses Gebiet wissen will. Es folgen nun die Photokopien von vier Kristallbildern*:

Nr. 1 stellt ein aus der Wurzel vom blauen Eisenhut gewonnenes Bild dar. Ihm ist gegenübergestellt Bild Nr. 2, aus einem Auszug der Medulla spinalis eines Rindes gewonnen. Man sieht, wie die zwei Bilder, das Wurzelbild und das Nervenbild, einander sehr ähnlich sind. Von einem Mittelpunkt strahlt nach der Peripherie ein Linienbüschel von Kristallen aus.

Das Bild Nr. 3 ist aus Kamillenblüten, Nr. 4 aus einem Dünndarmpräparat, also einem Stoffwechselorgan gewonnen. Man sieht, wie diese zwei Bilder von den ersten dadurch charakteristisch abweichen, daß sie sich um Hohlformen gruppieren; und es ist das Blütenbild dem Bild aus dem Stoffwechselorgan wieder außerordentlich ähnlich.

---

* Diese Bilder sind einer sehr umfangreichen Sammlung von «Kristallbildern» von Heilpflanzen und Heilpflanzenteilen entnommen, die in jahrzehntelanger Arbeit von Herrn Apotheker Hans Krüger angefertigt worden sind. Ein Teil davon wurde veröffentlicht in dem Buch von Hans Krüger «Kupferchlorid-Kristallisationen, ein Reagens auf Bildekräfte des Lebendigen», Weleda-Verlag, Schwäbisch Gmünd.

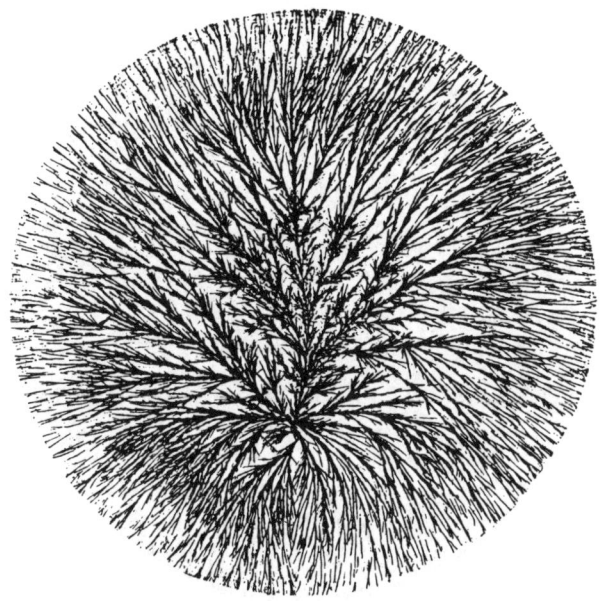

Nr. 1: Wurzel vom blauen Eisenhut

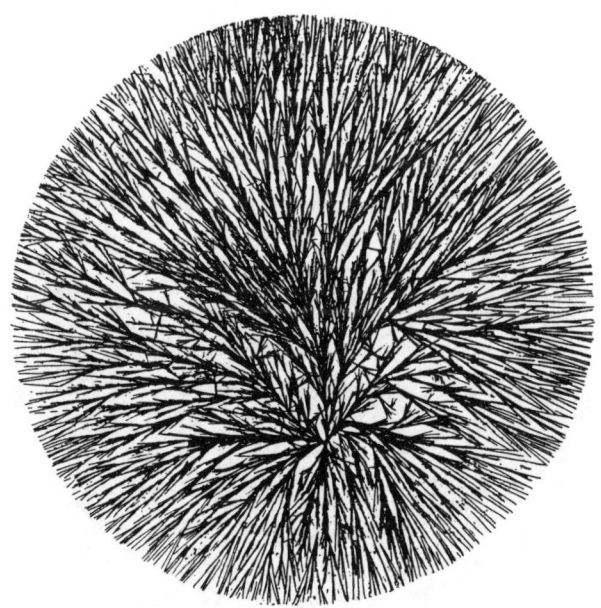

Nr. 2: Medulla spinalis eines Rindes

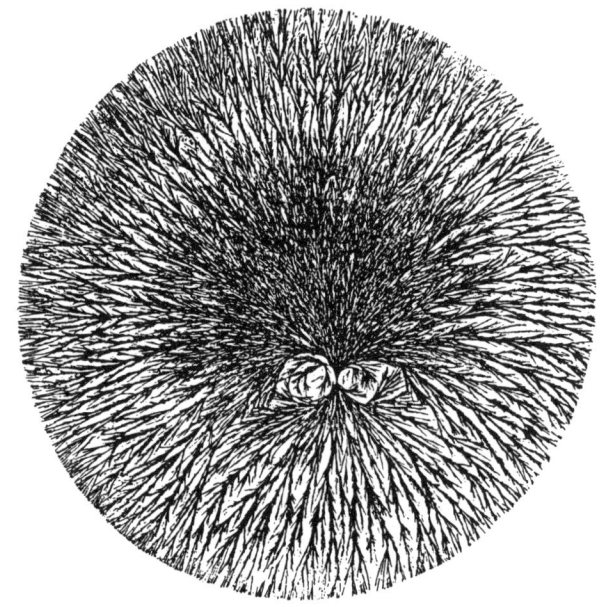

Nr. 3: Kamillenblüten

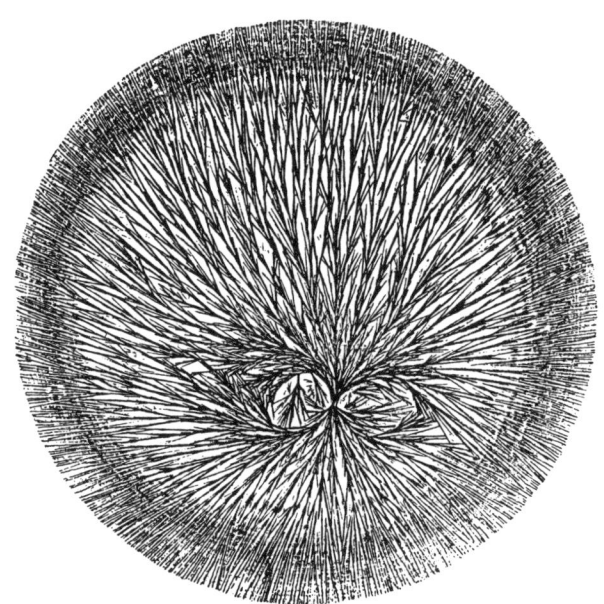

Nr. 4: Dünndarm

WESENSGLIEDER UND WESENSBEREICHE

Viergliedrigkeit der Naturreiche / Mensch und Pflanze

Der Mensch, von drei Naturreichen umgeben, stellt selbst das vierte Erdenwesen dar. Er ist durch die innigsten Beziehungen mit diesen drei Naturreichen verbunden. Das Reich des unbelebten Seins, wie es sich am reinsten im Mineral ausspricht, nimmt ebenso Anteil an seinem Wesen, wie die Welt der Bildekräfte des Lebens – deren reinster Ausdruck das Pflanzensein ist. Die Seelenhaftigkeit eignet ihm, wie dem Tier. Im vollen Sinne Mensch ist er dadurch, daß er sich selbst als Geist erfassen kann. Im Mineral *ist* die Welt; in der Pflanze *lebt* sie; im Tier *erlebt* sie; im Menschen ergreift sie sich selbst, und in diesem Sinne ist der Mensch «Kern der Natur».

Wie die Wissenschaft der Chemie durch Zerlegungskunst die Grundstoffe aus den Erdenstofflichkeiten herauslöst und zeigt, daß z. B. das scheinbar einheitliche Wasser in zwei «Urbestandteile», Wasserstoff und Sauerstoff, zerlegbar ist, so offenbart uns eine großartige «Welten-Alchemie», daß sowohl die Naturwesen Pflanze und Tier, als auch der Mensch zusammengesetzte Wesen sind, und legt uns im «Weltenexperiment» nackt und bloß, was wir vorhin mehr im Denken als die verschiedenen «Ingredienzien» der Naturwesen und des Menschen gefunden haben; nämlich verschiedene Wesensglieder.

Der eine «weltenalchemistische Prozeß», der uns die Wesensglieder bloßlegt, ist der des Sterbens. Ihm sind Pflanze, Tier, Mensch unterworfen. Er hinterläßt zunächst die *Leichname* dieser drei Wesen. Diese Leichname aber, durch das Sterben entstanden, verwandeln sich sofort – alle drei Arten – weiter auf ein ganz bestimmtes Endziel hin. Sie werden allmählich Bestandteile des vierten, des mineralisch-unbelebten Reiches. Der Leichnam ist sinnlich wahrnehmbar. Das zweite freigelegte Ergebnis dieses Scheideprozesses, das *Leben*, «entflieht»; das heißt es zieht sich aus dem Bereiche sinnlicher Wahrnehmung, in dem es zwar nicht unmittelbar selbst, aber in seinen Wirkungen (da es mit sinnlich wahrnehmbarer Stofflichkeit verbunden war) anschaulich gewesen war, ins Übersinnliche zurück.

Der Tod also führt uns als «Analysen-Ergebnis» vor, daß alle Leiblichkeit von Pflanze, Tier und Mensch einerseits aus Mineralisch-Totem, andererseits aus dem Leben besteht. Solange ein Lebewesen lebt, kann dieses Mineralisch-Tote in ihm sein eigenes Wesen nicht zeigen. Es ist in den Dienst höherer Daseinsformen gestellt. Wenn aber z.B. das Knochensystem eines Tieres oder des

Menschen durch den Tod zum Skelett wird, so hat dieses Gebilde aus mineralischen Stoffen (phosphorsaurem und kohlensaurem Kalk) zwar noch für eine Zeitlang die ihm aufgeprägte tierische oder menschliche Form, aber nurmehr *äußerlich*. Sie verfällt sogleich den mineralischen Formkräften (der genannten Kalkmineralien), und nach einiger Zeit läßt sich von einem solchen Knochen zeigen, daß er nurmehr eine Scheinform darstellt. Die Kristallstruktur des Calzits, des Calciumphosphates entsteht, durchsetzt diese Scheinform und ist dann die *echte* Form des zum Fossil gewordenen Knochens.

Den zweiten durch die Todesanalyse freigelegten Wesensbestandteil, das Leben, kann man nun nicht weiter mit Sinnesorganen verfolgen, wohl aber mit *Lebens*organen. Diese funktionieren aber nicht wie die Sinnesorgane «von selbst». Gewisse Lebensfunktionen müssen zu Lebens*anschauungs*organen erst herangebildet werden. Dieses muß der Mensch, der ja – im Gegensatz zu den Naturreichen – nicht ein fertig gebildetes, in seiner Entwicklung durch und durch bestimmtes, sondern ein sich nach inneren, selbstgefaßten Impulsen entwickelndes Wesen ist, selbst an sich tätig vollziehen. Die Möglichkeit dazu ist in jedem Menschen dadurch veranlagt, daß nicht die *gesamte* Lebensorganisation der Entfaltung und Erhaltung der Lebensprozesse dient. Es nehmen gewisse Organsysteme ein partielles Sterben auf sich, werden in ihrer Vitalität abgedämpft, so z. B. die Sinnesorgane, Nervenorgane und das Gehirn. Hier wird ein gewisser Teil der Lebensbildekräfte-Organisation oder des Ätherleibes, wie er weiterhin abgekürzt genannt werden soll, bis zu einem gewissen Grade frei. Dieser Teil kann nun seinerseits in den Dienst eines höheren Wesensbereiches, z. B. des Geistig-Wesenhaften, des Ich, genommen werden. In solcher Form wird der Ätherleib z.B. die Grundlage des Denkens. Wir denken mit denselben Kräften, mit denen wir wachsen – dies hat Rudolf Steiner vielfach dargestellt.

Die Analyse des Todes zerlegt also alle Naturwesen in zwei Gruppen: das nur mit dem Wesensglied eines Physischen begabte tote Mineralreich und die mit Ätherleibern begabten Reiche des Pflanzlichen, Tierischen und Menschlichen.

*

Auf diese letzteren drei Erdenwesensreiche wirkt nun ein anderer «weltenalchemistischer Scheideprozeß», der sie weiter analysiert, nämlich der von *Schlafen* und *Wachen*. Ihm kann Tier und Mensch unterworfen werden, nicht aber die Pflanze, die schon ein immer schlafendes Wesen ist und durch einen Einschlafeprozeß ebensowenig verändert werden kann wie das Mineral durch einen Sterbeprozeß. Tier und Mensch können einschlafen und werden dadurch pflanzenhaft in ihrer Daseinsform, insofern sie nämlich *belebte* Wesen bleiben. Sie können aus diesem Zustand aufwachen und heben sich dadurch aus der Stufe des Pflanzenseins heraus. Sie offenbaren hiermit ein weiteres Wesensglied, das der Pflanze nicht eignet und das aus später zu erwähnenden Gründen «Astralleib» genannt werden soll. Rudolf Steiner, dessen grundlegenden Darstellungen hiermit gefolgt wird, nennt ihn auch den «Seelenleib». Er ist der «Erwecker» der im Schlaf den bloßen Vitalprozessen hingegebenen Leiblichkeit; er ist der Bewußtseinsträger. Seiner Natur nach ist er «übersinnlich»; mit Sinnesorganen sind nur seine Wirkungen im Physisch-Leiblichen zu verfolgen – wie beim Ätherleib auch. Diese Wirkungen zeigen sich eben nach außen in den Prozessen des Einschlafens und Aufwachens. Da wir diese Prozesse aber nicht bloß erleben, sondern auch betrachten können, erweist sich, daß prinzipiell «Seelen*anschauungs*organe» möglich sind. Wir können den Prozeß des Einschlafens und Aufwachens auf unsere eigene Seele richten und «seelische Sinnesorgane» entwickeln, auf welche die Welt des Seelischen ebenso Eindrücke machen kann, wie die Welt des Physischen auf die leiblichen Sinnesorgane. Ja, es erweist sich dann, daß auch die physischen Sinneswerkzeuge von diesem Astralleib durchdrungen sein müssen, um die in ihnen entstehenden Sinneseindrücke als Seelenerlebnisse in Wachheit *empfinden* zu können. Ein schlafendes Ohr – das Ohr eines schlafenden Tieres oder Menschen – ist kein Ohr. Und Pflanzen, als Wesen ohne Astralleib, haben keine Sinnesorgane im wahren Sinne. Sind nach den hierfür geltenden strengen Entwicklungsgesetzen die «Seelenanschauungsorgane» ausgebildet, so wird der Astralleib, der sich beim Einschlafen vom physischen und vom Ätherleib (die während des Lebens eine Einheit bleiben) abtrennt und ins «Übersinnliche» verschwindet, für sich anschaubar; mit ihm wird eine «Seelenwelt» anschaubar, mit der er ebenso zusammenhängt, wie der physische Leib mit einer physischen Welt.

*

Noch ein weiterer Prozeß kann uns nun auch Tier- und Menschenreich voneinander trennen und damit ein weiteres, nur dem Menschen eigenes Wesensglied enthüllen. Es ist der Prozeß des *Vergessens* und *Erinnerns*. Zu letzterem ist nicht nur ein Bewußtsein erlebendes Wesensglied nötig, sondern ein *Selbst*bewußtsein tragendes, und somit ein Selbst, eine Person, ein Ich. Die Fähigkeit der Erinnerung führt zum Gewahrwerden des Lebensganges, zur *Biographie*. Durch sie erlebe ich, daß ich nicht nur Mensch bin, sondern eben dieser ganz bestimmte, einmalige Mensch. Verfalle ich ganz dem Vergessen, so bleibe ich immer noch empfindendes und damit bewußtes Wesen, bin aber nicht mehr im vollen Sinne Mensch. Sich eingestehen müssen, «Ich habe mich (auf diesem oder jenem Gebiete) vergessen», bedeutet immer: aus dem Menschentum auf die Tierstufe zurückgefallen zu sein. Nur der sich Erinnernde erlebt die Kontinuität des Selbstbewußtseins und damit das Selbst. Dieses geistig sich Bildende, geistig Dauernde, geistig sich Anschauende ist nun nicht mehr bloß ein Wesens*glied*, sondern zugleich Wesens*mittelpunkt*. Nur einem solchen Wesen sind menschliche Tätigkeiten möglich, z. B. die des Denkens und Wollens.

Ein solcher «Wesensmittelpunkt» kann sich – gegenüber der Pflanzenwelt – aus der Kraft des Erinnerns und des nur einem erinnernden Wesen möglichen

Denkens zu einem «gleichsam göttlichen» Standpunkte aufschwingen, wie er etwa in den folgenden Worten Goethes zum Ausdruck kommt: «Sobald der Mensch die Gegenstände um sich her gewahr wird, betrachtet er sie in bezug auf sich selbst; und mit Recht, denn es hängt sein ganzes Schicksal davon ab, ob sie ihm gefallen oder mißfallen, ob sie ihn anziehen oder abstoßen, ob sie ihm nützen oder schaden. Diese ganz natürliche Art, die Dinge anzusehen und zu beurteilen, scheint so leicht zu sein, als sie notwendig ist, und doch ist der Mensch dabei tausend Irrtümern ausgesetzt, die ihn oft beschämen und ihm das Leben verbittern. – Ein weit schwereres Tagwerk übernehmen diejenigen, deren lebhafter Trieb nach Kenntnis die Gegenstände der Natur an sich selbst und in ihren Verhältnissen untereinander zu beobachten strebt; denn sie vergessen bald den Maßstab, der ihnen zu Hilfe kam, wenn sie als Menschen die Dinge in bezug auf *sich* betrachten. Es fehlt ihnen der Maßstab des Gefallens und Mißfallens, des Anziehens und Abstoßens, des Nutzens und Schadens. Diesem sollen sie ganz entsagen, sie sollen als gleichgültige und gleichsam göttliche Wesen suchen und untersuchen was ist, und nicht, was behagt. So soll den echten Botaniker weder die Schönheit noch die Nutzbarkeit der Pflanzen rühren, er soll ihre Bildung, ihr Verhältnis zu dem übrigen Pflanzenreich untersuchen; und wie sie alle von der Sonne hervorgelockt und beschienen werden, so soll er mit einem gleichen ruhigen Blicke sie alle ansehen und übersehen und den Maßstab zu dieser Erkenntnis, die Data der Beurteilung nicht aus sich, sondern aus dem Kreise der Dinge nehmen, die er beobachtet.»

Die «gleichsam göttliche» Region, die im Menschen auflebt, wenn er sich als Erinnernder betätigt, ist die des *Geistes*. Indem er sich als ein Wesen begreift, das erfahren kann, was ganz außerhalb seiner liegt und *ist*, nicht bloß behagt oder mißbehagt, insoweit ist er *Mensch* und nicht bloß Tier. Geistige Selbsterfassung führt zum Ich-Erlebnis, entwickelt den zum Erfassen seines höchsten Wesensgliedes nötigen Ich-Sinn. Durch das Ich ist der Mensch: Mensch.

Wie der Stein in seinem Wesen durch keinen Sterbeprozeß verändert werden kann, die Pflanze durch kein Einschlafegeschehen, so das Tier durch keinen Vergessens-Vorgang; Vergessen und Erinnern entscheiden nicht über seine Existenz, wohl aber über die des Menschen.

*

Zusammenfassung:

Die Vorgänge des Sterbens, Einschlafens, Vergessens nehmen mit den Erdenwesen eine «Daseins-Analyse» vor, durch die an diesen Erdenwesen verschiedene «Wesensglieder» offenbar werden.

1. Das Mineral hat, das zeigt sich dadurch, einen *physischen* Leib.
2. Die Pflanze besteht aus physischem und *Ätherleib* (Lebensleib).
3. Das Tier ist begabt mit physischem Leib, Ätherleib und *Astralleib* (Seelenleib).

4. Der Mensch trägt an sich physischen, Äther- und Astralleib und ist, darüber hinaus, das sich als *Ich* ergreifende Geistwesen. Als solcher ist er Glied einer Geistwelt, die sich ihm durch die Entwicklung von Geist-Organen ebenso eröffnen kann, wie die Entwicklung der physischen Sinnesorgane ihn an der physisch-sinnlichen Welt teilnehmen läßt.

*

«Dich im Unendlichen zu finden
mußt unterscheiden, und dann verbinden.»*

An jede Analyse muß sich sogleich eine Synthese anschließen, sonst hat man zwar die Teile in der Hand, jedoch das geistige Band verloren. Mineral, Pflanze, Tier, Mensch, befinden sich schließlich in *einer* gemeinsamen Welt, sind mit- und füreinander da, tausendfältig miteinander verknüpft und verwoben. Und da es die Aufgabe dieses Buches ist, die *Heilbeziehungen* zwischen Pflanze und Mensch aufzuzeigen, muß die synthetische Kraft, das Ureinheitliche, das die Naturreiche Zusammenfassende sichtbar werden, ein Urwesenhaftes, von dem die einzelnen Naturwesen als Variationen ableitbar sind. Der Schlüssel muß gesucht werden, der die Geheimnisse des Urzusammenhanges aller Naturreiche aufschließt.

Dieses Urwesen und Urmotiv des Erdenseins ist der Mensch selbst. Es sei nun andeutend skizziert, wie aus dem Urmotiv seiner Viergliedrigkeit die anderen unter ihm stehenden Wesensreiche als Variationen verstanden werden können.

*

Der Mensch erfaßt sich selbst im Ich als Geistwesen. Das Ich ist das Impulszentrum, aus dem er freies Schöpfertum entfalten kann. In ihm kann er Geistes-Anschauungskraft entwickeln, um Geistiges nicht nur in sich, sondern auch um sich zu entdecken und zu erkennen. Der Mensch kann Geistesforscher werden. Indem er das Geistige um sich herum entdeckt, eröffnet sich ihm zunächst das Wesen seines Mitmenschen. (Der Ausgangspunkt solcher Erkenntnismöglichkeit ist die Kraft der Liebe und die Fähigkeit zur Selbstlosigkeit.) – Richtet ein solcher die entwickelten Geistessinne auf das Tier, so zeigt sich ihm, daß auch das Tier nicht ohne Geistigkeit, ohne Ichartiges ist. Doch ist dieses Ichartige nicht dem *Einzel*tier gegeben, sondern umfaßt als «Gruppengeist» oder «Gruppen-Ich» alle Tiere einer Art. Das Gruppen-Ich verkörpert sich nicht in der Leiblichkeit des Einzeltieres, das darum auch kein echtes Individuum sein kann. Das Gruppen-Ich verbleibt in einer geistigen Welt. In ihm liegen die Impulse, die Instinkte, die Lebensart der einzelnen Tiergruppen begründet. In seiner Anschauung krönen sich die Bemühungen um eine «Tierwesenskunde», die diesen Namen wirklich verdient. Der Tiergruppengeist geht nicht durch Geburt und Tod; ihm bedeutet darum Geburt und Tod des einzelnen Tieres etwas ganz anderes als diese Lebenstatsachen dem Menschen bedeuten. In der Tier*leiblichkeit*

---

* Goethe, Wolkengedicht.

ist also Physisches, Ätherisches, Astralisches anwesend; nicht hingegen das in der geistigen Welt verbleibende Gruppen-Ich.

Auch die Pflanze hat für ein im oben angedeuteten Sinne entwickeltes geistiges Anschauungsvermögen sowohl Seele, als auch Geist (Astralisches und Ichartiges). Doch vermag sie noch weniger als das Tier diese ihre höheren Wesensbereiche in ihrer Leiblichkeit zu behausen; sie bleiben ihr weltenfern, verharren ungeboren in der geistigen Welt. Es weben aber fortwährend Beziehungen und Impulse zwischen der physisch-ätherischen Leiblichkeit der Pflanze und ihrer Astralität sowohl, wie dem Pflanzen-Ich. Man kann die Pflanzenwelt in ihren Zusammenhängen mit dem viergliedrigen Menschen nicht umfassend genug erforschen, wenn man nicht berücksichtigt, wie die Pflanze ebenfalls ein viergliedriges Wesen ist. In dieser ihrer «Menschenverwandtschaft» müssen die Ursachen für ihre Wirkung auf alle vier Glieder des Menschen aufgefunden werden.

Da hier keine Mineralwesenskunde entwickelt werden soll, sei – um der Abrundung der Betrachtung willen – nur noch erwähnt, daß für eine das Geistige mitberücksichtigende Naturforschung auch das Mineral mit ätherischen Prozessen, astralischen Wirksamkeiten und Geistigem zusammenhängt. Nur ist in der physischen Welt allein der physische Leib des Minerals vorhanden. Die drei höheren Wesensglieder des Minerals verharren, ewig ungeboren, ihm weltenfern, in der geistigen Welt. Aber in dieser Vierfältigkeit des Minerals liegt auch die Ursache seiner mannigfachen Beziehungen zur viergliedrigen Menschenwesenheit. Aus ihr kann man begreifen, wieso man mit mineralischen Heilmitteln in des Menschen *Gesamt*-Konstitution eingreifen kann und nicht bloß in deren mineralische oder mineralverwandte Seite.

*

Im Sinne der in diesem Buch entwickelten Anschauungen kann man also mit einem kühnen, aber durchaus berechtigten Aphorismus sagen: Die ganze Erdenwelt ist Mensch. Sie ist, nach dem Grundplan und Urmotiv des Menschen, viergliedrig aufgebaut. In diesem Aufbau liegt der Grund, daß die verschiedenartigen Erdenwesen in einer gemeinsamen Erden*welt* da sein können: gleichzeitig mit-, an-, in- und durcheinander. Die *Harmonie* der Schöpfung beruht auf dieser Vierfältigkeit. Der Mensch ist vor solcher Anschauung, wie es schon griechische Weltweisheit aussprach, das Maß der Erden-Dinge.

Die vier Wesensglieder und die vier Stofflichkeiten ihrer Verleiblichung

Das Mineral, in seiner Leiblichkeit toter physischer Stoff, findet im *festen* Zustand die reinste Möglichkeit, sein Wesen auszudrücken. Die Kristallform – für jede Mineralart bestimmt und charakteristisch – ist in ihrer reich gestalteten Räumlichkeit nur durch die Eigenschaften des Festen daseinsfähig. Die Überführung in den flüssigen, den gasförmigen Zustand hebt diese Form sofort auf. Der feste Zustand allein ermöglicht diese in drei Raumesdimensionen unwandelbar, ein für alle Mal festgelegte Form des Minerals.

Die Pflanze hingegen bedarf eines anderen Elementes zu ihrer Verleiblichung: des *Flüssigen*. Denn sie muß nicht nur ein Physisches, sondern auch ein Ätherisches zur Verleiblichung bringen. Ihre Formen ergeben sich nicht aus der physischen Natur der sie ausfüllenden Stoffe, sondern aus der ätherischen Natur der Pflanze. Sie prägt darum ihr Wesen nicht in einer Dauergestalt aus, sondern in fortwährender Gestaltverwandlung – wie einleitend bereits gezeigt wurde. Dieser fließende Gestaltwandel mit seinen Metamorphosengesetzen braucht eine Stofflichkeit, die ebenso bereit ist, Form anzunehmen, als auch sie sofort und widerstandslos aufzugeben, wenn das Lebensprinzip (der Ätherleib) dies fordert. Diese Stofflichkeit ist das flüssige Wasser, aus dem der Pflanzenleib überwiegend besteht. Was an ihm fest ist, dient nur, das Flüssige zu konturieren, den Gestaltfluß etwas zu hemmen, eine Gestalt für kurze Zeit festzuhalten, hervorzuheben; das Feste bringt aber bei der Pflanze keine Gestalt aus sich selbst hervor, sondern wird nur *Gefäß* der Lebensform und Lebensbildekraft. Wo die Pflanze zu fest wird, hat sie vorher einen Entvitalisierungsvorgang durchgeführt, hat Leben und damit zugleich Wasser aus ihrem Leibesstoff herausgezogen oder zur Ruhe gebracht – wie etwa bei der Holz-, Rinden-Bildung, aber auch bei der Samenbildung. – Auch das Tier und der Mensch bedürfen des flüssigen Elementes, insofern sie ja auch lebendige Wesen sind, um die Tätigkeit ihrer Ätherleiber entfalten zu können. Je lebendiger, desto flüssiger; je ausgetrockneter, fester, desto toter: Dies gilt für alles Leben, ob es pflanzlicher, tierischer oder menschlicher Art ist. Zwar ist dieses «Flüssige in allem Belebten» von der Stofflichkeit des lebendigen Eiweißes getragen, aber dieses Eiweiß ist ja ein überaus wasserhaltiges Kolloid. Seine wunderbare und allseitig bestimmbare Natur, der Bildestoff für den unerschöpflichen Plastiker Ätherleib, kann ihr schwellendes Leben nur in Verbindung mit dem Wäßrigen gewinnen. Wasser ist in allen seinen stofflichen Eigenschaften von der Schöpfung für das *Leben* gedacht. – Hingegen kann die Pflanze noch nicht einen eigenen Luft- und einen Wärmeleib bilden. Sie wird be-luftet und erwärmt von ihrem Umkreis her, ihre Atemzüge, ihre Wärmeentfachungen werden von einem Äußeren, vom kosmischen Geschehen bewirkt und reguliert.

Das *Gasige, Luftförmige* mit einer eigenen Atemorganisation sich einzuverleiben gelingt nur, stufenweise vom niederen zum höheren immer mehr, dem *Tier* und vollkommen dem Menschen. Dieser Prozeß hat viele Seiten. Seine wichtigste ist die, daß mit dem Luftigen zugleich das Seelische, der Astralleib in das Leibliche eindringt. Dadurch entsteht eine Welt von inneren Organen, ein Organkosmos, der von innen die Wirksamkeiten übernimmt, welche für die Pflanze der äußere Kosmos ausübt. Es wird mit der Luft zugleich ein äußerer Kosmos eingegliedert und verinnerlicht. Auf den Bahnen der Pneumatisierung des Körpers bis in ihre feinsten Verzweigungen hinein zieht Pneuma, das Seelenprinzip, in die Leiber ein. Luftiges dringt nun in Flüssiges ein, löst sich in ihm auf, verbindet und befreit sich aus ihm; zugleich aber verbinden und trennen sich rhythmisch die Wirksamkeiten von Astralleib und Ätherleib. Niedere Wassertiere mit ihrer dumpfen Seelenart eratmen sich die im Wasser gelöste Luft. Dementsprechend hat auch bei ihnen das Ätherische ein größeres Übergewicht über das Astralische. Die Insekten müssen ihre Körperflüssigkeit noch der Luft nach außen entgegenschicken; ihr Astralisches ist noch in starkem Maße in Kontakt mit der Außenwelt, ist noch nicht so in das Einzeltier «abgeschnürt» wie bei den höheren Tieren. Die Insekten leben darum auch noch in stärkstem Maße mit der ätherbedingten Pflanzenwelt zusammen. Die Bildung echter Lungenorgane aber ist ein wichtiger Schritt auf dem Wege der «Einverseelung». Das übersinnliche Seelenprinzip findet eben im Gaszustand der Materie die Form und Eigenschaften vor, die ihm den Einzug in die Leiblichkeit ermöglichen. Das Gas hat jeden eigenen Formwillen aufgegeben, widersteht jedem Begrenzenden. Die Macht der Erdenschwere ist in ihm überwunden, *Leichte* an ihre Stelle getreten. Grenzenlos dem Licht geöffnet, auf jeden Wärmeimpuls mit stärkster Ausdehnung antwortend, die kosmischen Impulse voll in sich aufnehmend, als äußerste Hülle* zwischen das irdische und kosmische Sein gestellt, ist das Gasige der Zustand der Materie, der die Stoffesseite des Erdenhaften nurmehr wie in Resten an sich trägt, sie weitgehend überwunden hat. Ausdehnung und Zusammenziehung, Spannung und Entspannung, Hochs und Tiefs, Sturm und Stille, Wehen und Stocken, Erweitern und Zusammenpressen: Sie sind Wesensäußerungen des Luftigen – aber ebensogut des Seelischen. Erst im Atem eines beseelten Geschöpfes kommt das Wesen der Luft ganz zur Erscheinung. Seine höchste Form und Gestalt, der Sprachlaut, ist Luftgestalt, aber zugleich die vollkommenste physische Äußerung des Seeleninnern. In der Luft kann die Sprache Äußerung des schöpferischen Weltenwortes werden und von dem künden, was die ganze Welt gestaltet hat.

Das *Wärmeelement* als eine Wärmeorganisation, ein autonomes Wärmewesen in seinen Besitz zu bekommen, ist dem Pflanzenwesen noch mehr versagt, als eine eigene Luftorganisation. Es sucht, je nach den verschiedenen Pflanzenarten, diese oder jene Wärmeverhältnisse und Klimazonen auf, läßt sich stärker oder schwächer von Wärmeimpulsen ergreifen. Aber das Wärmeimpulszentrum bleibt für die Pflanze sonnenhaft in Weltenferne. – Auch die niederen Tiere, bis zu den Säugern hinauf, sind von *äußeren* Wärmeverhältnissen bestimmt, darum naturhaft an gewisse Erdenzonen gebunden, die ja aus der Stellung der Erde zum Kosmos entstehen. Nur der Mensch hebt sich aus diesen äußeren Wärmebedingungen völlig heraus, ist darum fähig, jeden Ort der Erde zu bewohnen, wie dieser auch in bezug auf seine Wärmeverhältnisse beschaffen sei.

* in der Atmosphäre.

Der Mensch hat das Feuer *innerlich* in die Hand bekommen; darum beherrscht er es als einziges Erdenwesen auch äußerlich. Mit der Macht der Wärme hat man Gewalt über jeden Erdenzustand der Materie, kann sie formen und umformen nach Belieben. In der Vereinigung mit dem Wärmehaften findet der Menschengeist, das Ich, die Möglichkeit, in einem materiellen Leibe zu wohnen und sich aus Unfreiheit und Fesselung durch die Kräfte und Gesetze der irdischen Welt zu erheben; denn in der Wärme ist die Kraft zu ihrer Meisterung, Beherrschung und Überwindung. Diese Wärme ist im Menschen getragen vom Blutprozeß, und die im ersten Kapitel so stark betonte Gegensätzlichkeit zwischen Blut- und Blattfarbstoff ist auch ein Hinweis auf die entgegengesetzten Richtungen, in denen Menschen-Ich und Pflanzengeistigkeit zu suchen sind, gerade auch im Hinblick auf die Zentren ihrer Wärmeimpulsierung. (Der Blutprozeß hält *in sich* die Bluttemperatur von etwa 37 Grad deshalb so hartnäckig fest; das Pflanzen-Assimilationsgeschehen im Blattgrün muß sich nach den *äußeren* Wärmegegebenheiten richten, verläuft aber am intensivsten ebenfalls bei einer Außentemperatur von etwa 37 Grad.) Die höchste Form der Wärme ist aber das Begeisterungsfeuer, das den menschlichen Willen entzünden kann.

Zum Schluß sei wieder in einem Schema zusammengefaßt, was über die vier Wesensglieder der vier Erdenwesensbereiche und über die Elemente, deren sie sich zu ihrer Verkörperung bedienen, nun skizzenhaft ausgeführt wurde.

	Physische, im Sinnesbereich anwesende Wesensglieder	Stoffeszustand	Im Geistigen, Übersinnlichen, anwesend
Mineral	Physischer Leib	*fest*	Ätherisches, Astralisches, Ich-artiges
Pflanze	Physischer Leib, Ätherleib	fest, *flüssig*	Astralisches, Ich-artiges
Tier	Physischer Leib, Ätherleib, Astralleib	fest, flüssig, *luftartig*	Gruppen-Ich
Mensch	Physischer Leib, Ätherleib, Astralleib, Ich	fest, flüssig, luftartig, *wärmehaft*	

«Zwischenformen» im Pflanzenreich

In den einleitenden Kapiteln wurde die Pflanze unter gewissen Aspekten als Zwischenwesen zwischen dem unter ihr stehenden Mineralreich und dem über ihr stehenden Tierreich dargestellt. Daraus wurde ihre Wurzelorganisation als das Glied der Auseinandersetzung mit dem Mineralisch-Erdhaften und dessen Überwindung – die Blütenorganisation aber als das Glied der Auseinandersetzung mit dem Tierhaften und der Abgrenzung gegen dasselbe deutlich. Das hauptsächlich ätherisch bedingte, belebte Pflanzenwesen steht zwischen dem physisch bedingten, toten Mineralreich und dem astralisch bedingten, beseelten Tierreich.

Wenn man aber über die ganze Fülle pflanzlicher Lebensformen den Blick schweifen läßt, findet man sehr merkwürdige Zwischen- und Übergangsformen, in denen sich das Pflanzenhafte dem Mineralischen zuneigt, das Erdige stärker als normal in sich hineinnimmt; aber auch solche Formen, in denen die Pflanze das Tierwesenhafte stärker mit ihren Bildekräften verbindet. Mineralpflanzliches einerseits, Tierpflanzliches andererseits wird sichtbar.

So haben manche auf besonders toten mineralischen Böden wachsende «Sukkulente» (Kakteen-, Euphorbien-, Mesembryanthemum-, Crassula-Arten) eine fast kristalline Starre aufweisende Gestalt. Die lebendig spielende Ansatzspirale normaler Blattbildung ist bei solchen zur starren Rippung geworden. Manche dieser Pflanzen sehen sogar wie Steine aus. Eine andere Art des Hineinreichens mineralischer Gesetzmäßigkeiten in den pflanzlichen Lebensprozeß liegt bei manchen Salzpflanzen, besonders Pflanzen des Meeresstrandes vor, wie etwa Salicornia, Halopeplis, Salsola; hier sehen die Triebe wie gedunsene oberirdische Wurzeln oder geschwollene Stiele aus, die zu keiner Blattbildung gekommen sind. Bei allen diesen Bildungen stauen sich die Lebensprozesse, mit ihnen die Flüssigkeitsorganisation, zu sehr vitalen, aber wenig durchformten und gegliederten plastischen Gebilden, die gleichsam zur Kugel aufschwellen möchten; die Blütenprozesse werden aber sehr verzögert, zurückgedrängt oder sogar verkümmert. Die Pflanzenbildung kann sich nicht vom Salz- und Wurzelpol lösen, bleibt an ihm haften. Sie gleicht im ersten Beispiel dem toten Festen, Kristallinischen, im zweiten Fall dem toten Flüssigen, Tropfenförmigen.

Eine andere Art des Eindringens mineralisch-erdiger Gesetzmäßigkeit in das Pflanzliche liegt in der Baumbildung mit ihren Verholzungstendenzen vor. Der Baumstamm ist – nach einem Aphorismus Rudolf Steiners – gleichsam aufgestülpte Erde. Die Tendenz zur Baumbildung nimmt nach den Tropen stark zu.

Beziehungen der Erdzonen zu den wichtigsten Prozessen des Pflanzenlebens

Wie jeder physischen Pflanze, überhaupt dem Physischen jedes lebenden Wesens, ein ätherischer Organismus, ein Bildekräfteleib zugrunde liegt, so ist die gesamte physische Erde von einer ungeheuren Bildekräftesphäre umgeben, die bewirkt, daß diese Erde nicht bloß eine Stätte des Todes, sondern des Lebens sein kann. Diese Bildekräftewelt ist von Rudolf Steiner in vielfacher Hinsicht erforscht, von seinen Schülern im Hinblick auf die verschiedenen Naturreiche dargestellt worden*. Durch diese Bildekräftewelt ist die Erde ein Glied des

---

* Guenther Wachsmuth: «Erde und Mensch, ihre Bildekräfte, Rhythmen und Lebensprozesse». Hermann Poppelbaum: «Tier-Wesenskunde». Gerbert Grohmann: «Die Pflanze». Walter Cloos: «Die Erde - ein Lebewesen».

ganzen Kosmos, denn die Bildekräfte sind kosmischer Natur. (Durch die physische Kräftewelt ist jedes Stück Erdenstoff ein Stück Erde.) Wir können das Erdengeschehen nur verstehen, wenn wir ein unendlich mannigfaltiges Zusammenwirken physisch-irdischer und ätherisch-kosmischer Kräfte ihm zugrunde legen.

Tropen: Hier kommt es zu einem besonders innigen Sichdurchdringen irdischer und kosmischer Entitäten. Das Irdische wuchert in den Tropen dem Kosmischen entgegen; das Kosmische aber wird ins Irdische hineingezogen, wird verirdischt.

Pole: Hier schließt sich das Irdische in sich ab; das Kosmische wirkt rein und stark, ohne aber sich mit dem Irdischen sehr verbinden zu wollen. Das Irdische ist hier nur wie ein Spiegel, der nichts in sich aufnimmt, alles zurückwirft.

Gemäßigte Zonen: Hier ist das Gleichgewicht zwischen irdischen und kosmischen Gesetzmäßigkeiten erreicht.

Man sieht: In bezug auf ihre Bildekräfteorganisation ist die ganze Erde ebenso dreigliedrig aufgebaut wie die Pflanze selbst. In dieser Gliederung liegt es auch, daß die Pflanzen der Tropen, der Polargegenden und der gemäßigten Zonen voneinander so charakteristisch unterschieden sind. In den Tropen werden die Grenzen zwischen Erde und Kosmos ineinander aufgelöst; Wurzelhaftes wuchert nach oben, Riesenbäume mit eisenharten Hölzern bilden sich. Die Erde hört nicht am Boden auf, sondern steigt mit ihren Kräften in die Luft; Wurzeln hängen von den Ästen herab; sie finden ihr Reich in der dortigen Luft, die dadurch zeigt, daß sie etwas «Erdiges» in sich trägt. Lianenhaft winden sich viele andere Gewächse in die Höhe. – Andererseits dringt das Kosmische und der mit ihm verbundene Blütenprozeß tief hinunter. Gewisse Pflanzen werden nichts als Blüten, unter Verkümmerung anderer Organe, und müssen parasitisch auf anderen Pflanzen wachsen. Bei anderen brechen Blüten aus dem Stamm, ja selbst der Wurzel hervor. Duft und Farbe, sonst der Blüte vorbehalten, finden sich in Blatt, Holz, Rinde. Die Blütenfarben werden schreiend, die Blütenformen tierähnlich, die Düfte schwer und betäubend. Die Zahl der Giftpflanzen nimmt sehr zu. (Bei den Giftpflanzen erfolgt – wie später ausführlich dargestellt werden soll – ein übermäßiger Einbruch kosmisch-astralischer Wesensbezirke in die Physis der betreffenden Pflanzen, unter Durchbrechung der ätherischen Kräfte.) – Im Gegensatz hierzu ist bei den Pflanzen der kalten Zonen das Wurzelhafte stark mit dem felsigen Boden verbunden, die Pflanze kriecht gleichsam in die Wurzel zurück, die dann das größte Organ der Pflanze ausmacht. Die Blätter werden oft winzig. Aber rein und groß bilden sich die Blüten mit wunderbar klaren und leuchtenden Farben. Was in der gemäßigten Zone Baum ist, wird Strauch, oft winziges Kriechgewächs; etwa die Polarbirke. Aber unvergleichlich stark und edel ist das Aroma. (Ein ähnlicher Gegensatz wie der zwischen Polar- und Äquatorialzone ist der zwischen Hochgebirge und Tiefebene, aber auch der zwischen Winter und Sommer.) – Die gemäßigten Zonen stellen auch hier das Gleichgewicht dar, sie bringen das Rein-Pflanzliche eigentlich am unverzerrtesten zum Ausdruck. Ihnen entspricht im Jahreslauf die Frühlings- und Herbstsituation, die ja nur in den gemäßigten Zonen richtig zur Ausbildung kommt.

Ein volles Verständnis für die erwähnten «Zwischenformen» im Pflanzenreich, in den Naturreichen überhaupt, kann aber erst aus der *Geschichte* der Entwicklung dieser Naturreiche erwachsen.

Die Erdentwicklung und ihre Vorformen

Die vier Naturreiche der Erde stellen vier Wesensstufen dar. Diese sind gemäß der anthroposophischen Geistesforschung durch vier schöpferische Einschläge geschaffen worden. Nicht einer, sondern vier Weltschöpfungsakte waren zur Erreichung dieser vier Stufen notwendig. Die Weltschöpfungs-Symphonie hat gleichsam vier Sätze. Sie hat ihre Ursprünge in den Entschlüssen und schöpferischen Kräften hoher Geist-Wesen. Jeder zuletzt physisch wahrnehmbaren Tatsache geht eine rein geistige Ursache voraus. Wie anthroposophische Geistesforschung die Weltentwicklung darstellen muß, ist den ausführlichen Schilderungen Rudolf Steiners und seiner Schüler zu entnehmen. Sie können hier nicht wiedergegeben, höchstens auf sie hingedeutet werden. Für eine erste, aber sehr umfassende Orientierung genügt das Werk «Die Geheimwissenschaft im Umriß» von Rudolf Steiner. Dort werden diese vier Weltschöpfungsstationen als alte Saturnschöpfung, alte Sonnenschöpfung, alte Mondenschöpfung und Erdenschöpfung dargestellt. Die ersteren drei sind also Vorformen der Erdenentwicklung, ohne die diese nicht hätte zustande kommen können. Als Geschöpfe dieser vier Schöpfungsstationen wurde auf jeder ein anderes Naturwesen geschaffen: Auf dem alten Saturn der Menschenkeim; er gedieh aber nur bis zu mineralischer Organisationshöhe. Der «alte Saturn» war eine Wärmewelt. Die zweite Station, die alte Sonnenentwicklung, die nach dem Vergehen der alten Saturnwelt durch einen neuen schöpferischen Einschlag aus der geistigen Welt entstand, hob den Menschenkeim bis zur Höhe pflanzlichen Daseins; er hatte nicht mehr bloß eine Physis wie auf dem alten Saturn, sondern diese Physis war mit einem Ätherleib begabt; ihr stand eine bis zum Luftig-Gasigen verdichtete Materie als Bilde-Stoff zur Verfügung, die von Lichtprozessen durchdrungen war. Als zweites Naturreich der alten Sonne war ein auf der Wärmestufe des alten Saturn zurückgebliebener «Restbestand» wärme-mineralischen Daseins vorhanden. Die nächste Schöpfungsstation, die alte Mondenwelt, hob den Menschenkeim zur Organisationshöhe tierischen Daseins, indem die schöpferische Opfertat hoher Geistwesen aus ihrer Wesenssubstanz den Menschen mit Seelenhaftigkeit, mit dem astralischen Prinzip, begabte. Die Mondenmaterie verdichtete sich dabei bis zum Flüssigen. Als «Rückstände» der beiden vorangegangenen Schöpfungen blieben zwei unter dem Menschen stehende Naturreiche bestehen, ein pflanzenhaftes und ein mineralisches. Die Erdenschöpfung aber erhob den Menschenkeim, indem sie ihn mit Geistsubstanz aus dem Geistig-Wesenhaften selbst erfüllte, zu dem sich selbst ergreifen könnenden Geistwesen, zum Ich-Träger. Als Rückstände der drei vorangegangenen Schöpfungen blieben die drei unter dem Menschen stehenden Naturreiche. Der Mensch ist also der Erstgeborene der Schöpfung, ihr Schlüsselmotiv – wenngleich er auf der Höhe des Menschentums erst zuletzt erscheint. Er hat niemals das heutige Mineralreich, Pflanzenreich, Tierreich durchlaufen; diese sind vielmehr Restbestände, die sich nicht zum Menschen umwandeln ließen, sind gleichsam Abfall auf dem Wege der Menschwerdung.

Für den Fortgang der Betrachtung und Aufgaben dieses Buches ist es notwendig, die der Erdenentwicklung unmittelbar vorangegangene alte Mondenentwicklung ins Auge zu fassen. Ihr waren drei Naturreiche eigen. Aus diesen sind die vier Naturreiche der Erde hervorgegangen. Diese drei Naturreiche der alten Mondenwelt sind aber von merkwürdiger Beschaffenheit gewesen. Sie waren nicht Mineral, Pflanze, Tier im heutigen Sinne, sondern es waren *Zwischenwesen* zwischen den heutigen vier Erdennaturreichen. Denn es schlummerten in ihnen ja die Entwicklungskeime der für sie künftigen Erdenwelt. Sie wären anders nicht zu einer echten Entwicklung fähig gewesen. Das höchste Reich war ein Tier-Menschenreich; Wesen, höher als das heutige Tier, aber, da nicht mit einem Ich begabt, tiefer als der heutige Mensch. Das zweite Naturreich stellte ein Zwischenreich zwischen dem heutigen Pflanzen- und dem heutigen Tiersein dar. Von Tierpflanzen, Pflanzentieren, muß man da sprechen. Als niederstes Reich bestand ein zwischen heutiger Pflanze und heutigem Mineral liegendes Mineralpflanzen- oder Pflanzenmineralreich. Einen mineralisch toten, festen, gesteinshaften Boden gab es nicht auf dem alten Monde. «Man hat sich vorzustellen, daß der ganze Grundkörper des Mondes aus dieser Pflanzen-Mineralsubstanz bestand, wie heute die Erde aus Gesteinen, Ackererde usw. besteht. Wie gegenwärtig sich Felsmassen auftürmen, so lagerten sich der Mondenmasse härtere Teile ein, die sich mit harten Holzgebilden oder mit Formen aus Horn vergleichen lassen. Und wie sich jetzt Pflanzen aus dem Mineralboden erheben, so war der Mondengrund bedeckt und durchdrungen von dem zweiten Reich, bestehend aus einer Art von Pflanzentieren. Ihre Substanz war weicher als die Grundmasse und in sich beweglicher»*.

Wenn man diese alte Mondenwelt mit ihren «Zwischenwesen» in sein Denken aufgenommen hat, so wird man verstehen, daß die Erdennaturreiche als Relikte dieser alten Entwicklung die Tendenz von Zwischenformen heute noch, aber nun als Abnormitäten, in sich tragen. Da uns hier vor allem das Pflanzenreich beschäftigt, wird man das halb mineralisch, halb pflanzlich Auftretende im Pflanzenleben, aber auch das zwischen Pflanze und Tier hin und her Spielende seinem Verständnis näherbringen können. In den Moor- und Sumpflandschaften wird man an das unterste alte Mondenreich anklingende Bildungen mit ihrer

---

* Rudolf Steiner: «Die Geheimwissenschaft im Umriß», Kapitel «Die Weltentwicklung und der Mensch».

zwischen Fest und Flüssig stehenden Beschaffenheit sehen und begreifen: wie gerade auf solchen Böden wahrhaftig Tierpflanzen zu nennende Wesen wie die fleischfressenden Pflanzen vorkommen. Auch die zahlreichen Schmarotzerpflanzen, Parasiten und Halbparasiten tragen Reminiszenzen an die alte Mondenwelt in sich. Sie können ja nicht auf dem heutigen mineralischen Erdboden, sondern nur auf einer lebendigen oder halblebendigen Grundlage wachsen. Andererseits neigen diese Pflanzen sehr oft zu tierähnlichen Lebensprozessen, hypertrophieren nach dieser Richtung in der tiergestaltähnlichen Blütenbildung. Man denke an Orchideen, Bromeliaceen, Rafflesien, um nur einige zu nennen. Auch werden unter diesem Blickwinkel die zahlreichen Tier-Pflanzen-Symbiosen verständlich. Auch heute hängt noch mit vielen Banden zusammen, was eben einst eine völlige Lebens-Einheit war. Pflanzen haben heute «ihre» Tiere, Tiere «ihre» Pflanzen; einst waren sie aber völlige, tierpflanzliche Einheitswesen. Hier ist nur auf das Prinzip aufmerksam zu machen. Einzelheiten werden bei den betreffenden Pflanzenarten näher ausgeführt werden.

LIPPENBLÜTLER (LABIATAE)

PFLANZEN DES WÄRMEHAFTEN

Die Lippenblütler sind mit 3000 Arten eine richtige Heilpflanzen*familie;* sie weisen nicht bloß wie viele andere Pflanzenfamilien in einer Fülle von Arten als etwas Besonderes, Seltsames, diese oder jene heilkräftige Abart auf, sondern sind samt und sonders heilkräftig. Fällt im allgemeinen die Heilpflanze als *einseitige* Ausbildung des Typus ihrer Familie auf, so müssen offenbar die Lippenblütler (Labiaten) als ganze Familie eine besonders einseitige Ausprägung des Urpflanzlichen überhaupt sein.

Diese Einseitigkeit liegt in dem außerordentlichen Einfluß, den die genannte Pflanzenfamilie den *kosmischen Wärmekräften* an ihrer Bildung gewährt. Darin liegt ihr Wesen. Es ergreift und durchorganisiert die Wärme die Lippenblütler in einem Grade wie keine andere Pflanzenfamilie. Zwar haben auch andere Familien, im Grunde sogar jede, am Wärmewirken Anteil, jedoch keine in solchem Umfang, solcher Vielfalt. Das Impulszentrum solchen Wärmewirkens liegt, wie bei allen Pflanzen, *außerhalb* des Pflanzenleibes, und zwar im Kosmos, in der Sonne. Nur der Mensch, das Ich-begabte Wesen, trägt ein solches Impulszentrum als Wesensbesitz, als ein Inneres, in sich; er ist ein mit *Eigen*wärme begabtes Wesen. Eine besondere Beziehung zwischen Mensch und Lippenblütler ergibt sich durch die Wärmenatur der letzteren.

Diese Wärmenatur drückt sich stofflich in der Bildung besonderer, feurigaromatischer Substanzen, nämlich ätherischer Öle, aus. In ihnen haben wir Substanzen vor uns, die gleichsam selbst Wärme werden wollen. Die Wärme hat in ihnen Substanz soweit als möglich in ihr eigenes Wesen verwandelt. Es sind sehr flüchtige, rasch aus dem Flüssigen ins Luftförmige sich ausbreitende Stoffe, die sich leicht entzünden, mit leuchtender Flamme verbrennen. Ihr Dampf ist zwar farblos und durchsichtig, läßt also das Licht durch sich hindurchgehen, beraubt es aber der warmen Strahlen, vereinigt sich mit der im Licht enthaltenen Wärme, läßt das Licht hell, aber kühl aus sich heraustreten. Diathermie nennt der Physiker eine solche Eigenschaft. Die ätherischen Öle haben keine Beziehungen zum Wäßrigen, auch keine zum Erdigen. Sie lösen sich nicht in Wasser, lösen auch keine Mineralien, Salze. Wohl aber lösen sie solche Stofflichkeiten, die ihre Existenz ebenfalls dem Wärmewirken verdanken: Wachse, Harze, Fette. Solche Stoffe sind sehr wasserstoffreich, ätherisches Rosmarinöl z. B. ist die wasserstoffreichste Substanz im Pflanzenreich; und Wasserstoff ist die wärmeverwandteste Substanz des Erdenbereiches überhaupt.

Nun differenziert sich das kosmische Wärmewirken als bestimmte Wärmezonen über die Erde hin; parallel zu dieser Differenzierung gehen die einzelnen Lippenblütlerarten aus dem Typus hervor. Dieser entfaltet sich in seinen Möglichkeiten parallel zu jenen Wärmedifferenzierungen, und zwar folgendermaßen:

Die Labiaten bevorzugen das Mittelmeer, fliehen den Tropenurwald, die Tropen überhaupt, aber auch die kalte Zone. Sie lieben freie, offene Fluren, trockene, ja steinige Hänge, Macchien, sonnige Bergrücken. Hier bilden sich die charakteristischsten, die edelsten Arten. Unedlere Abwandlungen des Typus finden sich in der Wiesenfeuchte, am Bach, im Walddunkel; Arten mit derben, groben, schweißähnlichen Gerüchen. Man riecht ihnen an, wie das Wärmehafte nicht zu der reinen Herrschaft kommt wie bei den zuvor genannten Arten, sondern mit den widerstrebenden Gewalten von Feuchtigkeit und Dunkel kämpfen muß. In den Tropen wird das Kosmische, besonders das Wärmehafte, zu stark ins Irdische gezogen; hier haben die Labiaten nicht ihren Ort. In den kalten Zonen ergreift das Kosmische das Irdische zu wenig, auch hier mangeln die Labiaten. In den Berghöhen des Mittelmeergebietes mit den kurzen Frühlingsregenzeiten, den langen trockenen und hellen Sommern, der langen Herrschaft kosmischer Kräfte, prägt sich der Typus zu höchster Vollkommenheit aus. Hier wachsen die edelsten, die herrlich durchwürzten Arten von Lavendel, Rosmarin, Thymian, Salbei und andere.

Die Labiaten bevorzugen also die in Hinsicht auf das Wärmewirken mittlere Klimazone, die rhythmische Mitte des Erdenleibes; und sie bilden aus diesem Wärmewirken ihr ätherisches Öl bevorzugt in der eigenen rhythmischen Region, im Blattgebiet, aus.

Zu dem Bilde, das die Verteilung der Labiaten über die Klimazonen hin ergibt, fügt sich das Bild der jahreszeitlichen Verteilung ihrer Lebensrhythmen. Sie sind vor allem Sommerblüher.

Der Wurzelprozeß der Labiate setzt sich mit dem Mineralischen des Erdbodens auseinander. Er liebt nicht das Halbmineralisch-Halblebendige der Moorböden, er faßt nicht auf Lebendigem Fuß wie die Schmarotzerpflanzen. Aber dieser Wurzelprozeß nimmt trotzdem die mineralische Erdennatur nicht sehr in sich hinein. In den Labiaten gestaltet sich nur als seltene Ausnahme, was wir als «aufgestülpte Erde», nämlich als Baum bezeichnen könnten. Das Mineralische belebt zu haben, genügt ihnen; und schon strebt die Pflanze dem entgegengesetzten Pol zu. Wäßrige Stauung des Wachstums, wie man es bei sukkulenten Pflanzen gewahrt, ist ihnen ebenfalls fremd. Auf das einfache Blattpaar der Keimblätter folgen die weiteren Blätter des Sprosses; für ihre Ausbildung, liebevolle Gliederung, wird keine Mühe genommen; einfach, ungeteilt, ungegliedert und gegenständig folgt Blatt auf Blatt. Bei der «normalen» Pflanze, etwa einem Hahnenfuß, folgt auf das einfache Keimblattpaar die aufsteigende Spirale wechselständiger, in reichem Gestaltwandel sich gliedernder Blätter, die erst am

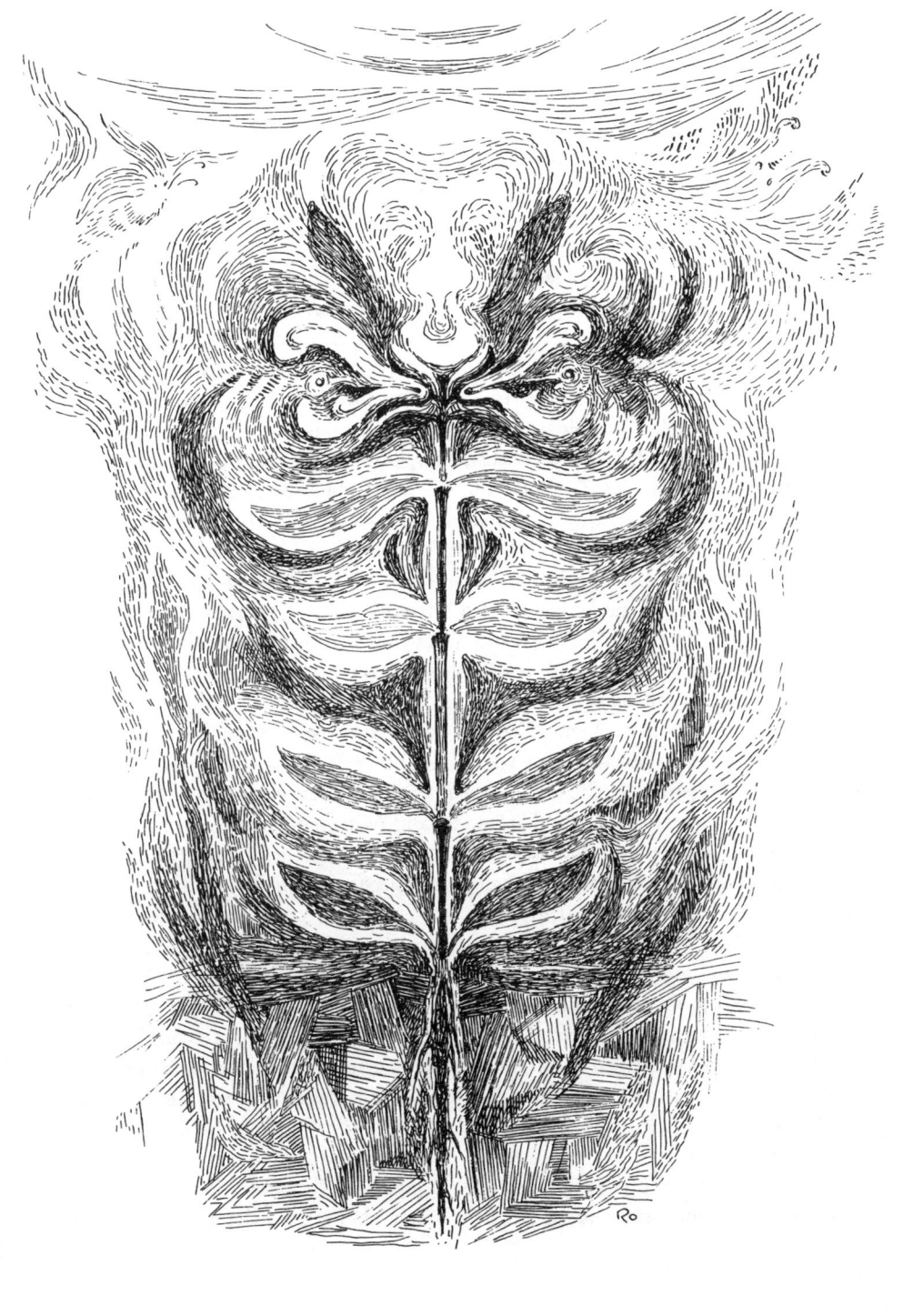

Ende sich wieder zum einfachen Blatt zusammenzieht und als kleine Kelchblättchen, in einem Blattkreis endet: dem Anfang ähnlich und den höheren Anfang der Blütenbildung einleitend. Diese ganze Entfaltungsskala des Blattartigen bleibt bei den Labiaten auf die einfachsten Formen beschränkt. Starkes, schnelles Hinstreben zum Blütenprozeß drückt sich darin aus. Die Blätter, der Stengel beginnen bereits zu duften; sie nehmen auch hierin den Blütenprozeß voraus, sind schon durchwärmt und blütenhaft entzündet, während die «normale» Pflanze im grünen Blatt erst das Luftig-Lichthafte merkuriell dem Wäßrigen und Erdhaften einwebt. In dieses «Merkurielle» des Blattprozesses mischt sich bei den Labiaten das «Sulfurige» und «Phosphorische». Man wird unter solchen Umständen sich nicht weiter wundern, daß die Kelchform die Blütenform vorbildet. Zupft man eine Salbeiblüte aus dem Kelch, sieht man, daß dieser bereits die Form der Blüte hat. Nun erscheinen die Blüten in solcher Fülle, in solchem Reichtum merkwürdiger Formen und eigenartiger Gestaltungen, daß man in ihnen sofort einen Schlüssel zum Wesen des Labiatenhaften suchen muß. Die Blütenachse verwandelt die senkrecht aufstrebende Richtung der Sproßachse in die Waagrechte, und damit strebt die Labiatenblüte über das Pflanzenhafte ins Tierhafte hinein. Denn die Waagrechte ist die Gestaltungs- und Bewegungsrichtung des Tieres. Es wölben sich dabei Oberlippen, schieben sich Unterlippen vor; Rachen, Schlünde bilden sich, Gegenformen zum Insekt, das zu diesen Blüten dazugehört. Gießt man solche Blüten mit Wachs aus, so gleicht der Abguß dem Bienenkopf mit seinem vorgestreckten Rüssel. Staubblatt und Narbe werden zu berührungsbeweglichen Organen. Das heranfliegende Insekt wird von der Blütenform empfangen, umhüllt, seine Bewegung sogar mit einer Gegenbewegung beantwortet, die jene wie ein Bewegungsecho auslöst. Dem Tier strömen auch die Säfte der Pflanze als Nektarbildung entgegen, die um so reichlicher erfolgt, je mehr die Blüte besucht wird. Befliegt die Biene Thymian, Salbei oder einen anderen Lippenblütler, so begegnen einander Wärmetier und Wärmepflanze. Das Tier, das in seinem Stock ein der menschlichen Blutwärme ähnliches Wärmeniveau hält, sucht den wärmegewürzten zuckerhaltigen Blütensaft, um ihn als Honig in den höheren, den wärmedurchdrungenen tierischen Lebensbezirk hineinzuverwandeln.

Die Labiaten sind darum eine der großen Bienenpflanzenfamilien. Ihre Pflanzenprozesse klingen gleichsam gegen das Bienenwesen zu aus wie sonst kein Pflanzenhaftes. Namen wie Immenblatt, Bienensaug, Melisse (griechisch Biene), bringen diese Beziehungen zum Ausdruck. Wärmepflanze und Wärmetier bedingen und fordern sich gegenseitig. Der Astralbereich, der die Labiaten von der Tierseite her erfaßt und ergänzt, erweist sich in besonderem Maße als wärmedurchdrungen.

Die aus solchem Blütengeschehen hervorgehenden Früchte sind trockene Nüßchen, welche Samen mit einem hohen Gehalt an Fetten oder Ölen enthalten.

Auch diese sind sehr wärmegesättigte Substanzen*. Vom Wäßrigen bedingte, saftige Früchte fehlen.

Wenn man vom Ganzen des Labiaten-Lebensbildes her noch einmal auf die Blattbildung zurückschaut, so fällt auf, daß der geringe, dem Labiatenblatt gegönnte Gestaltungs-Spielraum – vom breiten Melissen- oder Ziestblatt bis zum nadeligen Rosmarin- oder Thymianblatt – getreulich abspiegelt, wie schwach oder wie stark die kosmische Wärme die jeweilige Labiatenart ergreift. Es spiegelt sich dies auch im *Geschmack* des jeweiligen Blattes, vom mild-aromatischen des Melissenblattes bis zum feurig-pfeffrigen von Bohnenkraut und Thymian mit ihren schmalen Blättern, schließlich zum ätzend-brennenden Geschmack des Blättchens von Teucrium Marum.

Therapeutische Wirkensbereiche der Labiaten

Entsprechend der starken, bis in das Blatthafte heruntergeschobenen Blütenhaftigkeit dieser Familie wird man anregend-erwärmende, stoffwechselbefeuernde Wirkungen, vom Stoffwechsel bis ins rhythmische System, erwarten müssen; zwischen Verdauung und Atmung liegt in der Tat das Wirkensgebiet der Labiaten. Die Wärmeprozesse und der intensive Zuckerprozeß (in der Nektarbildung) stellen die Beziehung zu dem in den menschlichen Wärmeprozessen tätigen, auf den Zuckerprozeß im Blut sich stützenden Wesensglied her, *zum Ich*. Die Ichtätigkeit, vom Stoffwechsel bis zur Blutbereitung und zu den Atemprozessen, wird ganz allgemein durch Heilpflanzen aus den Lippenblütlern angesprochen. Da diese Pflanzen sich nicht besonders intensiv durch eigenartige Wurzelprozesse mit dem Mineralisch-Erdigen auseinandersetzen, erstreckt ihre Heilwirkung sich nicht merklich ins Sinnes-Nerven-System. Ein abnormes Hineinpressen überstarker astralischer Impulse unter Durchbrechung der Bildekräfteregion, des Ätherischen, bis ins Physische (wie dies für die Alkaloidbildung der Giftpflanzen charakteristisch ist), findet bei den Labiaten auch nirgends statt; besondere direkte Wirkungen auf die Astralität des Menschen, die sich in narkotischen, betäubenden, bewußtseinsdämpfenden Effekten verrieten, sind daher auch nicht vorhanden. Ihr Schwerpunkt liegt in der Tätigkeit der Ichorganisation im Stoffwechselgebiet, mit der Richtung auf das rhythmische System zu. Je nach der Ausgestaltung der einzelnen Pflanzenart dieser Familie wird bald dieses, bald jenes Organgebiet stärker angesprochen werden; einmal das Blutorgan, das andere Mal das Magen-Darmgebiet, Herz, Lunge, Uterus. Ferner

---

* Ätherische und fette Öle sind durch ihre Wärmebeziehung verwandt und doch auch polar. Im ätherischen Öl sondert sich Substanz ins Wärmehafte aus, ein *zentrifugaler* Prozeß. Im fetten Öl saugt Substanz Wärmehaftes ein, ein *zentripetaler* Prozeß. Im ätherischen Öl strebt der Stoff ins Wärmehafte; im fetten Öl die Wärme ins Stoffhafte. Das Wesen des ersteren ist Verflüchtigung, das des letzteren Umhüllung, Konzentration.

werden die Labiaten ganz allgemein helfen, einen unbeherrscht tätigen Astralleib zu dämpfen, unter die Herrschaft des Ich zu stellen. Man wird Ichschwäche der verschiedensten Art mit ihnen bekämpfen bis in jenes organische Versagen der Ichorganisation, das sich in der Zuckerkrankheit (Diabetes mellitus) darstellt.

Schon als Gewürze – es gibt hier sehr mannigfaltige Gewürzpflanzen – regen sie das Ich zur bewußten Beteiligung am Verdauungsprozeß an, indem sie es zum Schmecken aufrufen. Den Düften dieser einzigartigen Familie ist insgesamt jene anregende, bewußtseinskräftigende, erweckende, feurig-herbe Note eigen, die das Ich stärkt. Des Süßen, Sehnsüchtigen, Schwelgerischen, Betäubenden entbehren sie ganz.

Die wichtigsten Heilpflanzen der Familie

Da die Labiaten vom Wärmewesen her begriffen werden müssen, seien als die typischsten die zuerst betrachtet, in denen das Wärmeprinzip seine volle Herrschaft ausübt, an ihrer Spitze der Rosmarin. Auf sie folgen solche, in denen das Wärmehafte im Kampf gegen ihm entgegenstehende Bildetendenzen sich durchsetzen muß oder abgedämpft wird.

Rosmarinus officinalis, Rosmarin

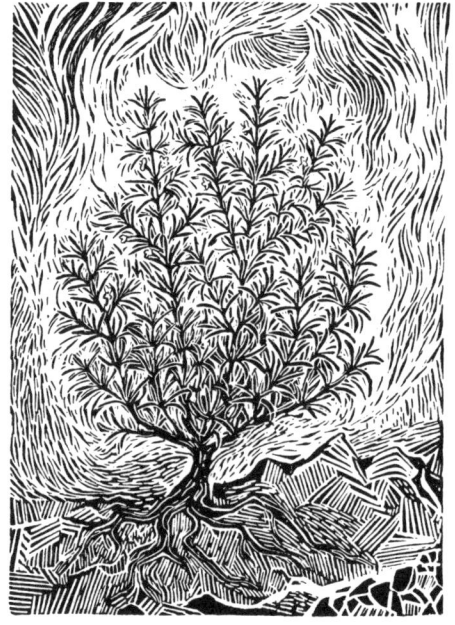

Er ist wie ein kleines sparriges Tannenbäumchen anzusehen; die dunkelgrünen Blätter zur Nadel zusammengezogen, die bis mannshohe Gestalt gedrungen, kraftvoll sich in sich haltend; nur für die rasch vergehende Blütenzeit durchweht ihn Flüchtiges: der zartviolette Blütenhauch der kleinen Scheinähren an den Kurztrieben. Aber dies ist nur ein Augenblick im ersten Frühjahr. Die Sonne der langen, heißen, trockenen Mittelmeersommer findet ihn in sich gefestigt, fast starr. Das Aroma, das sich in ihm erzeugt, ist feurig, aber streng, stark, bewußtseinskräftigend, ermunternd. Feurig-salzig könnte man wohl diesen Duft nennen; zugleich aber hat er etwas von der Feierlichkeit des Weihrauchs. Die Küstengebirge Spaniens, Italiens, der Riviera, Dalmatiens, Griechenlands, Kleinasiens und die zugehörige Inselwelt sind «Rosmaringebiete». Das schier undurchdringliche Dorngesträuch, das als Macchie dort die steinigen Berghänge überzieht, ist seine Lieblingslandschaft, vor allem in Meernähe. Das aus den alle drei Jahre geschnittenen Rosmarinbüschen destillierte Öl ist von Wuchsort zu Wuchsort verschieden, hängt auch vom Jahrgang ab; Klima und Boden bestimmen es, das heißt die Art, wie Wärmekosmos und Erde sich jeweils miteinander verbinden. Die Blüte spendet einen vorzüglichen Honig.

Der Rosmarin war dem Altertum mehr als Kult-, denn als Heilpflanze wichtig, ein Weihe-Schmuck der Götter und Menschen. Das Mittelalter entdeckte seine Heiltugenden; zugleich kam seine Natur den Menschen besonders nahe – wofür die vielen Volksbräuche zeugen; Taufe, Hochzeit, Totenfeier wählten den Rosmarinzweig; er zog als Topf-, als Gartenpflanze über die Alpen und «wuchs den Menschen ans Herz». Es ist dies die Zeit, in der die Ich-Kraft in der Menschheitsentwicklung sich durchringt; der Mensch wird Einzelpersönlichkeit, die Kräfte der Selbstverantwortung erwachen in der ichdurchdrungenen Seele, das neue Seelenglied der «Bewußtseinsseele» gebiert sich. Es ist eigenartig, daß zu gleicher Zeit die verschiedenen Lippenblütler dem Menschen besonders bedeutsam werden. Im Brauchtum, als Pflanzen, die er in seine Umgebung stellt und bei sich erst heimisch machen muß, aber auch als Würzpflanzen.

Die vielerlei Heilwirkungen des Rosmarin werden urphänomenal zusammengefaßt durch den charakterisierenden Hinweis Rudolf Steiners, daß Rosmarin das Ich in seiner Wirkung auf die anderen Wesensglieder stärke. Daraus begreift sich die Wirkung bei Ohnmachtsanwandlungen, Erschöpfungszuständen nach intellektueller Überarbeitung; ferner die Wirkung auf das *Blut*organ, das ja die physische Widerlage für das Eingreifen des Ich darstellt. Der Blutprozeß wird aktiviert. Bleichsucht, ungenügende Menstruation, Durchblutungsstörungen werden günstig beeinflußt. Parallel mit der Blutaktivität wird die richtige Durchwärmung gefördert. In die besser durchbluteten und durchwärmten Organe kann die Ichorganisation und der Astralleib besser eingreifen. Verdauungsfördernd, «stoffwechselbefeuernd», schweißtreibend wirkt unsere Pflanze. Verkrampfungen der höheren Wesensglieder im Muskelgebiet lösen sich; auch bei der Behandlung der Epilepsie leistet sie ihre Dienste. Das zu stark durch intellektuelle Beanspruchung abgebaute Nervensystem wird besser von Aufbauprozessen durchdrungen. Vor allem ist aber der Rosmarin ein Mittel zur Bekämpfung der Zuckerkrankheit, des Diabetes mellitus. Hierzu führt Rudolf Steiner, der als erster auf diese Möglichkeit hinwies, im Vortragszyklus «Geisteswissenschaft und Medizin», im fünfzehnten Vortrag folgendes aus: Beim Diabetes liege eine schwache Ichorganisation vor, die nicht den Zuckerbildeprozeß richtig beherrschen könne. (Im Zuckerstoffwechsel ist besonders die Ichorganisation tätig; das besondere Zuckerbedürfnis des Menschen ist dafür Ausdruck.) Das zu schwache Ich zieht sich mehr in die Peripherie zurück, entwickelt durch das Gehirn einen starken Intellektualismus und überläßt ein Haupttätigkeitsgebiet im Gebiet zwischen Verdauung, Blutbereitung und Atmung dem astralischen

Leibe. Nun hat diese Art, wie das Ich an diesem Haupttätigkeitsgebiet arbeitet, in der Pflanzenwelt einen Gegenprozeß, wo das Außerirdische die pflanzenbedeckte Erde veranlaßt, ätherische Öle zu bilden. Die Verwendung solcher ätherischer Öle in Bädern ist ein Weg der Behandlung von Ich-Schwäche.

Durch die Entwicklung der hierfür adäquaten «geistigen Sinnesorgane» wird die das physische Pflanzenwesen (das aus physischem und Ätherleib besteht) umspielende Astralität und Ichhaftigkeit anschaubar. In einem Vortrag (vom 3. Mai 1918) schildert Rudolf Steiner, wie das pflanzliche Astralische umspült, umkreist, umwirbelt die Blüte. Es strebt, sich mit dem Reinsten, der «Seele des Sonnenstrahles» zu vereinigen. Der Sonnenstrahl ist durchdrungen von derselben Kraft, die wir in unserem Astralleibe haben. Das physische Licht ist der äußere Leib des astralischen Lichtes, das von der Sonne ausstrahlt; es ist das, was da den Pflanzenleib umglimmt, innig verbunden mit dem, was an Astralischem von der Sonne kommt. «Sie haben einen Wunsch, einen Willen, weil Sie einen Astralleib haben – hier ist Wunsch, Wille, Gefühl, was oben die Blüte umspielt. Was will denn das, was die Blüte umspielt? Es will einsaugen, aufnehmen die Seele des Sonnenstrahls, und mit der Seele das Reinste, das *Ich*, und es ist die Fortsetzung des Sonnenstrahls, was durch die Pflanze zum Mittelpunkt der Erde geht. In dieser Tätigkeit des geistigen Inhalts des Sonnenstrahls, der durch die Pflanze hindurch zum Mittelpunkt der Erde geht, drückt sich die Tätigkeit des Ich der Pflanze aus. So wirken Geist, Pflanze, Sonne zusammen.»

Die analytische Chemie hat im Rosmarin außer dem ätherischen Öl (in dem alpha-Pinen, i-Kamphen, Cineol, d- und l-Kampher, d- und l-Borneol festgestellt wurde) noch Harze, Bitterstoffe, Gerbstoffe gefunden. Man hat damit «die Teile in der Hand» – wo ist aber das geistige Band geblieben, das doch das Rosmarinhafte selbst ist? So schwierig es ist, in der Betrachtung des a, o, i, m, n, r, s das Wort Rosmarin wiederzufinden, das bei der Zerstückelung in die Buchstaben verlorengegangen ist, so schwierig ist es, in der Betrachtung der Stofflichkeiten, bei denen die Analyse endet, noch etwas vom Wesen der Rosmarinpflanze zu haben. Dieses Wesen in seiner Eigentümlichkeit wird doch wieder sichtbar, wenn ätherische Öle, Gerbstoffe, Bitterstoffe etc. als Ergebnisse von Wesensgliedertätigkeiten erscheinen. Nach Angaben von Rudolf Steiner drückt sich aus:

1. das kosmische Pflanzen-Ich in der Bildung ätherischer Öle;
2. die kosmische Pflanzenastralität unter anderem in der Bildung der Gerbstoffe; diese sind gleichsam das Vermittlungsorgan der astralischen Impulse an den pflanzlichen Ätherleib. – Das *zu intensive* Eingreifen der Pflanzenastralität in die Physis, unter Durchbrechung der Region der ätherischen Bildekräfte, äußert sich in der Entstehung von Pflanzengiften, Alkaloiden;
3. die Entwicklung von Anziehungskräften im Ätherleib für das Astralische äußert sich in der Bildung von Bitterstoffen.

Ätherische Öle, insbesondere das vom Rosmarin, haben als Heilwirkung darum die Ich-Anregung. Gerbstoffe machen den Astralleib geneigt, sich mit dem Ätherleibe zu verbinden. Bitterstoffe regen den Ätherleib an, den Astralleib in sich aufzunehmen *.

Lavandula officinalis, Lavendel

Strahlt der Rosmarinbusch etwas Feurig-Kraftvolles aus, so der Lavendel sanfte, edle Ruhe. Knapp ist das Blattwerk; fast zur Nadel zusammengezogen, aber weich geblieben das Blatt selbst. Aus dem am Boden armleuchterartig nach oben sich verzweigenden Sproß mit seinen mit der Tendenz zur Rosette sich stauenden Blattspiralen, steigen schmal und steil die Blütenähren. In ihnen ist das Blattartige überwunden. Anders als beim Rosmarin ist der Blütenstand mit seinem reinen, innigen «Lavendelblau» ein Hauptorgan im Leben dieser Pflanze. Er entfaltet sich auch im Sommer, die Pflanze strebt mächtig in diese Blütenoffenbarung hinein, läßt die unvollkommeneren Organe, das Kraut, unter sich zurück. Ein solches, höchst veredeltes Organ darf auch einen der 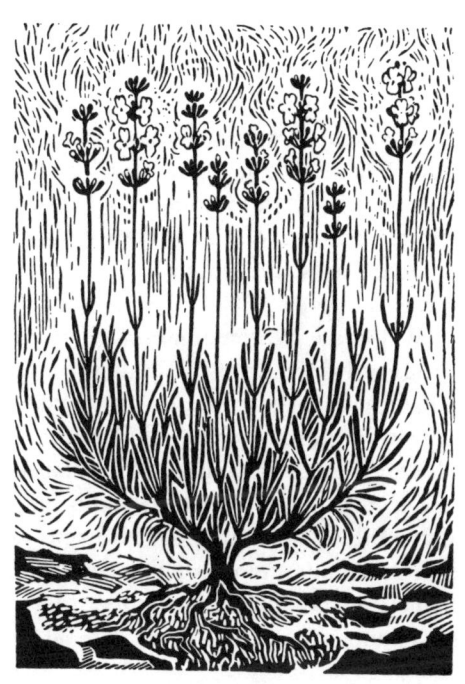 edelsten Düfte bilden, die wir im Pflanzenreich kennen. Etwas Reinliches, Besänftigendes weht uns in ihm an.

Die Pflanze liebt trockene, warme Hänge des westlichen Mittelmeeres, ist wärme-, aber auch sehr lichtliebend. Am schönsten gedeiht sie auf Bergwiesen der Seealpen, wo sie heidekrautartig warme Böden überzieht. Beim Abstieg in die Tiefe vergröbert sich das Aroma.

Auch der Lavendel regt als Heilmittel die Ich-Organisation an, aber mehr in der Richtung der Besänftigung, Beherrschung des Astralleibes. In diesem Sinne wirkt Lavendel «nervenstärkend», beruhigend, schlafbringend, aber auch krampflösend, ohnmachtbekämpfend, belebend. Er läßt das zum Kopf andringende Blut sich auf die rechte Bahn besinnen, regt Stoffwechseltätigkeiten an; hilft bei Lähmungen der in das gelähmte Glied verkrampften Ich-Organisation sich

* Rudolf Steiner: Besprechung mit praktizierenden Ärzten. Drei Ansprachen. Dornach, 31. Dezember 1923 bis 2. Januar 1924.

wieder zu lösen. Als Badezusatz ist Lavendel bei Ischias, Gicht, Rheumatismus hilfreich: Krankheiten, die in einem vom Ich nicht beherrschten und darum der regellosen Abbautätigkeit des Astralleibes verfallenden Stoffwechsel eine ihrer Wurzeln haben.

Thymus vulgaris, Thymian

Dieses zur Gestalt eines Heidekrautes oder einer winzigsten Zypresse zusammengezogene Gewächs wächst auf steinigem Grund in der vollen Sonnenglut Spaniens, Mittel- und Süditaliens, Dalmatiens, Griechenlands. Vom Boden beansprucht es wenig, Wasser bedarf es kaum, um so mehr das Kosmische, Licht und Wärme. Die fast zur Nadel zusammengezogenen fleischigen Blättchen streben mit dem Sproß streng nach oben; aus ihnen sondert sich sommerlich der Blütenstand, erikafarbene Trauben, nach oben ab. Die Bienen lieben die winzigen Blüten. Das Kraut schmeckt würzig, brennend; duftet stark, pfeffrig, erwärmend, etwas dumpf.

Wenn die Wärmeorganisation – und damit das Ich – Magen, Lunge nicht genügend durchdringt, Anfälligkeit gegenüber Erkältungen vorhanden ist oder ein Organgebiet zu stark «durchwässert», zu wenig «durchwärmt» ist, kann Thymian hilfreich sein; Kinder mit Rachitis, exsudativer Diathese werden die Vorzüge eines Thymianbades erfahren; hartnäckige Bronchialkatarrhe, selbst der Keuchhusten, werden in ihm ein Heilmittel finden. Außerdem hilft er bei Gastritis, Magenkrämpfen, Koliken, falls diese Erkrankungen mit mangelhafter Durchwärmung einhergehen. Die Stoffwechselanregung dieses feurigen Krautes kann aber bei zu tätiger Schilddrüse zu weit gehen; Thymian ist mit Bedacht zu handhaben.

Thymus Serpyllum, der Quendel

Ein «gemilderter» Thymian, der zwar trockene, aber doch taufeuchte, sonnige Wiesen der Berghöhen liebt, bis zur Schneegrenze aufsteigt und nicht nur südlich, sondern auch nördlich der Alpen heimisch ist. Im würzigen Aroma sommerlicher Alpenmatten lebt sein Duft. Die Bienen finden in den aus dem am Boden haftenden Blattwerk (kleine linealische bis rundliche Blätter) aufstrebenden rötlichen Blütenständen reiche Weide. – Der Quendel galt der Volksmedizin als «Frauenkraut» (unsrer lieben Frauen Bettstroh), war Freia, später Maria geweiht. Menstruationsfördernd, aber auch keuschheitverleihend galt er, das heißt die Sexualfunktionen in ihren gesunden Rhythmus und unter die Beherrschung des Ich stellend. Sonst ist seine Heilanwendung der des «echten» Thymian ähnlich: gegen Husten, Keuchhusten; «nervenstärkend», krampflösend (Magenkrämpfe, Asthma, Epilepsie), als Bad bei schwächlichen und skrophulösen Kindern.

Teucrium Marum, Katzengamander

Sehr klein, stark zusammengezogen sind die Blätter dieser zierlichen Staude, deren aufstrebende Triebe im entzündeten Hellrot der Blütentraube enden. Feurig-ätzend, stechend ist der Geruch der zerriebenen Blätter; brennend, hitzig wie schärfster Pfeffer der Geschmack. – Die Wirkung dieser sehr ins Blütige, Flüchtige gehenden Pflanze ist dem Thymian ähnlich, doch noch mehr in den Stoffwechsel verschoben. Sie befeuert den Leberprozeß, fördert den Gallenfluß, bekämpft die Tendenz zur Steinbildung. Die emmenagoge Wirkung fehlt nicht; auch wurde die Pflanze bei Lähmungen der Glieder verwendet; ferner bei Entzündungen der oberen Luftwege und Wucherungen des Nasenraumes.

Salvia officinalis, Heilsalbei

Das Charakteristische des Lippenblütlerprozesses liegt, dies ist nun an den vorstehenden Beispielen deutlicher geworden, in dem tiefen Eingreifen des «Wärmeäthers» in die Region des «Lebensäthers». Dieses Ineinanderwirken kommt zum Ausdruck einerseits in dem Zugleich von aromatischen Verflüchtigungsprozessen (Wirkung des Wärmeäthers) und andererseits in der immer um das Stengelige zusammengeschlossenen, verfestigten Form (Wirkung des Lebensäthers). Diese Polarität ist auch im Salbei sichtbar. Die Salbeigewächse sind die größte Gattung der Labiatenfamilie; sie weist 500 Arten auf. In ihr hat sich also der Typus am flexibelsten erhalten können. Der Salbei ist ein «besonders echter» Lippenblütler. Der Heilsalbei ist einer der eindruckvollsten Vertreter der Gattung und darum eine etwas ausführlichere Behandlung wert.

«Salbeilandschaft» sind die kahlen Kalkfelsen der dalmatinischen Küste, der öden Berghänge des Balkan, Griechenlands, Spaniens. Salbei auf einem solchen Berghang ist wie Räucherwerk auf einem Naturaltar; streng und feierlich weht sein Duft, dem Rosmarin ähnlich, nur derber, erdverwandter. Rechte Sommerpflanzen sind es, mit kräftig-holzigem Stengelwerk, derben, dick-runzeligen Blättern, kräftigen Rippen und Adern, zwar nicht bis zum Nadeligen, aber doch schmallanzettlich zusammengezogen. Aus dem vielblättrigen Halbbusch steigt, entschieden sich aus der Blattregion lösend, der imponierende Blütenstand mit den großen, würzigen, nektarreichen, dem Bienenkörper besonders entsprechenden Blüten. – Steigt so im Strom des Wärmebildens das Salbeiwesen rasch in eine obere Region empor, in der es sich duftausatmend, ätherische Öle bildend und reich blühend offenbart, so nimmt es im Gegensatz hierzu ebenso intensiv etwas Verfestigendes, Formendes in sich hinein, das sich ebenfalls seiner stofflichen Seite nach zeigt, nämlich als reichliche Gerbstoffbildung, aber auch Harzbildung und reichliche Salzablagerung (Kalkoxalate). Die getrockneten Blätter enthalten 2% ätherisches Öl, 5 bis 6% Harze, 5% Gerbsäure.

Die Wirkung der wärmegeborenen ätherischen Öle auf die in Wärmeprozessen wirkende Ichorganisation ist nun genugsam beschrieben. Harze sind wie ins

Feste verdichtete ätherische Öle, aus Wärmetätigkeiten gebildet, jedoch mumifiziert. Sie regen die Ichtätigkeit im Nerven-Sinnessystem an. Gerbstoffe, aus Astralimpulsen entstanden (was bei der starken Gerbstoffbildung um die tierisch-pflanzlichen Gallenbildungen sichtbar wird), wirken auf den Astralleib. Insbesondere weist Rudolf Steiner (Ärztekurs 1923*) auf die Bedeutung des Salbeigerbstoffes zur Asthmabehandlung hin. Beim Asthma ist hiernach der «innere Appetit» des Organismus ausgeschaltet. «Der ganze Organismus ist etwas wie ein feines Geschmacksorgan. Nur lokalisiert sich später dieses Schmecken... um Gaumen und Zunge... In unterbewußten Sphären schmeckt und erzeugt also der Mensch dieses innere Erlebnis von Appetit durch den ganzen Organismus... Es gibt eine Appetitlosigkeit des Organismus... (der Asthmatiker) hat gar keine Lust, die eingenommenen Nahrungsstoffe gerade nach den Teilen hin aufzunehmen, die in den ganzen Kreislauf übergehen. Nun ist es gut zu wissen, wie man einem Organismus beikommt, ... der appetitlos ist, daß also die rechte Verbindung zwischen Ätherorganismus und astralischem Organismus unterbrochen ist, *denn das heißt es, appetitlos werden.* Da ist es immer gut, wenn man dem Organismus in der richtigen Dosierung... beibringt, was man in der Form von Gerbsäure gewinnen kann, z. B. aus *Salbeiblättern*... oder aus Eichenrinde... Das ist dasjenige, was ganz besonders für den Astralleib wichtig ist. *Er wird angeregt, seine Tätigkeit auf den Ätherleib auszudehnen.*» – Es ist in diesen Zusammenhängen interessant, daß eine auf Kreta wachsende Salbeiart, Salvia pomifera, an den Sproß-Enden häufig kirschgroße, in der Jugend sehr süße, eßbare Galläpfel erzeugt**.

Der Salbei bringt also zu dem heilenden Durchwärmen, das in den bisher behandelten Labiaten die Hauptrolle spielte, die verfestigenden Gerbstoffprozesse hinzu. Deren Formprozesse wirken gewebestraffend, verquollenes Gewebe formend. Ein überquellender Flüssigkeitsorganismus wird gebändigt, durchwärmt; die Drüsentätigkeit insbesondere den Ichimpulsen untergeordnet. Übermäßige Milchabsonderung, abnorme Schweißbildung werden darum durch Salbeigaben bekämpft. Zur entzündungswidrigen kommt die gewebeformende, wundheilende Wirkung durch Umschlag, Spülung, Gurgeln etc. hinzu, bei Halsentzündungen, Angina etc. Natürlich ist auch die Ichanregung in Verdauung, Stoffwechsel, Blutbereitung da, wie bei den bisher behandelten Labiaten.

Satureja hortensis, Bohnenkraut

Das Bohnenkraut, wild wachsend eine Pflanze des östlichen Mittelmeeres und der Schwarzmeerküsten, ordnet sich zwischen Rosmarin und Salbei und darf hier kurz erwähnt werden. Dieses holzig-sparrige, sehr wärmebedürftige Ge-

---

* Rudolf Steiner: Besprechung mit praktizierenden Ärzten. Drei Ansprachen. Dornach, 31. Dezember 1923 bis 2. Januar 1924.

** In der Gallapfelbildung vereinigen sich auf besonders innige Weise die ätherische Pflanzennatur und das astralische Tierwesenhafte.

wächs mit seinen auch fast zur Nadel zusammengezogenen Blättern liebt felsige Hänge, Geröllhalden. Es wundert nicht, bei ihm die appetitanregende, krampflösende, schweißtreibende, die Verdauungsorgane durchwärmende, aber auch eine emmenagoge, sogar etwas aphrodisiakumartige Wirkung zu finden und auf ätherische Öle sowie etwas Gerbstoffe zu stoßen.

Hyssopus officinalis, der Ysop

Schmal und hoch strebt der mit den feinlanzettlichen Blättern dicht besetzte Sproß, der oben die nach einer Seite sich wendenden bläulichen oder rötlichvioletten in eine Scheinähre sich zusammenfassenden Blüten mit ihren heraussprühenden Staubgefäßen trägt. Südeuropa und das trockene Westasien (Türkei, Kaspisee, Aralsee) sind seine Heimat, wo er sich auf felsigen, steinigen Bergen und Hügeln findet. Der Duft der zerriebenen Blätter ist erwärmend, kampferig, etwas dachsartig, animalisch. Zur durchwärmenden Wirkung tritt die im Kampfergehalt sich ausdrückende beruhigend-krampflösende; entsprechend der ausgiebig entwickelten rhythmischen Region ist die Heilwirkung mehr gegen das rhythmische System verlegt, so daß chronische Bronchialkatarrhe, Asthma, aber auch die Regulierung der Schweißabsonderung als Heilgebiete sich ergeben. Auch lindert das Öl heftige Wundschmerzen.

Origanum Majorana, der Majoran

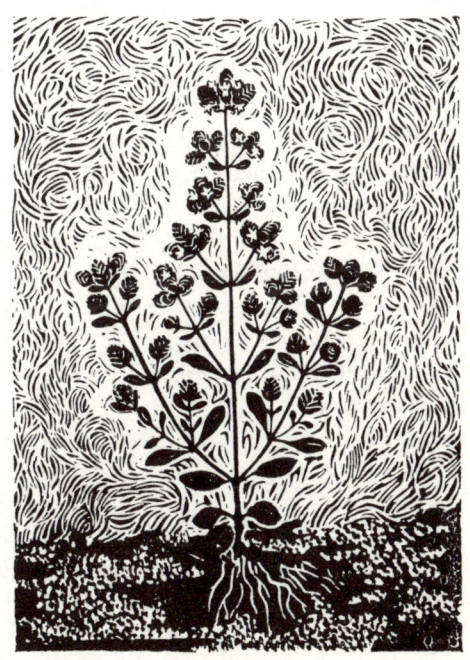

Dem warmen Südeuropa entstammt auch der Majoran, doch liebt er nicht so sehr das Bergig-Felsige, sondern warme, leichte Gartenböden und die pflegende Hand des Menschen. Der keimende Same ist für Beschattung dankbar; er entwickelt sich zur zierlichen, wohlgeformten Pflanze, die sich schon von unten an mit milder Würzigkeit durchdringt, mit den an den Stengel gezogenen, sanft gerundeten Blättern unaufhaltsam nach oben strebt und sich bald mit der Blütenähre krönt. Diese gleicht einem kleinen Bienenkorb, der die zahlreichen kleinen weißen Blüten halb in sich verbirgt, die der volle Sommer erst zeitigt. Erst langanhaltende südliche Sommerglut reift gute keimkräftige Samen; diese strotzen von fettem Öl. Wohltätig durchwärmend empfindet man den milden Duft der Blätter – wie dunkle Backofenwärme. Dem aus der kosmischen Wärme, aber gemilderter als bei den bisher betrachteten Labiaten, erzeugten ätherischen Öl sind kampferige Stoffe beigemischt. Aus den gleichen kosmischen Kräften wird das fette Öl gebildet, das den Samen umgibt und ihn von den Wirkungen der Erdenkräfte abschließt, damit er sich ganz jenen kosmischen Bildegewalten exponieren könne, die ihm das Bildegesetz künftigen Wachstums keimhaft einprägen. Rudolf Steiner hat besonders den Majoran*samen* als Heilsubstanz (in einem den Menstruationsrhythmus regulierenden Heilmittel) angegeben. – Dem Majoran sind die den Stoffwechsel, insbesondere auch die Sexualorgane durchwärmenden Wirkungen eigen. Er kräftigt Magen und Darm, heilt Koliken, Durchfall, fördert die Konzeption und Menstruation. Darüber hinaus haben die krampflösenden Wirkungen, die gegen Asthma, Schwindel, Lähmungen, auch hier ihr Feld. Zusammen mit Melisse gibt er ein vorzügliches Mittel zur Bekämpfung von Entzündungen und Schwächezuständen der Gebärorgane.

*

Einiges über Samenbildung

In der Samenbildung wird zunächst ein Teil der Pflanze vom Ganzen abgegliedert, abgelähmten Wachstumsprozessen, einer abnehmenden Vitalität unterworfen, zuletzt sogar abgeschnürt von diesem Ganzen. Es müßte dieser Teil zum Chaos zerfallen, wenn er nicht, nach der Bestäubung, von neuen Gestaltungskräften durchdrungen würde. Diese strömen ihm – dies ist ein Ergebnis geisteswissenschaftlicher Forschung – aus dem kosmischen Umkreis zu. Mit diesem sind ja, wie eingangs ausgeführt, die höheren Wesensbereiche der Pflanze verbunden. Die eigentümliche Beschaffenheit des der Art zugehörigen Sameneiweißes «filtert» aus der Fülle kosmischer Wirkungen die für die betreffende Pflanze wesentlichen heraus. Als Folge der Bestäubung chaotisiert sich zunächst das Sameneiweiß, fällt dadurch aus dem Bereich der Erdenkräfte, der Zentralkräfte, die von einem physischen Mittelpunkt ausstrahlen und die sich im mineralischtoten Sein am reinsten ausdrücken, heraus und gerät in den Bereich der einstrahlenden Universalkräfte. Das Chaos wird vom Kosmos durchdrungen und kann wieder ein Mikrokosmos, ein lebendig sich Entfaltendes werden. Der mit jeder Samenbildung verbundene Ölbildeprozeß hat mit der Isolierung von den Erdenkräften zu tun. Er verschwindet bei der Keimung, in der die Pflanze ja wieder den Anschluß an die Erdenkräfte sucht und findet.

Origanum vulgare, der Dost

Wie eine derbere Abart des Majorans kann diese Pflanze anmuten, die in Europa bis weit nach Asien wild wächst, die Alpen also übersteigt. Sie wird höher als der Majoran, der Blütenstand mit den rötlichen Blüten hebt sich stärker aus dem Blatthaften heraus. Karge, bergige Lagen oder warme Waldränder liebt er auch, die Kultur des Bodens vertreibt ihn. – Die kräftigende, durchwärmende, anregende Wirkung auf die Sexualsphäre ist auch ihm eigen; gegen Uterusleiden, Dysmenorrhoe, Amenorrhoe hat man ihn angewendet; die zügelnden, beherrschenden Ichkräfte werden in diesem Gebiet wieder wirksam (Wirkung gegen Erotomanie, Nymphomanie, Onanie). Daß auch Erkältungen und Katarrhe der Atmungsorgane und Schwäche des Stoffwechselorganismus bei ihm Hilfe finden, wird nach dem Vorhergegangenen nicht wundern. Er wirkt schweißtreibend, löst Stauungsprozesse im Leber- und Pfortadergebiet.

Wie Majoran, Teucrium Marum und noch andere auf die Sexualsphäre wirkende Labiaten wirkt der Dost auch auf das damit in Beziehung stehende Nasengebiet: gegen Entzündlichkeiten, Stockschnupfen, Polypen.

Ocimum Basilicum, Basilienkraut

Diese mit breiten, fleischigen Blättern das Krautartige stärker betonende Pflanze entstammt einem wärmeren, aber feuchteren Klima als die bisher betrachteten Labiaten, nämlich Vorderindien. Zum Erwärmenden des Majoran tritt eine feurig-gewürznelkenhafte Nuance. Die Blattriebe enden in schlanken, ährenförmigen, aus übereinandergetürmten Scheinquirlen aufgebauten Blütenständen; die nektarreichen Blüten sind weiß. – Diese alte Kulturpflanze wurde ob der anregenden Durchwärmung der Verdauungsorgane, der uterusreinigenden, geburtfördernden, milchtreibenden, aphrodisiakumartigen Wirkung, ferner bei katarrhalischen Erkrankungen und Schleimhautentzündungen des Urogenitaltraktes verwendet. Auch die beruhigende, Krampfschmerzen stillende Wirkung fehlt hier nicht.

Melissa officinalis, Zitronenmelisse

Es sei kurz darauf hingewiesen, wieviele Labiaten den Beinamen officinalis tragen, also der Heilkunde, der Apotheke seit Jahrhunderten wohlbekannt sind.

Dieses ausdauernde, anmutige Kraut mit seinem nesselartigen Wuchs findet vor allem im Blattwerk seine Wesensoffenbarung. Anstelle der nadelartig zusammengezogenen Blätter der «Feuerlabiaten» haben wir breite, wohlgeformte, sich in rhythmischer Folge ohne sonderliche Formwandlung oft wiederholende, aufeinandergetürmte Blattpaare. Der feurige Duft der bisher behandelten Lippenblütler ist abgedämpft zum mild Erfrischenden eines sanften Zitronenduftes. In den Blattachseln der oberen Knoten entspringen die wenigblütigen Scheinquirle der weißen nektarreichen Blüten. Eine wichtige Bienenpflanze ist auch die Melisse, tragen sie und die Honigbiene im Griechischen doch denselben Namen (Melissa). Entsprechend ihrer ganzen Erscheinungsform liebt diese Pflanze mildere Wärme, reichere Feuchtigkeit, sogar etwas Schatten – vor allem im heimatlichen Mittelmeergebiet und Orient. Erwärmend, erfrischend, belebend wirkt die Melisse, weniger auf die Stoffwechsel- als auf die rhythmischen Prozesse, entsprechend ihrer rhythmisch-blatthaften Natur. Sie fördert die Menses, die Empfängnis, dämpft sexuelle Reizzustände, hat auch ihre anregend-beruhigenden, krampflösenden, blähungtreibenden Wirkungen auf den Verdauungstrakt, lindert Brechreiz und Übelkeit; jedoch erstreckt sich ihre Wirkung viel mehr ins rhythmische System als bei den bisher betrachteten Labiaten. Herzklopfen, Herzneurosen, sogar pektanginöse Zustände gehören ihr als Heilgebiet zu. Schlaflosigkeit, Hysterie, Melancholie, Ohnmachtsanwandlungen sind oft Begleiterscheinungen solcher Erkrankungen, auch sie öffnen sich der Melissenwirkung. Melissen-Karmelitergeist hat in Melissendestillat einen Hauptbestandteil.

Marrubium vulgare, weißer Andorn

Noch stärker als bei der Melisse ist der Knoten auf Knoten setzende, rhythmisch beblätterte Trieb das *Hauptorgan;* aus den Blattachseln jedes Knotens entspringen die fast kugeligen kleinen weißen Scheinquirle mit ihren kleinen Blüten. Durch ganz Europa bis weit nach Asien findet sich das – Schuttplätze, trockene, magere, aber warme Stellen liebende – Gewächs. Die eiförmigen Blätter sind runzelig zusammengezogen, nur schwach aromatisch, aber sehr bitter und auch gerbstoffhaltig.

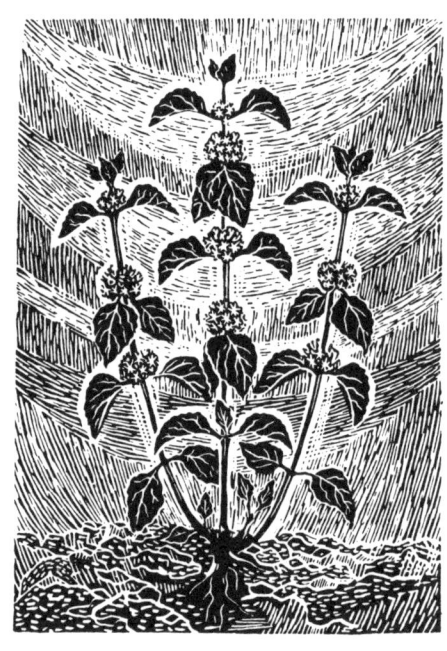

Noch mehr als bei der Melisse ist die Heilwirkung des Andorn ins rhythmische System verlegt. Er ist weniger Wärme- und mehr rhythmische Pflanze. Zwar hilft auch er bei Magen- und Darmverschleimung, regt die Leberfunktion an, fördert die Menstruation, doch ist viel bedeutender seine Wirkung bei Lungenverschleimung, chronischer Bronchitis, Keuchhusten, Altersasthma; er erregt das Gefäßsystem, reguliert die Schlagfolge des Herzens. Auch bekämpft er Speichelfluß, insbesondere bei Quecksilbervergiftung.

Leonurus Cardiaca, Herzgespann

Diese europäisch-asiatische, bei uns auf Schutt, Dorfwegen, trockenen Weiden, an Zäunen und Hecken, also ruderal wachsende Pflanze vermischt auch die Blatt- mit der Blütenbildung, zieht diese in die Region der Blattrhythmik herunter; in den Blattachseln an den hoch aufeinandergetürmten Knoten sitzen die Scheinquirle mit den rötlichen Rachenblüten. Nicht nur die Blattrhythmik tritt stark hervor, auch das Blatt selbst ist sorgfältiger ausgebildet als bei den meisten Labiaten; es teilt und gliedert sich in dreieckige Zipfel auf. Die Pflanze ist nur schwach aromatisch, riecht dumpf und etwas widerlich, schmeckt aber sehr bitter. Entsprechend diesem Wesensbild ist die Heilwirkung vom Stoffwechselsystem stark ins rhythmische Gebiet verlagert. Zwar hat man auch Amenorrhoe, Dysmenorrhoe, Sterilität, klimakterische Beschwerden zu nennen; aber der Schwerpunkt liegt in der Hilfe bei Herzklopfen, Angst, Atemnot, schwacher Herzfunktion mit ausbleibendem Puls, Angina pectoris; Bedrängung des Herzens vom Stoffwechsel her, Römheld'schen Symptomen.

Lycopus virginicus

Auch diese schmale schlanke Staude überentwickelt ihre Blattrhythmik in der Aufeinanderfolge zahlreicher Blattknoten, in deren Achseln die Kränze winziger weißer Blüten hineingezogen sind. Der Blütenstand ist in diese Blattrhythmik aufgelöst und aufgeteilt. Er ordnet sich ihr ganz unter. Die Blätter sind ebenfalls, wie bei der vorher geschilderten Art, tief fiedrig eingeschnitten. Lycopus wächst an langsam fließenden Gewässern der atlantischen Küstengebiete Nordamerikas. In dieser Art hat sich der Labiatentypus also mit dem Wasser auseinanderzusetzen. Dementsprechend ist die Kraft zur Bildung ätherischer Öle abgedämpft, die der Gerb- und Bitterstoffbildung gesteigert. Noch stärker als bei Leonurus ist die Heilwirkung vom Stoffwechsel- nach dem rhythmischen System zu verlagert. Ein gutes Herzkräftigungsmittel haben wir vor uns, das bei Herzschwäche nach Überanstrengung mit Angstgefühlen, Herzerweiterung, bei der mit Basedow verbundenen Tachycardie mit gutem Erfolg verordnet wurde. Andererseits wirkt es auf den Blutprozeß selbst; man hat es bei Ikterus, Hämorrhoidalblutungen, aber auch Lungenblutungen der Lungenkranken verwendet.

Mentha piperita, Pfefferminz

Diese Art liebt die gemäßigtere Wärme unserer Breiten, viel Licht und feuchte, moorige Böden. Die breitlanzettlichen Blätter folgen sich in Fülle längs des halbmeterhohen Sprosses und gehen in die spitze Scheinähre mit den violetten sommerlichen Blüten über. In dieser Pflanze kämpft das Labiaten-Wärmeprinzip mit dem Feucht-Kühlen, und daraus ergibt sich das Anregend-Durchwärmende, Verdauungsstockungen, Krämpfe, Blähungen Bekämpfende, Menses und Potenz Verstärkende, Uterusspasmen Lösende – andererseits aber auch das Belebend-Beruhigende, Erfrischende, Herzklopfen, Herzunruhe Bekämpfende. Insbesondere wird *das* Stoffwechselorgan, in dem Flüssigkeitsorganisation ebensogut wie Wärmeorganisation ineinander tätig sind, die Leber, von dieser Wärme-Wasser-Pflanze angeregt.

Mentha Pulegium, Flohminze

Auch diese Pflanze der Stromtäler Eurasiens und des Mittelmeergebietes lebt ihr Rhythmisch-Blatthaftes intensiv dar. Die aus dünner, in Ausläufern sich verzweigender Grundachse aufsteigenden hellgrünen, aromatischen Sprosse tragen die schmal eiförmigen Blätter, deren Knoten von den Scheinquirlen kleiner violetter Blüten stockwerksweise umkränzt sind. Auch hier ist also das Blütenhafte in die rhythmische Blatt-Stengel-Region hineingezogen und aufgeteilt. Diese Pflanze ist an sehr nasse Standorte gebunden, wählt sogar Salzsümpfe. Noch intensiver als bei der Pfefferminze kämpft das wärmeergriffene Labiatenwesen mit dem ihm wesensfremden wäßrigen Prinzip. – Die krampflösende, verdauungsanregende, dieses Leibesgebiet durchwärmende Kraft fehlt hier nicht; die Wirkung auf die Leber ist noch stärker als bei Mentha piperita. Die emmenagoge Wirkung steigert sich zur abortiven; die Durchblutung der Harnorgane, des Dickdarms, der Genitalorgane wird gesteigert – bis zur Blutungsneigung; die Diurese erhöht. Lungenleiden, Asthma, Keuchhusten haben aber auch zu den Heilanzeigen der Poleiminze gehört.

Hedeoma pulegioides, Frauenminze

Diese auf Kiesgruben und ähnlichen kieseligen Orten des mittleren Nordamerika verbreitete, minzenartig duftende Pflanze ist im Wuchs dem Andorn ähnlich. Auch hier sitzen in den Blattachseln der Knoten sehr kleine weiße Blüten. Wie bei der vorigen Art liegt die Hauptwirkung – emmenagog, abortiv, gegen Dysmenorrhoe, Leukorrhoe – in der Förderung der Durchwärmung und Durchblutung, aber auch Durch-Ordnung der – vor allem weiblichen – Sexualsphäre. Diese ist ja viel mehr rhythmisches Organ, als die männliche. Aber auch die Anregung der Leber-Gallen- und Milztätigkeit ist vorhanden.

Orthosiphon stamineus

Diese den indischen Nierentee liefernde Staude wächst in Hinterindien, dem Inselarchipel und Australien. Die beblätterten Stiele ähneln der Pfefferminze und enden in einer aus Quirlen aufgebauten Scheinähre. Die blaßblauen Blüten strecken sich mit langer dünner Röhre waagrecht weit hinaus, in gleicher Richtung sprühen die langen Staubgefäße aus der Blüte. Der Tee aus der Pflanze, die ätherische Öle, Gerbstoffe, ein Glykosid und viel Kalisalz enthält, wirkt Mineralisierungsprozessen in der Stoffwechselsphäre, der harnsauren Diathese, entgegen. Nieren-, Blasensteine, Gelenkrheuma, Gicht, sogar Arterienverkalkung, Leber-Gallenleiden werden mit ihr behandelt; vor allem aber fördert sie den Nierenprozeß, gilt als gutes Mittel bei Blasen- und Nierenleiden, beginnender Schrumpfniere, chronischer Nierenentzündung, Nierengrieß- und Nierensteinbildung, Blutharnen, Albuminurie. Auflösende, im Sinne der Ichorganisation das Gleichgewicht zwischen Entzündung und Verhärtung haltende Wärmeprozesse werden bei dieser

Labiate ins Nierengebiet getragen, das Venusorgan. Interessant, daß diese Heilpflanze im Gebiet der Rasse heimisch ist, deren Physis einen besonders ausgebildeten Nierenprozeß aufweist und die als «Venusrasse»* bezeichnet werden kann.

Teucrium Scorodonia, Waldsalbei

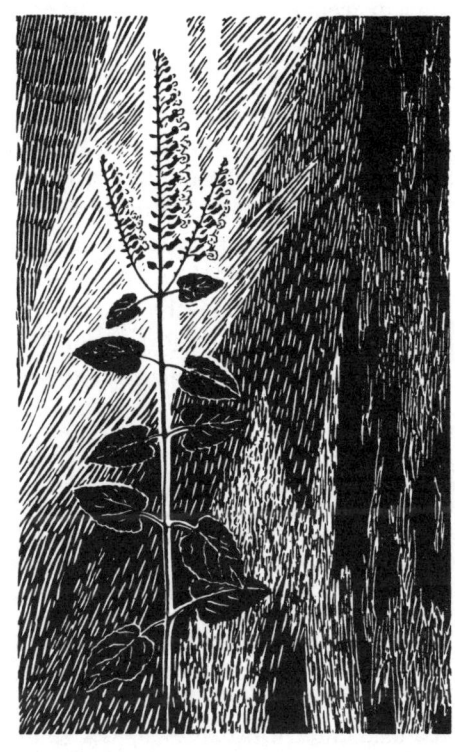

Der mit dem Wärmehaften so verbundene Typus stößt im Feuchten, Kühlen, Schattigen auf ihm fremdes Gebiet; das Wärmehafte in ihm wird zum Kampf mit den ihm feindlichen Elementen gezwungen. Dumpfe, schweißige Gerüche, herber, bitterer Geschmack künden von diesem Kampf. Eine solche Pflanze ist der Waldsalbei, der auf kieseligem Grund an Waldrändern, in Waldlichtungen, am oberen Rand granitener Waldschluchten, auf Waldschlägen des westlichen Europa wächst. Schmal und hoch hebt sich der Blattrieb aus der am Boden in Ausläufern sich verteilenden Grundachse mit den eiförmig-lanzettlichen, behaarten, fahlgrünen Blättern, um oben in einer schlanken Ähre bleichgelblicher Lippenblüten zu enden; diese wenden sich, obwohl allseitig veranlagt, nach einer Seite, der des stärksten Lichtes. Etioliert, vergeilt mutet der ganze Anblick einen an; bleich und hochgestreckt durch Lichtmangel. – Zu dem bisher an Labiaten Geschilderten tritt bei Teucrium Scorodonia noch der *Kieselprozeß*, welcher der Pflanze den Kampf um das Licht erleichtert. Kieselsäure fördert den Lichtstoffwechsel. Dies hat L. Kolisko experimentell festgestellt.

Rudolf Steiner hat die Pflanze zur Unterstützung der Phthise-Behandlung empfohlen. Kieselsäurereiche Pflanzen sind in neuerer Zeit in dieser Richtung überhaupt bekanntgeworden. Phthise ist eine Lichtmangelkrankheit. Die Fähigkeit des Organismus zur «inneren Lichtentwicklung» ist geschwächt. Auch Erfolge bei der Behandlung der Hodentuberkulose, der Knochentuberkulose sind bekannt geworden. Daß das Schwitzen der Phthisiker von der Labiate günstig beeinflußt werden kann, ist nun schon bei verschiedenen Arten dargestellt worden; es trifft auch für diese Pflanze zu.

* Rudolf Steiner: «Die Mission einzelner Volksseelen», Oslo 1910, 6. Vortrag.

Teucrium Scordium, Knoblauchgamander

Schlammige Böden von Seeufern, Flußauen, Gräben, nassen Wiesen liebt diese Teucriumart, die dem Element, in dem sie lebt, mit reichbewurzelten Bodenausläufern angepaßt ist, die Blätter stärker rundet und aus dem Kriechen doch wieder den zur Blüte strebenden Sproß aufrichtet. Die hellroten Blüten sind in wenigblütigen Scheinquirlen stockwerkweise um die Blattachseln eingefügt. Ätherisches Öl von dumpfem, knoblauchartigem Geruch (was auf einen *Schwefelprozeß* weist), Gerbstoffe, Bitterstoffe hat man im Kraut gefunden. – Der Flüssigkeitsorganismus wird durch die Wirkung dieses Heilkrautes ergriffen: es ist harn-, schweißtreibend, wirkt gegen Verschleimungen des Verdauungsapparates, Drüsenentzündungen (auch Orchitis); ferner gegen chronische Bronchitiden, Tuberkulose, Empyeme der Lunge, auch Ozaena, eitrige Kiefernhöhlenentzündungen. Es ist die um die Schwefelkomponente bereicherte Labiatenwirkung bis ins rhythmische System hinaufgetragen. Die das Blütenhafte ins Blatt-Stengel-Rhythmische hineinziehende Pflanze läßt sich durch den Schwefelprozeß helfen, im Wäßrig-Erdig-Kühlen ihre Wärmepflanzennatur durchzusetzen. Diese «Kampfprozesse» geben ihr die Heilaktivität.

Glechoma hederacea, Gundermann

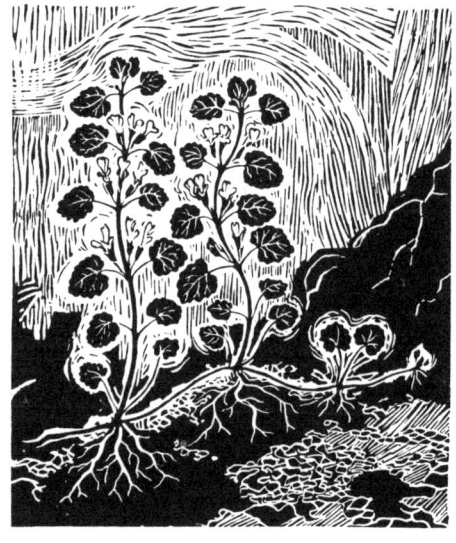

Wenn der Frühling die Fluren belebt, die Winter-Lebens-Stockungen überwunden sind, blüht und treibt als eine der ersten Frühlingspflanzen, vor allen Labiaten, an dann noch nicht beschatteten, warmen, trockenen und sonnigen Plätzen (Hecken, Mauern, an Rainen, unter Obstbäumen) der Gundermann. Er schickt aus den kriechenden, sich immer erneut bewurzelnden Ausläufern die Blütentriebe mit den blauvioletten Blütenschlünden empor. Er ist die erste Frühlingspflanze, welche kosmische Erwärmung der Erde in Pflanzen-Wärmehaftigkeit umsetzt. Die Blätter sind noch rundlich, gekerbt, den Bildekräften des Wäßrigen entsprechend; aber von milder und doch würziger Wärme sind sie durchzogen. Das Laub trotzt auch der Winterkälte. Nach der Blütezeit kriecht die Pflanze mit Ausläufern weit über den Boden; sie gehört der Erde. Die dem Licht sich entgegenwendenden Blütenquirle sind in die Achseln der Laubblätter eingezogen. Blatt- und Blütenimpulse vermischen sich. Die Pflanze gehört dem mittleren und nördlichen

Europa und dem angrenzenden Asien bis Sibirien. – Im aromatisch-erdigen, herb-bitterlichen Geschmack verraten sich ätherisches Öl, Gerb-, Bitterstoffe.

Die Pflanze wurde zur Anregung des Gesamtstoffwechsels, besonders im Frühjahr, bei Blasenschwäche, Leber-Milzstockungen, Schwäche des Verdauungstraktes, mangelhafter Blutbildung, dann bei Erkrankungen der Atmungsorgane mit tuberkulöser Grundlage, Bronchialasthma, Skrofulose, Steinleiden, Gelbsucht innerlich und äußerlich verwendet; dies alles ist ähnlich der Wirkung der bisher erwähnten Labiaten, besonders der zuletzt behandelten. Es sei darum hier nichts weiter ausgeführt.

Galeopsis segetum*, gelber Hohlzahn

Dieses dem feuchten, westlichen Europa eigene Kraut wächst auf kiesigem, sandigem Geröllboden, also zerklüftetem, zertrümmertem Urgestein, einem Boden, der einerseits ganz mineralisch, andererseits durchlüftet und genügend feucht ist. Die sparrig verzweigte Pflanze mit ihren in die Länge gezogenen hanfähnlichen Blättern zeigt schon durch ihre haarig-borstige Erscheinung, daß das Kieselige nicht nur ihr Wurzelgrund ist (Kalk flieht sie), sondern *innerlich* an der Pflanze mitgestaltet. Die «oberen» Stockwerke der Blattknoten tragen in Scheinquirlen als etwas Auffälliges die hellgelben, großen, tierkopfähnlichen Blüten (gale-opsis = Iltis-Gesicht). Der Hohlzahn enthält auch stofflich viel Kiesel in der Asche (18%). – Wie das kieselige Teucrium ist auch Galeopsis ein gutes Mittel bei Lungenerkrankungen, die auf einem zu schwachen Lichtstoffwechsel des Organismus beruhen; ein Bestandteil der «Kieseltees», die man mit Erfolg bei der Behandlung gewisser Formen der Phthise gebraucht. Die durchwärmenden Eigenschaften sind zart, das Aroma der Pflanze nur schwach.

Lamium album, weiße Taubnessel

Diese im kühleren Europa überall fast unkrautartig verbreitete Labiate zeigt vom Wärmeeinschlag der Familie nur Spuren. Sie ist durch ihre kräftig aufstrebende Blatt-Stengel-Natur wirklich der Nessel zu vergleichen; nur verbindet sich diesem Blattrhythmus, Knoten auf Knoten folgend, das Blütenhafte, vielblütige Scheinquirle mit großen weißen, weitrachigen Blüten. Vom April bis in den Oktober ist Blütezeit, gelegentliche Blüten findet man aber bis in den Winter. Die süßlich duftenden, schleimig-süßen, etwas herben, getrockneten *Blüten* sind ein altes Heilmittel; einhüllend, schleimlösend, entzündunglindernd, die Hauptwirkung auf Niere und weiblichen Genitaltrakt entfaltend. Weißfluß, Uterusverhärtung, Uterusatonie, zu frühe Menses gehören zu dem Heilgebiet der Taubnesselblüte; ferner Harnzwang, Harnverhaltung alter Männer, entzündliche Prozesse der Harnwege. Die Taubnessel ist wie der matte Nachklang des feurigen Labiaten-Grundmotivs in einem kühl-feuchten erdigen Medium.

* = Galeopsis ochroleuca.

DOLDENBLÜTLER (UMBELLIFERAE)

PFLANZEN DES LUFTIGEN

Die große, etwa 2600 Arten umfassende Familie der Doldenblütengewächse stellt ein wichtiges Motiv des Pflanzenwesenhaften dar. Archaisch und etwas primitiv mutet dieses Motiv an, so wie es in seinen 2600 Variationen, welche die Einzelarten der Familie darstellen, sich auswirkt. Es soll nun versucht werden, dem Leser zunächst dieses Grundmotiv, den Typus, zugänglich zu machen, wie er sich in der Zusammenschau aller dieser Arten ergibt. Hierauf sollen die speziellen Ausgestaltungen des Typus, eben als Variationen des Grundmotivs, geschildert werden.

Kräuter vor allem sehen wir vor uns, wenn wir den Blick über die vielen Umbelliferenarten schweifen lassen; selten Stauden, niemals Bäume. Das Erdhafte sich als Baum einzuverleiben, ist offensichtlich jenseits ihrer Möglichkeiten. Ein ungeheurer Gestaltungsreichtum des Blatthaften, wie im Pflanzenreich sonst kaum aufzufinden, ist das Auffallende an dieser Pflanzenfamilie. Ganzrandige, einfachste Formen gewahren wir bei im Wasser, aber auch auf hohen Gebirgen lebenden Arten, z. B. dem Wassernabel (Hydrocotyle) oder dem Hasenohr (Bupleurum). – Gekerbte, gezähnte, handförmig zerteilte Blätter eignen schatten- und feuchtigkeitliebenden Waldkräutern wie der Astrantie oder dem Sanikel. – Doppelt, dreifach fiedern sich die Blätter der Wiesen- und Steppenpflanzen dieser Familie (Kälberkropf, Wiesenkerbel, Schierling, Ferula). – Schließlich geht das Fiedern und Gliedern in ein luftiges Auflösen ohnegleichen über. An Blättern mancher Arten hat man über 9000 Abschnitte gezählt. Fenchel, Dill, «verdunsten» mit ihrem fadenfeinen Blätterwerk gleichsam in der Luft.

Nun ist das Pflanzenblatt das Organ des Zusammenspiels von Luft und Wasser der Stoffesseite nach, von Licht und Dunkelheit, Lichtäther und chemischem Äther der Bildekräfteseite nach. Das wird in diesem Buch wiederholt dargestellt. Die Umbelliferen sind für dieses Zusammenspiel offensichtlich besonders empfindlich. Es bedeutet für sie noch mehr als für viele andere Pflanzen. Hiermit erfassen wir *einen* Klang des Grundmotivs des Typus.

Was aber in diesen, in tausend Verzweigungen sich in den Raum hinaustastenden Blättern im Zusammenweben von Licht, Luft, Wasser und Erdensalzen entsteht, das rinnt zentripetal durch Adern, Rippen, Stielchen und Stiele zusammen, von der Wurzel mächtig angesogen, und staut sich für eine Zeitlang

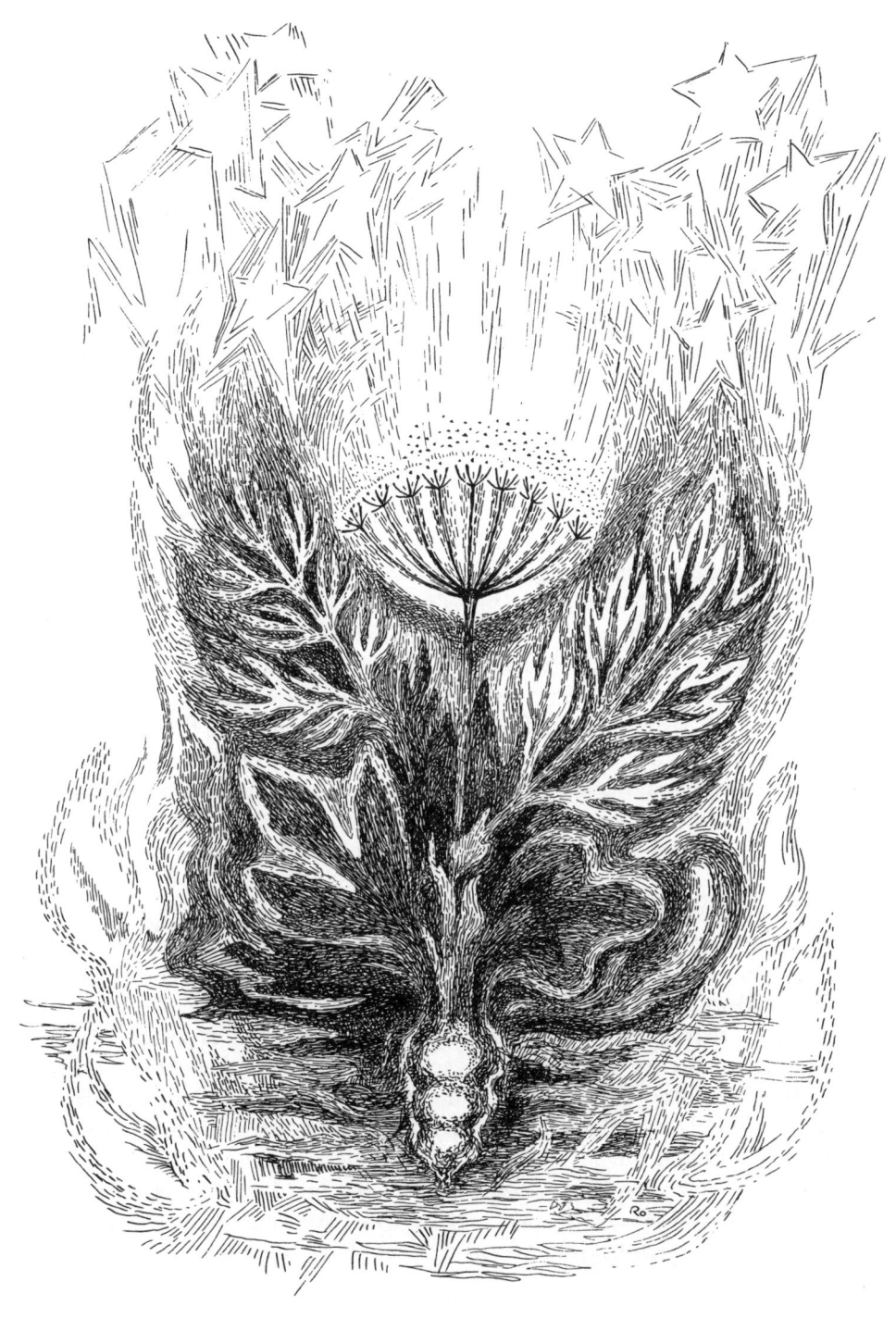

im Boden; meist ein Jahr lang, bei manchen Arten aber auch viele Jahre lang. Eine kraftvolle Lebens-Systole baut zunächst eine fleischige Wurzel oder einen starken Wurzelstock, eine schwellende Knolle auf. Es werden die kosmischen Kräfte bis tief in den unteren, irdischen Pol des Pflanzlichen eingeatmet; Kosmisches wird in Irdisches «eingestülpt».

Auf dieses «Jahr der Wurzel» folgt sodann, im Gegenschlag, ein Jahr von Blüte und Frucht. Rasch hebt der Sproß sich empor, rafft gerade soviel Blattwerk an sich, als sich nach oben mitnehmen läßt. Dann zersplittert die Sproßachse in das Strahlenbüschel der Dolde, jeder einzelne Strahl davon fährt noch einmal in ein Strahlenbüschel, das Döldchen, auseinander. Das Ganze ist wie eine Ausstrahlung des vorjährigen Einstrahlungsvorganges. Auf die intensive Systole folgt nun die kraftvolle, oft explosive Diastole. Wieder, wie vorhin beim Blatt, verteilt sich das Wachstum bis ins Äußerste; nun aber nicht, um von allen Seiten her zu sammeln, sondern um nach allen Seiten hin zu verschwenden. Wie eine Sternenwolke schwebt hierauf die Fülle schier unzähliger Blüten über der grünen Pflanze, nur locker zum Schirm, zur Kuppel zusammengehalten. Aber diese vielen Blüten sind unscheinbar, wenig farbig, meist grünlich-weiß; sie duften schwach und nicht sehr ausgeprägt. Ganz offen, flach ausgebreitet, bieten sie sich dar; strahlig sprühen ihre Staubgefäße auseinander – das Ausstrahlen wird ganz konsequent, bis ins letzte, durchgeführt. Vergebens suchen wir Blüten-Kelche, -Krüge, -Kronen, -Trichter, -Schlünde.

Was so entschieden in Luft, Licht und Wärme hinaufstieg, streift nun die Beziehungen zum Wäßrigen vollends ab. Austrocknungsprozesse ergreifen jetzt reifend die Pflanze. Es kommt nicht zur Ausbildung fleischiger oder saftiger Beeren, sondern harte, trockene Früchte stehen am Ende dieses Blühens. Sie sind wie ins kleine zusammengezogene Stengelglieder, allenfalls etwas sichelförmig gekrümmt. Das ausstrahlende Motiv setzt sich in ihnen als Haare, stachelartige Gebilde, Borsten, Warzen fort. Mit ihrer Ausbildung bleibt Wurzel und Blatt nichts mehr übrig, als zu verhärten, zu verholzen, zu verdorren.

*

Ein weiterer Klang des gesuchten Grundmotivs ergibt sich, wenn wir die Beziehungen der Umbelliferen zur Luft weiter verfolgen. Sie streben nicht nur durch ihre Blatt- und Blütenbildung in den Luftbereich, sondern sie beginnen darüber hinaus, sich das Luftartige anzueignen. Sie umfassen es zuerst halb mit bauchig aufgeblasenen Blattscheiden, schließen es sodann in hohle Stengel, Stiele, Früchte, luftig gekammerte Wurzelstöcke ganz in sich ein. Damit aber streben sie über das Pflanzliche hinaus, dem Tierhaften entgegen. Denn der normalen Pflanze ist nur gegeben, mit ihrer Bildekräfte-Organisation das Feste und das Flüssige zu ergreifen, es zu durchdringen und sich einzuverleiben. Das Luftige und das Wärmehafte aber muß sie außerhalb ihrer Leiblichkeit lassen. Nur beseelte und Ich-begabte Wesen können Luft- und Wärmeprozesse verinnerlichen und mit eigenen Organsystemen – als Atem- und Bluttätigkeit – beherrschen und handhaben. Nur mit Astralleibern begabte Wesen können im Gestalten des Gasigen leben, nur der Ich-tragende Mensch die Wärmeprozesse voll handhaben. Für die Pflanze werden Luft und Wärme durch außer ihrer Leiblichkeit liegende Tätigkeitssphären aus dem Kosmos heraus dirigiert. Seelenhaftes (Astralisches) und Geistig-Ichhaftes wohnen nicht in ihr, sondern verharren «ungeboren» im Weltenumkreis. Solche Pflanzen aber, wie die Umbelliferen, haben das Bestreben, die jeder Pflanze gegebene astrale Hüllensphäre zu einem Inneren, zur astralischen Organisation zu machen, die vom Luftförmigen getragen wird. Die Umbelliferen sind in einem besonderen Grade «durchluftet», von oben bis unten.

Es wurde in vorhergehenden Kapiteln bereits dargestellt, wie für die normale Pflanze in der *Blütenregion* eine Berührung ihrer ätherischen Organisation mit der dazugehörigen astralen Hüllensphäre stattfindet. Es kommt dies in der Farbe und im Duft der Blüte, in der Nektarbildung, in einer leisen Eigenwärmeentwicklung zum Ausdruck. Damit wird sie auch in besonderem Grade der kosmischen Durchwärmung zugänglich, die die Bildung ätherischer und fetter Öle, feuriger Aroma- und Gewürzstoffe, Wachse und ähnlicher wärmegesättigter Stoffe ermöglicht. Die Umbelliferen ziehen alle die erwähnten Luft- und Wärmeprozesse in besonderem Grade in sich hinein, und zwar nicht nur in die Blüten- und Fruchtregion, sondern bereits in das Blatt, in den Stengel, in die Wurzeln. Die Blüten- und Fruchtprozesse werden in einen unter ihnen liegenden Bildebereich verlagert, finden gleichsam einen Stock tiefer statt. Was bei normalen Pflanzen der Blüten- und Fruchtregion mit ihren Luft-, Licht- und Wärmeprozessen vorbehalten ist, lebt sich bei den Doldenblütlern bereits in der Blattregion aus, in der Wäßriges mit Luftigem verwoben wird; ja es dringt sogar bis in die Wurzel herab, die zwischen Festem und Flüssigem gestaltet und lebt.

Es werden dadurch Prozesse in einer niederen, stoffbeschwerteren Region entfaltet, die ihr reines Wesen und ihre Vollendung nur in der obersten Region, der der Blüte, finden könnten. Es bilden sich Aromastoffe, die dichter, schwerer, im Geruch herber sind als Blütendüfte; etwas Rohes, Halbfertiges haftet ihnen an, wäßrig-fade, erdhaft-dumpf findet sie das Riechorgan, das sie niemals neben einen Lavendel- oder Rosenduft stellen kann. Wenn die echte Region des Duftes das Luftig-Wärmehafte, die des Schmeckens aber das Flüssig-Feste ist, so wird man den Umbelliferen höchstens einen «Duftgeschmack» zugestehen.

Die Umbelliferen nehmen Blühen und Fruchten eben schon in Blatt und Wurzel voraus. Durch strotzende Blätter, anschwellende Blattbasen, fleischige Knollen und Wurzeln hat man nahrhafte Gemüse, fruchtartige Nahrungsmittel in Fülle an ihnen. Aber die eigentliche Blütenregion kommt dann zu kurz. Zuviel hat sich von ihrem Wesen das unter ihr Liegende angeeignet. Farbe, Form, Duft bleiben unscheinbar. Sie liefern weder Duft- noch Zierpflanzen. Dabei sind sie alle *Sommerblüher*.

Damit haben wir den zweiten Klang des Grundmotivs: ein Oberes, ein Licht-, Luft-, Wärmehaftes wird bis tief in das Untere heruntergezogen. Doch nun muß ein dritter Klang des Grundmotivs erfaßt werden. Dem erwähnten von oben nach unten verlagerten Prozeß kommt ein Unteres einhüllend entgegen. Dieses «Untere» drückt sich in der Bildung sehr charakteristischer Schleim- und Gummistoffe aus. In der Bildung solcher Schleimstoffe wird der allgemeine Verfestigungsprozeß, der zentripetal vom Blatt gegen das Innere der Pflanze zu und von der Luftkohlensäure über Stärke- und Zuckerbildung zur Holzbildung fortschreitet, aufgehalten. Nun verbinden sich diese beiden Prozesse: der von oben absteigende Wärme-Luft-Prozeß, der sich zu ätherischer Ölbildung verdichtet und zuletzt gegen die Wurzel hin in Harzbildung erstarrt – und der zwischen Festem und Flüssigem spielende, erweichende Gummi- und Schleimbildungsprozeß. Man könnte diese Schleimstoffe als ein «Merkurielles», gleichsam ein pflanzliches Amalgam, ansehen. Sie «amalgamieren» Kosmisches mit Irdischem, lassen Sternenwirksamkeiten in irdischem Chemismus weiterklingen. Es ergeben sich im Zusammenwirken dieser beiden Prozesse die sogenannten «Gummiharze», die für die Umbelliferen sehr charakteristisch sind. Ein Flüchtiges, Feuriges gerät in den Bereich des Erstarrens. Ein Verhärtendes wird plastisch erweicht. Beides durchdringt sich in der Milchsaftbildung. Was sonst als harte Holzbildung dem Bereich des Leblosen, der Mineralisierung entgegenstrebt, bleibt bei den Umbelliferen im Bereich des Ätherischen, das ja immer im Flüssigen waltet. Und was dem astralischen Umkreis bei normalen Pflanzen sonst als ätherische Öle dunstig und duftig entgegenschwebt, wird bei dieser Pflanzenfamilie gleichfalls im Bereich des Flüssig-Ätherischen festgebannt.

*

Alle Pflanzen, bei denen ein abnorm starkes Eingreifen der astralen Hüllensphäre in ihre Lebensprozesse vorliegt, haben die Möglichkeit, Giftpflanzen zu werden. Denn dieses abnorm starke Eingreifen bewirkt Abbau- und Zerstörungsprozesse besonderer Art. Die Lebensprozesse werden abgelähmt, das lebendige Eiweiß zerschlagen, die Trümmer erscheinen als mannigfaltige Pflanzengifte. Die Eigenart solcher Pflanzengifte ergibt sich aus der Weise, wie die astralischen und die ätherischen Kräfte jeweils beschaffen sind. Es sind diese Pflanzengifte darum artgebunden und artspezifisch. Sie sind ebenso charakteristisch für eine Pflanzenfamilie wie deren äußere Gestalten. Wir müssen darum bei den Umbelliferen besondere Giftpflanzen erwarten; wir finden sie auch im Wasserfenchel, Wasserschierling, echten Schierling, als besondere Ableitungen des Typus; wir brauchen nur den Eingriff der astralischen Region als besonders tief erfolgt zu denken, um ihr Erscheinen zu verstehen.

Mit den nun skizzierten drei «Klängen des Grundmotivs» ist das Wesentliche des Typus Doldenblütler ausgesprochen. Ist dies dem Leser deutlich geworden, so wird er auch die Gesetze der Verbreitung dieser Pflanzenfamilie über die Erde hin verstehen.

Frühlingsfeuchte, aber sonnige Gebiete mit starker Luft- und Sonnenwirkung werden einen solchen Typus fördern, seine höchststehenden Ausbildungen hervorbringen. Solche finden wir im Mittelmeergebiet und dem angrenzenden Kleinasien. Die feucht-hellen Gebiete der nördlich gemäßigten Zone, Wiese und freie Trift, Bergalm, Felsenflur, werden dem Typus immer noch zusagen; als Unkraut im Ödland, als Steppenpflanze zu erscheinen, wird ihm durchaus liegen. Sogar den Meeresstrand wird er nicht meiden, weniger im Wald, im Sumpfig-Wäßrigen zu finden sein. Hier wird er gegen die Kräfte seiner Umgebung schon kämpfen müssen. In den Tropen wird er sich höchstens im Gebirge behaupten, sich aber niemals im Urwald finden. Weit nach dem Norden, hoch ins Gebirge wird er einzelne Arten entsenden können. Bäume, gar Wälder zu bilden, ist jenseits der Möglichkeiten dieses Typus.

Die Heilmöglichkeiten des Typus

Wenn man die der Heilkunst im Laufe der Zeit bekanntgewordenen Heilwirkungen der Doldenblütler überschaut, so heben sich einige Hauptgebiete typisch hervor. Es wird dadurch ebenfalls ein Typisches dieser Pflanzenfamilie sichtbar, nun aber nicht in ihrer Gestaltung und ihren Lebensprozessen, sondern als Wirkungsbilder im Menschen. Wie eine ganz bestimmte äußere Umgebung, ganz gewisse Erdenlandschaften zu diesem Pflanzentypus gehören, so entfalten sich seine Wirkungen auch in bestimmten inneren Gebieten der menschlichen Organisation, suchen gleichsam innere Landschaften auf.

Die «äußeren» Landschaften sind gekennzeichnet als bestimmte Gebiete des großen Erdorganismus. Sie umschließen ein spezifisches Zusammenwirken von Festem, Flüssigem, Luftförmigem, Wärmehaftem, von Irdischem und Kosmischem, wie dies durch das Zusammenspiel von Klima und Boden zum Ausdruck kommt. Ebenso ist in der «inneren» Landschaft jedes bestimmte Organgebiet durch ganz spezifische Zusammenwirkungen fester, flüssiger, luftförmiger und wärmehafter Gestaltungskräfte gekennzeichnet. Man kann durchaus von einem inneren «Klima» eines Organgebietes sprechen.

Innere und äußere Landschaft entsprechen sich. Diese bringt die verschiedenen Pflanzen hervor, jene gibt das Gebiet ihrer Heilwirkungen ab.

*

1. Das Drüsensystem ist ein Organgebiet, das den Umbelliferen als Wirkungsgebiet in auffälliger Weise unterliegt. Die Tätigkeit der mannigfaltigen Verdauungsdrüsen, der Milchdrüsen, wird gefördert, von einzelnen Pflanzen dieser Familie aber auch gehemmt. Nun sind die Drüsen Organe, die zum Flüssigkeits-

organismus und der in diesem tätigen ätherischen Organisation gehören. Diese ätherische Organisation bewirkt die Aufbauprozesse in der Drüse. Der Astralleib aber ergreift die Drüsentätigkeit und bewirkt die Absonderung, den Abbau. Die Art, wie Äther- und Astralleib in den Drüsen zusammenwirken, hat etwas den Pflanzenprozessen sehr Verwandtes. Sie sind darum wohl Organe der Lebenstätigkeit, nicht aber der Bewußtseinsentfaltung. Ihr Lebensrhythmus ist ein Spiel von «Einscheidung» und «Ausscheidung». Die Gestaltungsprinzipien der Drüsen zeigen alle Möglichkeiten des Sich-Verzweigens und Zerteilens, vom Einfachsten bis zum höchst Komplizierten, wie wir es auf pflanzliche Art im Bauplan der Umbelliferen kennengelernt haben. Solche inneren Beziehungen lassen den Zusammenhang zwischen Drüsen-Organisation und Umbelliferen-Wesen durchaus begreiflich erscheinen.

2. Weiterhin entfalten die Umbelliferen ihre Wirkung überall dort, wo im menschlichen Organismus der Astralleib überhaupt in den Flüssigkeitsorganismus eingreift. Sie verstärken seine Wirksamkeit gegenüber dem Ätherleib, fördern die Absonderungstätigkeiten. Von der harn- und schweißtreibenden Wirkung bis zur Flüssigkeitsausscheidung bei Wassersucht, aber auch der expektorationsfördernden Wirkung ergeben sich heilsame Wirkungsmöglichkeiten.

3. Aber nicht nur in die flüssige Organisation wird der Astralleib stärker hineingezogen, er wird auch angeregt, die luftförmige Organisation besser durchzugestalten, wenn dies in zu geringem Grade der Fall sein sollte. Die Wirkungen bei Gasstauungen im Verdauungsgebiet gehören hierher, ferner aber auch die vielfältige entkrampfende Wirkung. Verkrampfungen im Atem- und Zirkulationsgebiet werden gelöst. Asthma, epileptiforme Krämpfe, Keuchhusten, Angina pectoris gehören zu den Gebieten, die den Heilanzeigen der Umbelliferen unterliegen. Mit dieser Wirkung auf den Astralleib hängt auch die schmerzstillende Fähigkeit zusammen, die sich da und dort ergibt. Wenn sich der Astralleib zentripetal zu stark mit einem Organgebiet verbunden hat, wird er der zentrifugalen Entspannung wieder entgegengeführt.

4. Weniger zur Heilwirkung als zur allgemeinen diätetischen Wirkung gehört die Verwendung der Umbelliferen als Gewürze. Sie würzen vor allem das Flüssige und regen den Astralleib an, sich intensiv mit den Verdauungsprozessen zu befassen.

Die physischen Ausprägungen des Typus

Den Typus gewahr zu werden erfordert *geistige* Anschauungskraft; *sinnlich* wahrnehmbar sind nur die einzelnen Pflanzen*arten*. Sie sind die Verwirklichungen seiner Möglichkeiten. Der Typus verhält sich zu den einzelnen Pflanzenarten wie das Licht zu den Farben. Licht ist nur geistig wahrnehmbar; man sieht es niemals selbst, sondern nur beleuchtete Körper. Die Farben aber sind sinnlich wahrnehmbar.

Da nun der Typus der Umbelliferen aufgestellt ist, sei versucht, ihn durch alle Möglichkeiten seiner Verwirklichungen, durch alle Erdenzonen und alle Elemente durchzuführen und zu finden: Es ist da, was da sein kann. (Im folgenden kommen nur die therapeutisch wichtigen Arten zur Darstellung.)

1. Umbelliferen im und am Wasser

Wenn die Bildetendenzen des Wassers stark in das Umbelliferenwesen eindringen, werden die Bildetendenzen der Luft und der Wärme unterdrückt, zurückgedrängt. Sie liegen im Kampf mit den rundenden, plastischen, vitalen Gestaltungskräften des Wäßrigen. Es sei dies an zwei Arten der Gattung Hydrocotyle, Wassernabel, betrachtet, die sich um das Mittelmeer und in Asien finden.

Hydrocotyle vulgaris, der Wassernabel,

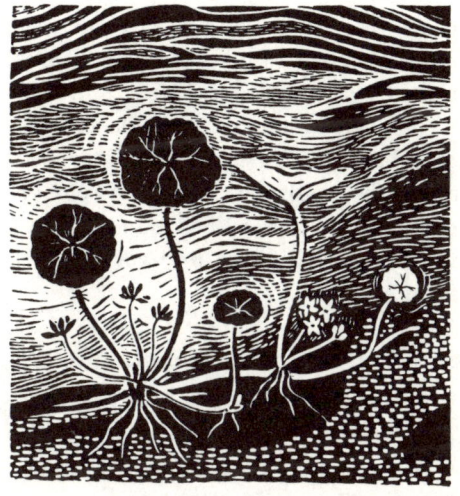

eine europäische Art, verliert die Aufrichtekraft des Sprosses. Wasser und Erde nehmen ihn für sich in Anspruch. Ein langer Wurzelstock kriecht am Boden hin, bewurzelt sich aus jedem Knoten, gleitet an der Spitze unbegrenzt wachsend weiter, verzweigt sich gelegentlich aus den Blattachseln. So siedelt er sich an nassen Orten, Sumpf-, Moor-, Torfböden, im Erlenbruch, an Bachufern und Wiesengräben an, wächst wohl auch flutend im Wasser. Die Blätter verlieren die Fiederungskraft, schmelzen durch den Einfluß des Wäßrigen zu rundlichen Formen zusammen. Nur Kerbung, höchstens lappige Einschneidung verrät das Umbelliferenblatt. Aus der Achsel dieses und jenes Blattes heben sich, recht verkümmert anzusehen, die wenig zahlreichen, zur einfachen Dolde reduzierten Blütenstände. Vorwiegen des Wassers unterdrückt die Blütenbildung, läßt die Blätter größer, einfacher, langstieliger werden; Trockenheit und Lichtüberfluß zeitigen kleinere, als Rosetten an den Boden gedrückte Blätter und locken die Blütenstiele höher, lassen über der ersten Dolde eine zweite, welche die erste durchwächst, entstehen. So schwankt die Gestalt im Spiel zwischen Wasser und Luft, Schatten und Licht. Der scharfe, brennende Geschmack verrät etwas von dem Kampf des Typus mit den ihm im Übermaß feindlichen

Wasser-Dunkelheits-Kräften. – Die Pflanze wurde früher als Herba cotyledonis aquaticae wegen ihrer harntreibenden, Unterleibsstockungen überwindenden Eigenschaften verwendet. Bei Schafen soll sie Blutharn bewirken.

Hydrocotyle asiatica,

in Hinterindien, im südlichen China, in und am (viel wärmeren) Wasser anzutreffen, feuchtschwüle Luft um sich, hat unbegrenzt weiterkriechende, an den Knoten des Wurzelstockes rhythmisch aufeinanderfolgend, je eine kleine Blütendolde entlassende Blattpaare, die sich vom Knoten aus bewurzeln. Stärker pressen sich Wucher-Wasser und Wärme-Luft ineinander, gesteigert ist auch die therapeutische Wirkung: Ein starkes Wärmegefühl durchdringt Hände und Füße, die Stoffwechselprozesse werden zentrifugal in die Peripherie gepreßt, die kapillare Durchblutung sehr gefördert, Diurese und Schweißbildung angefacht. Die Haut wird weicher, ihre Transpiration gesteigert, verdickte Haut wird abgestoßen; eine Vitalisierung der Sinnesperipherie und eine Förderung der Absonderungsprozesse erfolgt. Bei großen Gaben juckt der ganze Körper, die Harnorgane sind gereizt, Ovarien schmerzen. Die Homöopathen geben Hydrocotyle bei Ekzembereitschaft der Haut, Neigung zu Hautverdickung, chronischer Psoriasis, Juckreiz, sogar Lupus; ferner bei Diarrhoe, Dysenterie, Affektionen der weiblichen Harn- und Genitalorgane.

Bei beiden Pflanzen wurde ein Bitterstoff, Vellarin, festgestellt. Bitterstoffe «machen den Ätherleib geneigt, den Astralleib in sich aufzunehmen». Bei den durch den wäßrigen Wuchsort sehr geförderten ätherischen Prozessen muß sich der Typus in dieser Pflanze in der Tat sehr anstrengen, die Astralimpulse, welche sie zur Blüte bringen und zum Umbelliferenwesen so sehr dazugehören, an sich zu ziehen.

Cicuta virosa, Wasserschierling

Haben wir bei Hydrocotyle Pflanzen, die das Wasser und seine Bildekräfte stark in sich eindringen lassen, so daß Luftiges, Wärmehaftes, Blütiges in Kampf mit den rundenden, vitalen Wasser-Wurzelkräften liegen, so verhält sich der Wasserschierling ganz entgegengesetzt. Hier dringt das Luftige gewaltig ins Wäßrige vor, bezwingt es, verfeinert die Blätter zu besonderen Werkzeugen von Licht und Luft, schafft einem versprühenden Blütenprozeß Raum, durchluftet den Stengel und sogar bis weit unter die Wasseroberfläche den Wurzelstock. Luft besiegt das Wasser, die astrale Sphäre greift tief in den Ätherleib ein.

Der Wasserschierling findet sich in Nord- und Mitteleuropa, im gemäßigten Asien, südlich bis Kaschmir, östlich bis Japan, also in licht-feuchten, nicht so sehr heißen Gegenden. Er wächst zerstreut in schlammigen Gräben, an Teichen, Fluß- und Seeufern, Sümpfen, Mooren, Erlenbrüchen und Torflöchern. Aus dem ausdauernden, großen rübenförmigen Wurzelstock, der im Durchschnitt breite

Luftkammern zeigt, welche die gestauchten Internodien ausfüllen, und der außen an jedem Knoten etagenartig mit Wurzeln besetzt ist, steigt der fingerdicke, meterhohe Stengel. Die Blätter, groß, grün, unten lang gestielt, oben auf den bauchigen Blattscheiden sitzend, sind fein aufgegliedert und gefiedert, schon durch die Form dem Luftbereich angehörig. Die großen, reichstrahligen Dolden tragen vielblütige Döldchen, luftig und zart schwebt die Blütendolde über der Pflanze. Schneidet man den Wurzelstock ab, so tritt mit süßlichem, betäubendem Geruch ein harziger, hellgelber, aromatischer Saft aus. Das darinnen enthaltene unlösliche Weichharz soll das sehr giftige Prinzip der Pflanze, Cicutoxin, enthalten; außerdem noch ein Alkaloid, Cicutin. Die Frucht hingegen enthält reichlich ätherische Öle, Cuminol und Cymol. Außer dem Giftharz 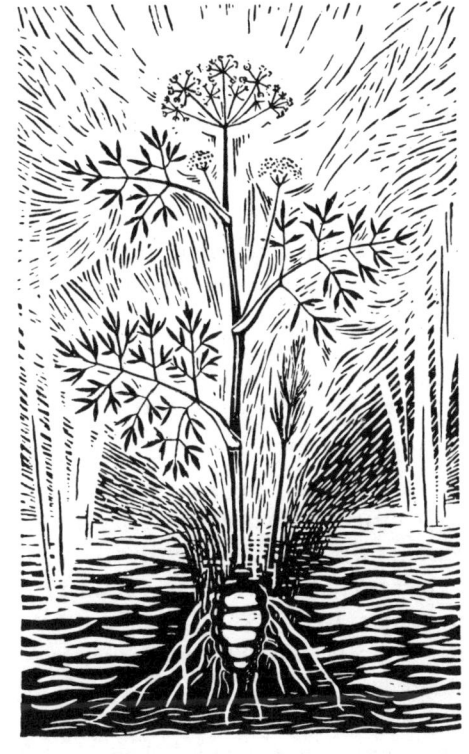 enthält die Grundachse noch ziemlich viel Zucker, phosphorsauren Kalk, ätherisches Öl. Das Kraut ist – gleich der Frucht – aromatisch, riecht nach Sellerie, schmeckt nach Petersilie.

Das durch versehentlichen Genuß der Wurzel bekanntgewordene Vergiftungsbild zeigt, wie die im Sinnes-Nervengebiet tätige astralische Organisation zuerst ergriffen wird: Schwindel, Schläfrigkeit, Berauschung, Pupillenerweiterung treten auf, epileptiforme Krämpfe folgen. Dann aber entzünden sich die Verdauungsorgane, was sich bei unstillbarem Durst durch starkes Brennen ankündigt. Schlingbeschwerden, Zungenlähmung, keuchende Atmung sind die nächsten Symptome, worauf unter Konvulsionen der Tod eintritt. Der Sektionsbefund weist auf Erstickung, Blutüberfüllung von Lunge und Gehirn. Wir sehen: Die astralische Organisation in Kopf- und Brustgebiet wird ergriffen, das Blutorgan verlagert sich in Lunge und Gehirn; die Luftorganisation, das Atmungswesen, wird hinausgedrängt. Das Vergiftungsbild erscheint wie ein Gegenbild zu dem Pflanzenprozeß in Cicuta, bei dem die ungeheure Verlagerung des Luftigen bis ins Wurzelbereich ja das Charakteristische ist.

Aus den oben skizzierten charakteristischen Pflanzenprozessen ergibt sich der Heilbereich dieser Pflanze. Man hat sich der krampflösenden, antiepileptischen Wirkung seit altersher bedient, sie bei Kinnbackenkrämpfen, starrkrampfähnlichen Erscheinungen, vor allem auch bei Angina pectoris, ferner auch bei Keuchhusten verwendet. Auch bei Dysmenorrhoe hat man sie benützt, um einen erschlafften Astralleib anzuregen. Sodann hat man sich der schmerzstillenden Wirkung bedient, Umschläge oder Salben aus Wurzel und Kraut zur Bekämpfung der Schmerzen bei Gicht, Rheuma, selbst Krebs, bereitet; auch Drüsenverhärtungen damit behandelt. Pustulöse Ekzeme sind ebenfalls ein Gebiet ihrer Anwendung. Überhaupt muß eine so stark das Astralisch-Luftartige in den Wurzelbereich und tief in die Wasserregion hineinstoßende Pflanze das Zusammenspiel der astralischen mit den ätherischen Prozessen im mittleren und oberen Menschen (rhythmischen und Sinnes-Nervengebiet) beeinflussen.

Apium graveolens, Sellerie

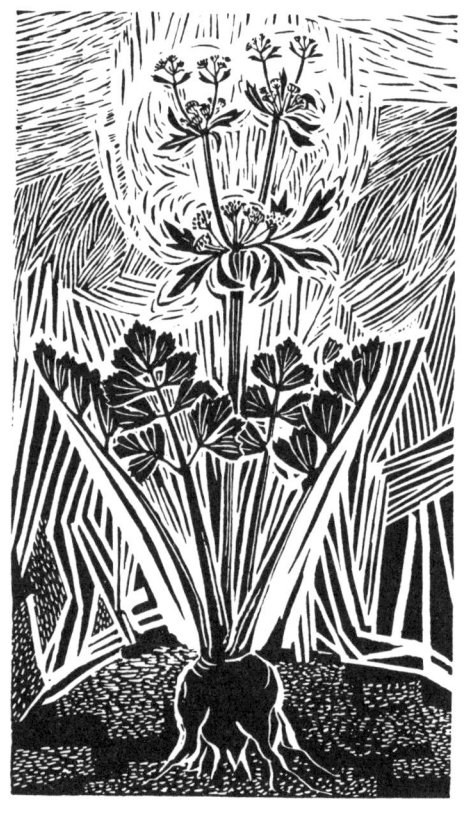

Durch eine Verwandte, den schwimmenden Eppich, ein knotenblättriges, im Wäßrigen kriechendes Gewächs mit verkümmerten Blüten, mit den vorhin betrachteten Pflanzen des Wäßrigen verknüpft, ist die Sellerie in ihrer wilden Urform ein Bewohner salziger Sümpfe und des Meeresstrandes. Zum Wasserelement tritt also das Salzige hinzu, was sich in einem hohen Kochsalzgehalt der Asche (20% Kochsalz), dazu noch Kieselsäure, Eisen, Mangan sowie Spuren von Kupfer und Arsen ausdrückt. Es ist eine zweijährige Pflanze, die ihr Wachstum zuerst in der so leicht fleischig anschwellenden Knolle staut, sie aus Blättern aufbaut, welche in ihrem handförmigen Wuchs zwischen dem geschlossen Gerundeten und dem fiedrig Aufgelockerten breitblättrig das Gleichgewicht halten. Im zweiten Jahr schießt der hohle Stengel auf, entläßt kleine zusammengezogene Dolden. Ein starker, strenger «Salzduft» ist der Pflanze eigen. Sie liebt feuchte, regenreiche Gegenden.

Eine ältere Menschheit, die noch äußere Naturgeschehnisse in inneren Bildern erfassen konnte, empfand das Absteigen des lebendigen Pflanzenprozesses in das Salzig-Feuchte, Dunkle, wie einen Abstieg in eine Unterwelt, und es war die Sellerie den Alten eine Pflanze des Todes, der Gräber und der Trauer. Aber man sah auch die auf die Systole folgende Diastole, den blühenden Aufstieg der Blüte aus dem Salzig-Dunklen, und so wurde der Eppich (Sellerie) auch die Pflanze, aus der man Kränze für die Sieger der nemäischen und der isthmischen Spiele band, eine Pflanze der Heiterkeit. Beides hat sie in ihrem Wesen. – Bei Selinunt stand der Tempel einer chthonischen, unterirdischen Gottheit Apius, der die Sellerie als Kultpflanze geweiht war.

Auch bei der Sellerie sind die Wirkungen auf die astralische Organisation auffällig. Einerseits hat man diese Pflanze bei Brustkrämpfen mit Angstgefühl verwendet, ferner aber überall dort, wo der Astralleib in die Flüssigkeitsorganisation eingreift. Die Milchsekretion wird gemindert, geschwollene Brüste werden verkleinert. Auch hat man den Wurzelsaft gegen chronische Lungenkatarrhe, überhaupt gegen Husten verwendet; sodann bei Harnverhaltung, Blasen- und Nierenleiden aller Art, Stein- und Grießbildung. Auch zur Behandlung der Wassersucht hat man die Pflanze versucht, ferner Gicht und Rheuma damit behandelt. Eine Umbellifere, die zugleich Salzpflanze ist, kann den Organismus zu Entsalzungsprozessen anregen. Von daher kann man die Wirkung auf Salzablagerungen im ganzen Organismus verstehen, die bis ins Hautgebiet geht.

*Oenanthe aquatica**, Wasser-, Roßfenchel

Diese europäische und westasiatische Pflanze wächst in flachen, warmen, schlammigen, luftarmen Gewässern: Teichen, Gräben, sumpfigen Flußniederungen. Sie ist in ihrer Form sehr empfindlich für das Zusammenspiel von Wasser und Luft. Danach wechselt die Blattform und das ganze Aussehen. Unter Wasser wird die Pflanze langlebig, der armdick-werden-könnende, schwammig-hohle, kriechende Stengel kann bis zu 8 m lang werden. Aus den Knoten treiben lange Wurzelfadenbüschel. Die unter das Wasser geratenen Blätter werden ganz in Fäden aufgelöst, wie etwa beim Wasserhahnenfuß. Am Uferrand, in der Luft, ändern sich diese Blätter sogleich, erheben sich fein und luftig zerteilt. Der hohle Stengel steigt schlank auf, trägt die mittelgroßen Dolden. Während die Pflanze unter Wasser viele Jahre lang vegetativ weiterwachsen kann, ist die Landform zwei-, manchmal gar bloß einjährig; wir haben also ein noch sehr plastisches Wesen vor uns, das durch äußere Einflüsse sehr verändert werden kann. – In der Asche findet sich viel Kiesel und Tonerde.

Als Heilmittel wurde die Pflanze bei Erkrankung der Atmungsregion verwendet, bei Erkrankungen, in denen die Stoffwechselregion zu stark mit auflösenden, entzündlichen Prozessen in die Lunge eindringt. So wurde sie bei Lungenkatarrh, anhaltendem Husten, Bronchitis foetida, Bronchiektasie, bei Lungentuberkulose mit Fieber und Nachtschweißen, auch bei Asthma ver-

---

* = Phellandrium aquaticum.

wendet. Sodann noch bei Kopfschmerzen mit Augenentzündung. Das im verwässerten Erdbereich wuchernde, sich durchluftende, hierauf so stark durch die Luftregion veränderte Gewächs vermag in die Pathologie solcher menschlicher Prozesse ordnend einzugreifen.

Oenanthe crocata, giftige Rebendolde

Diese in Südfrankreich, Spanien, Marokko heimische Pflanze liebt auch feuchte Gegenden, die jedoch eine viel trockenere Luft, eine viel stärkere Sonne um sich haben. Die Einflüsse der feuchten Atlantikluft spielen herein. Im ersten Jahr baut sich Oenanthe aus sellerieartigen, dreifach gefiederten goldgrünen Blättern den kurzen, geringelten Wurzelstock auf, und so stark werden die kosmischen Prozesse in die Wurzel eingestülpt, daß nicht der Wurzel*stock* – wie bei den bisher betrachteten Pflanzen – sondern die an ihm hängenden *Wurzeln* zahlreich und über handlang rübenartig anschwellen. Ein milchgelber Saft erfüllt die unterirdischen Organe. Im nächsten Jahr schießt der röhrige Stengel auf, nimmt auf halbem Weg einige Blätter mit und trennt sich dann entschieden in 10 bis 15 Strahlen, welche die kleinen, sich voneinander getrennt haltenden weißen Döldchen tragen. – Viel stärkere Licht- und Wärmeprozesse werden in die Region des Dunkel-Feuchten eingestülpt als bei den bisher betrachteten Arten. Dies drückt sich in der Bildung stark entzündlicher Stoffe aus. Schon die Berührung der frischen Wurzel mit den Händen kann Entzündung und Schwellung zur Folge haben. (In geringerem Grade zeigen dies verschiedene andere Umbelliferen auch, z. B. die Petersilie und die Engelwurz.) Der Genuß der Wurzel bewirkt eine heftigste Entzündung der Verdauungsorgane und von da aus eine tödliche Vergiftung. Auf die Entzündung können stundenlange Krämpfe mit Blutschaum vor dem Mund und Speichelfluß folgen, das Gesicht wird grün. Schließlich stürzen die Vergifteten blitzartig zu Boden, erbrechen, werden bewußtlos.

Entsprechend dem mächtigen Wurzelorgan geht die Wirkung der Oenanthe auf das Sinnes-Nervensystem. So hat man die Pflanze zur Behandlung verschiedener Hautkrankheiten, Ichthyosis, Lepra, überhaupt bei hartnäckigen Hautleiden, ferner bei Meningitis serosa verwendet; sodann bei Anfangsepilepsien, aber auch bei Apoplexie und den sich daraus ergebenden Lähmungszuständen. Hierzu kommen die uns bereits bei den vorigen Pflanzen bekannten entkrampfenden Wirkungen auf den Astralleib, woraus sich die Anwendung bei Asthma, Keuchhusten, Bronchialkatarrh versteht.

2. Umbelliferen des Waldes

Sanicula europaea, der Wald- oder Heilsanikel,

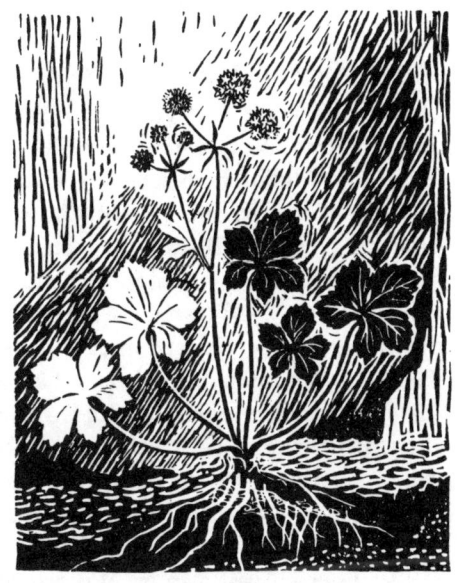

gedeiht im beschatteten Humusboden von Laub- oder Mischwäldern Europas, des angrenzenden Asien und Nordafrikas. Die ausdauernde Pflanze baut sich einen fast waagrechten, im Alter durch Verzweigung mehrköpfigen Wurzelstock mit dicklichen Wurzelfasern auf. Aus ihm entsprießen die langgestielten, goldgrünen, handförmig zerteilten Grundblätter, aus ihm steigt jedes Jahr ein Blütenstiel auf, nimmt einige rasch kleiner werdende, sitzende Blätter mit, strahlt in langen Doldenstielen auseinander. Diese tragen die zu Köpfchen zusammengezogenen Döldchen mit den weißen oder rötlichen Blüten. Selbst die Frucht zeigt noch das Ausstrahlende in umgebogenen weichen Stacheln: «Waldklette». Der Geschmack ist scharf und aromatisch.

Sanikel ist stark kalk- und kieselhaltig, führt außerdem Saponine, ätherische Öle, Harze und Gerbstoffe in allen Teilen. Die Pflanze ist ein altbewährtes Heilkraut, wie man es der Redensart entnehmen kann: Sie lasse sogar die Fleischstücke im Kochtopf wieder zusammenwachsen. Man verwendete sie bei Quetschungen, Verstauchungen, äußeren Verletzungen, da sie die Wundheilung anregt, eitrige Wunden säubert und das Blut stillt. Eine gewisse Ähnlichkeit mit der Arnikawirkung tritt da auf, um so mehr als sie auch bei inneren Blutungen aus Lunge, Magen und Darm sowie bei Blutharnen heilend ist. Auch werden Entzündungen im Verdauungstrakt (Rachen, Magen, Darm) mit Erfolg behandelt.

In intensivem, dynamischem Einatmen werden im Gestaltungsprozeß dieser Pflanze gemildertes Waldlicht, heilsame Waldluft in den dunklen Humusbereich getragen, in Kieselprozesse eingebettet und in dem vitalen Wurzelorgan festgehalten. Gerbstoffe reichern sich an, die immer dort zu finden sind, wo Astralisches sich zusammenzieht, um in Ätherisches einzugreifen. Der gemäßigte, sich im Ausstrahlen etwas zusammenziehende Ausatmungsprozeß, der auf einen solchen Einatmungsprozeß folgt, spricht ein zurückgehaltenes Ausstrahlen aus. Das Wurzelhafte dieser Heilpflanze vermag daher die formenden Kräfte des Sinnes-Nervensystems gegenüber dem Blut- und Stoffwechselsystem anzuregen und von daher die Tätigkeit des Ätherleibes bei Verletzung des physischen Leibes, bei Entzündung und Formloswerden des Blutprozesses zu fördern. Die krampfstillenden sowie die Drüsenausscheidung erregenden Wirkungen, die wir bei den bisherigen Umbelliferen kennengelernt haben, treten dagegen zurück.

Aegopodium Podagraria, der Geißfuß oder Giersch,

ist eine Pflanze des Feucht-Schattigen und der lockeren Böden von Laub- und Auenwäldern. Von dort dringt sie in die Waldschläge, an die Waldränder, an Bach- und Flußufer, in schattige Hecken, an Zäune, unter die Obstbaumtraufen und schließlich in die Gärten. Zu solcher Umgebung passen die breiten, bis dreifach zerteilten Blätter; sie sehen denen der Engelwurz ähnlich, daher der französische Name «petite Angelique». Der Geißfuß enthält sehr viel – nämlich gegen 90% – Wasser, ist aber trotzdem aromatisch. Auch bei dieser Waldpflanze behält der Wurzelstock viel Vitalität für sich zurück, atmet sich nicht restlos in den Blütenprozeß aus. Ist der Blütenstiel aufgestiegen, hat er sich in schönen, großen, weißen Dolden entfaltet, hierauf die trockenen, kümmelähnlichen Samen hervorgebracht, und ist er zuletzt abgestorben, so beginnt unterirdisch starkes, wucherndes, sich zerteilendes Wachstum. Der Wurzelstock treibt ein Heer von Ausläufern, aus deren Endknospen nächstes Jahr die Blütentriebe wieder aufsteigen werden.

Der Giersch hält also im Wurzelgebiet Tätigkeiten zurück, die er nicht dem Blütenprozeß übergibt. Er durchdringt mit starker Vitalität das Mineralisch-Irdische, formt das Wäßrige, durcharomatisiert es mit Luft- und Wärmeprozessen. Auch diese Umbellifere bringt in erster Linie solche starken Wurzelprozesse als Heilmittel zur Geltung; sie ist Jahrhunderte hindurch ein Heilmittel gegen Gicht gewesen. Bei dieser fällt der physische Leib aus der Ich-Form, der Astralleib gewinnt gegenüber dem Ich das Übergewicht. Ein vom Ich unbeherrschter Abbau läuft in sich ablagernde Salzprozesse aus. Diesem wirkt der Giersch entgegen, der ein ganz bestimmtes Gleichgewicht von Luft- und Wärmeprozessen (erstere sind dem Astralleib, letztere dem Ich zugeordnet) in das Feste und Flüssige hineinträgt, welch letztere Elemente im Menschen vom physischen und vom Ätherleib beherrscht werden. Der Giersch erhält sich trotz des starken Verbundenseins mit mineralischen Erdenprozessen in sich plastisch und flüssig. – Die sonstigen krampflösenden, schmerzstillenden, die Drüsentätigkeiten anregenden Wirkungen der Umbelliferen treten auch hier zurück.

3. Umbelliferen der Wiesen

Heracleum Sphondylium, der Bärenklau

Dieser Doldenblütler sucht schattig-feuchte, saure Wiesen, feuchte Waldlichtungen. In ihm hat der Typus eine Vergröberung erfahren. Das Luftige, das aromatisierende Prinzip findet am Schattig-Feucht-Sauren starken Widerstand. Beide Prinzipien liegen miteinander im Kampf. Die außerordentliche Variabilität der Blattform ist dafür Ausdruck. Sie ist bald einfach und ganzrandig, bald gelappt, schwach oder grob gefiedert, je nach Höhenlage, Licht, Schatten, Feuchtigkeit; dabei nicht flach ausgebreitet, sondern wellig auf und ab gebogen. Dies rührt davon her, daß das Wachstum im Blattrand erstarrt, im Inneren aber nicht mit zur Ruhe kommt, sondern weiter wuchert, so daß das ganze Gebilde etwas außer Rand und Band gerät. Aus dem Blattwerk speist sich der ausdauernde, vielköpfige Wurzelstock, der eine enorme Wachstumsenergie besitzt, immer wieder ausschlägt. Er strotzt von einem scharfen, gelben Saft und enthält weiterhin Glutamin, Arginin als Eiweißabbaustoffe, sodann Galaktan, Araban (gummiartige Stoffe, zwischen Zucker und Zellulose stehend). Aus diesem Wurzelstock treibt dann im Frühjahr der hohle Blütensproß mit den großen, reichblütigen Dolden. Diese duften etwas betäubend, scharf süßlich – wie ein vergröberter Anisduft – und riechen etwas nach Trimethylamin. Die ganze Pflanze hat im Frühling einen scharfen, schwach möhrenartig riechenden Saft, die Blätter schmecken schwach aromatisch, süß, schleimig, dann scharf und bitter.

Die Wurzel galt der mittelalterlichen Heilkunde als antiepileptisch wirksam. Auch sollte sie hilfreich bei Erkältungsentzündungen von Magen und Darm sein, verdauungsfördernd wirken. Der Frucht wurden krampflösende Eigenschaften zugeschrieben. Man sieht: Gegenüber den Waldumbelliferen sind gemäß der stärkeren Verbindung dieser Wiesenpflanzen mit Licht und kosmischer Wärme die Wirkungen auf die astralische Organisation wieder ausgesprochener.

Daucus Carota, Möhre

Die Urheimat dieser ungemein vielgestaltigen Gattung, deren große Plastizität den systematischen Botanikern viele Schwierigkeiten gemacht hat, ist das Mittelmeergebiet. Trockene oder magere, etwas feuchte Wiesen, besonders mit sandig-moorigen Böden, bevorzugen sie. Licht, Kieselsäure, Wasser, Humus, Wärme: Die harmonische Mischung dieser Elemente gibt der Pflanzengattung die ideale Möglichkeit sich auszuleben. Daucus carota stellt den Umbelliferentypus in besonders harmonischer Weise dar. Sie ist auch die vollkommenste Nährpflanze, die diese Familie dem Menschen schenkte. Unter den Doldenblütlern stellt sie als harmonische Mitte ungefähr das dar, was die Rose unter den Rosengewächsen ist.

Die in ihrer Zerteilung der durchlichteten Luft angepaßten, zwei- bis vierfach gefiederten Blätter bewirken im ersten Jahr die Bildung der fleischigen, gelb-rötlichen Wurzel, die in sich 6 bis 12% Zucker hat (nie Stärke; dieser verfestigte Stoff fehlt bei den Umbelliferen, sie bleiben beim löslichen Zucker, allenfalls bei den halbverfestigten Gummi- und Schleimstoffen). Ferner finden sich Pektin, Inosit, sodann Lecithin, Glutamin, Phosphatide. Außerdem aber hat diese Wurzel einem gelben Farbstoff den Namen gegeben, dem Carotin. Dieses findet sich in der Pflanzenwelt sonst in den meisten Blättern, und zwar in unmittelbarer Nachbarschaft mit dem Licht- und Atemfarbstoff Chlorophyll. Carotin tritt auch in Blüten- und Fruchtfarben auf. Bei der Karotte ist dieser Lichtstoff – so darf er genannt werden, denn die neuesten Forschungen weisen immer deutlicher auf seine Rolle bei der Aufnahme der Lichtenergien durch die Pflanze hin – bis in die Wurzel hinuntergezogen. Lichtaktivität durchkraftet diese Wurzel. Im menschlichen Organismus wird aus dem Carotin *Vitamin A*, das mit den Belebungsprozessen der Sinnessphäre, des äußeren Keimblattes, zusammenhängt und sich in stärkster Konzentration im Sehpurpur findet. – Auch die Asche spricht von den Lichtbeziehungen der Karotte, sie enthält wesentliche Mengen Kieselsäure und Eisen (1 bis 5% des ersteren, 1 bis 2% des letzteren); ferner Spuren von Kupfer, Kobalt, Nickel, Arsen. – Das zweite Lebensjahr der Pflanze gehört dem Blütensproß, der mit noch schmäleren, schlankeren Blättern aufstrebt

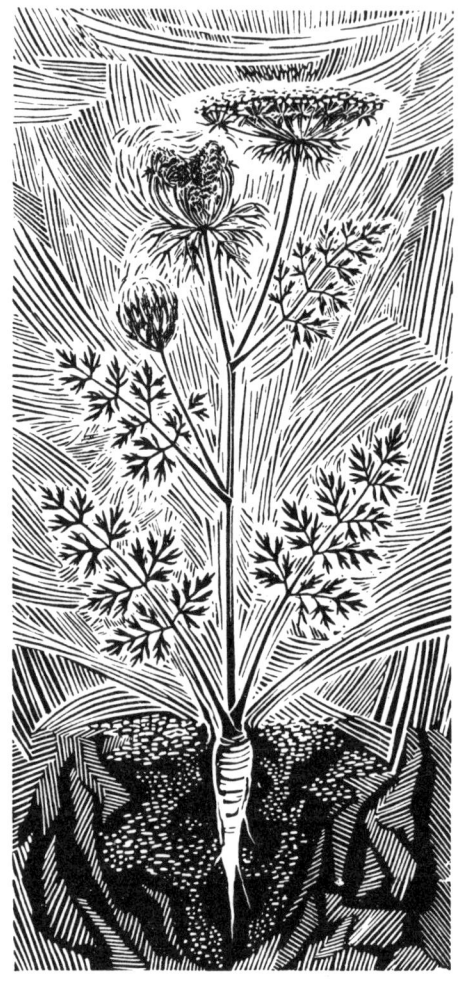

und dann in der ansehnlichen, halbkugeligen Blütendolde auseinandergeht, die vielen Döldchen in sich zusammenfaßt, das Blattartige als Hülle und Hüllchen mit hinaufnimmt. Das Mitteldöldchen ist oft eine einzige größere, purpurne Blüte. Um sie schließt sich der Blütenschirm nach dem Abblühen nestartig zusammen. Das Strahlige setzt sich bis in die Frucht mit ihren weichen Stacheln fort.

Die Karottenwurzel mit ihren Licht- und Kieselprozessen regt das Haupt, insbesondere des Kindes an, sich durch die Sinnessphäre aus den kosmischen Umkreiskräften aufzubauen. Ferner können Ich und Astralleib sich der gestaltenden, geformten Licht- und Wärmeprozesse dieser Pflanze bedienen, um kräftig in die aufbauenden, ätherischen Prozesse der Stoffwechselregion einzugreifen und bis in die Knochenbildung ein geformtes Wachstum zu entfalten. In einer so durchlichteten Stoffwechselsphäre ist für Parasiten der Verdauungsorgane kein Platz*. – Auch für die Jungtieraufzucht ist aus gleichen Gründen die Karotte eine wichtige, von Rudolf Steiner besonders empfohlene Nährpflanze. – Die Wurzel der Wildform soll harntreibend und als Aphrodisiakum wirken, die Früchte menstruations- und konzeptionsfördernd sowie harntreibend und entwässernd sein, wobei der Flüssigkeitsorganismus wieder unter die Herrschaft des Astralleibes gebracht wird. Hiermit klingt das von den bisher betrachteten Umbelliferen bekannte Motiv der Tonisierung des Astralleibes wieder auf.

Petroselinum hortense, die Petersilie,

als Wildpflanze wahrscheinlich dem südöstlichen Mittelmeer und dem bergigen Nordwestafrika entstammend, liebt steinige, lichte Orte, woher der Name (Felsen-Eppich) stammen mag. Sie gilt als manganreiche Pflanze, die Samenasche enthält 0,5 % Eisenoxyd. – Die Blätter sind dichter, zusammengezogener, glänzender als die der Karotte, aber ebenfalls reich gegliedert. Auch diese Pflanze ist zweijährig, jedoch stärker vom Luft- und Wärmehaften durchdrungen und durchwürzt, «astralisierter» als die Karotte. Ein entzündliches Prinzip durchdringt sie; die Berührung der Wurzel kann Armschwellungen und Hautentzündungen hervorrufen, Kraut und Früchte sollen Vögeln tödlich sein. Das in der ganzen Pflanze, besonders aber in den Früchten enthaltene ätherische Öl enthält Apiol. Dieses soll das häufigst gebrauchte Abortivum darstellen, außerdem als Aphrodisiakum wirksam sein. Vor allem ist es aber ein kräftiges Diuretikum, bei Harnverhaltung wirksam, das man auch bei Blasen- und Nierensteinen und bei den Harnbeschwerden bei Prostatitis und Gonorrhoe verwendet hat. Die Wurzel wird ob der verdauungsanregenden Wirkungen bei Magenschwäche, Gastritis verwendet, aus dem gleichen Grunde ist sie aber auch ein allseitig verwendetes Gewürz. Als Heilmittel soll sie Schilddrüsenübertätigkeit dämpfen. Die schmerzlindernde Wirkung bei Ohren- und Zahnschmerzen liegt in der Richtung der auch sonst von Umbelliferen bekannten Wirkungen; der Nerv wird von zu starker Astraltätigkeit entlastet. Auch bei Rheuma hat man die Pflanze verwendet. Einreibungen sollen bei Hautreizungen durch Insektenstiche und Sommersprossen wirksam sein.

Carum Carvi, der Kümmel,

– und die auf ihn folgenden, hier behandelten Pflanzen, Anis und Fenchel, gehören zu den Doldenblütlern, deren *Früchte* vor allem als Würz- und Heildrogen verwendet werden.

Zur Gattung Carum gehören 22 Arten, welche die nördlich gemäßigte Zone der alten Welt, sodann Kalifornien und Chile bewohnen. Die ameri-

---

* Karottendiät ist ein gutes Hilfsmittel beim Wurmbefall. Siehe auch Beta vulgaris.

kanischen Arten haben büschelige, zu länglichen Knollen verdickte Wurzeln.

Carum Carvi, unser Kümmel, findet sich in ganz Europa nördlich der Alpen, bis ins nördliche Norwegen. Weiterhin in Nord- und dem mittleren Asien. Er ist eine Pflanze der Wiesen, Ackerraine, wächst in der Ebene, auch noch auf Schwemmland, feuchten See- und Flußtalwiesen, bis zu den Marschen Norddeutschlands. Er steigt die Alpentäler hinauf, wo er auf Viehwegen um Almhütten, auf Flußgeröll erscheint. In der Höhe verzwergt er. Alles in allem: Einem feuchten Boden soll viel Licht und Sommerwärme zugute kommen, um dem Kümmel zu vollem Gedeihen zu verhelfen. Dies sprechen auch durch ihre Formung die aus fleischig-scheidigen Blattbasen sich reich verteilenden, nach oben zu rasch fadenfein werdenden Blätter aus. Diese bauen in der «Einatmungsphase» der zweijährigen Pflanze die fleischige, möhrenartige Wurzel auf, um im zweiten Jahr in rascher, «hitziger» Ausatmung zu Sommeranfang die schönen, flachen, weißen Blütenschirme emporzutreiben, die 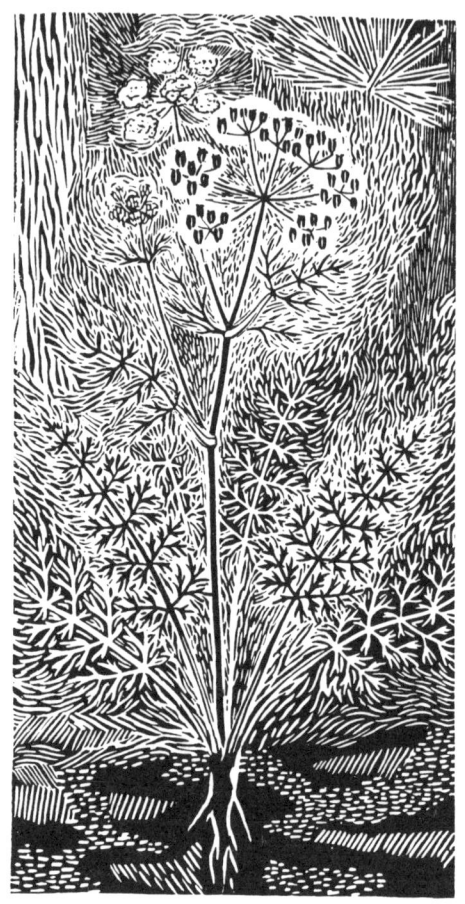 sich von allem Blatthaften, Hüllen und Hüllchen, befreit haben und die Sommerhitze so stark in sich tätig werden lassen, daß bereits Ende Juli die feurig brennenden Früchte gezeitigt sind. Aus der reichlichen Feuchte sprießen die Blätter als gutes Futterkraut, entquillt den Blüten reichlich Nektar; aber in der Region des Sommerfeuers vollendet sich die Pflanze.

Die Aschenanalyse der Früchte ergibt einen ziemlich hohen Gehalt von Kieselsäure und Eisenoxyd (3,5 % der ersteren, 3,6 % des letzteren), außerdem noch etwa 8 % Magnesiumoxyd. Dies spricht von starken Lichtbeziehungen* der Pflanze.

Aus dem skizzierten Pflanzenbild und den vorhergehenden Betrachtungen ist die erwärmende, Magen und Darm kräftigende, die Verdauungsdrüsen anregende Wirkung wohl begreiflich, ebenfalls die milchtreibende. Aus dem

---

* Eisen und Magnesium sind ja zur Ausbildung des lichtverarbeitenden grünen Blattfarbstoffs nötig.

starken Licht- und Wärmeleben im Blüten- und Fruchtprozeß der Pflanze ergibt sich die kräftige Anregung der Stoffwechselregion des Menschen, die eine erschlaffte Astralorganisation, einen atonischen Ätherleib energisieren kann. Man versteht daraus die krampfstillende, Blähungen vertreibende, die emmenagoge Wirkung sowie die gegen Magen- und Uteruskrämpfe, gegen Hypochondrie und Hysterie. Interessant ist auch, daß Kümmelabsud bei «Luftschlukken» helfen soll. – Es werden eben alle Prozesse der Astralleib-tragenden Luftorganisation besser beherrscht. Aus der Bewußtsein-kräftigenden, atavistisch-traumhafte Bewußtseinszustände und deren Bilder vertreibenden Wirkung versteht man den früheren Gebrauch gegen «Zauberei und Hexen». Ein alter Spruch geht: «Wer Kümmel ißt, bekommt keinen Schlaganfall.»

Im zweiten Medizinerkurs führte Rudolf Steiner über den Kümmel etwa folgendes aus: Es kann notwendig werden, therapeutisch auf die Kopforganisation zu wirken, von dieser hängt als deren polarische Gegenseite die gröbere Verdauung ab, die Ursache so vieler schwerer Krankheiten. Auf diese gröbere Verdauung wirken *Samen* direkt; sie bringen aber Reaktionen im Kopf hervor, wenn man z. B. eine starke Samenauskochung des Kümmels verwendet. In dieser finden sich *ätherische Öle*, die im Wesentlichen auf das *Ich* wirken. Die Wachse und Harze des Kümmels entfalten eine sehr starke Wirkung auf die *physische* Organisation. Dann befindet sich in dieser Auskochung Schleimzucker, der ebenfalls stärkend auf die Ich-Tätigkeit wirkt. Von all diesen Substanzen geht eine Wirkung auf die Sinnesnerventätigkeit aus, die in den Verdauungsorganen verborgen liegt. Für diese Nervensinnestätigkeit bewirkt eine solche Auskochung etwas, was man nennen könnte eine unterbewußte Metamorphose unserer äußeren sinnlichen Wahrnehmung. Wir werden im Verdauen zur Wahrnehmung angeregt. Die lethargische Gewebeflüssigkeit wird dadurch in Bewegung gebracht. – Bei Magenkrämpfen, Blähungen und dergleichen nimmt der Mensch innerlich sehr stark seinen Organismus wahr. Anstelle dieser krankhaften Wahrnehmung tritt bei Verwendung einer Kümmelabkochung durch die Anregung der Sinnesnerventätigkeit in den Verdauungsorganen eine metamorphosierte äußere Wahrnehmung. Die innere Wahrnehmung wird dadurch abgelähmt und Gesundung eingeleitet.

Eine weitere Wirkung der Kümmelsamen-Abkochung ist eine Förderung der Milchabsonderung bei der Frau. Diese ist die Reaktion auf die in die Gewebeflüssigkeit eindringende sinnesartige Wirkung dieser Abkochung. Jede äußere Wahrnehmung ruft Reflexe hervor, unbewußte, abwehrende Gegenprozesse. In jedem Sinnesorgan ist ein Zusammenwirken von Aktion und Reaktion. Die normale Milchabsonderung der Frau ist auch eine solche Reaktion auf die sinnesartige Einwirkung des Kindes. Ist dieser Sinnesprozeß zu schwach, so wird er durch die Kümmelsamen-Abkochung verstärkt. «In der Auskochung des Kümmelsamens ist Harz, ist Wachs, also etwas, was durch seine Konsistenz besonders stark physische Wirkungen hervorruft. Dadurch wird dieses Harz, wird dieses Wachs außerordentlich ähnlich dem, nur verdichtet nach innen, was auf mich von außen auf die Sinne eben Eindruck macht. Und weiterhin ist in diesen Samen darinnen ätherisches Öl und Schleimzucker. Das ist etwas, was die Reaktivität des Ichs anregt. Sie haben da alles beisammen: Im Sinnesprozeß die Wirkung von außen; die Reaktion bis in das Ich von innen. Nun metamorphosieren Sie diesen Sinnesprozeß dadurch, daß Sie eben nicht eine sinnliche Wahrnehmung machen, sondern daß Sie diese Wechselwirkung ins Innere, in das Kräftesystem der Gewebeflüssigkeit verlegen. Dann haben Sie dasjenige, was innen einen inneren Sinnesprozeß hervorruft. Denn ein solcher ist der Milchabsonderungsprozeß.» (Aus Rudolf Steiner, «Geisteswissenschaftliche Gesichtspunkte zur Therapie».)

Pimpinella Anisum, der Anis

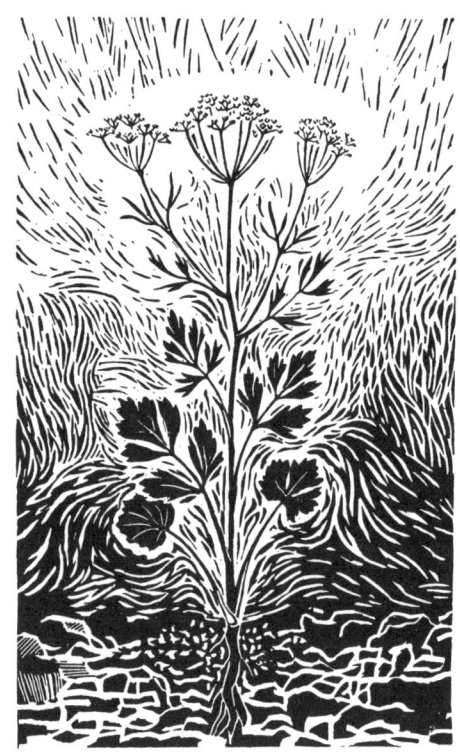

Diese uralte Kulturpflanze des Mittelmeeres variiert das Grundmotiv der Umbelliferen derart, daß der systolische Prozeß energisch, wenn auch intensiv erfolgt, aber gleich darauf, noch im selben Jahr, der diastolische Auseinanderstrahlungsimpuls der Blüten- und Fruchtbildung sich durchsetzt. Aus dem keimenden Samen entfalten sich rundliche, schwach gezähnte, langgestielte Bodenblätter, die Wurzel geht spindelförmig nach unten; es scheint sich zunächst die an den Boden gefesselte Rosettenpflanze des ersten Jahres zu bilden, wie das bei den Umbelliferen üblich ist. Rasch wird das Jahr trockener, zunehmend wirken Luft, Licht, Wärme – und nicht umsonst! Ein süßlich mildes Aroma bildet sich aus, nimmt unter der Wirkung dieser Elemente zu, und schon hebt sich der Stengel, nimmt die Blätter mit sich, sie zunächst ähnlich dem Blatt unserer kleinen Brennessel gestaltend. Dann wird das nächste Blatt petersilienähnlich, aber nur gleichsam einen Augenblick. Das folgende ist schon tief eingeschnitten, in schmale Zipfel gefiedert und nochmals gefiedert, und schon geht breit sich verzweigend der Blütenstand in Dolden und Döldchen auseinander, die keine Hülle, kein Hüllchen dulden. Eine lockere, weiße, luftige Wolke von Blüten offenbart, wo der Schwerpunkt dieser Pflanze liegt. Nun muß anhaltende Trokkenheit herrschen, jeder Regen wäre dem weiteren Gedeihen feindlich; Spanien und Rußland mit ihren regenlosen langen Sommern sind darum die bevorzugten Anbauländer für Anis. Nun hat die Sommerhitze das meiste zu sagen, sie drückt ihre Kräfte in die gelbgrauen Früchte mit dem bekannten süßlichen, wäßrigfeurigen Geschmack ein. In den Öldrüsen dieser Früchte findet sich ein schweres, leicht erstarrendes ätherisches Öl.

Die Heilwirkung des Anis zeigt ebenfalls die den Umbelliferen eigenen, nun schon oftmals angeführten Bilder. Man findet die krampflösende, blähungtreibende Wirkung, die nur beim Anis besonders stark ausgesprochen ist, sogar eine leicht narkotische Note hat. Auch der hustenlindernde, schleimlösende, sogar Asthmazustände erleichternde, schmerzstillende Effekt ist gegenüber den sonstigen Umbelliferen verstärkt. Besonders ausgesprochen ist auch die die Drüsentätigkeit anregende, Magen- und Darmaffektionen lindernde, auch die Milchsekretion steigernde, ferner die Menstruation fördernde Eigenschaft. Anisöl ist Parasiten und niederen Tieren feindlich. Anissamen als Gewürz macht Brot und Gebäck leichter verdaulich; Eiweiß und Fettiges zu würzen fehlt ihm aber die feurige Kraft, die dem Kümmel eigen ist. Dem Schmecken nach schreibt man ihm ein *wäßriges* Feuer zu. Anis hilft, den Flüssigkeitsorganismus in mannigfaltiger Art zu durchluften, durchzuastralisieren. – Eine antiepileptische Wirkung ist auch dem Anis von altersher beigelegt; man meinte, daß nicht von der fallenden Sucht berührt werde, wer Anis in der Hand halte.

Rudolf Steiner wies insbesondere auf den feineren Eisenprozeß hin, der die Pflanze durchziehe, und zwar nicht nur in der Blattregion (wie dies bei der Brennessel so intensiv geschieht), sondern bis in die Fruchtregion hinauf. Im Brennesselblatt ist das Eisen im Gleichgewicht zwischen ein- und ausstrahlenden Prozessen. In dem zersprühenden Anisblüten- und -Fruchtstand zeigt sich das Eisen ganz in ausstrahlende Prozesse aufgegangen. In diesem Ausstrahlen ist beim Anis auch noch ein feiner Kieselprozeß wirksam. (Auf Eisen und Kieselsäure wird man auch bei Fenchel und Kümmel gewiesen, doch sind diese beiden Prozesse in den genannten zwei Pflanzen viel stärker stofflich anwesend; beim Anis sind sie aber mehr dynamisch tätig. Die absonderungsfördernde, schweißtreibende, die Milchbildung anregende Eigenschaft hängt mit diesem Eisengehalt zusammen. Es wird, was sich sonst durch das Eisen im Blute abspielt, hinausgenommen und für eine Weile in die Provinz unterhalb des Blutes gedrängt). – Was bereits bei Betrachtung des Kümmels über die Wirkung von Samenabkochungen ausgeführt wurde, ist sinngemäß auch beim Anis zu beachten.

Foeniculum vulgare, der Fenchel

In dieser schon den Ägyptern und Griechen bekannten, bis China verwendeten alten Gemüse-, Gewürz- und Heilpflanze des Mittelmeeres ist der Umbelliferentypus zum besonderen Offenbarer des Luftigen geworden. Ein

Fenchelfeld ist der luftigste Eindruck, den man sich denken kann. Die Blätter sind wahrlich Organe «an der Luft für die Luft» gebildet, wenn man den bekannten Goethe'schen Ausspruch so metamorphosieren kann; sie sehen wie Straußenfedern aus. Dementsprechend ist die ganze Pflanze durcharomatisiert. Duft und Geschmack sind mild, flüchtig, würzig-süßlich, viel feiner und vollkommener als bei anderen Umbelliferen, ein Gipfel dessen, was der Familie in dieser Hinsicht möglich ist. Nur der Anis übertrifft ihn.

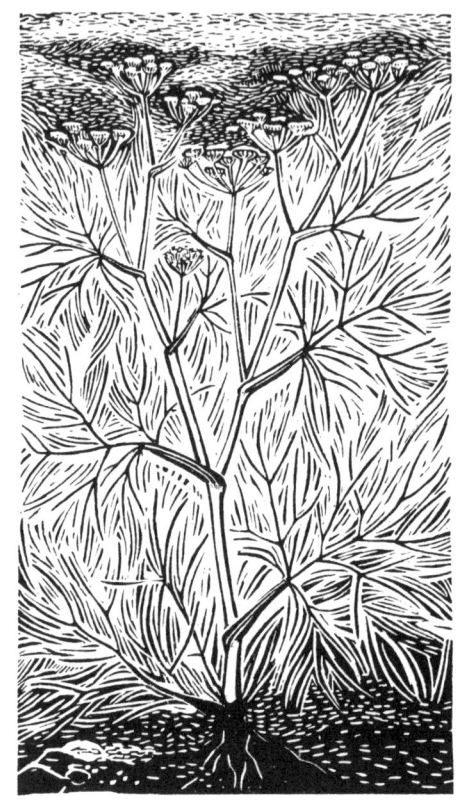

Freilich geht diese Pflanze auch nicht so rasch und endgültig in den Blütenstand auf wie der Anis. Sie gibt im ersten Jahr der einatmenden Wurzel ihr Recht, verharrt mit den Blättern am Grunde; doch sind diese schon von unten an aufgefiedert bis zum feinsten Fadenwerk. Die breiten, aufgeblasenen Blattscheiden stauen sich leicht, können sich zwiebelartig verdicken, wobei sie das bekannte würzige Finocchiogemüse bilden. Das Goldgrün der Blattfarbe ist ein weiterer Ausdruck der intensiven Lichtkräfte, die dieses Blattwerk mit seinem luftigen Wesen durchdrungen haben. Im nächsten Jahr steigt in energischester Ausatmung die Pflanze in den Blütenstand mannshoch empor und strahlt kraftvoll in Dolden und Döldchen auseinander, keine Hülle, kein Hüllchen duldend. Die großen Dolden leuchten in hellem Gelb und sprechen dadurch von einer großen Lichtbeziehung, da ja die meisten Umbelliferen nur unscheinbar, grünlich-weiß blühen. Aber nicht so restlos wie Anis gibt diese Pflanze sich im Blühen aus, die Wurzel behält etwas für sich zurück, kann mehrjährig werden. – Die Früchte sind groß, ihr Geschmack erwärmend und würzig, aber doch etwas fader, «wilder» und roher als die Anisfrüchte. Die Samenasche enthält etwa 3% Kieselsäure und 2% Eisenoxyd.

Als Heilpflanze hat der Fenchel viel Ähnlichkeit mit Kümmel und Anis, besonders mit letzterem; nur ist er, entsprechend seinem viel langsamer fortschreitendem Blühen und Fruchten, «phlegmatischer» (er blüht erst Juli-August und fruchtet Ende Oktober).

Die anregende Wirkung auf die Verdauungs- und Milchdrüsen ist zuerst zu nennen, die krampflösende, blähungtreibende, schmerzstillende (bei Unterleibsschmerzen) sodann. Die stuhlfördernde und die diuretische Wirkung sind weiter aufzuzählen. Einem atonischen Astralleib wird die Herrschaft über einen trägen Flüssigkeitsorganismus wiedergegeben. Der Fenchel durchwärmt den ganzen Verdauungstrakt. – Als ein weiteres Gebiet heilender Wirkung ist das Atmungssystem zu nennen, die Wirkung auf die Luftorganisation; Schmerzlinderung und Schleimlösung bei hartnäckigen Bronchitiden sind altbekannt (Fenchelhonig), ferner Linderung bei Verkrampfungen in den Atmungsorganen.

Durchaus dem Fenchel eigen ist aber eine ausgesprochene Wirkung auf die Sinnessphäre, man hat ihn bei Sehschwäche und Augenentzündungen immer wieder verwendet. Dies hängt mit seinem Kieselsäuregehalt zusammen.

Conium maculatum, der Gift-Schierling

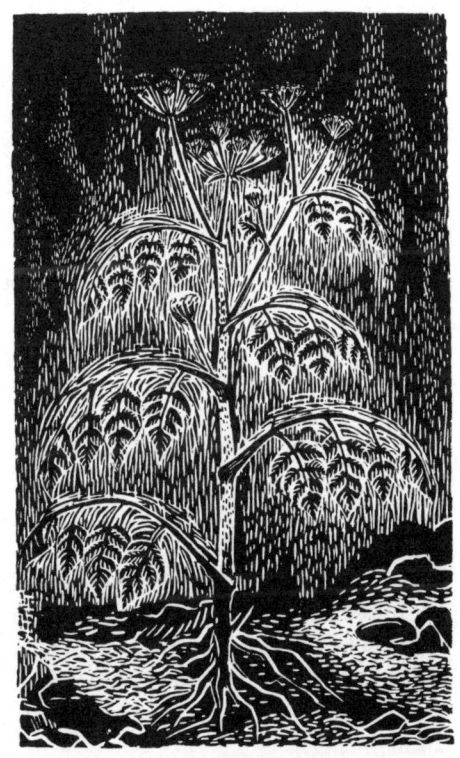

Bei dieser Umbellifere ist das im «Durchlufteten» wirksame astralische Prinzip gegenüber den das Flüssige gestaltenden ätherischen Bildekräften so stark geworden, daß es dieses Ätherische nicht nur anregt, sondern überwältigt und mit gewissen Prozessen unmittelbar ins Physische einbricht. Dies macht die Pflanze zur Giftpflanze. Der Typus verlangt aber geradezu das Auftreten einer solchen Variante. Sie liegt als Möglichkeit im Bauplan der Umbelliferen.

Das erste Wachstumsjahr baut auch bei dieser Pflanze aus dem sich am Boden haltenden Büschel grundständiger Blätter zuerst die weißliche, spindelförmige, milchsafthaltige Wurzel auf, in der sich die Wirksamkeit des ganzen Umkreises sammelt. Im nächsten Jahr schießt blau bereift der hohle Stengel bis zu 2 m in die Höhe, wirbelt die purpurne Farbzone, die viele Umbelliferen (überhaupt viele Pflanzen) an den dem Boden entsteigenden Blattstielen und Stengeln zeigen, mit empor, so daß sie zu lauter Flecken zerreißt und den ganzen Stengel bis oben rotbraun gefleckt erscheinen läßt. Ebenso wird die Kraft der Blattbildung mit emporgenommen, die kerbelähnlichen Blätter zu drei-, vierfacher Fiederung aufgegliedert. An den Rändern und Spitzen gewahrt man einen entvitalisierten weißen Rand. Das ganze Blattwerk macht einen schlaffen, weichlichen Eindruck, was daher kommt, daß an heißen Tagen schnell Welkung eintritt, weil dieses Blattwerk das Bodenwasser zu schnell in die Luft verdunstet, das Flüssige in die Luftregion aufgehen läßt und nicht genügend Wasser vom Grund nachsteigt. Für das Auge des Betrachters nimmt die Luft diese Pflanzengestalt nicht so wohlgefällig auf wie den Dill oder Fenchel. Für das Riechorgan erweist sich der Schierling weit über seine räumliche Gestalt hinausreichend, eine dumpfe, unangenehm nach Mäuseharn, animalisch riechende Dunstwolke bildet etwas wie eine giftige Luftgestalt um ihn herum. Der Geschmack der Blätter ist bitter und scharf. Mittelgroße Dolden mit etwas für sich gehaltenen Döldchen und nach abwärts umgeschlagenen Hüll- und Hüllchenblättern enden in den weißen, schwach süßlich duftenden Blüten.

Der Mäusegeruch rührt von dem in der Wurzel zu 0,05%, im Stengel zu 0,06%, in den Blättern zu 0,2%, in der Blüte zu 0,24%, den grünen Früchten aber zu 0,9% enthaltenen Alkaloid Coniin und seinen Verwandten her. Dieses Alkaloid wird seltsamerweise leicht flüchtig, wie es sonst nur ätherische Öle tun. Die Alkaloide stellen ja sonst, durch Verbindung ihrer alkalischen Natur mit Pflanzensäuren, Salze dar; Salze, die sich als aus der lebendigen Eiweißsphäre herausfallende Stofflichkeiten erweisen. Das Schierling-Alkaloid aber drängt ins Luftbereich hinaus. Aus den angegebenen Analysenzahlen sieht man außerdem, wie der ganze Alkaloidbildungsprozeß sich mit der ausstrahlenden, ausatmenden Blüten-Frucht-Dynamik der Pflanze zentrifugal steigert. Das Coniin ist Alpha-Propyl-Piperidin, seine Formel:

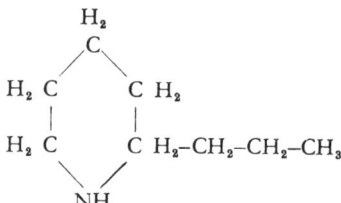

Der Schierling wächst in Europa, Westasien und Nordafrika auf Ödland, in Hecken, an Zäunen, auf Äckern, Kirchhöfen, wüsten Plätzen – ähnlich wie das Bilsenkraut; gerne auch in der Nähe menschlicher Siedlungen, in denen der Boden über das normale Maß hinaus stickstoffhaltig ist. (Die Beziehung der Stickstoffprozesse zu allem Astralischen ist in den einleitenden Kapiteln ja behandelt worden; der Stickstoffgehalt des Coniins steht weiter damit in Zusammenhang.)

Als Heilpflanze war der Schierling schon im Altertum bekannt; die mittelalterliche Medizin wußte ihn zu nützen. Einige der dabei gewonnenen Erfahrungen sind in der Neuzeit verloren gegangen; die homöopathische Heilweise hat ihn wieder eingebürgert. Vergleicht man seine Heilwirkungen mit den bei den Umbelliferen immer wieder hervortretenden, so findet man charakteristische Abwandlungen.

a) Die Drüsentätigkeit wird mannigfaltig gehemmt; Milchfluß gestillt, ja zum Versiegen gebracht; Vergrößerung der Brüste verhindert. Die Salbe oder der Umschlag zerteilt Geschwüre, erweicht Drüsenverhärtungen, zerteilt selbst Drüsentumoren. Auch ist die Wirkung bei Ejaculatio praecox zu beachten. Nach einer Angabe der Alten vernichteten Umschläge der Pflanze um die Testikeln die Drüsentätigkeit in einer der Kastration gleichkommenden Art.

b) Die Ausscheidungskräfte werden gesteigert, Entwässerung bei Wassersucht eingeleitet. Ferner bekämpft die Schierlingswirkung mannigfaltige Entzündungen (Ischias), Hautentzündlichkeiten, Hodenentzündung. Eine «kalte» Wirkung schrieben schon die Alten dieser Pflanze zu; kalt sei und winterlich der Weg zum Hades durch den Schierling. Von unten her erkaltet der Vergiftete – wie wir es aus der grandiosen Schilderung der letzten Stunde des Sokrates wissen.

c) Der bedeutendste Anteil der Wirkungen des Schierlings äußert sich aber gegenüber dem Astralleib. Die schmerzstillende Wirkung, sogar bei Krebsgeschwüren, ist bedeutend und übertrifft weit die anderer Umbelliferen. Als Beruhigungsmittel gegen Erregungszustände des Astralleibes, als «Wutkraut», kannten ihn schon die Germanen. Bei der Schierlingsvergiftung bleiben Bewußtsein und Herztätigkeit bis zuletzt erhalten, Aufregung und Verwirrungszustände treten kaum auf. Gelassen legt der Vergiftete seinen Körper ab. – Zur schmerzstillenden tritt die krampflösende Wirkung. Beide beruhen auf einer Lockerung des Astralleibes. Bei durch solche Verkrampfungen hervorgerufenen Zuständen bewährt sich der Schierling ebenfalls als Heilmittel, z. B. bei allen möglichen Spasmen und Krämpfen des Magens, des Darmes, der Blase, wobei auch Schmerzberuhigung auftritt; aber auch bei Asthma, Keuchhusten, Epilepsie, sogar Chorea, Manie, Delirium tremens. Die geringeren Überempfindlichkeiten des Astralleibes bei trockenem Kitzelhusten, trockenem Altershusten, beruhigt der Schierling ebenfalls. Auch ist er ein Anti-Aphrodisiakum.

In Summa: Was bei den bisher geschilderten Doldenblütlern da und dort in der Fähigkeit, den Astralleib aus seinem zu starken Verbundensein mit Ätherleib und physischem Leib zu lösen anklang, wird beim Schierling zur mächtigen, dominierenden Wirkung. Dies liegt an dem zur Giftpflanze gesteigerten Prinzip des Typus, an der in das Pflanzenhafte übermäßig eingreifenden Astralsphäre. Der Schierling bekommt eine Dynamik, die über die anregende, anreizende Wirkung des Astralischen auf den Ätherleib in Lähmung umschlägt. Dadurch ergibt sich gegenüber den nun sattsam genug bekannten Wirkungsbildern das Auftreten von «Antiwirkungen».

Anethum graveolens, der Dill

Man könnte diese Pflanze einen gesteigerten, einjährig gewordenen, nach dem Hitzigen zu abgewandelten Fenchel nennen. Er ist mit seinen Wachstumsprozessen zentripetal in die spindelförmige Wurzel absteigend, rasch aber einstengelig wieder daraus emporstrebend. Es löst sich die Pflanze luftig wie in lauter Straußenfedern auf und strahlt noch stärker zentrifugal in die Dolden und Döldchen hinaus. Hierin ist er dem Fenchel ähnlich, aber von noch eleganterem Wuchs; die Blüten sind gelb wie bei jenem. Auf eine kurze Systole folgt im gleichen Jahr die intensivste Diastole. – Die aus dem Orient stammende uralte Würz- und Arzneipflanze hat sich nicht nur mit dem uns gewohnten Luftartigen durchdrungen, sondern mit der durchglühten, heißen Luft Indiens. Es ist darum der Duft viel erwärmender als beim Fenchel. Mit Dill würzt man, was durch sich selbst zu wäßrig und kalt ist: Gurken, Fische, Salate, Soßen. Die aus der Wärmesphäre geborenen ätherischen Öle stärken die menschlichen Bewußtseinskräfte, löschen atavistische Bewußtseinsstufen aus, was man daran empfand, daß eine dekadente Bilderwelt dieser alten Bewußtseinszustände vertrieben wurde (Hexen, Dämonen weichen mußten). Sein Verbrennen (mit Johanniskraut) sollte Gewitter vertreiben, was auch nur zum Ausdruck bringen wollte, daß seine Würzkraft im Zusammenhang mit den kosmischen Wärmekräften steht.

Die milchfördernde, außerdem krampflösende, blähungtreibende Wirkung ist auch bei dieser Umbellifere bekannt. Der Dill sollte ferner bei Uterusbeschwerden schmerzstillend wirken, Menstruation und Diurese befördern, im übrigen einen langen, gesunden Schlaf bringen und als Anti-Aphrodisiakum wirksam sein, alles Wirkungen, die man aus dem Bisherigen gut versteht.

4. Umbelliferen der Gebirge

«Und immer höher steigt der edle Drang»

Der Typus der Umbelliferen hat sich uns so dargestellt, daß ein tiefes Einatmen von Luft- und Lichtkräften in das Wäßrig-Belebte und Dunkel-Erdige stattfindet. Diese letzteren zwei Elemente werden dabei durch die ersten zwei umgewandelt, aromatisiert. Dann erfolgt ein intensives Ausatmen des so Gebildeten zurück in Luft und Licht. In den Gebirgslandschaften begegnen sich nun ebenfalls Wasser und Erde intensiv mit Luft, Licht und Wärme; jedoch auf besondere Art und Weise. Das Erdige wird Fels; das Wäßrige quillt reich, es ist vielfach Schmelzwasser von Schneefeldern und Gletschern, wasserdurchtränkte, moorige Böden sind häufig. Darüber wogt eine dünnere, würzigere, den kosmischen Kräften nähere Luft, die von einem stärkeren Licht durchdrungen ist, durch das die kosmischen Einflüsse ungeschwächter und unmittelbarer eindringen. In solcher Umgebung wird der Typus sich durchaus wohl fühlen, und es haben einige der edelsten Vertreter der hier behandelten Pflanzenfamilie darum in den Gebirgen Europas, Asiens, aber auch Südamerikas, Neuseelands, ihre Wuchsorte gewählt.

Meum athamanticum, Bärwurz

Diese kalkfliehende, würzige Heilpflanze findet sich in den europäischen Gebirgen bis auf 2500 m Höhe. Ein durchdringendes, angenehmes Aroma ist ihr eigen. Eine lange, dicke Wurzel mit starkem Faserschopf trägt wenige feingegliederte Blätter. Lang und tief ist die Einatmung, die eine solch mächtige Wurzel gebildet hat. Im Ausatmen entläßt sie einen kräftigen Blütenstiel mit nur zwei Blättern, der die hochgewölbten Dolden und reichblütigen Döldchen trägt. Die Bärwurz wurde bei Krankheiten der Gebärmutter, Menostase, Fluor albus, sodann bei Hysterie einerseits, als kräftigendes, verdauunganregendes Aromatikum andererseits verwendet.

Ligusticum Mutellina, Mutteren oder Köpernikel

Auch diese wichtige Weide- und Milchfutterpflanze der Alpen geht bis zu Höhen von 3000 m. Sie verleiht dem Heu einen herrlichen, balsamischen Duft und ist ein nahrhaftes, würziges, verdauungstärkendes Futter, das insbesondere heilsam gegen die Schäden nassen Futters ist. Sie hat ja in sich selbst das Wäßrige durch das Würzige besiegt. Auch diese Pflanze entwickelt sich hauptsächlich unter der Erde, der unterirdische Hauptsproß geht in eine meterlange Pfahlwurzel über und löst sich in eine große Anzahl unterirdischer Kriechtriebe auf mit schlafenden Knospen, die schließlich nach oben die Sprosse treiben. Der Wurzelkopf, mit faserigen Blattstielresten besetzt, hält die grundständigen, fein gefiederten Blätter an sich fest. Der aufsteigende Blütensproß nimmt höchstens ein, zwei Blättchen mit hinauf, die aufs feinste aufgefiedert sind. Schon strahlen die Dolden und Döldchen aus, um welche die Fülle der weißen oder rosenroten Blüten ist. Der Köpernikel ist ein hochgeschätztes Volksheilmittel, war auch früher als Radix Mutellinae offizinell, und zwar gegen Aufstoßen, Koliken, Verstopfung, ferner bei Leber-, Nieren- und Blasenerkrankungen sowie bei Lungenverschleimung. Wir sehen das nun wohlvertraute Umbelliferen-Wirkungsgebiet, aber einseitig entwickelt.

Angelica pyrenaica

ersetzt den Köpernikel in den Vogesen und ist ihm ganz ähnlich in Wuchs und Wirkung. Auch er ist eine mehrjährige Pflanze mit starker Wurzel, feinstem Blattgefieder, das aus purpurnen Scheiden dem Grund entwächst und gelblich-weiße, oft purpurn überlaufene Blütenstände hat.

Azorella aretioides et caespitosa

Diese Pflanzenart ist in den Anden heimisch, wo sie bis auf 4500 m Höhe geht. Sie bildet fußhohe Rasenpolster von korallenartigem Bau, dicht behaart, aber bis 150 kg schwer, dicht, dachziegelig beblättert. Ein solches Gebilde ist viele Jahrzehnte alt. Man versteht es, wenn man sich vorstellt, daß die Doldenblüten bildende Kraft in das vitale Wurzelgebiet hinuntergedrängt wird und mit diesem teilweise verschmilzt. Dann wird sich das Gewächs nach oben korallenartig verteilen, aber die Lebenszähigkeit und Lebensdauer der Wurzel gewinnen, die bei diesen Pflanzen sehr mächtig ausgebildet ist. Es ist der ganze Wuchs gleichsam zur Dolde gemacht. Die Blütendolden selbst werden dafür nur ganz einfach, tragen statt der Döldchen nur einzelne Blüten. Am Blattgrund wird ein kräftiges Gummiharz ausgeschwitzt, der sogenannte Bolaxgummi, der als Heilmittel im Umbelliferensinn verwendet wurde.

Peucedanum Ostruthium*, Meisterwurz,

eine Pflanze der Pyrenäen und Alpen. Sie wächst auf Gebirgswiesen, Kar- und Hochstauden und -Fluren, feuchten Schutthalden, in Lawinenrunsen, am Fuß von Felsen und Bachufern zwischen 1500 und 2700 m Höhe. Es muß also einerseits das Felsig-Lockere, Durchfeuchtete, andererseits viel Höhenlicht und Höhenluft zusammenkommen. Breite gefiederte, tief dreiteilige, derbe goldgrüne Blätter beschatten den feuchten Fuß dieser Pflanze. Reich und luftig schweben darüber die Dolden in reicher Blüte. Die Früchte haben einen breiten, flügeligen, dünnen Rand. Zuerst bildet sich, lange und gründlich, die starke Wurzel. Lange feuchte Kühle, der lange liegende Winterschnee, das langsame Verdunsten der Schnee- und Regenwässer, die nur langsam zunehmende Erwärmung kommen dem einsaugend-erdzugewandten Wurzeldasein lange und reichlich zugute. Auf die intensive Einstülpung folgt eine schnelle Ausstülpung, eine kurze aber energische Ausstrahlung in die Blüten- und Samenbildung. Die Wurzel schmeckt scharf, bitter, beim Kauen feurig-aromatisch und enthält vor allem im Frühjahr reichlich einen weißlichen, an der Luft gelblich werdenden Milchsaft. Die ganze Pflanze ist sehr reich an ätherischem Öl.

Die Meisterwurz, für das Mittelalter «der führnehmsten Kräuter eines», gilt als magenstärkend, regt die Tätigkeit der Verdauungsdrüsen energisch an, von den Speichel- bis zu den Darmdrüsen; ist sodann schweißtreibend, energisch harntreibend, die Expektoration anregend. Weiterhin wirkt sie krampflösend bei Magen- und Uteruskrämpfen, lindernd bei Asthma, hilfreich bei chronischem Bronchialkatarrh. Auch galt sie als Antiepileptikum sowie als Beruhigungsmittel bei Delirium tremens. Bei ansteckenden Krankheiten (Pest) bediente sich ihrer das Mittelalter. Auch ein gutes Wundheilmittel sah man in ihr, das die Eiterung der Wunden verhindern und bei Blutvergiftung helfen sollte. – Wieder finden wir die bei den Umbelliferen wohlbekannten Wirkungen, jedoch einseitig entwickelt. Die intensivere Wurzelbildung einerseits, die stärkere Würzigkeit andererseits bedingt diese einseitige Ausbildung.

* = Imperatoria Ostruthium.

Bupleurum, Hasenohr

Diese Pflanzenart liebt Felsfluren, magere Bergwiesen, aber auch Salzsteppen; einige Waldpflanzen sind nur Ausläufer dieser Art, die den Typus stark einseitig darstellt und von dem gewohnten Umbelliferenbild sehr abweicht. Wir gewahren ganzrandige, grasartige oder binsenartige Blätter. Das so charakteristische fiedrige Prinzip ist verschwunden, ist bis aufs äußerste zusammengezogen. Auch die Döldchen werden in die Blätter der Hüllchen energisch hineingezogen, in denen sie körbchenartig ruhen. Die Bupleurumarten wachsen in Gegenden, die wasserarm sind, und sie müssen sich gegen Wasserverluste auf jede Art schützen, da ja nun Wasser einmal zum Bauplan der Umbelliferen gehört. Daher die merkwürdige Form z. B. unseres Hasenohrs, das der nicht Geübte nur erkennen kann, wenn er die Blütenstände sieht. Auch da wird er sie vielleicht mit Wolfsmilcharten verwechseln.

Bupleurum rotundifolium, longifolium, falcatum bevorzugen Kalkberge,
Bupleurum ranunculoides Hochgebirgswiesen,
Bupleurum junceum Weingärten und steinige, buschige Hügel oder Macchien,
Bupleurum petraeum kalkige Hochgebirge,
Bupleurum stellatum südliche, trockene Hochfelsfluren des Urgesteins (Wallis)
    bis 2700 m Höhe,
Bupleurum fruticosum die Bergwelt Sardiniens.

Die Bupleurumarten enthalten den übrigen Umbelliferen sehr ähnliche ätherische Öle, sie wurden bisher therapeutisch wenig verwendet, Bupleurum rotundifolium z. B. als Wundheilmittel und zur Zerteilung von Drüsenschwellungen, auch Kröpfen. Die Unterfamilie ist hier nur deshalb geschildert, um eine wichtige Variation des Typus nicht zu übergehen.

Levisticum officinale, Liebstöckel

Die Wildform soll den persischen Gebirgen entstammen. Der Liebstöckel gedeiht darum vornehmlich in den südeuropäischen *Berg*ländern, wo man ihn bis 2000 m finden kann. Die Pflanze hat in der kurzen, mehrköpfigen Hauptwurzel, aus der die langen, dicken Nebenwurzeln halbmetertief in den Boden gehen, ein Hauptorgan, das sich aus der kräftigen, lang andauernden Einatmung von Luft und Licht und der von beiden getragenen kosmischen Astralsphäre lebenszäh bildet. Ihm entspringen die aufgerichteten, dunkel goldgrünen, etwas «fettigen» zwei- bis dreifach gefiederten Blätter, die von einer sonnenliebenden, schattenfeindlichen Pflanze sprechen; lanzenförmig gehen die Fieder nach außen, in spitze Licht-Dreiecke auslaufend. Den Knoten umfaßt die aufgeblasene Blattscheide und geht hohlrinnig in den Blattstiel über. Die Pflanze fühlt sich wohl im Blatthaft-Krautigen, steht kräftig da. Mannshoch, dick und hohl strebt der Blütensproß auf, ihn begleiten nach oben immer weniger gegliederte, dann eschenartig einfach gefiederte Blätter; die letzten sitzen nur dreistielig oder einfach unmittelbar auf den Blattscheiden. Nun tun sich die Dolden auf, sie sind verhältnismäßig klein für die große Pflanze; die Döldchen bleiben mehr für sich, fließen nicht in einen Schirm ineinander; das mit in den Blütenstand hineingenommene Blatthafte erscheint als Hülle und Hüllchen. Die Blüten sind klein, von gelblicher Farbe. Eine *beherrschte* Ausatmung wird uns ansichtig; die Pflanze gibt sich nicht restlos im Blühen auf, sondern taucht nachher wieder in die Wurzel unter für ein nächstes Jahr.

In dieser Wurzel findet sich darum Vieles: ein gelber Milchsaft, der an der Luft harzig erstarrt, ein flüssiges Balsamharz, das in reichlichen Schleimzucker eingebettet ist, dazu ein dickes ätherisches Öl; ferner Eiweiß, etwas Stärke, gummiartige Stoffe, Apfel- und Angelikasäure. Ein kräftiger, salzig-würziger Geruch und der bekannte «Maggi»-Geschmack, beide entfernt

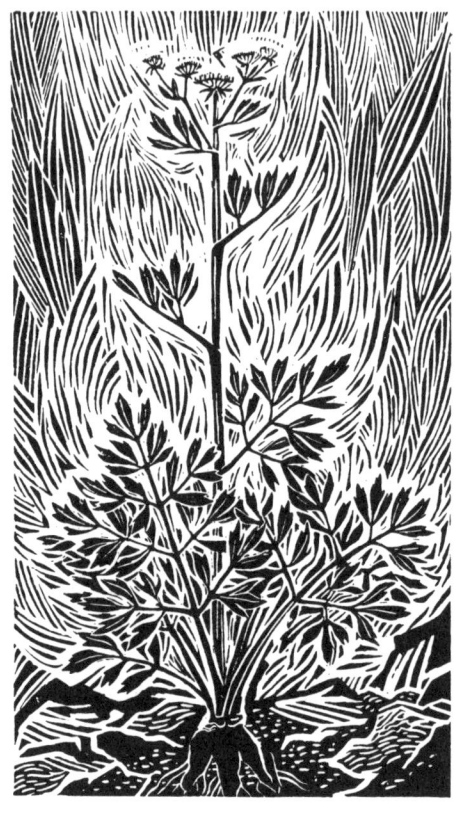

der Sellerie ähnlich, eignen der ganzen Pflanze. Dazu tritt eine süß-schleimige Komponente. Die Pflanze ist wohl geeignet, als Würzpflanze das Wäßrige zu würzen, als Heilpflanze die Flüssigkeitsorganisation zu durchluften und zu durchwärmen.

Die «menschliche Landschaft», in die Levisticum seine Wirkungen entfaltet, sagt folgendes über die Pflanze aus: Magenbeschwerden, -Schwäche, -Verschleimung, Dyspepsie, Herzbeschwerden, die mit Magen- und Darmleiden in Verbindung stehen, werden von ihr günstig beeinflußt.

Levisticum ist ein kräftiges Diuretikum, ein Ableitungs- und Umstimmungsmittel bei kardialem Hydrops, ödematösen Anschwellungen, besonders der Füße. Es greift in die Nierenfunktionen heilend ein, hilft bei Zystitis, Albuminurie, Nephropathien, Migräne, die auf mangelhafte Nierentätigkeit zurückgeht; auch hilft es bei übelriechendem Schweiß, der oft mangelhafte Nierenfunktionen begleitet.

Bei Verhärtungskrankheiten wirkt die Pflanze auflösend, läßt ins Strömend-Flüssige des Ätherleibes zurücknehmen, was ihm mineralisch entfiel; so hilft sie bei Gicht, Rheuma, Nierensteinen, Milz-Leberleiden.

Bei Halskrankheiten, Katarrhen, Verschleimung der Atemorgane hat man sich auch ihrer heilend bedient.

Auf der Tonisierung des Astralleibes beruht die heilende Wirkung bei Menostase und Amenorrhoe. Ferner wirkt sie als Emmenagogum und Aphrodisiakum. Die Wurzelabkochung stärkt als Bad die Unterleibsorgane.

Schließlich hat man sich ihrer bei schlecht heilenden Wunden, Eiterungen bedient.

Die geisteswissenschaftliche Forschung Rudolf Steiners hat folgendes über Liebstöckel auszusagen: Krankheitszustände, bei denen die astralische Organisation unregelmäßig (zu stark) auf den Gang der Blutzirkulation wirkt und sich dadurch für die Hirnvorgänge abschwächt, können sich in epileptischen Symptomen äußern, weil durch die abgeschwächte astralische Tätigkeit die ätherische im Gehirn zu stark angespannt wird. «Bringt man den aus Levisticum zu gewinnenden gummiartigen Stoff in den Organismus, so wird die für die Blutzirkulation unrecht verbrauchte Tätigkeit des astralischen Leibes freigegeben und die Stärkung der Gehirnorganisation tritt ein.» – Am unrechten Ort, verschoben von der oberen in die mittlere Organisation und da leibgebunden, ist in solchen Fällen die Tätigkeit des Astralleibes. Die Pflanze mit der abnormen Einsaugung der Astralsphäre in ihr Ätherisch-Flüssiges ist geeignet, den Astralleib wieder freizusetzen für die Tätigkeit in der oberen Organisation. Die Gummiharze, zu deren Bildung ein Zusammenwirken von chemischem und Lebensäther mit Licht- und Wärmeäther so geschieht, daß ein Schleimig-Wäßriges (Gummi) mit einem Aromatisch-Wärmehaften, das eigentlich der Blüten-Fruchtregion zustünde (Harz), verbunden wird, setzen im Blut den abnorm tätigen Astralleib frei.

Eine weitere Angabe: Levisticum ist bei Mittelohrentzündung zu benützen. Hier wird das Ätherische zu stark, attackiert das Luftorgan Ohr, in dem der (im Flüssigen als chemisch Wirksames tätige) chemische Äther als Klangäther im Luftbereich wirken sollte, die Formung aber dem Astralleib unterliegen sollte. Nun tritt wuchernde Schwellung und Entzündung an ihre Stelle. Dem Astralleib ist sein Recht zurückzugeben, die Entzündung zu dämpfen. Levisticum läßt die kosmischen Astralbereiche durch seine Durchluftung abnorm im Flüssigen tätig werden; es kann hier heilend eingreifen. – In einem Fall, wo ein verkümmerter Ätherleib Verdauungsorgane und Ovarien zu schwach versorgte, wurde Liebstockwurzeltee verordnet (außer anderen Medikamenten). Denn «diese Pflanze hat sehr viel Pflanzengummi, wodurch man alle metallischen Einschläge (es war Kupfer und Arsen noch verordnet) so hat, daß sie verkittet sind – daher sehr stärkend auf den Verdauungstrakt». Die Levisticumwirkung erstrecke sich auf das Gebiet zwischen Darm und Lymphgang. – In einem anderen Fall sollte Levisticum D6 die wellenartigen Unruhen bekämpfen, die von einem fortwährenden Zurückstoßen des Astralleibes kommen. Einer weiteren Patientin, deren Grundleiden eine verkümmerte, zur Sklerotisierung neigende Gebärmutter war, wurde Levisticumschleimzucker verordnet. «Das soll belebend auf die

Unterleibsorgane wirken.» Als dann Verschleimung auftrat, wurde Wechsel mit einer anderen Umbellifere, dem Anis, empfohlen. «Es ist in Levisticum ein gut Stück Schleimzucker, und der ist an die anderen Bestandteile mit einem gummiartigen Stoff gebunden, und gerade auf dieser Bindung beruht die Wirkung des Levisticum. Die Struktur ist überhaupt manchmal wichtiger als man denkt. Levisticum wirkt so, daß es tatsächlich dadurch, daß dieses eigentümliche Bindemittel da ist, auf den ganzen Unterleibtrakt erfrischend wirkt, so, wie man es nicht von vielen Sachen haben kann.»

Angelica Archangelica, Engelwurz

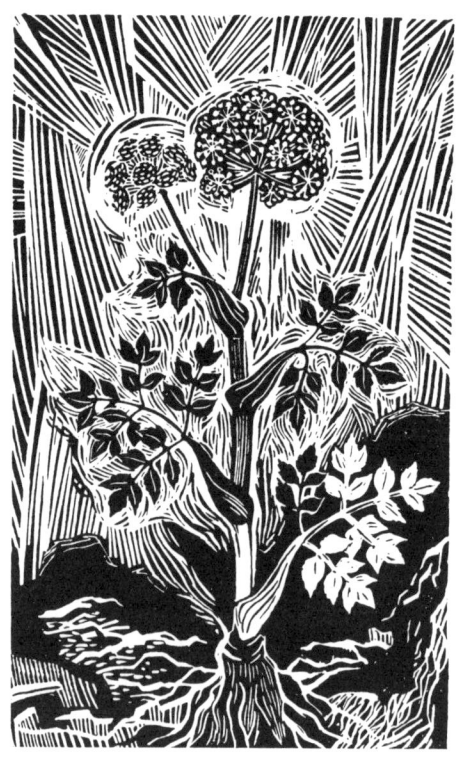

Engelwurz, auch Heiliggeistwurz wurde diese hochberühmte mittelalterliche Heilpflanze genannt, weil das Geheimnis ihrer Heilkraft nicht in der Region des an die Sinne gebundenen Verstandes, sondern in der Welt übermenschlicher Wesen, durch geistige Anschauungskraft, gefunden werden mußte. Sind die Todeskräfte in der Sinneswelt zu Hause, so wesen die Heilkräfte in der darüber gelegenen übersinnlichen Region, der Ätherwelt, die zugleich die Welt der Engel ist. Als die Pest über Europa zog, soll eine Offenbarung aus dieser Region den Menschen heilende Hilfe aus der Pflanzenwelt – Bibernell, Engelwurz, Enzian, Wacholderbeeren, Blutwurz – gewiesen haben. Auch Paracelsus schätzte ihre Kraft gegen «Ansteckung» durch Stärkung der inneren Abwehrkräfte gegenüber dem «Sichaufgeben» angesichts der Seuche. Sicher war dabei nicht an Bakterien gedacht.

Eine stattliche, kräftig und doch edel gewachsene Pflanze steht vor dem Beschauer, einer der vollkommensten Repräsentanten der großen Familie. Im vorigen Herbst war sie noch ein stengelloses Kraut, die dreifach fiederschnittigen, fast meterlangen hellgrünen Laubblätter wie waagrechte Hände dem Lichte, der Luft entgegengebreitet und der saugenden Riesenwurzel zuleitend, was das Ineinanderweben von saftiger Frische und feuchtigkeitgeschwängerter Luft bildete. Diese saugende, vitale Wurzel hielt die ganze Pflanze mit all ihren Sprießekräften im und am Boden fest; ein mächtiges Einatmen ließ die armdicke Grundachse mit schleimig-harziger Milch, Rohrzucker, aromatischen Ölen sich strotzend füllen.

Nun aber hat die Pflanze ihr ganzes Wesen restlos nach außen und oben ausgeatmet; sie ist ein einziger riesiger, mannshoher Blütenstand geworden, dem nach solchem Blühen nur übrig bleibt, mitsamt der Wurzel abzusterben. Was erst so stark unter dem Boden zusammengezogen und verdichtet und mit den Erdenkräften verbunden wurde, dehnt sich nun so weit wie möglich in Luft und Licht. Gesammelte Einheit, die nun so vielfältig zersprüht! Der unten bis armdicke, bauchig-hohle Stengel färbt sich purpurn, wo er aus der dunklen Erde ans Tageslicht tritt. Er zieht sich zu Knoten zusammen, um die immer kürzer und einfacher werdenden Blätter aus den luftig aufgeblasenen, sackförmigen Blattscheiden zu entlassen, in denen sich so gerne das Regenwasser sammelt, jedes neue Stengelglied mit Feuchte zu begaben. Nun strahlen Sproß und Seitensprosse in die großen Doldenstrahlen auseinander, deren jeder wieder in die Döldchenstrahlen auseinandersplittert, um zuletzt in den grüngelblichen Blüten zu enden, die in reicher Fülle das luftige Gebäu überschweben. – Wir zerreiben ein Blatt, zerdrücken einen Samen, ritzen den Stengel, zerschneiden den Wurzelstock, jeder Teil haucht erfrischenden, würzig-flüchtigen Duft aus, der entfernt an Sellerie erinnert – aber um wieviel edler! Es ist der feinste Duft, dessen die Umbelliferen fähig sind. Er hat etwas von der sprühenden Frische des Wasserdunstes eines von hoher Wand fallenden Staubbaches, in den der Morgenwind fährt. Von einem ganz besonders harmonischen Ineinanderweben der Bildekräftewelt des Flüssigen und Luftigen, wohltätig durchwärmt von der sommerlichen Natur, kündet dieser Duft. Bis in die Wurzel von diesem Duftgeschmack durchdrungen ist Archangelica.

Die Engelwurz wächst in zwei Spielarten: der Unterart Eu-Archangelica, die eine Bergpflanze nordischer Länder, und der Unterart littoralis, die eine Strandpflanze des Nordens ist. Da nun das Verhältnis irdischer zu kosmischen Kräften, das für unsere Gebirgs- und Hochgebirgswelt charakteristisch ist, in ähnlicher Art auch für den hohen Norden besteht und die Täler etwa Islands oder Grönlands durchaus mit den Gletscherlandschaften der Alpen auf 2000 m Höhe verglichen werden können, ist es richtig, Archangelica mit den Bergumbelliferen zusammen zu behandeln.

Die erste Unterart geht von Grönland, Island, dem nördlichen Skandinavien über Dänemark, Nordostdeutschland bis zur Tatra und Siebenbürgen, dann Polen und den russischen Ostseeprovinzen bis Sibirien, Kamtschatka und den Aleuten – eine sehr ähnliche Art findet sich im Himalaya. Da gedeiht die Pflanze auf Granit an subalpinen Bachufern, Gebirgsschluchten im Feucht-Luftigen – aber dieses Luftige ist hochgebirgsartig, im hohen Norden sommers besonders lange intensiv durchleuchtet. Wasser-Luft ist ja überhaupt ein Hauptklang des Umbelliferenmotives, wie nun vielseitig dargetan wurde; es ist aber ganz besondere Luft, besonderes Licht, die zur *Archangelica* gehören.

Die Küstenengelwurz ist derber, härter, ihr Aroma schärfer. Sie ist in der typischen Ufervegetation der Flußunterläufe, Flußinseln um die Nordsee und an der Nordsee, mit ihren schwach salzhaltigen Böden zu finden. Anstelle der starken Lichtkräfte der langen nordischen Tage innerhalb einer Berglandschaft tritt hier die freie Luft und große, vom Wasserspiegel zurückgestrahlte und vermehrte Helle der Seeküste.

Wie stark die würzig-wärmehafte Kraft ist, die in der Pflanze sich verdichtet hat, kann man an den Hautentzündungen und Gliederschwellungen sehen, die von der bloßen Berührung sich ergeben können. Die Herbstwurzel enthält bis 24% Rohrzucker, etwas Stärke, Hydrocarotin, Angelica-, Baldrian-, Apfelsäure, 6% Harz, Gerbstoff, Pektin, Wachs, Bitterstoff, 1% ätherisches Öl, dem Phellandren nahestehend (siehe Oenanthe aquatica).

Im Mittelalter war Archangelica ein wichtiger Bestandteil des Allheilmittels Theriak. (Den Alten war sie als nordische Pflanze nicht bekannt.) Sie wurde damals auch von Mönchen über ganz Europa angebaut um ihrer heilsamen Eigenschaften willen. Sie muß natürlich-feuchte Luft finden, sonst bleibt sie – trotz reichlicher Wässerung – kurz.

Die Volksheilkunde schätzte sie als eine das Nervensystem sowie die Schleimhäute und Drüsen von Mund, Magen, Darm reizende und belebende, blähungtreibende, krampflösende Heilpflanze. Auch gegen Lungenleiden, Husten wendete man sie an, nützte ihre fieberwidrige, schweißtreibende, menstruationstreibende Wirkung. Man verwendete sie innerlich und zu Bädern. Auch fand man, daß sie die Herztätigkeit beruhige, bei Schlaflosigkeit helfe. In Erkältungszeiten schütze sie vor grippeähnlichen Zuständen, vorbeugend als Tee getrunken.

Die Grippe geht in gewissem Sinne vom Kopfe aus. Es ist interessant, daß eine Umbellifere hier vorbeugend helfen kann, die in der «Kopfregion der Erde» wächst. Die Erde ist nämlich als Organismus ihrem Bildekräfteaufbau einem Menschen vergleichbar, der sein Haupt in der Polarregion, sein rhythmisches System in der gemäßigten Zone, sein Stoffwechselsystem in den Tropen hat. Denn im Festen und Flüssigen des Hauptes sind die Bildkräfte des Lebensäthers und chemischen Äthers hauptsächlich tätig. Im rhythmischen System begegnen sich Flüssiges und Luftförmiges, ersteres vom chemischen Äther, letzteres vom Lichtäther durchdrungen. Im Stoffwechsel-Gliedmaßensystem ist der Wärmeäther – in den Wärmeprozessen – überwiegend am Werke. Man könnte aber auch die Erde in ihren ätherischen Prozessen mit einer Riesenpflanze vergleichen, die ihre Wurzel in der Polargegend, ihr Blattsystem in den gemäßigten Zonen, ihre Blütenprozesse in den Tropen hat.

Die Wirkungen auf Astralleib und Luftorganisation, weiterhin auf das Eingreifen des Astralleibes in den Flüssigkeitsorganismus, auf Atmung, Verdauung, Drüsensystem, ist bei Archangelica deutlich, die Beziehung zu Erkältungskrankheiten betont. Das bei den bisher behandelten Umbelliferen an Heileffekten Charakteristische leuchtet auch hier überall durch. In der anthroposophischen

Medizin wird Archangelica besonders bei Drüsenschwellungen, -Entzündungen, -Verhärtungen verwendet, besonders im Gebiete von Kopf und Hals. Insbesondere die Drüsenschwellungen der Kinder von adenoidem Habitus (mit geschwollenen Gaumen- und Rachenmandeln, nasaler Sprechweise, offenem Mund) – einer Konstitution, die es zu rezidivierender, eitriger Angina oder gar Diphtherie nicht weit hat –, sind das Gebiet der Archangelica. Es sind dies Konstitutionen oder Krankheiten, bei denen das Astrale sich nicht von oben in den Stoffwechsel hinunter inkarnieren kann oder zurückschlägt gegen den Kopf. Die Rückbildung geschwollener Rachenmandeln gegen die Pubertät ist auch ein Hinweis auf ihren Zusammenhang mit dem allmählichen Eingreifen und sich Einkörpern des Astralleibes von oben nach unten während des Heranwachsens. Bei den erwähnten Krankheiten ist das Ätherische zu stark sich selbst überlassen und wuchert – besonders in den Drüsen, die ja ihrem Wesen nach vorwiegend ätherisch bedingte Organe sind. Die das Wäßrige durchastralisierende, es ganz ins Luftige hinausführende, in der «Kopfregion» der Erde wachsende Archangelica ist für solche Prozesse die ihnen «an den Leib geschriebene» Heilpflanze. (Nach Dr. Klaus Petersen.)

5. Umbelliferen der Steppen und Wüsten

Die imposantesten Doldenblütler wachsen im vorderen Orient, insbesondere in den persisch-indischen Steppen- und Wüstengebieten. Diese sind durch kurze Frühjahrsregenzeiten und lang andauernde Trockenperioden gekennzeichnet; das Luftelement, das sich im Pflanzenwachstum mit dem flüssigen Element verbindet, ist also dort sehr trocken und hitzedurchdrungen. Unter solchen Umständen wird «das Jahr der Wurzel», das wir nun bei so vielen Umbelliferen kennengelernt haben, zu vielen – mindestens fünf – Jahren ausgedehnt; ein rosettenartig am Boden verharrendes Blattwerk baut eine bis meterlange, schenkeldicke Wurzel in dieser Zeit auf, die von mächtiger Milchharzbildung schwillt. Die viel stärker in dieses Flüssige hineingeatmeten Luft- und Wärmekräfte steigern die normale Ätherisch-Öl-Bildung, so daß *schwefel*haltige ätherische Öle auftreten.

In explosiver Ausatmung schießt dann ein meterhoher Blütentrieb empor, blüht, fruchtet und stirbt in wenigen Wochen mitsamt der Wurzel ab.

Die auf verschiedene Art aus den Pflanzen gewonnenen Gummiharze stellen seit Jahrhunderten bekannte, vorzügliche Heilmittel gegen Krampfzustände und Hysterie dar.

Ferula Asa-foetida

Die sehr große, schenkeldicke, fleischige Pfahlwurzel, die mit einigen Nebenwurzeln kräftig nach rechts und links in den Boden greift, wächst durch eine Reihe von Jahren – mindestens fünf – heran, während welcher Zeit nur einjährige Wurzelblätter sich bilden, die etwa ½ m lang, drei- und vierfach dreizählig zerteilt sind. Diese Blätter sind derb und ledrig. Im Blütenjahr schießt Ende März ein bis 10 cm dicker, von schwammigem Mark erfüllter Stengel übermannshoch auf. Er trägt einige wenige bald abfallende, kleine, den Grundblättern ähnliche Hochblätter und strahlt dann am oberen Ende die reichen, gelben Blütendolden aus, deren Döldchen je zu einer einzigen Blüte reduziert sind. Keine Hülle, kein Hüllchen erscheint mehr im Blütenstand. Nach vierzehn Tagen ist bereits die Fruchtreife erreicht, zwei bis drei Wochen später stirbt die Pflanze völlig ab, so stark drängt sich das «Jahr der Blüte» auf wenige Wochen zusammen. Rings um die abgedörrte Pflanze sprießen dann rasch die grünen Keimlinge auf, so daß diese Pflanzenart in fast waldartig zu nennenden dichten Beständen vorkommt. Wieder steigt das Wachstum für Jahre in die Wurzel ab.

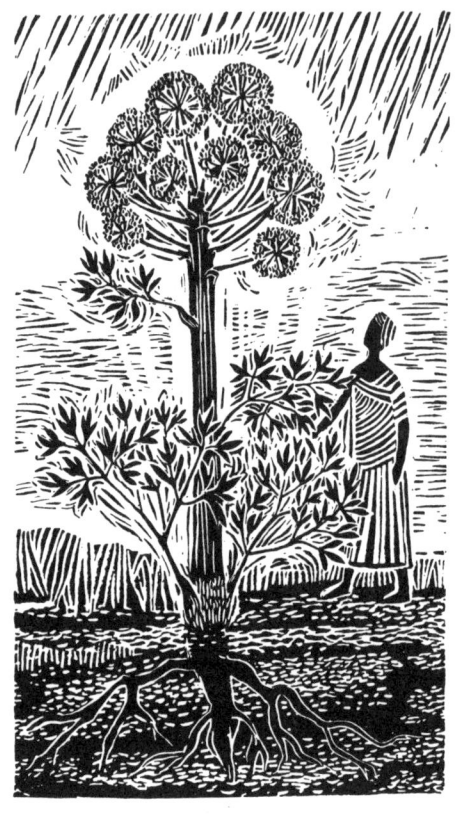

Durch Einschnitte in den Wurzelkopf gewinnt man den erhärteten Milchsaft, den Asant. Eine Wurzel kann bis zu 1 kg davon liefern. Das ätherische Öl dieser Pflanze ist stark schwefelhaltig, das Wärmehafte ist in ihm zum Schwefelig-Feurigen gesteigert.

Die Pflanze wächst nur auf kieselsandigen Böden mit wasserdichtem, salzreichem Untergrund in den Steppen Persiens und zwischen dem Persischen Meerbusen und dem Aralsee, besonders aber in den Provinzen Luristan und Faristan, bis zu 1000 m aufsteigend, aber auch tief in die Senken gehend. Wo die Kieselwüste in die Lehmwüste übergeht, verschwindet Asa foetida.

Der Asant wurde, innerlich und äußerlich, als ausgezeichnetes, krampfstillendes, die Peristaltik anregendes Mittel bei nervösen und krampfhaften Leiden der Atmungsorgane, des Verdauungsapparates, des Herzens, ferner bei Hysterie und Hypochondrie verwendet. Er ist im Orient außerdem ein beliebtes Speisewürzmittel.

Ferula galbaniflua

Auch hier baut sich aus den Grundblättern, die aus großer, bauchiger Scheide fein zerteilt herauskommen, durch viele Jahre die dicke Wurzel auf, die dann zu kurzem, schnellem Blühen den 3 cm dicken Stengel 2 m hoch hinaufschickt, der in mächtige Dolden und Döldchen mit vielen gelben Blüten zersprüht. Bei dieser Pflanze schwitzt nicht die Wurzel, sondern der Stengel, scheinbar freiwillig, aus dem Blattgrund oder Stengel das weiße, dünne Gummiharz aus, das an der Luft schnell zu grünlichen Körnern erhärtet. Das «Galbanum» genannte Harz wird innerlich als Excitans, Antikatarrhale, krampflösendes Mittel, Emmenagogum verwendet; äußerlich als erweichendes Mittel bei Geschwüren und Drüsenschwellungen. Die krampflösende Wirkung auf den Uterus trug ihm früher den Namen ein: «Mutterharz».

Dorema Ammoniacum

Diese Wüstenpflanze hat das gleiche Vorkommen wie Asa foetida. Mindestens fünf Jahre Wurzelwachstum bilden die dicke, lange, mit einigen Horizontalästen versehene Pfahlwurzel, aus der dann übermannshoch der etwa 5 cm dicke Stengel herauftreibt und eilig in den Blütenstand übergeht, worauf sich der strotzende Milchsaftreichtum der Wurzel verliert. Aus dem dicken Hauptsproß zweigen armleuchterartig Nebensprosse ab, welche die einblütigen, ganz kurz gestielten Dolden tragen. Die Grundblätter sind einjährig, ½ m lang, dreiteilig und wenig gefiedert – wie beim Asant. Auch Dorema tritt sehr gesellig auf, bildet ganze Wäldchen. Sie wächst bis in die Kirgisenwüsten und Dsungarei. Das «Ammoniacum» genannte Harz tritt freiwillig oder durch Insektenstiche aus dem Stengel aus. Es riecht wie ein Gemisch von Bibergeil und Knoblauch, schmeckt bitter und widerlich aromatisch, beim Erwärmen leicht benzoeartig.

Innerlich wurde die Droge als krampflösendes Mittel, Stimulans, Expektorans, Emmenagogum, namentlich aber bei chronischen, mit Husten oder Asthma verbundenen Lungenkatarrhen und Bronchitis verwendet; äußerlich zum Zerteilen und Reifen von Geschwüren.

Eryngium-Arten

Eryngium ist die artenreichste Gattung der Familie. In ihr ist der Typus an trockene, lichte, steppenartige Gebiete, Sanddünen und -Landschaften oder steinige Felsenfluren angepaßt. Eine sehr lange, mächtige Wurzel wird hierbei im ersten Jahr aus den Grundblättern aufgebaut, die stark in sich zusammengezogen und dadurch dornig-stachelig und höchstens ein wenig aufgefiedert sind. Die Wurzeln werden sehr aromatisch und speichern viel Zucker. Der Wuchs ist oft sparrig, da er schon sehr früh von den Zersprühungstendenzen der Doldengewächse ergriffen wird. Zusammenziehungskräfte treten auch in der Blütenbildung der aussprühenden Grundform des Typus entgegen, so daß die Dolden und Döldchen zu distelartigen Köpfchen zusammengerafft werden. Die ganze Pflanze überläuft dabei in blau-violetten, metallischen Färbungen. Austrocknung, Aromatisierung durchdringen die Eryngiumarten noch stärker als die durchschnittlichen Umbelliferen. Mit dem Überwiegen des Luft- und Lichtelementes setzen sich auch viel stärkere Formkräfte durch, und so können einige der wenigen Zierpflanzen dieser Familie der Eryngium-Untergruppe angehören. Zur echten Trockenheit der Umgebung kommt noch die physiologische Trockenheit des Meeresstrandes bei verschiedenen Arten hinzu. – Einige amerikanische Arten ziehen die Blätter bis zu gras- oder binsenartigen Formen zusammen und erinnern damit an Bromeliaceen. Auch die Blütenstände werden durch äußerste Verkürzung der Dolden- und Döldchenstrahlen zu großen, oft lebhaft gefärbten Kolben oder Köpfchen zusammengezogen. Die Wurzeln sind sehr vital, vermögen mit jungen Sprossen bei den Strandpflanzen die Sandzuschüttungen durch den Wind immer wieder leicht zu durchwachsen.

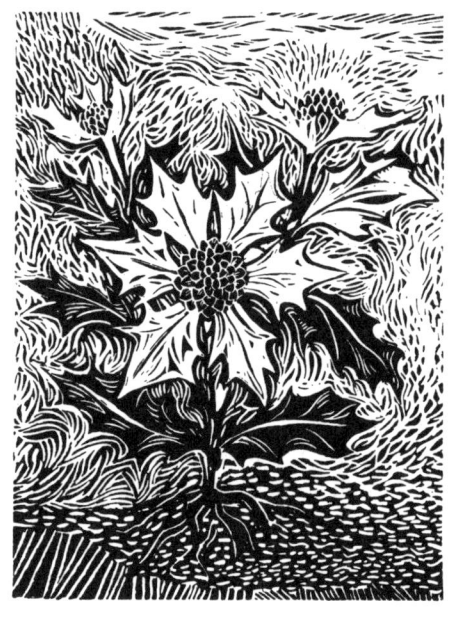

Eryngium maritimum (s. Bild rechts) hat eine süßliche, möhrenartig schmeckende, schleimige Wurzel. Es wurde als Heilmittel bei Brustkrankheiten, Schwindsucht – aber auch als harntreibendes und blutreinigendes Mittel – verwendet.

Eryngium campestre. Die Wurzel fand als harntreibendes, eröffnendes Mittel bei Stockungen im Unterleib, Menostase und als Aphrodisiakum Verwendung. Der Saft des Krautes wurde bei Schwindsucht, Hautkrankheiten, Blennorrhoe sowie als Diuretikum bei Nierensteinen verwendet.

Eryngium aquaticum. Dies ist eine Eryngiumart, die ins Wasser geht – etwas Besonderes für die Eryngiumarten –, aber sich dem Wasser dabei nicht hingibt, sondern seine Bildekräfte energisch bekämpft. Die Pflanze findet sich im mittleren und südlichen Nordamerika an Flußufern, an Sümpfen und überschwemmten Stellen. Sie bildet einen kräftigen Wurzelstock, aus dem agavenartig lange, zähe, bandartige, dornig bewimperte Grundblätter aufsprießen. Zur Blütezeit fährt ein kräftiger Stengel mit sechsstrahliger Dolde empor. Am Ende jeden Strahles steht das zu einer kugeldistelartigen Form zusammengezogene Döldchen. Die Pflanze wurde überall dort verwendet, wo die astralische Organisation energisch abscheidend in die flüssige Organisation eingreifen soll: als Mittel bei Nierenkolik, Blasen-, Nierenkatarrh, Wassersucht, Nierensteinen; ferner bei Schwächezuständen der Genitalien, bei Leukorrhoe, Impotenz, Gonorrhoe und Prostatitis; sodann noch als Brechmittel und als Gegenmittel bei Schlangenbissen.

Ammi Visnaga

Da diese Pflanze sich in trockenen Gebieten des Mittelmeeres, von den Kanarischen Inseln bis Persien, nicht aber in ausgesprochenen Wüstengegenden findet, sei sie hier angeschlossen, obwohl sie nicht zu den Eryngiumarten gehört.

Die einjährige Pflanze bildet zuerst ähnlich wie der Anis die weißliche, längliche Wurzel, geht aber bald in ein sehr reiches, krausfedriges, fadenfein zerzipfeltes Blattwerk über; feiner als das Möhrenblatt, jedoch nicht so fein wie das Fenchelblatt. Dieses Blattwerk ist außerordentlich durchluftet und spricht von einem starken Wirksamsein der Bildekräfte des Luftigen, die sich aber mit dem Saftig-Wäßrigen harmonisch verbinden. Nach oben geht die Pflanze in eine reiche Blütenbildung über, große, reichstrahlige Dolden tragen Döldchen, die sich mit der Fülle weißer Blüten zu mächtigen Schirmen zusammenschließen. Eine starke Harzbildung durchdringt die Pflanze. Nach der Blütezeit verholzen die Doldenstrahlen, was der Pflanze den Namen «Zahnstocherdolde» eingetragen hat.

Die Früchte wurden im Orient gegen Harnleiterkrämpfe, Nierensteine, außerdem als harntreibendes Mittel und Emmenagogum verwendet; weiterhin galt die Pflanze als eröffnend, menstruationsfördernd. Ein eigenes Glukosid, Khellin, hat man in ihr gefunden. Die Pflanze ist aber in neuester Zeit in den Mittelpunkt des Interesses gerückt, seit man fand, daß die allgemeine krampflösende Wirkung der Umbelliferen sich bei dieser Pflanze besonders auf das rhythmische System, und zwar auf die Blutgefäße des Herzens erstreckt. Es wirkt kranzgefäßerweiternd und in diesem Gebiet krämpfelösend. Es ist bei dieser Umbellifere auch das mittlere, rhythmische System besonders ausdrucksvoll ausgebildet.

*

VON DEN PFLANZENDÜFTEN UND WOVON SIE AUSDRUCK SIND

Es ist nun von so vielen duftenden Pflanzen und der individuellen Eigenart ihrer Düfte die Rede gewesen, daß einige grundsätzliche Ausführungen erwünscht sein werden. Einzelne Hinweise auf pflanzliche und überpflanzliche, gleichwohl mit der Pflanze verbundene Wesensprozesse waren nicht zu vermeiden; dieses einzelne soll jetzt in ein umfassendes Ganzes hineingeordnet erscheinen. Dies sei nun versucht.

Nicht nur in eigenartiger Form und Farbe offenbart die Pflanzenblüte Art und Wesen der Pflanze, die sie hervorbringt, sondern auch in der besonderen Weise zu duften. Dieses Duftwesen bleibt ein wissenschaftlich unlösbares Rätsel, solange nach dem *Zweck* des Duftens gefragt wird. Gewöhnlich erfolgt dann als Scheinantwort: dieser Zweck sei Anlockung bestäubender Insekten, die dadurch für die Verbreitung der Art durch Ermöglichung der Befruchtung dienstbar gemacht werden sollen. Es ist dieselbe primitive Anschauung, die dem schöpferischen Naturwesen Zwecke menschlicher Art unterlegt, die Goethe in seiner Metamorphosenlehre mit dem Beispiel vom Stier ad absurdum geführt hat. Dieser hat nämlich keinesfalls die Hörner, um zu stoßen; sondern, da er sie nun hat, und zwar aus den Notwendigkeiten seiner ganzen Organisation heraus, stößt er gelegentlich mit ihnen. Käme es auf ein Warum, einen Zweck an: Warum duften *wind*bestäubte Pflanzen, z. B. ein blühendes Getreidefeld? Doch wohl nicht, um den Wind anzulocken? Nicht ein Warum, sondern ein Wie gilt es hier zu ergründen. Es liegt im *Wesen* der Pflanze, in der Blüte Duft auszuhauchen; im Wesen der Orchidee, des Veilchens, der Rose, der Nelke liegt es, auf Orchideenart, Veilchen-, Rosen-, Nelkenart zu duften.

Aus den einleitenden Ausführungen ging hervor, daß dieses Wesenhafte der Pflanze in ihrer physisch-ätherischen Doppelnatur besteht. Der physische Leib der Pflanze besteht als Gestalt von Gnaden des Festen; der ätherische oder Bildekräfteleib belebt und durchdringt das Flüssige. Nun strebt die Pflanze aber in der Blüte über ihren Wesensbereich hinaus, dem Tierwesenhaften entgegen. Dies geschieht, indem der astrale Wesensbereich sie berührt und damit ihre ätherische Bildetätigkeit umstimmt.

Eine *Eingliederung* dieser Astralsphäre, eine *Verinnerlichung* zu einem Astral*leibe* kann die Pflanze nicht leisten; sie ist dem Tier vorbehalten. Hand in Hand geht damit die Eingliederung des Luftigen; das Tier hat eine eigene, ihm innerlich eingegliederte gasige Organisation mit den dazugehörigen Organen (Lunge, Niere etc.).

Im Duft entwickelt nun die Pflanze den *Ansatz* zu einer Luftorganisation, den sie aber nicht in sich halten kann, der in die Umwelt hinausströmt, in der auch das zu ihr gehörige Astralische west. Rudolf Steiner hat aus seinen unmittelbaren Beobachtungsmöglichkeiten* der ätherischen und astralischen Weltbereiche den Schlüssel auch zur Lösung des vorliegenden Problems gegeben. Er führte im Vortragszyklus «Geisteswissenschaft und Medizin» 1920 aus: Im Geruch der Pflanze könne man erleben, *in welcher Art ihr Ätherisches sich mit ihrem Astralischen auseinandersetze.* (Im Schmecken hingegen werde die Art der Auseinandersetzung des Ätherischen mit dem Physischen miterlebbar.) Ferner sprach Rudolf Steiner in einem Vortrag vor Arbeitern des Goetheanum-Baues

---

* Solche entstehen durch bewußte Entwicklung in jedem Menschen veranlagter Fähigkeitskeime.

davon, wie man an den Pflanzen in gewisser Beziehung etwas «Nasenartiges» erfassen könne, das in das Weltall hinausröche und die «kosmischen Aromen der Planeten» erwittere, welche ja die Mittelpunkte und Ausstrahlungszentren der Astralsphären der verschiedenen Pflanzenarten seien. Als Nachwirkung und Nachahmung des so «Erwitterten» entstünden die verschiedenen Düfte, z. B. aus dem Erwittern der Saturnsphäre der Geruch der Asa foetida, aus dem der Merkursphäre der Veilchenduft usw.

Der Duft wird also geprägt durch die Eigenart der Begegnung der ätherischen Wesensart der jeweiligen Pflanze mit der zu ihr gehörigen kosmisch-astralen Sphäre, bzw. ihrem planetarischen Ausstrahlungszentrum. Auch in diesem Punkte erweist sich also die Pflanze als ein kosmisch-irdisches Wesen. Aus einem solchen Entstehen heraus versteht man auch, wieso die Pflanze auf andere, mit Astralleibern begabte Wesen – Tier und Mensch – wirken kann durch ihren Duft. Weiterhin ist hieraus begreiflich, wieso jede Pflanzenart ihren eigenen Duft haben kann und wieso dieser ihr Weseneigentümliches ausspricht. Dem Forscher wird wichtig sein, daß er sich am Duft orientieren kann, wie das Ätherische und wie das Astralische beschaffen ist, die in der Blüte einer bestimmten Pflanze einander begegnen. Wenn man belebende, erfrischende, verschwebende, feurige Düfte erlebt, wird man auf die Differenziertheit der Bildekräfte des *Ätherleibes* der betreffenden Pflanze aufmerksam werden, auf Lebensäther, chemischen Äther, Lichtäther, Wärmeäther. Wenn man aber das sehnsüchtige, erweckende, betäubende, schwelgerische, einschmeichelnde, berauschende, kräftige, zarte, sympathische, antipathische des Duftes sich klarmacht, überhaupt gemäß den Grundkräften der Seelenwelt zwischen den Polaritäten von Antipathie und Sympathie eine siebengliedrige Duftskala entwickelt, wird man auf das *Astralgebiet* stoßen, das auf die entsprechenden Pflanzen einwirkt. Achtundzwanzig (viermal sieben) Grundtypen von Düften sind auf diese Art denkbar und all ihre Zwischenstufen. Dies wird in der Tat der großen Fülle gerecht, die im Bereiche der Blütendüfte erlebbar ist.

MOHNGEWÄCHSE (PAPAVERACEAE)

Der Typus

Die Mohngewächse leben einen Typus dar, der plastische, saftige, ja milchsaftstrotzende Kräuter unverhärtet und unverholzt aus dem Element des Wäßrigen gestaltet, jedoch dieses Wäßrig-Flüssige intensiv mit dem Licht verbindet. Das Blatt strebt darum, während es einerseits die Tendenz zur Rundung mitbringt, nach Teilung, Fiederung, reicher Gestaltung andererseits. Im Blatthaften sich lange zu behagen ist ihm aber nicht vergönnt; bald eilt das Kraut zur starken, üppigen, farbigen Blütenbildung. In den weißen, gelben, roten Blütenschalen der Mohne, in den trübpurpurnen oder gelben Flammenscheinen der Blütentrauben der Lerchensporne, im über dem Boden aufschwelenden violetten Blütenrauch der Fumaria (Erdrauch)-Arten verkündet sich die starke Blütennatur des Typus. So stark das Kraut auch die im Flüssigen kraftenden ätherischen Prozesse in sich trägt: eine mächtige astrale Sphäre drückt sich in sie ab, beschleunigt den Lebensprozeß auf die Blütenbildung hin, welche dann die erwähnten ätherischen Kräfte aufsaugt und verzehrt. Dadurch wird die Blüte zum äußerst kurzlebigen Gebilde, das schon im Aufblühen die Kelchblätter ins Leblose fallen läßt; rasch folgen ihnen die Blumenblätter. Der schnell entzündete, rasch verlodernde Blühprozeß läßt beide wie Asche herabfallen. Und so saftig die Blätter auch sind, so stark das Flüssige in ihnen lebt: in die Blüte dringt nichts davon als Nektar, nur eine Überfülle von Blütenstaub findet sich – wenigstens bei den echten Mohnen. Und die Früchte sind trockene Schoten oder Kapseln. Die winzigen, so wenig als möglich an das Element der Schwere sich hingebenden Samen aber strotzen von fettem Öl. Trocken und dürr endet oben, was unten so quellend, schwellend und lebenstrotzend begann.

Aber die genannte astrale Sphäre bewirkt nicht bloß die Umstimmung des krautig-plastischen Unten in das aufflammende Blühen und Vertrocknen des Oben; sondern sie greift mächtig in dieses Flüssige selbst hinein, preßt sich in es ein und macht den Milchsaft giftig. Es entstehen durch den hierdurch abnorm gemachten Stoffwechsel, durch eine Entvitalisierung des Eiweißes, das in gewisse Zerstörungs-Abbauprozesse hineingebracht wird, die Papaveraceen-Alkaloide. Sie sind für die Familie ebenso typisch und charakteristisch wie die äußere Form. Der Fruchtknoten ist streng oberständig, d.h. er ist vollkommen von der Blütenhülle eingeschlossen, in ihre Region hineingenommen. Bei unterständigen Fruchtknoten befindet sich die Blüte – wie beim Apfel – oberhalb des Frucht-

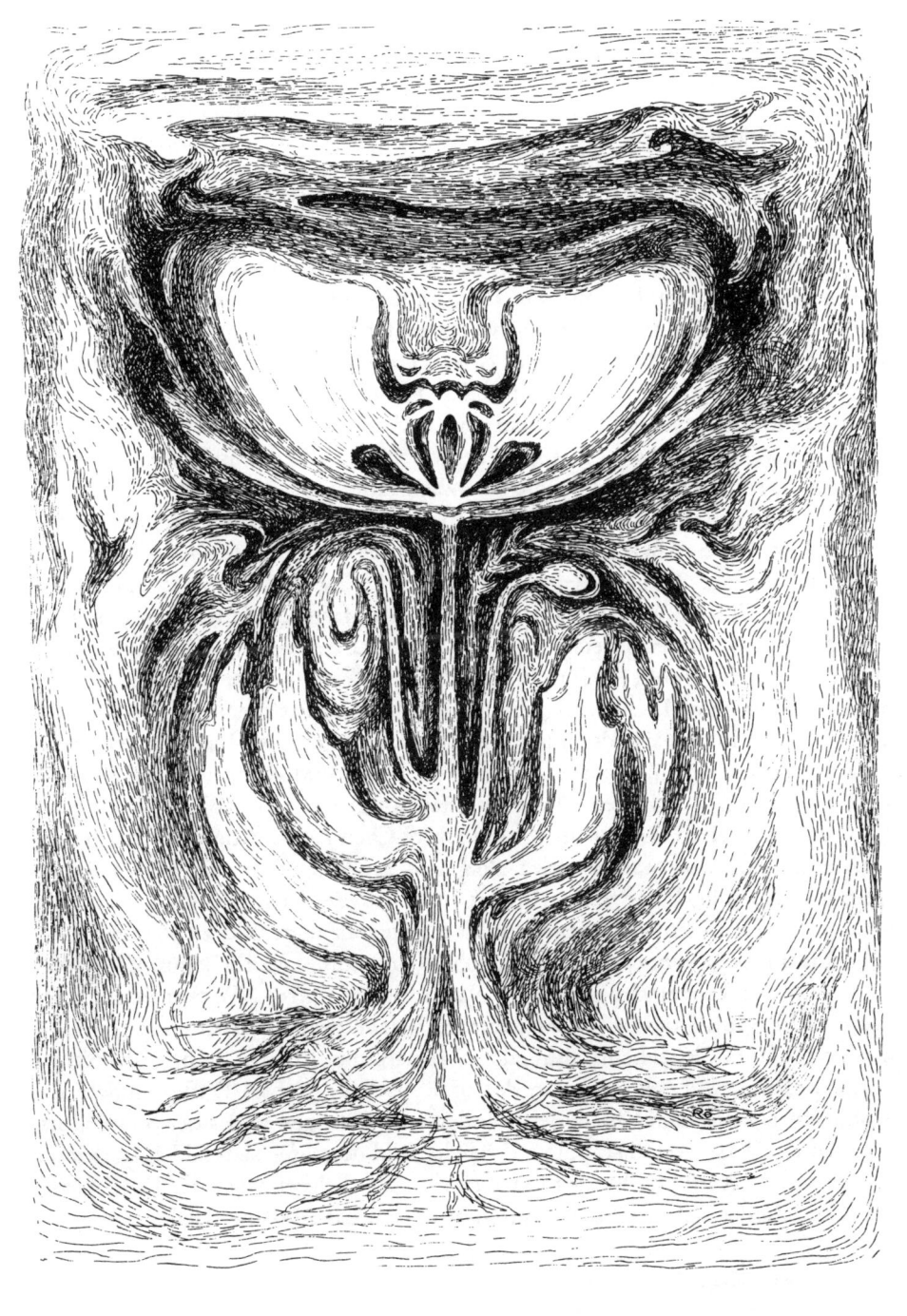

knotens. Er gehört somit mehr dem Stengel als der Blüte an. Eine mehr kosmische Tendenz wird man oberständigen Fruchtknoten zuschreiben müssen, eine mehr irdische unterständigen.

Der lichterfüllte nordische Sommer, die Hochgebirge Europas und Asiens, die anschließende nördlich gemäßigte Zone bis zum Mittelmeer mit seinen trockenen, sonnedurchglühten Sommern bringen die meisten Mohngewächse hervor; sie mangeln den Tropen, auch den Steppen und Wüsten, fliehen aber auch den Waldschatten, das Sumpfige, bilden keine Wasserpflanzen aus. Aber auch keine Bäume, keine Sukkulenten, keine Schmarotzerpflanzen. Ihre saftigen Körper können des Wassers nicht entbehren – aber sie lassen sich nicht von ihm bestimmen. Eine die kosmischen Einwirkungen tragende, durchlichtete Luft muß sich damit verbinden können, wie dies der Norden, die Gebirge, allenfalls noch die durchsonnte Mittelmeerluft gewährleisten. Das Verirdischen kosmischer Kräfte, wie es den Tropen eigentümlich ist, fliehen die Mohngewächse. Ein Reich des Flüssigen, das sich in Licht und Luft und Wärme ergießen möchte, das ein altes eiweißig-belebtes Flüssiges * als Milchsaft in sich einschließt, haben wir vor uns. Im Wäßrigen walten die Mondenkräfte; melancholische Bilder eines Mondentraumes steigen aus einem blühenden Schlafmohnfeld; sein narkotischer Duft lähmt unser «heilig-nüchternes» irdisches Gegenstandsbewußtsein und führt uns in eine Traumbilderwelt. Er entreißt der Welt des «schöpferischen Schmerzes», die die Welt der physisch-irdischen, festen, konturierten Dinge ist, und übergibt uns einer flutenden, freilich unkonturierten, aber grenzenlos wandlungsfähigen Bilderwelt, die ihre Bilder aus dem Reich unserer Wünsche, unseres Seelischen entnimmt. Die mächtige Blütenhaftigkeit der Papaveraceen aber führt aus dem Flüssigen in Bereiche durchlichteter, durchwärmter, vom Luftigen getragener Prozesse. In dieser Blütenhaftigkeit wird als Form und Farbe die starke Astralsphäre sinnenfällig und dem Auge anschaubar, die vor der Blütenbildung auf ganz andere Weise, nämlich im Stoffwechsel-Chemismus tätig war. Im Reiche des Licht- und Wärmeäthers wird *Bild*, was im Reich des chemischen Äthers (dem das Lebendig-Flüssige zugeordnet ist) *Dynamik* der Stoffbildung und -umbildung ist. In diesem Übergang von der Dynamik zum Bild zieht sich die ins Lebendig-Flüssige eingepreßte Astralsphäre aus dem Lebenschemismus wieder heraus: im Reifen verschwinden die alkaloidischen Gifte – die Samen enthalten kaum mehr Spuren davon. Nicht mehr im Reiche des Stoffes ist diese Astralität dann wirksam. Sie scheint nun als phantastische Farbentönung, als bizarre Form der Blüte auf, verströmt in der narkotischen Art des Duftes. Indem das Mohngewächs aus dem Gebiet des Mondenhaft-Wäßrigen in das des Sonnenhaft-Lichthaften, Wärmedurchstrahlten übergeht, und der Same sich bildet, schwindet die Giftigkeit. Kaum quillt aber der Keim im Dunkel-Feuchten der Erde wieder auf, kaum bildet sich der Sproß, durchgiftet sich das Flüssige wieder.

* Darüber Näheres beim Schlafmohn.

Den fetten Ölen der Papaveraceen-Samen muß jedoch noch ein Blick gewidmet sein. Sie gehören zu den sogenannten «trocknenden» Ölen, d.h. sie sind «ungesättigt» in chemischer Hinsicht und verbinden sich begierig mit dem Sauerstoff der Luft, wobei sich elastische Firnishäute bilden. Als Nahrung sind solche aktive Substanzen sehr wichtig; ungesättigte Öle, wie die Linolensäure u.ä. haben direkt Vitamincharakter. Solche Öle bilden sich bei Pflanzen, die in nördlichen Gegenden wachsen, je mehr gegen die Pole zu, desto mehr*. Der Einfluß der viel kosmischeren Sonnenwirkung bildet sie. Im Gegensatz zu diesen biologisch hochwertigen Ölen stehen die trägen, abgesättigten tropischen Fette. Auch hier tritt zutage, wie die Tropennatur das Kosmische «verirdischt».

Die Mohngewächse mit ihren etwa 600 Arten gliedern sich als wichtigste Gruppen in die Papaveroideen (mit Schlafmohn, Klatschmohn, Schöllkraut, Bocconia, Sanguinaria als Heilpflanzen), die Milchsäfte enthalten, und in die Fumarioideen, die milchsaftfrei sind, zu denen die Lerchenspornarten und Erdrauch gehören. Die Papaveroideen haben allseitig symmetrische, flache Blüten mit einer großen Fülle von Staubgefäßen und erzeugen keinen Nektar. Die Blütenknospen neigen sich oft zur Erde und heben sich beim Aufblühen je nach der Art; neigen sich beim Mohnling herab, heben sich halb beim Klatschmohn, wenden sich nach oben beim Schlafmohn; die Fruchtstände aber sind auf jeden Fall streng aufgerichtet. Ein Ringen mit den Erdenkräften und ihrer Schwere kommt darin zum Ausdruck. Die Fumarioideen hingegen, die keinen Milchsaft haben, strecken ihre Blüten in die Waagrechte, werden dabei einseitig symmetrisch, schließen sich vorne zu rachen- oder lippenartigen Gebilden zusammen und strecken nach rückwärts einen sich spiralig einkrümmenden, honigerfüllten Sporn. Die Fülle der Staubgefäße ist auf zwei reduziert. Die herabhängende Blüte der Herzblume (Dicentra) ist aus zwei zusammengelegten Lerchenspornblüten bestehend zu denken, deren spiralige Sporne zu der herzförmigen oberen Einbuchtung der Herzblume zusammengewachsen sind. Man sieht, wie die Lage, welche eine Blüte zur Schwere einnimmt, die Lebensbildekräfte anreizt, mit einer Form zu antworten, welche das Darinnenstehen dieses Organs zwischen Leichte und Schwere zum Ausdruck bringt. Sternstrahlig sind Blüten mit senkrechter Achse; zweiseitig symmetrisch sind waagrechte Blüten, wobei ihre obere, schwereabgewandte Seite sich immer anders ausbildet als die erdzugewandte Seite.

Was nun die Gift- aber auch die Heilwirkung der Mohngewächse anbelangt, so zeigt sich in großen Zügen folgendes. Entsprechend dem «abnormen» Verhältnis astraler Wesensbereiche zum Pflanzlichen, Physisch-Ätherischen greifen die Papaveraceengifte stark in die Beziehungen des menschlichen Astralleibes zum menschlichen Gesamtwesen ein. Er wird bei entsprechend starken Dosen aus Organgebieten herausgedrängt, mit denen er normalerweise verbunden ist.

---

* Solche Pflanzen sind z. B. Lein, Raps, Hasel. Ihre Öle sind wichtige, gesunde Speiseöle.

Schwache Dosen können ihn aber zu stärkerem Eingreifen anreizen, wenn seine Tätigkeit erschlaffte.

Im Sinnes-Nerven-Gebiet gewahrt man bei Mohngiftanwendung Ablähmung der Sinnestätigkeit, Bewußtseinsdämpfung, Empfindungslosigkeit, Schmerzlosigkeit (denn es ist der Astralleib, der Schmerz, überhaupt Empfindungen erlebt); zuletzt Narkose, Bewußtseinslosigkeit. An Stelle der konturierten Bilder des physischen Tagesbewußtseins tritt – durch das Herausdrängen des Astralleibes – ein schlafähnlicher Zustand. Da aber durch die Giftwirkung auch ein Teil des Ätherleibes sich aus der Verbindung mit dem physischen Leibe lockert (löste er sich ganz, so wäre die Dosis tödlich), so können sich den Traumbildern ähnliche Bewußtseinsinhalte abnormer Art ergeben, deren Natur aus dem Astralleibe, seinen Wunschinhalten etc. stammen kann, die aber dem Ätherleibe ihre flutende, unendlich wandlungsfähige Bildhaftigkeit verdanken. Die Rauschgiftnatur der Opiate enthüllt sich da.

Tritt so an Stelle der dinglichen Tageswelt eine phantastische Scheinwelt krankhaften Innenseins, so wird die Organisation, durch die der menschliche Wille in die Außenwelt eingreift, das Gliedmaßensystem, abgelähmt. Unlust zuerst, Unfähigkeit zu jeder tätigen Arbeit zuletzt, das sind Stadien des Mohngiftgenusses. Das Stoffwechselsystem aber erlahmt ebenfalls, versagt zuletzt.

Doch sei bei den nun folgenden einzelnen Mohngewächsen auf das ihnen Besondere und Charakteristische, sowohl ihrer Pflanzennatur, als auch der heilenden Tugenden, näher eingegangen – soweit dies im Aufgabenbereich dieses Buches liegt.

Die Heilpflanzen

Papaver sommniferum, der Schlafmohn

Aus dem lappig-plastischen Blattwerk schickt das einjährige Gewächs ziemlich energisch den bis anderthalb Meter hohen Blütentrieb empor. Aber am Ende biegt er sich um und weist mit der Blütenknospe nach unten. Das bläulich-weißlich-grüne Blatt zeigt mit der Zähnelung am Rande, daß es wohl Fiederung und Gliederung kennte, wie die verwandten Blätter von Lerchensporn, Erdrauch – wenn nicht der Stengel es so fest an sich hielte, wenn nicht alle Gliederung ineinander verschmölze. Auf den einen Stengel mit der einen großen Blüte ist die Pflanze im wesentlichen angelegt; da ist auch dem Blatt keine große Abschweifung erlaubt. Im Aufblühen richtet sich aber die Knospe auf und breitet die große weißlich-bläuliche, im Mittelpunkt durchdüsterte Blüte der Sonne offen entgegen. Ein blühendes Mohnfeld bietet dem Auge eine melancholische Pracht, der Duft ist schwer und narkotisch; leicht steigen einem empfindsamen Betrachter Bilder einer phantastischen Traumwelt auf. Ein reicher weißlicher Milchsaft erfüllt das Kraut, die unreife Kapsel; er gerinnt beim Anritzen oder

Einschneiden, sowie er an die Luft tritt. Das Flüssige steigt nicht mehr als Nektar in die Blüte hinauf, die Frucht reift zur dürren lufterfüllten Kapsel, die Milchsaft und Alkaloidgehalt beim Reifen verliert, zuletzt aufreißt und dem Wind die Aussaat der kleinen fetten Samen überläßt. Diese sind giftfrei, ohne Milchsaft. Sowie sie aber in das Reich von Erde und Wasser gelangen und keimen, bildet sich auch Milchsaft und Gift.

Mohn, in süddeutschen Mundarten Magn, hängt mit dem griechischen mekon zusammen. Im Griechentum drückt noch ein mythologisches Bild Wesen und Wirkung des Mohnsaftes aus. Der Jüngling Mekon tröstet Demeter um den Verlust der Tochter Persephone, die in das (geistig) dunkle Erdbereich absteigen muß, wenn das Pflanzenleben jährlich erstirbt. Nyx, Hypnos, Thanatos (Nacht, Schlaf, Tod) sind ihm zugesellt.

Da das Mohngift so sehr mit der Milchsaftbildung sich verbindet, sei einiges über Milchsäfte überhaupt erwähnt, das sich aus der geisteswissenschaftlichen Forschung Rudolf Steiners ergeben hat. Das hier Mitgeteilte wird seine Bedeutung bei allen folgenden milchsaftführenden Pflanzenfamilien erweisen.

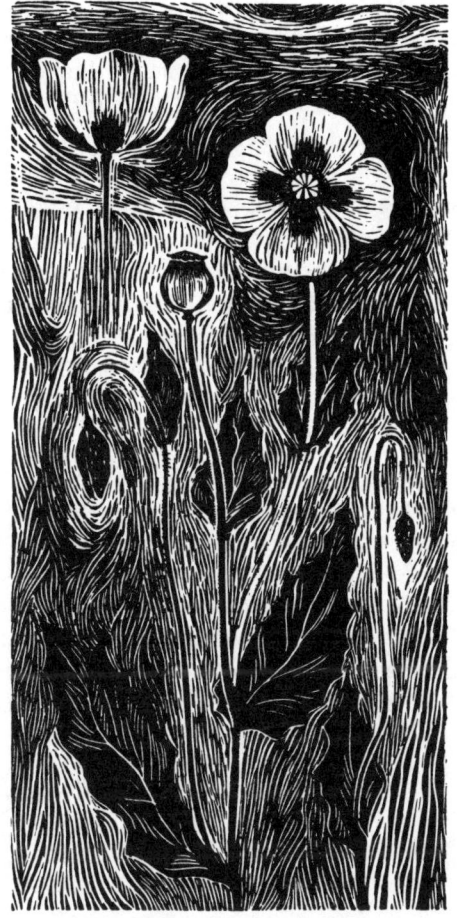

*

MILCHSAFTBILDUNG IN DER PFLANZENWELT

Das Vorkommen von Milchsaft in manchen Pflanzen, ja sogar ganzen Pflanzenfamilien (Mohngewächse, Feigenbaumgewächse, Wolfsmilchgewächse, Apocynaceen, Asclepiadaceen, Maulbeerbaumgewächse, Cichorien als Untergruppe der Korbblütler, Glockenblumengewächse z.B.) ist auch eines jener Rätsel in der Pflanzenkunde, das sich nicht löst, wenn man nach dem Zweck, einem Warum fragt. Der Milchsaft soll angeblich, da er beim Austreten sofort gerinnt, als Wundverschluß oder als Schutz gegen Tierfraß dienen, da die Milchsäfte meist bitter sind. Die überwiegende Anzahl Pflanzenarten kommt aber ohne Milchsaft ebenso gut fort; und viele milchsaftführende Pflanzen werden von Tieren mit Begeisterung gefressen. Der Kuhmilchbaum Venezuelas «liefert einen an Farbe und Geschmack an Kuhmilch erinnernden, etwas süß schmeckenden, trinkbaren Rindensaft» (Warburg).

Milchsubstanz ist man nur gewohnt, als Urnahrung beim Menschen und den höchsten, den Säugetieren, vorzufinden. Die niederen Tiere, die ja viel «weltoffener» sind, empfangen aus der Welt, was den höchsten Tieren der Leib der Mutter selbst – aus dem Blute – zubereitet: die erste Nahrung. Jedoch auch die höheren Tiere und der Mensch werden – vor der Geburt – aus einem lebendigen Umkreis ernährt. Das Embryonaldasein stellt eine Urform des Daseins vor, in dem das Geschöpf aus um es liegenden Lebenssphären aufgebaut und ernährt wird. Der Säugling trinkt Milch; der Embryo aber saugt aus seinem Lebensumkreis, aus den mütterlichen Hüllen den Lebenstrank.

Auf einen Umkreis wird man aber auch gewiesen, wenn man die Substanz verfolgt, aus der die Milch sich bildet: das Blut. Aus ihm ernährt sich der ganze Körper. Je tiefer man aber in der Entwicklungsreihe der Lebewesen absteigt, desto mehr werden Prozesse, die das Blut der höheren Lebewesen *in* sich trägt, ins Äußere, Außerleibliche, in den Umkreis verlegt. Z.B. der Blutwärme-Prozeß, der bei den körperwarmen Tieren innen, bei den wechselwarmen Tieren außen liegt. Ferner ist schon manchem Forscher aufgefallen, wie die Zusammensetzung der Blutsalze so große Ähnlichkeit hat mit der Zusammensetzung des Meerwassers. Dieses wird außerdem von gewissen Meerestieren (z.B. den Seesternen) von außen eingesogen, kreist ein Stück als Körperflüssigkeit im Tierkörper und wird dann wieder ausgeschieden, so daß man letzten Endes sagen könnte: das ganze Meer sei für den Seestern etwas Blutartiges*. Und im Blut des Menschen könnte man ein ins Innere Genommenes sehen, das mit den Meeren draußen in seiner Salzzusammensetzung einen Urzusammenhang, eine Art Reminiszenz aufweist.

Was hat aber Menschenmilch oder Tiermilch mit Pflanzenmilch zu tun? Nun, in der heutigen Daseinsform der Naturreiche sicherlich nicht viel; eine gewisse Ähnlichkeit des äußeren Ansehens hat nicht viel zu bedeuten. Anders wird dies aber, wenn man die *Geschichte* der Naturreiche ins Auge faßt. Schon die Betrachtung des Embryonallebens oder niederer Tierformen, die an die Kindheitsgeschichte des ganzen Erdenplaneten erinnern, zeigt, wie gewisse Ernährungs- und Aufbauprozesse sich in den Wesensumkreis verlegen, die in der Gegenwart vom Wesensinneren des Menschen – von ihm sei vor allem die Rede – besorgt werden. Bei diesem Rückwärtsblick in das Erdenwerden verschwinden auch die Unterschiede zwischen den Naturreichen, das menschliche Dasein wird viel pflanzenhafter. Und wie man in immer lebendigere, unverhärtetere Zustände kommt, je weiter man vom Erwachsenen in die Kindheit, ins Embryonalleben

---

* Nach Dr. Eugen Kolisko; vgl. auch Dr. Poppelbaum: «Tier-Wesenskunde».

zurückgeht, so ist es auch mit dem ganzen Erdendasein. Es wurde in diesem Buch schon auf die Darstellungen anthroposophischer Geistesforschung über dieses Erdenwerden in seinem Zusammenhange mit dem Menschwerden hingewiesen. Von einem alten Mondensein wurde da berichtet mit seinen drei Naturreichen, aus denen die vier Naturreiche der Erde sich herausentwickelt haben. Wie jedes Keimesleben abgekürzt die Entwicklungsgeschichte der ganzen Art wiederholt (biogenetisches Grundgesetz), so ist diese alte Mondenentwicklung wiederholt worden in der sogenannten lemurischen Epoche der Erdentwicklung.

In dieser lemurischen Zeit ist eine Art Embryonalzeit der ganzen Erde abgelaufen. Es ist eine Zeit viel stärkeren Lebens, viel intensiverer Lebensprozesse gewesen. Menschliches, tierisches, pflanzliches Sein standen einander damals noch viel näher, waren noch nicht so auseinanderdifferenziert als später. Die Erde «hing damals gleichsam an der Nabelschnur des Kosmos»*. Ihr Hüllenwesen war damals noch viel wichtiger, ein fester Erdkern war noch nicht gebildet und nach innen abgeschieden. In dieser Hülle war die damalige Pflanzenwelt; riesige wolkenartige, ergrünende und vergrünende Gebilde, in einer Eiweißatmosphäre schwimmend. Rudolf Steiner hat genaue Schilderungen dieser Zeit und der damaligen Weltverhältnisse wiederholt gegeben. Eine tote, mineralische, gar zum Gestein verdichtete Welt hat es damals ebensowenig gegeben, wie in einem gewissen Stadium der Keimesentwicklung noch keine Knochen auftreten. Auch die Luft war noch nicht tot, wie die heutige. Erst nach dem Mondenaustritt, der gegen Ende der lemurischen Zeit erfolgte**, kam es allmählich zur Bildung der heutigen Erdenverhältnisse; das ganze Erdenwesen wurde gleichsam in die Kräfteverhältnisse hineingeboren, welche eben die heutigen sind.

Nun waren damals ebenso Urbeziehungen zwischen Menschen und Pflanzenwelt vorhanden, wie sie es heute sind. In den einleitenden Kapiteln ist z.B. von einer solchen Urbeziehung zwischen Blut- und Blattprozeß, zwischen Pflanzen-Grün und Blut-Rot die Rede. Wie der Mensch heute noch atmet, was von der Pflanze kommt, so war dies auch damals der Fall; nur auf ganz andere Weise. Der damalige (im übrigen noch ganz pflanzenhafte, aber wie der Embryo pflanzenhafte) Mensch atmete und ernährte sich zugleich; er sog etwas wie eine feine Urmilch aus der Sphäre des erwähnten Pflanzenhaften, der genannten Eiweißatmosphäre, ein. Aber er war nicht nur der Nehmende; die gesamte Pflanzenheit empfing aus den sich entwickelnden Bildekräften seiner Leiblichkeit, was er aus sich ausstoßen mußte, weil es ihn in seinem weiteren Entwicklungsgang gehemmt hätte. Wäre jenes gewaltige Maß von Vitalität, das er damals besaß, dem Menschen erhalten geblieben, so hätte dieser Mensch niemals Bewußtsein, Besonnenheit, Erdenklugheit entwickeln können; denn diese sind nicht an Ent-

---

* Näheres siehe: Dr. G. Wachsmuth, «Erde und Mensch».
** Näheres siehe auch: «Die Geheimwissenschaft im Umriß» von Rudolf Steiner.

faltung, sondern an *Dämpfung* der Lebenskräfte gebunden. Der Mensch mußte diese zu starken Kräfte opfern und Todeskräfte in sich aufnehmen. Er mußte «vom Baume der Erkenntnis essen» und «aus dem Paradiese vertrieben werden» und den Tod kennenlernen – den die Pflanze niemals zu spüren bekommt. Die aus der Menschennatur entlassenen Kräfte aber wurden Gestaltungskräfte in den Naturreichen; so daß der Mensch in gewisser Art sich selbst in all den Naturwesen wiederfinden kann, die ihn heute umgeben. Sie waren einst Teile seiner selbst.

Als nun mit Ende der lemurischen Epoche der Mensch und das ganze Erdensein abstieg in die heutigen Daseinsbedingungen, änderten sich nicht nur der Mensch, sondern auch grundlegend alle Naturreiche. Das heutige Wasser, die heutige Luft, der heutige mineralisch feste Erdboden bildeten sich aus den lebendigeren Vorformen. Verdichtungs-Schrumpfungsprozesse ergriffen alle Naturreiche. Aus den in der Milcheiweißatmosphäre schwimmenden Pflanzen (für die gewisse riesenhafte Meerespflanzen eine Reminiszenz darstellen) wurden die heutigen Gewächse. Ein Teil aber, eben die milchsaftführenden Pflanzenarten, schloß diesen Pflanzenmilchprozeß in sich ein; denn er war nur in einer vitalen Atmosphäre denkbar gewesen, nicht mehr aber in der nunmehr an ihre Stelle tretenden Erdenluft.

Soviel über die Milchsäfte im allgemeinen. Die der Mohngewächse mit ihrer eigentümlichen Giftnatur stellen aber noch etwas Besonderes dar, auf das auch noch kurz eingegangen werden muß.

Immer hat in jener Urzeit das Menschwerden das Naturwerden impulsiert. Natur ist, was der Mensch auf diesem Werdegange aus sich ausgestoßen hat. Nun vollziehen sich auf dem Übergange von der lemurischen zur darauffolgenden (atlantischen) Epoche unter anderen folgende wichtige Prozesse: es bilden sich die Sinnesorgane aus, deren Aufgabe es ist, eine äußere Dingwelt wahrzunehmen; anschließend daran wird das Nervensystem so, daß es, im Gehirn sich sammelnd, durch die in es ergossenen Lebensabdämpfungs- und Mineralisierungsprozesse die Entfaltung des wachen Tagesbewußtseins ermöglicht, das ganz in diese Dingwelt versetzt. «Des Menschen Augen werden aufgetan», und er kommt zur «Erkenntnis des Guten und Bösen». Zugleich wird er der Schmerzfähigkeit überliefert. («In Schmerzen sollst Du deine Kinder gebären.») Und seine Glieder werden der Erdenarbeit bestimmt. («Im Schweiße deines Angesichts sollst du dein Brot gewinnen.») Allerdings wird dieser wesentliche Fortschritt in der Menschwerdung mit dem «Sündenfall», dem Verlust des paradiesischen Daseins und dem Abstieg in die heutige Erdenwelt erkauft. Die alte Mondennatur wird abgestoßen.

Diese finden wir aber im Mohnhaften wieder. Es will in gewisser Hinsicht aus der Welt heutigen Erdenseins zurück in jene alten lemurischen Lebenszustände führen, die Sinneserlebnisse auslöschen, das alte Bilderbewußtsein wieder entfachen, das der Mensch hatte, als er noch «an den Brüsten der Natur hing». Die Welt des Schmerzes bringt der Mohnsaft zum Erlöschen, von der Welt der Arbeit löst er die Gliedmaßen ab. Aber Weisheit, in der der Mensch erst seine volle Würde findet, ist – kristallisierter Schmerz; und an der Willensnatur der Glieder erwacht Schöpfertum der Zukunft. Und an Stelle der gelähmten Verdauungskräfte kann kein *Somatrank* vergangener Zeiten treten (worin die indische Weisheit jene alte lemurische Ernährungsart verstand). Die starken Kräfte des Mohnsaftes dürfen wohl dem Arzt zur Verfügung stehen, niemals aber dem Genußsüchtigen zur verführenden Erdenflucht.

*

Papaver Rhoeas, Klatschmohn, Feuermohn

Wie mächtig ist die Blütenflamme, wie schmächtig alles andere an dieser Pflanze! Die Blätter sind tiefer eingeschnitten, länglicher, schmaler als die des Schlafmohns, doch ordnen auch sie sich dem Motiv des zur Blüte eilig strebenden Stengels unter. Dieser hebt sich in unsicherem Hin und Her hinauf, die Blütenknospe hängt, die Blüte hebt sich nur halb empor – Bild des Kampfes zwischen Leichte und Schwere. In leidenschaftlich dichtem Scharlach entbrennt diese Blüte, vier kreuzweise angeordnete dunkle Flecke im Grund und die dunklen Staubfäden sprechen von dem Verdüsternden, das sich in dieser Pflanze behaust hat. Dürr, ausgemergelt wirkt sie, all ihr Leben ist dem Blütenfeuer geopfert. Die trockene Kapsel starrt nach oben.

Sprachen die Alten von den drei Prinzipien Sal, Merkur, Sulfur, die sie durch alle Naturreiche verfolgten, so kann man im Sinne solcher Nomenklatur die Blumenblätter des roten Mohns als einen pflanzlichen Sulfur ansprechen. Bäder daraus bereitet werden die anregende Stoffwechselwirkung alles Blütenhaften mit den beruhigenden, zu starke Astralität abdämpfenden Mohnwirkungen verbinden – um so mehr, wenn die junge, unreife Kapsel mit verwendet wird. Einen entsprechenden Hinweis hat Rudolf Steiner gegeben.

Chelidonium majus, Schöllkraut

Die wichtigste Heilpflanze unter den Mohngewächsen nach und neben dem Schlafmohn ist das seit altersher hoch geschätzte Schöllkraut, Chelidonium majus. Als rechtes Unkraut stellt sie sich dar, derb, lebenszäh, und sie hat sich darum auch am weitesten von allen Pflanzen dieser interessanten Pflanzenfamilie über die Erde verbreitet. Der sinnige Naturbeobachter muß bestaunen, wie die so weichen, saftigen Schöllkrautblätter der Winterkälte trotzen, wie oft schon im Januar neue, junge Blättchen aus dem Boden treiben, wie aus dem ausdauernden, kräftigkurzen, ästigen Wurzelstock die Grundrosette üppig hervorquillt mit ihren rundlich-lappig sich buchtenden Fiederblättern. Ihre *Gestalt* drückt aus, wie Schwellkräfte mit Formkräften in dieser Pflanze kämpfen; ihre *Farbe* – oben goldgrün, unten bläulich –, wie Licht-Luftiges mit

Dunkel-Feuchtem sich auseinandersetzt. Daß in der Flüssigkeitsorganisation dieser Pflanze ein besonderes Prinzip wirksam ist, davon kündet der reichliche rötlich-gelbe Milchsaft, der Wurzel, Blätter, Stengel, die unreife Schote erfüllt.

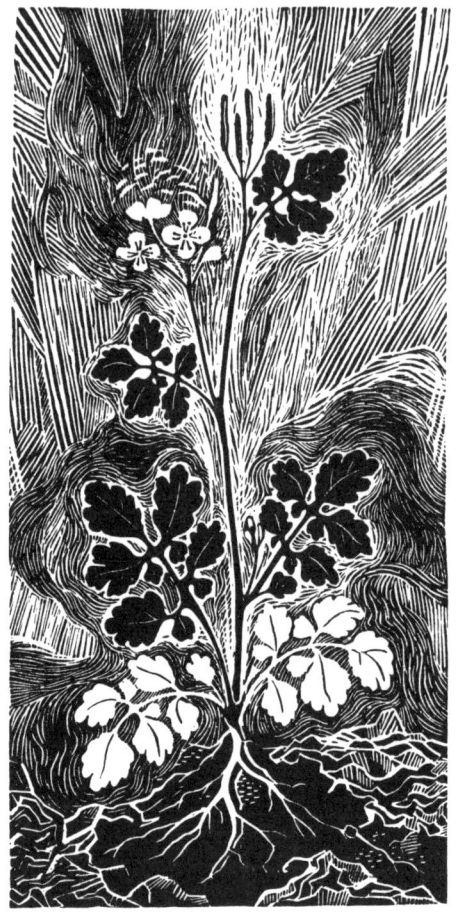

Nun treibt die Pflanze energisch aus sich die Blütenbildung heraus. Der Blütensproß erhebt sich stengelig – und teilt sich schon; er entläßt nach einer Seite ein Blatt, weicht nach der anderen Seite ab und läßt in seiner ursprünglichen Wachstumsrichtung einen Nebensproß, in der Achsel zwischen sich und dem Blatte, als Knospe stehen. Nicht weit gelangt er, und wiederum teilt sich das Wachstum; nach der entgegengesetzten Seite als beim ersten Mal wird ein Blatt abgezweigt, der Hauptsproß biegt nach der Gegenseite, in der ursprünglichen Richtung bleibt knospenhaft ein weiterer Nebensproß stehen; die neue Verzweigungsebene, durch Sproß, Blatt, Knospe gebildet, dreht sich gegen die vorhergehende um etwa 200 Grad weiter. Und so geht es fort, an die fünfmal verzweigt sich der Hauptsproß, und das dabei entstehende Gebilde greift sparrig nach allen Seiten in den Raum; zuletzt schließt eine Blütendolde den Hauptsproß ab. Die Blattbildung aber wuchert in die Blütenregion mit hinauf. Sie läßt sich nicht vom Blütengeschehen verwandeln; die obersten Blätter sind ebenso lappig-rundlich, fiederbuchtig wie die unteren. Kein veredelnder, verfeinernder Einfluß zieht zusammen, spitzt zu, fiedert, kündet von einem Sieg des Formtriebes über den Stofftrieb, wie es dem Blütenwesen geziemt, das eine höhere Offenbarung des Pflanzenhaften bedeuten soll. Ein blühendes Schöllkraut spricht uns ebenso stark durch seine goldgrüne Blattfülle wie durch seine zwar zahlreichen, doch erst nach und nach erscheinenden sonnengelben Blüten an.

Die erste endständige Blütendolde öffnet sich gegen April; die gelben, flach gewölbten Schalen verlieren beim Aufgehen sofort die Kelchblätter, bald folgen die zahlreichen Staubfäden, sehr kurzlebig sind auch die Blumenblätter. Die Blüten heben sich langgestielt ins Licht, bei Nacht oder Regen neigen sie sich.

Ihnen entströmt ein narkotischer, etwas an rohe Leber erinnernder Duft. Ein rascher, ja heftiger, hitziger Blütenprozeß, eines Mohngewächses würdig! Der Geschmack der Blüte wie des ganzen Krautes ist scharf, brennend, bitter.

Kaum hat der oberste Blütenstand abgeblüht, so fällt die Wachstumshemmung des nächsten, unterhalb stehengebliebenen Blütensprosses weg; er schießt in die Länge, verzweigt sich auf ähnliche Art wie vor ihm der Hauptsproß und blüht mit seiner Enddolde auf. Deren Abblühen enthemmt wiederum den nächsttiefer liegenden Seitensproß, wodurch die ganze Pflanze noch vielfältiger in den Raum greift, noch sparriger auseinandergeht. Nach allen Seiten wendet sich dieses Spiel von Sprossen, Hemmen, Verzweigen, im Verzweigen auf neue Art gehemmt werden, während das Fortsprießende unaufhaltsam zur Blüte eilt, dann in die Tiefe hinab Nebensproß um Nebensproß aus seiner Hemmung befreit, der seinerseits zum Blühen aufgerufen wird. Hieran ist mit Augen anzuschauen der Kampf der ätherischen Bildekräfte (des rein Pflanzlich-Vitalen) mit der Astralsphäre, die im Blütenprozeß das Pflanzliche von außen berührt und die das Vegetative abdämpft, ablähmt, hinfällig macht. Das Blühen geht hier sichtbar auf Kosten der Lebenskräfte. Kaum hat sich aber jenes ausgelebt, quillen diese wieder hervor. So stark der Blütenprozeß ist – das Krautig-Blatthafte ist nicht unterzukriegen. Deshalb hat das Schöllkraut trotz seiner intensiven Blütenhaftigkeit doch eine so lange Blütezeit – bis in den Oktober, da aus der unverwüstlichen Lebenskraft, dem starken Ätherleib, immer neues Sprießen und Sprossen entfaltet wird.

Auch die Fruchtbildung selbst ist Enthemmung zurückgestauten Längenwachstums. Kaum sind die Blütenblätter abgefallen, so wächst der Fruchtknoten zur langen Schote aus. Diese ordnet sich, so beziehungslos vorher das viel verzweigte Wachstum dazu erschienen sein mag, streng in die Senkrechte, aber nach oben, in Levitationslinien, nicht nach unten in Gravitationslinien wie etwa bei der Bohne. Ein Schöllkraut im Hochsommer trägt seine Früchte wie eine Schar paralleler Senkrechter nach oben. Welche geistvolle Metamorphose des Mohnwachstums, das auf langem senkrechtesuchendem Blütenstiele die schwerherabhängende Blütenknospe im Aufblühen hinaufhebt und schließlich in starrer Senkrechte die runde Mohnkapsel trägt! Man verschmelze in Gedanken Fruchtstiel und Frucht des Schlafmohns und man wird die Schöllkrautfrucht erhalten.

Die kleinen schwarzen Samen gewinnen ob ihrer samenmantelartigen Auswüchse Beziehung zur Ameisenwelt. Sie werden längs der Wanderwege verschleppt und dadurch in Gemäuer, auf Türmen, Burgruinen, alten Weidenstümpfen und anderen unerwarteten Orten ausgesät. Der Same enthält in sich an die 50% fette Öle, darunter Linolsäure und ein fettverdauendes Enzym, Lipase, von besonders großer Aktivität.

Die ganze Pflanze trägt, wie bereits erwähnt, in allen ihren wäßrigen Teilen in einem eigenen System von Zellschläuchen gleichsam eine zweite, ganz flüssige

Pflanze in sich, die aus gelbrötlichem Milchsaft besteht. (Der trockene Same ist frei davon.) In diesem Milchsaft hat man eine Fülle von alkaloidischen Giften gefunden, die der chemischen Beschaffenheit nach dem Typus der Mohnalkaloide zuzuordnen sind. Außerdem enthält er eiweißverdauende Enzyme, Proteasen. Auf diese proteolytischen Fermente hat man die Eigenschaft des Milchsaftes, Warzen zu beseitigen, ihr Eiweiß in den Abbau hineinzubringen, zurückgeführt. Ferner hat man im Schöllkrautsaft besondere lebenshemmende Substanzen, sogenannte Mitose-Gifte, gefunden, welche die normale Zellteilung in bestimmten Stadien hemmen – ähnlich denen bei der Herbstzeitlose. Es ist bemerkenswert, daß solche Stofflichkeiten bei zwei Pflanzen auftreten, die Lebenshemmungen und -Enthemmungen in so charakteristischer Weise in den Ablauf ihres Wachstums aufnehmen! (Es ist interessant, daß gerade diese zwei Pflanzen von Rudolf Steiner zu einem neuartigen Struma-Heilmittel zusammengefügt worden sind. Darüber sei künftig Näheres ausgeführt.)

Derart äußert sich das Schöllkrautwesen in seinem «Vitalchemismus». Dessen «Abnormität» hängt mit der Giftnatur dieser Pflanze zusammen und entsteht durch den bereits erwähnten abnorm tiefen Eingriff einer Wesenssphäre, die bei der «normalen» Pflanze die Umstimmung des Vegetativen, des rein Pflanzlichen, der grünen, assimilierenden Blattnatur zum Blütenhaften bewirkt, indem sie dieses Vegetative, den Äther- oder Bildekräfteleib, *von außen* zur Metamorphose anregt. Da die erwähnte Wesenssphäre überpflanzlicher, «astralischer», dem Tierwesenhaften verwandter Art ist, setzt sie in der Blüte dem Vegetativen Grenzen, lähmt es ab, macht die Blüte zum hinfälligen Organ. Würde sich dieses Prinzip der Pflanze einverleiben, verwandelte es sie in ein Tier. So gibt es ihr nicht Tierhaftigkeit, wohl aber innigste Tier-Beziehungen in der Blüte. Diese wird nicht Tier, aber sie bedarf des Tieres; und zwar, wie hiermit skizzenhaft ausgeführt, aus einem tief *wesensinneren* Grunde. – Wird, was sich in der Blüte normal abspielt (und das Pflanzenwesen an seine Grenzen führt, indem es seine Existenz hier abbrechen und, in der Erde keimend, wiederum von vorne anfangen muß), als solches in der Region unterhalb der Blüte wirksam, so daß es nicht nur die Bildekräfte anregt, sondern in das stoffliche Geschehen unmittelbar eingreift, so kommt der Lebens- und damit der Eiweißaufbau nicht ungestört zustande, sondern es kommt darin zu «Fehlleistungen». Und wie eine Karikatur der Eiweiß-Aminosäuren sondern sich aus dem Lebendigen die Alkaloide ab; anstelle der normalen Pflanze haben wir eine Giftpflanze vor uns. Wo solche Gifte vorkommen, müssen wir also einen abnormen Einschlag astraler Wesensbereiche in das Pflanzlich-Ätherische, in die Welt der Lebensbildekräfte sehen. Solche Gifte werden auf astralleibbegabte Wesen, die also nicht Astralsphären *um* sich haben wie die Pflanzen, sondern Astralleiber *in* sich als Wesensglieder tragen, in besonderer Weise wirken. Sie werden Bewußtseinsphänomene produzieren. Für Pflanzen werden sie keine Gifte sein, wohl aber für Tier und Mensch. Sie werden, je nach der Dosis, den menschlichen Astralleib entweder zu stärkerem

Eingreifen in den Ätherleib und physischen Leib im Ganzen oder in einzelnen Organbezirken anregen, oder sie werden ihn, wieder im Ganzen oder in einzelnen Organgebieten, je nach Eigenart der Pflanzenart, aus diesen herausdrängen.

An solchen Alkaloiden hat man im Schöllkrautsaft gefunden: Chelidonin, Chelerythrin, α-, β- und γ-Homochelidonin, Sanguinarin, Protopin, Allocryptopin-Alkaloide vom Typus der Mohnalkaloide; ferner Berberin, Spartein (die auch in Berberitze und Besenginster vorkommen). Man hat diese isolierten Alkaloide einzeln im Tierversuch geprüft; was dabei an beruhigender, krampflösender, schmerzstillender, stoffwechselanregender Wirkung gefunden wurde, soll hier nicht wiederholt werden, da es in jeder guten Pharmakologie nachgelesen werden kann. In der Stoffzerstückelung droht aber das *Ganze* des Schöllkrauts verloren zu gehen: die Lebensdynamik, welche die einzelnen Stoffe schuf und in charakteristischer Harmonie zusammenordnete, das geistige Prinzip, für welches das Stoffliche immer nur Ausdruck und Überträger ist. Die Töne, in die man eine Melodie zerlegt, enthalten nicht mehr die Melodie; die Stoffe enthalten nicht mehr das Wesenhafte, sobald man sie aus den Zusammenhängen löst, in welchen dieses Wesenhafte sich ausdrückt. Man wird darum mit Präparaten aus der ganzen Pflanze mehr erreichen als mit den isolierten oder gar synthetisierten Alkaloiden.

*

Dem Schöllkrautprozeß in der äußeren Natur läßt sich als ein Gegenprozeß im Menschen der Leber-Gallen-Prozeß entgegenstellen. Die mächtigen, im Flüssigkeitsgeschehen der «Vitalchemie» sich abspielenden Aufbauprozesse innerhalb dieser größten Körperdrüse, vor allem Eiweiß- und Kohlehydratenaufbaustoffwechsel, werden, vom Ätherleibe bewirkt, dem Astralleib und Ich ihre Impulse im Dienste dieses Leibesaufbaues geben. Aber auch ein starkes Abbaugeschehen geschieht in der Leber: Insbesondere der Astralleib greift abbauend in den arteriellen Blutprozeß und sondert – unter Zerstörung von Blutsubstanz und Abbau zu den Gallenfarbstoffen und Gallensäurebildung – die Gallensubstanz aus, die nun ihrerseits abbauend über die Darmwände hinaus in das äußere Verdauungsgeschehen eingreift, das durch Proteasen, Lipase etc. die Nahrungsstoffe zerstört, abbaut, jeglicher Eigenform entkleidet. Galle ist reine Astralsubstanz – so hat Rudolf Steiner einmal diese Stofflichkeit gekennzeichnet. Für die rechte Gallenproduktion und Gallenabsonderung, den rechten Gallenfluß, ist richtiges Eingreifen des Astralleibes in dieses Organgebiet Vorbedingung. Andererseits darf nicht zu viel Abbau, zu starke Entvitalisierung Gestaltungsprinzipien Zugang geben, die in der unorganischen Natur das Mineralische bilden: Gallensteine als Ausdruck von Stockungen im ätherischen Geschehen dürfen sich nicht bilden. Ein Heilmittel, das diesen Pflanzenprozeß enthält, der trotz alles starken Eingreifens astralischer Wesensbezirke so plastisch, so schwellend vital, so unverhärtet, unerstarrt sich erhält, der die Stockungen der Lebenstätigkeit, die ihm das astralisierende Blühen auferlegt, immer wieder aufhebt – ein solches Heilmittel wird der menschlichen Organisation helfen, das richtige Verhältnis ätherischer Aufbau- und astralischer Abbau- und Aussonderungskräfte wieder herzustellen. Die im Schöllkraut so augenscheinlich wirksamen dynamischen Polaritäten von ätherischem und astralischem Wirken werden nicht einseitig treibend oder hemmend, sondern regulierend wirken, sowohl bei einem Zuviel wie einem Zuwenig hilfreich sein. Den Hinweis auf ein Organsystem, das sowohl Eiweiß- wie Fettverdauung durchführt, gibt das Schöllkraut durch die in ihm vorhandenen Protease und Lipase.

Daß das Schöllkraut eine ausgesprochene Beziehung zum Gallenorgan hat, darauf deutet auch die Methode empfindlicher Kupferchlorid-Kristallisation nach Pfeiffer, auf die unsere Leser schon wiederholt aufmerksam gemacht worden sind. (Wir verweisen unter anderem auf H. Krüger, «Kupferchlorid-Kristallisationen, ein Reagenz auf Bildekräfte des Lebendigen».) Wir bringen hier aus dem erwähnten Werk zwei «Kristallbilder», das eine durch Schöllkrautsaft, das andere durch Zusatz eines Auszuges aus Gallenblasenverreibung entstanden. Die große Ähnlichkeit beider Bilder fällt ins Auge.

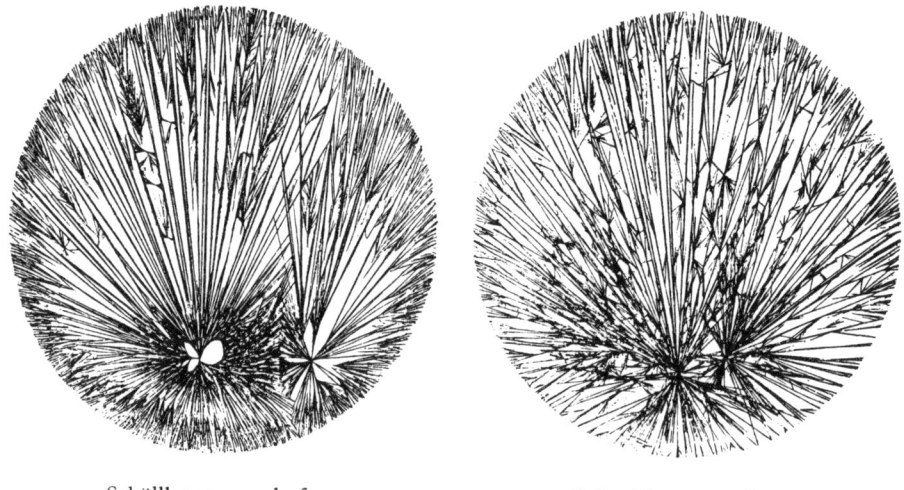

Schöllkrautwurzelsaft   Gallenblasenverreibung

Zur Frage, wieso gerade die *Wurzel* des Schöllkrauts zum Heilmittel bei Lebererkrankungen, Gelbsucht, mangelhafter oder ungenügender Gallenbereitung, Neigung zu Gallensteinbildung – also ausgesprochen in der Stoffwechselregion verwendet wird, während in der Einleitung bei Besprechung und Vergleichung der pflanzlichen und menschlichen Dreigliederung *Blüte* und Stoffwechselgebiet zueinander in Parallele gesetzt wurden –, zu dieser Frage sei noch auf folgendes hingewiesen: Die Leber ist – unter anderem – auch eine Art

Sinnesorgan, nämlich für die Qualitäten der Nahrungsstoffe, die sie unterbewußt wahrnehmen (ein metamorphosiertes Schmecken nennt Rudolf Steiner gelegentlich diesen Prozeß) und der sie die geeigneten Verdauungssäfte entgegenschicken muß. Es ist in solchem Wahrnehmen die obere Organisation in der unteren tätig. In der Galle «stemmt sich das Ich dem Nahrungsstrom entgegen». Darum ist ja die Galle aus dem Ich-Organ, dem Blute, bereitet. Bei der Gelbsucht ist diese entgegenstemmende Kraft zu schwach, und mit dem eindringenden Nahrungsstrom flutet die Galle selbst nach innen. Die Schöllkrautwurzel weist der Galle wieder die Richtung von innen nach außen.

Hingegen ist die Schilddrüse ein «Gehirn des Stoffwechsels», das aber «in Stoffen denkt». Auf diesen Stoffwechsel in der Schilddrüse wirkt die *Blüte* des Schöllkrautes. Leber und Schilddrüse wirken ja besonders zusammen. (Schlechte Wasserbeschaffenheit wirkt auf die Leber, aber auch auf die Schilddrüse; kann Kropfbildung bewirken.)

Darum enthält ein von Rudolf Steiner angegebenes Galle-Heilmittel Schöllkrautwurzelauszug, ein Kropf-Heilmittel Schöllkrautblüte (neben anderen Bestandteilen).

Macleya cordata

Ein stattliches, aus Ostasien stammendes Gewächs; gleichsam ein riesiges (drei Meter hohes) Schöllkraut mit durch Verwachsen der Fiederungen aus dem Schöllkrautblatt abzuleitenden, lappig gekerbten großen Blättern von herzförmigem Umriß, die oben auch goldgrün, unten blauweiß gefärbt sind. Jedoch strebt der Wuchs pyramidenförmig nach oben, endet in einer langen, lockeren, außerordentlich luftigen Blütenrispe von lauter Staubgefäßen; die hüllenden Kelchblätter fallen beim Aufblühen ab, die Blumenblätter hat die Pflanze erst gar nicht ausgebildet. Das mächtige, in die Senkrechte zusammengedrängte Kraut verflüchtigt sich zuletzt im Blütenstand – in den es allerdings energisch genug hineinstrebte. – Wurzelstock, Stengel, Blätter sind von rotgelbem Milchsaft erfüllt, jedoch schwächer als beim Schöllkraut.

Mehr dem Jupiter als dem Mars ist dieses stattliche Riesenkraut zuzuordnen. Es gilt auch mehr als Leber- denn als Gallenheilmittel.

Sanguinaria canadensis, kanadische Blutwurz

Die kanadische Blutwurz ist ein in besonders einseitiger Weise ausgebildetes Mohngewächs. Sie wächst in den Laubwäldern des atlantischen Ostens der Vereinigten Staaten. Im ersten Frühjahr, solange das Licht noch durch das kahle Geäst den Boden bescheinen kann, treibt aus den Wurzelstockverzweigungen je ein einziges Blatt, das aus einer rundlichen Grundform sich etwas handförmig gliedert, seine Fläche zwischen Licht und Finsternis entwickelt, die oben gelbgrün, unten weißlich mit violetten Adern, bläulich über-

haucht, sich färbt. Zu diesem Blatt gehört die gleichzeitig sich entwickelnde große reinweiße Blüte. Der Anblick der blühenden Pflanze erinnert an unsere Waldanemone. Nach dem Abblühen zieht das Wachstum bald wieder in den Wurzelstock sich zurück und treibt da weitere Verzweigungen unter dem Boden. Auf den überschnellen Übergang von Wurzel zu Blüte folgt ein langes Verharren im entgegengesetzten Prozeß; auf eine rasche Ausatmung von unten nach oben folgt ein langes Verweilen in Einatmung von oben nach unten. Das Wurzelhafte ist augenscheinlich der Hauptprozeß dieser Pflanze, der auch das Sproßhafte in sich absorbiert. Sie entfaltet sich nur für kurze Frühjahrswochen, beblättert sich, erblüht, fruchtet; baut sich aus den Frühjahrskräften auf und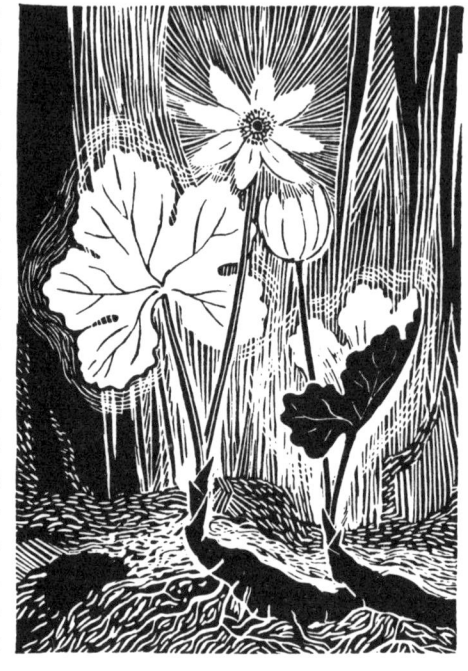
steigt mit dem Aufgebauten rasch wieder in das Wurzelige ab. Welcher Gegensatz etwa gegen das Schöllkraut! – Dieser weiche, rübige, unverhärtete Wurzelstock ist von gelbrotem Milchsaft geschwellt, der scharf, bitterwürzig schmeckt, dem Schöllkraut ähnliche Alkaloide, dazu das Sanguinarin enthält.

Die Wirkung eines Auszuges aus dem Wurzelstock gliedert sich folgendermaßen:

1. Die Leber- und Gallentätigkeit wird angeregt.
2. Übergreifen Stoffwechselprozesse in krankhafter Art auf die *obere* Organisation, so werden sie durch diese Heil*wurzel* zurückgedrängt. Die Absonderungsvorgänge werden gesteigert. So begreift sich die expektorierende, diaphoretische Wirkung. Rhinitis, Lungenkatarrh, sogar Pneumonie gehören zu ihren Indikationen. Sie läßt den Astralleib wieder richtig in die untere Organisation eingreifen, entlastet die oberen Organe. Durch den nunmehr wieder richtig funktionierenden Stoffwechsel kommt es nicht mehr zu bestimmten rheumatischen Beschwerden in der Schulter- und Nackengegend, die aus einem nicht genügend bewältigten Stoffwechsel stammen.
3. Da auch der Kopf von einer zu stark nach oben drängenden Stoffwechseltätigkeit entlastet wird, werden Migränen, klimakterische Kongestionen, aber auch Menseskopfschmerzen bekämpft.

4. Die richtige Einschaltung des Astralleibes in die untere Organisation bekämpft Frigidität. Überhaupt wirkt diese so intensiv und vehement unter Überspringung der rhythmischen Blattmitte in die Blüte gehende Pflanze auf Uterus und Ovarien. Aber auch profuse Blutungen, Polypen im Uterus – und in der Nase! – werden damit geheilt.

Corydalis cava, Lerchensporn

Fumaria officinalis, Erdrauch (Bild)

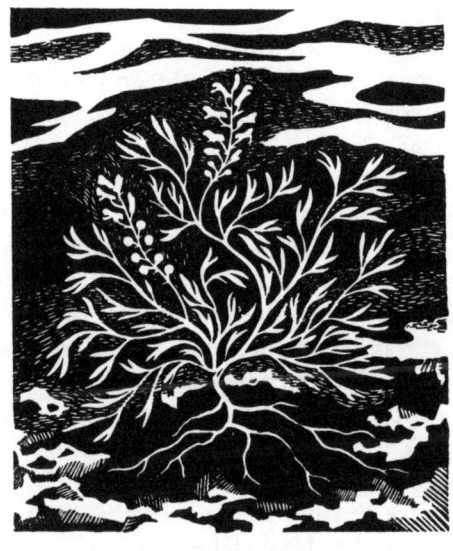

Diese zwei Pflanzen gehören zur Unterfamilie der Fumarioideae. Beide sind vom Luftigen zu viel intensiverer Auffiederung durchdrungen als die bisher betrachteten Milchsaft-Mohngewächse; erstere zu doppelt dreizähligen tiefgelappten, windröschenähnlichen Blättern, letztere aufs feinste aufgefiedert, beide dennoch fleischig, von weich schwingenden, nirgends ins Spitzige sich verspießenden Linien begrenzt. Der Lerchensporn wächst aus einer taubeneigroßen, hohl werdenden Knolle rasch im ersten Frühling zum zweiblättrigen Blütensproß empor, der in einer endständigen, reich besetzten Blütentraube endet. Aus der Winterfeuchte hebt sich sein Wesen in die Frühlingshelle, in den Märzwind und schmückt weiß und purpurn lichte Gebüsche, die Traufe von Obstbäumen in den Wiesen, den Saum der Buchenwälder. Ein schwerer, süßer, schwelgerischer, fast orchideenartiger Duft eignet ihm. Die waagrecht gelagerten Blüten falten die zweimal zwei Blumenblätter zu Mund, Ober- und Unterlippe, nach hinten krümmt sich der Honigsporn. Wie eine Insektenschar, die sich am Stengel einen Augenblick niederließ, aber jederzeit auffliegen kann, so mutet die Blütentraube an. Die trockene Schote entläßt schließlich viele kleine, schwarze, mit Anhängsel (Ameisen!) versehene Samen. – Der Erdrauch ist ein Ackerunkraut, dem Trockenen, dem Sommer, zugehörig. Kali- und kalkreiche Böden liebt er und zeigt sie an. Das ganze Kraut ringt mit der Schwere, kommt vom Boden nicht los; das Luftige hat das Wäßrige wohl durchgliedert, aber nicht «entschwert»; wie ein schwerer Rauch schwelt das trübviolett blühende Gewächs am Boden, ein richtiger «Erdrauch». Auch der Erdrauch schließt seinen Wuchs mit einer reichblütigen Traube waagrechter, der Lerchenspornblüte ähnlicher, nur viel kleinerer Blüten ab. Im Purpur sind, wie beim Mohn, schwärzliche Töne.

Mit dem stärkeren Eindringen der Luftsphäre in die Blattbildung ist das Plastisch-Rundliche der bisher betrachteten Mohngewächse überwunden, der Milchsaft verschwunden, wie aufgetrocknet. Trotzdem hat das Astralische sich überstark in das Physische der Pflanzen eingepreßt, und es ist zur Bildung alkaloidischer Gifte gekommen. Aber wie ein neues Formelement sich bei den Fumarioideen zeigt, so auch ein neuer Typ von Alkaloidkompositionen. Bei Corydalis hat man gefunden: Bulbocapnin, Corydalin, Isocorybulbin, Corydin, Corytuberin, Corycavamin, Corycavin. Im Tierexperiment wurde festgestellt, daß diese Gifte Tränen- und Speichelabsonderung verstärken, Blutdruck steigern, den Bewegungsapparat stillegen, aber die Sinnesfähigkeit bestehen lassen, schließlich den Atem lähmen. Nur eine «teilweise Mohnwirkung» kommt zustande, die sich viel mehr an den oberen Organismus wendet. – Man hat die Pflanze mit der interessanten Hohlknolle bei Schüttellähmung und Menier'schem Schwindel als Heilmittel versucht. – Im Erdrauch hat man gefunden: Fumarin, Protopin – letzteres ist schon beim Mohn uns begegnet, jedoch nicht in Zusammenwirkung mit Fumarin. Aber im Grunde zeigt sich im Stofflichen – dessen Gefüge die Analyse bis zu einem gewissen Grade aufdeckt – auch nichts anderes als was in der Form, im Lebensrhythmus, wenn auch auf andere Art, sich ausdrückt. Die Erdrauchwirkung läßt die Schöllkrautwirkung anklingen: gegen Leberanschoppung, Stockungen im Pfortadersystem, Gallenflußstauung, Unterleibsstockungen. Jedoch steht die «blutreinigende» Wirkung (d. h. die Aufbauprozesse der Leber in eine vom Ich vollbeherrschte Blutbildung dirigierende) im Vordergrund. Dieses sehr luftig-blütige Kraut fördert alle Ausscheidungstendenzen, die der Astralleib durch stärkeres Eingreifen in die Stoffwechselorgane bewirkt. Hautausschläge, Hautunreinigkeiten, Folgen eines in die Sinnessphäre der Haut fehlgeleiteten, unbeherrscht vorgedrungenen Stoffwechsels werden geheilt, da ihnen der Boden entzogen wird. Dies aber meinte die Volksmedizin mit dem laienhaften, wenn auch einprägsamen Ausdruck: Blutreinigung.

«FLEISCHVERDAUENDE» PFLANZEN UND HEILPFLANZEN

Die erste Begegnung mit «fleischfressenden» Pflanzen hat für den Unbefangenen, jedoch mit seinen Seelensinnen den Naturerscheinungen gegenüber Offenen etwas Schockierendes, zumindest Befremdendes. Daß die doch so selbstlos alles höhere Dasein nährende Pflanzenwelt, die göttlich-mütterliche, Eigenschaften entwickeln kann, die man sonst nur mit dem Tier verbunden denkt: daß sie höher geartetes Leben, Tiere, auf eine raffiniert anmutende Art fängt, tötet und verdaut, erweckt zunächst den Eindruck – das Pflanzenwesen widerspreche sich damit selbst. Hat man vielleicht zuvor die merkwürdigen Gebilde der Pflanzengallen kennengelernt, in denen das der Pflanze so besonders nahestehende Tier, das Insekt, die Pflanze dazu «befruchten» kann, daß sie einen tierischen Keim in sich aufnimmt, umhüllt, ernährt, reift und zuletzt ans Licht entläßt als wäre es ein pflanzlicher Same, so steht man dem völligen Gegenpol etwas fassungslos gegenüber. Hier das über das Normale «pflanzenbedürftige» Tier, dort die tierbedürftige Pflanze.

Jedoch: Auch diese Abnormität will so angesehen werden, daß durch sie ein Normales, aber den Sinnen, wenigstens den leiblichen Sinnen Verborgenes, ein Dynamisches, sonst nur der geistigen Anschauung Zugängliches an tiefen Wesensbeziehungen zwischen Pflanzenheit und Tierheit an einem Punkt ganz besonders deutlich wird. An diesem Punkte stellt sich ein sonst tief verhülltes Naturgeheimnis nackt vor die Augen. Ein «offenbares Geheimnis» im Sinne Goethes steht vor uns.

In den einleitenden Kapiteln dieses Buches ist von dem Geben und Nehmen die Rede gewesen, durch das die Naturreiche aneinander, miteinander, füreinander da sind. Man lenke noch einmal den Blick auf die ganze Breite der «Tierbedürftigkeiten» der Pflanzenwelt. Die bodenbelebenden Eigenschaften tierischer Absonderungen kommen der *Wurzel* zugute. Das *Blatt* atmet die Luft als ein es Förderndes, Nährendes ein, die das Tier als verbraucht absondert. Die *Blüten* sind der Insektenwelt an- oder entgegengebildet. In der Blütengestalt und Blütenfunktion strebt die Pflanze, wie nun schon wiederholt gezeigt wurde, über ihr eigenes, physisch-ätherisches Sein hinaus, durch die Berührung mit einer «Astralsphäre» dem tierischen Sein entgegen. Die Blüte gehört beidem, sowohl ihrer Pflanze als auch dem ihr zugeordneten Tier, das sie bestäubt (Insekt, Vogel). In der Blütenbildung wird aus dem «weltoffenen», zweidimensional veranlagten

Blatt ein umhüllendes, einschließendes, dreidimensionales Gebilde geformt, das die tierische Gestalt umhüllt, sie mit reizbaren Staubfäden empfangen kann, oft aber auch mit Reuseneinrichtungen, Fallgruben, Klemmvorrichtungen, Kesselfallen und dergleichen fängt, festhält (wie etwa der Aronstab, die Aristolochiablüte, Orchideenblüten, um unter vielen wenige zu nennen), das gefangene Tier aber nach einer bestimmten Zeit immer unbeschädigt entläßt. Die Blüte kommt dem Tier mit Düften, Nektarsaft, der Same und das Blatt mit Futterkörpern entgegen, niemals aber, um es zu töten und zu verdauen, nur um es zu nähren. Die Tierwelt wird gleichsam von der Blüte eingeatmet, für eine kurze Zeit festgehalten und dann wieder ausgeatmet.

So gewahrt man eine dreifache leibliche Tierbedürftigkeit der Pflanze; die Wurzel empfängt abgebaute Tiersubstanz, das Blatt ausgeatmete Tierluft, die Blüte das Tier selbst, dynamisch von seiner Form, oft seiner Bewegung berührt. Zu dieser dreifachen leiblichen Beziehung tritt noch eine ideell-reale Wesensbeziehung; die Pflanze bedarf der über ihrer Leiblichkeit liegenden astralen Wesenssphäre; das «Weltentier» muß sie umgeben.

Mit solchen Zusammenhängen betrachtet verliert die abnorme Pflanze-Tier-Beziehung, die in den insektenfressenden Pflanzen sich kundtut, viel von ihrer Unbegreiflichkeit.

Die Fang- und Verdauungsorgane der «fleischverdauenden» Pflanzen, gleichsam ihre Münder und Mägen, liegen innerhalb des rhythmischen Systems der Pflanze, in der *Blatt*region. Sie sind ebenso umgewandeltes Blatt wie es die Blüte ist. Man findet bei den verschiedenen Arten carnivorer Pflanzen alle erdenklichen Übergänge vom einfachen, nur an den Rändern sich einwölbenden Blatt bis zur fast völlig geschlossenen Kanne oder Kugel. Pinguicula, das Fettkraut, hat zum Beispiel ein wegerichähnliches «Freßblatt», das leicht löffelförmig eingebogen ist, sich aber, sobald ein Insekt durch die klebrig-drüsige Oberfläche festgehalten wird, mit dem Blattrand über sein Opfer biegt und so eine Verdauungsfalte als vorübergehenden Innenraum bildet. Sobald das Tierchen verdaut ist, faltet sich dieser «provisorische Magen» wieder zum flachen Blatt auf. Beim Sonnentau mit seinen verschiedenen Abarten ist es ebenfalls ein rundes, längliches oder gar ein zum Stiel zusammengezogenes Blatt, das mit gestielten, klebrigen Verdauungsdrüsen nadel-kissenartig besteckt ist. Die Arten mit breiteren Blättern schließen sich halbkugelig um das gefangene Mücklein, öffnen sich aber wieder nach dessen erfolgter Auflösung. Bei den Sarracenien wachsen die Blätter zu Schläuchen und Trichtern zusammen, bis auf die oberen Enden, die noch die einfache Blattform zeigen. Die Venusfliegenfalle ist auch noch grundsätzlich ein einfaches Blatt, das aber, mimosenhaft empfindlich, bei Berührung gewisser Borsten durch ein sich auf dem Blatt niederlassendes Insekt zum Reusenkorb zusammenschlägt und es durch in Tätigkeit tretende Drüsen zu verdauen beginnt. Cephalotus besitzt neben einfachen «harmlosen» Blättern solche, die zu Kannenfallen umgebildet sind, deren oberes Ende aber «deckelartig» das Blatt in seiner ursprünglichen Gestalt wieder freigibt und dadurch deutlich macht, was für ein Gebilde eine solche Kanne (deren Deckel niemals zuschlägt, wie manchmal der Laie glaubt) eigentlich ist. Die vollkommensten Fang- und Verdauungsorgane weisen die Nepenthaceen auf: Krüge, Trichter, Kannen, fast kugelige Tönnchen.

Der «richtige» Ort solcher Bildung wäre die Blüte. Es werden also bei den insektenverdauenden Pflanzen Blütenprozesse bestimmter Art bis in die Blattregion heruntergedrängt. Damit im Zusammenhang steht, daß an den oberen Rändern der «Fangblätter» mancher Arten carnivorer Pflanzen sich süßen Nektar absondernde Drüsen finden. Das Insekt wird von solchen Blattgebilden wie von der Blüte «eingeatmet», aber nicht wie in dieser wieder unbeschädigt ausgeatmet, sondern angezogen, festgehalten, getötet und aufgelöst. Es wird nicht, wie es dem Blatte zukäme, der tierische Atem, die Kohlensäure, eingesogen, sondern das durch die Verdauungssäfte verflüssigte ganze Tier eingesogen und assimiliert. Eine seltsame Abwandlung der normalen Assimilation!

Die oft trübe, fleckige oder fleischrötliche, bräunlich-grünliche Färbung solcher Verdauungsblätter zeigt auf den ersten Blick, daß solche Gebilde nicht dem reinen harmonischen Pflanzensein angehören. Es ist aber wichtig zu wissen, daß die insektenverdauenden Pflanzen durchaus echte Pflanzen sind, alle normalen Pflanzenfunktionen ausüben und auch ohne jede tierische Beute gut gedeihen. Auch empfangen und entlassen sie in ihren Blüten die sie bestäubenden Insekten wie andere Pflanzen ohne jede Beschädigung, dieselben Tiere, die ihre «Opfer» werden, wenn sie in die Blattfallen geraten.

*

Die Blattfallen der insektivoren Pflanzen sind zum Teil berührungsempfindlich. Dies eignet aber auch den Blättern normaler Pflanzenfamilien, zum Beispiel Mimosenarten oder Sauerkleegewächsen, ohne daß sie darum Tiere fangen. Es ist dies der Ausdruck einer gewissen «Astralisierung», eines Ansprechens der Lebensprozesse auf Vorgänge im Luftbereich oder überhaupt der äußeren Umgebung. Auch die Eigenschaft der «Freßblätter» fleischfressender Pflanzen, den tierischen Verdauungssäften ähnliche Fermente auszuscheiden oder mindestens zu bilden, ist durchaus nicht so ohnegleichen im Pflanzenreich. Sie eignet Pflanzen, die doch darum niemals Tiere fangen und verdauen. Milcheiweißverdauende Fermente, welche also eine dem Kälbermagen eigene Stufe der Milchverdauung bewirken können, finden sich nicht nur in der fleischfressenden Pinguicula, sondern auch im unschuldigen Labkraut. Speichelähnlich wirkende, stärkeverdauende Enzyme sind weit verbreitet, aber auch eiweißverdauende Fermente gar nicht selten, zum Beispiel beim Melonenbaum (Carica Papaya) oder im Schöllkraut, überhaupt in manchen milchsaftführenden Pflanzen. Tendenzen auf einen tierischen Stoffwechsel zu kann man also verschiedentlich und bei durchaus nicht «unpflanzlichen» Pflanzen finden. Rubiaceen erzeugen in ihrem Stoffwechsel den tierischen Absonderungen verwandte, harn- oder fäkalienartige Substanzen – solche, die sich im Harn oder den Fäkalien vorfinden. Coffein zum Beispiel ist ein der Harnsäure sehr verwandter Stoff.

In solchen Tatsachen verraten sich sehr allgemeine Beziehungen zwischen Tier- und Pflanzenreich. Auf diese ist in den einleitenden Kapiteln dieses Buches vielfach hingewiesen worden. Sie gehen durch die ganze Pflanzenwelt durch und kommen bei den insektenverdauenden Pflanzen nur auf besonders eigenartige Weise zum Vorschein. In diesen interessanten Gewächsen vereinigen sich nur zwei solcher allgemeiner Beziehungsformen, die sonst getrennt wirken: die tierempfangende Tendenz, die sich sonst in der Blüte offenbart, einerseits – die durch die Berührung mit einer Astralsphäre gegebene leise Umstimmung pflanzlichen Stoffwechsels gegen das Tierische hin andererseits; so daß Tierfang und Bildung von Verdauungsfermenten zusammenfallen. (Es gibt übrigens auch Pflanzen, welche Tiere fangen, festhalten und dadurch zu Tode bringen, ohne sie zu «fressen»; z. B. die Pechnelke, die Klebsilene, an deren harzigen Ausschwitzungen kleine Insekten kleben bleiben, ähnlich wie an den klebrigen Blattdrüsen von Drosera oder Pinguicula. Weiter geschieht aber nichts.) Beide Tendenzen haben aber ihre Quelle in den zur Pflanze dazugehörigen, ihr lebensnotwendigen Astralbeziehungen. Ohne sie ist die Erdenpflanze, ein Mittelwesen zwischen Mineral und Tier, nicht denkbar. Gäbe es die allgemeine Tierheit nicht, so müßte die Pflanzenwelt der Erde ganz anders beschaffen sein, ganz anders ausschauen.

*

Das Hereintragen der tierischen Tätigkeiten des Erbeutens und Verzehrens in die Pflanzenwelt wird noch verständlicher durch eine geisteswissenschaftliche Betrachtung der Entwicklungsgeschichte der Naturreiche, wie über sie in einem vorhergehenden Kapitel (Zwischenformen in den Naturreichen) berichtet worden ist. Danach sind die vier Naturreiche der Erdenentwicklung aus den drei Naturreichen der ihr vorhergehenden «alten Mondenentwicklung» entsprossen, die als «Mineral-Pflanzliches», «Pflanzen-Tierisches» und «Tier-Menschliches» bezeichnet werden können. Insbesondere verweisen wir hier auf die Schilderung, daß die zwischen Tier und Pflanze stehenden Zwischenwesen des alten Mondes unter sich keinen mineralisch-toten Boden hatten, sondern auf einem Halblebendigen, Mineralpflanzlichen wuchsen. Und wie manches andere in der Pflanzenwelt werden wir auch die insektenfressenden Pflanzen mit jenen Vorwesen des alten Mondes in Zusammenhang sehen können, die in sich noch vereinigten, was dann in der Erdenschöpfung als Tier und als Pflanze sich sonderte. Insbesondere Tiere, die durch pflanzenhafte Züge in ihrer Entwicklungsmetamorphose auffallen, wie die Insekten, stehen Pflanzen gegenüber, die sich in ihrem Dasein tierischen Wesenszügen so annähern, wie es die insektivoren Pflanzen tun.

*

Aus der eben skizzierten Anschauung fällt auch ein Licht auf das, was in der Auswahl der den carnivoren Pflanzen zusagenden Bodenbeschaffenheit und in ihrer Verbreitung über die Erde hin zum Ausdrucke kommt. Sie lieben nämlich nicht die mineralisierte Erde. Ihre Wurzeln sind überhaupt als verkümmert anzusehen. Wie leicht bleibt ein Fettkraut, ein Sonnentau einem an den Fingern, wenn man sie nur berührt. Moore, Sümpfe, allenfalls von täglichen tropischen Regengüssen durchweichter Boden – vom Wäßrigen durchquollenes Erdiges, Entmineralisiertes: das ist ihr Lebensgebiet. Gewisse Arten haben sich ganz als Wasserpflanzen erhalten, schwimmen frei in stehenden Gewässern (Aldrovandia, Utricularia). Das Seltsamste an Auswahl eines ganz bestimmten Lebensraumes dürfte eine Wasserschlauch-(Utricularia)-Art sein, die im Regenwasser schwimmend lebt, das sich durch die täglichen Güsse in den Blatt-Trichtern gewisser Bromeliaceen sammelt, die im Tropenurwald der ostindischen Inseln leben. Sie fängt dort kleine Wasserinsekten, die in solchen Blatt-Tümpeln leben.

Eine solche Verkümmerung des Wurzelpols tritt in der Pflanzenwelt leicht dort auf, wo der «obere» Blüten-Pol, der in den Beziehungen zur Tierwelt, zum Astralen überhaupt lebt, überstark auftritt. Gibt sich das Pflanzenwesen über das normale Maß dem Astralen hin, so verkümmern die Beziehungen zu dem unter der Pflanze stehenden Mineralreich. Dem Plus auf der einen Seite entspricht ein Minus auf der anderen. Auch bei dieser Gelegenheit erweist sich das Leben als ein Ganzes – worauf Goethe in dem Gedicht über die Metamorphose der Tiere so eindrucksvoll hingewiesen hat:

«...Siehst Du also dem einen Geschöpf besonderen Vorzug
irgend gegönnt, so frage nur gleich, wo leidet es etwa
Mangel anderswo, und suche mit forschendem Geiste!
Finden wirst Du sogleich zu aller Bildung den Schlüssel.»

Dieses Gesetz kann sich in der verschiedenartigsten Weise erfüllen: bei den Schmarotzerpflanzen, die so oft Blütenübermaß mit der Unfähigkeit, aus unlebendigem Boden zu wachsen, verbinden; bei den Schmetterlingsblütlern und den Orchideen, die sich so stark an die Bildung tierartiger Blüten hingeben, auch mit seltsamen Formen, starken Farben, intensiven Düften sich an die Tierwelt wenden, dafür aber in der Wurzel mit Pilzlichem sich verbinden müssen, das ihnen die mineralische Erde lebendiger macht und einen Boden besonderer Art im allgemeinen Erdboden zubereitet; bei den Alkaloide bildenden Giftpflanzen, die ein Übermaß kosmisch-astralischen Wesens tief in sich hineinziehen und zugleich die Erdenkräfte in der Wurzel abschwächen (Rudolf Steiner). Ein Sonderfall des im Prinzip gleichen Verlagerns der normalen Bauprinzipien des Pflanzlichen nach dem astralischen Pol liegt auch bei den tierverdauenden Pflanzen vor; vor einer aus solcher Überschau kommenden Ganzheitsbetrachtung verlieren diese seltsamen Gebilde ihre isolierte Stellung im Pflanzenreich und ordnen sich einem weiten Rahmen ein.

Da bei den fleischverdauenden Pflanzen das rhythmische Mittelglied, die Blattregion, so seltsame und abnorme Prozesse in sich aufgenommen hat, werden Heilmittel aus diesen Pflanzenblättern sich an das menschliche rhythmische System wenden, wenn dieses auch abnorme Prozesse in sich aufgenommen hat, und zwar abnorme Astralleibstätigkeiten, da ja auch das Carnivorenblatt sich in eigentümlicher Weise astralisiert erweist. In seine in gewissem Sinne «deformierte» Blatthaftigkeit wird das Astralleib-tragende Tier selbst ja angesogen, aber nicht mehr losgelassen; es kommt zu einer tödlichen «Verkrampfung» des Astralwesens in der ätherischen Pflanzenregion. Im menschlichen rhythmischen System wird aber mit der Verbindung des Luftförmigen mit dem Flüssigen im Einatmungsprozeß und der sogleich darauf folgenden Entbindung im Ausatmen der Astralleib rhythmisch mit dem Ätherleib verbunden und wiederum gelöst. Fortwährend folgen einander Binden und Lösen. Wenn Erkrankung sich so ergibt, daß der mit dem Einatmungsprozeß in das Flüssig-Ätherische eingetauchte Astralleib sich im Ausatmen verkrampft und der Ausatmungsprozeß ins Stocken kommt, wie dies gerade beim Keuchhusten der Fall ist, wird man einen heilsamen Gegenprozeß zu diesem pathologischen Menschenprozeß im Sonnentau, im Fettkraut finden, um so mehr, als ja diese Kräuter dem wäßrig verquollenen Boden, dem Moorigen entsprossen; beim keuchhustenkranken Kinde aber wird die wäßrige Organisation im Lungengebiet ungenügend beherrscht, es kommt zu Verquellung, Verschleimung. In der Tat hat sich die Anwendung solcher Pflanzenauszüge – in Kombination mit anderen – sehr bewährt.

KREUZBLÜTLER (CRUCIFERAE)

Der Typus

Viel Stoff- und wenig Formtrieb! Das zeigt der erste Anblick einer der 2000 Arten dieser über die ganze Erde ausgebreiteten Familie. Derbe Kräuter, zahlreiche «Unkräuter» treten uns entgegen. Sie wählen Wuchsorte, die dem normalen Pflanzenleben Feind sind, ihm Hindernisse entgegensetzen, es zum Stokken bringen, lähmen. Dies sind magere Dürrwiesen, Steppen und Halbsteppen, Schutt, Geröll und Gestein der Bergwelt, ja des Hochgebirges, der hohe Norden, das lebenhemmende Salz des Meerestrandes, auf denen das Hungerblümchen – die dornige Zille, die Jerichorose – der Hederich-Steinschmückel, Hellerkraut, Gemskresse, Steinkraut – Draba-Arten – Meerkohl, Meersenf, Kerguelenkohl, Löffelkraut, so mühelos wachsen. Aber auch Quelle und Bach, Frühlingswiesen und schattiges Gebüsch besiedeln Brunnenkresse, Wiesenschaumkraut, Knoblauchrauke. Die Kunststeppe unserer Äcker birgt manches Cruciferenunkraut.

Das Cruciferenwesen ist also in jeder Art und Weise den Erdenverhältnissen gewachsen. Es hat niemals nötig, zum Parasiten zu werden, der sich nur indirekt, durch fremde, stärkere Wurzel mit der Erde verbinden kann. Jedoch: Es verbindet sich zwar, aber es *unterwirft sich nicht* den Erdenkräften, verfestigt sich nicht zur Baumgestalt, verhärtet kaum, erhält sich plastisch weich und lebensstrotzend. Die Tropen mit ihrem mächtigen Aufwuchern des Erdenhaften meidet der Typus – außer, er findet hohe Gebirge, die ihn der Tropennatur entziehen.

Betrachten wir die einzelne Pflanze. Schnelles Keimen, kräftiges Sichverwurzeln, wuchernd-üppiges Sichbeblättern folgen rasch aufeinander. In diesem Stadium staut sich das Wachstum gerne vorübergehend in anschwellenden Blattknospen (Kohl, Rosenkohl, Zahnwurz etc.) oder in der Bildung von Bodenrosetten (Hirtentäschel). Rundlich, lappig, bestenfalls leierförmig gefiedert sind die saftigen oder gar fleischigen Blätter; nur größte Höhe, stärkstes Licht formen sie zum feinzipfeligen Fiederblatt. In ihrer schwellenden Rundlichkeit geben sie mehr den Bildekräften des Flüssigen statt, als den scharf zähnenden, ins strahlende Dreieck prägenden, streng ordnenden Formgewalten der durchstrahlten, lichttragenden Luft. Die so offenbaren Bildekräfte des «Unteren» (Festes, Flüssiges, Dunkel-durchkraftet) schließen aber die Bildekräfte des «Oberen» (Luft, Wärme, Licht-durchkraftet) nicht aus, sondern ein; denn das Cruciferen-Leben sucht ja die starke Lichtgewalt, sei es in Steppe und Wüste, sei es in den langen Tagen des Nordens oder der machtvoll durchhellten Gebirgshöhe. Jedoch bewahrt es sich die Schwell- und Triebkraft des Wäßrigen und entwickelt daraus seine ruppige Vitalität. Kaum beginnt das Jahresleben, stellen sich schon Kreuzblütler ein, sie gehören dem Frühjahr und dem Frühsommer, oder sie trotzen gar dem ganzen Jahr Keimen, Blühen, Fruchten in fortwährender Aufeinanderfolge ab, indem sie es zu mehreren Generationen bringen; so schnell, energisch, ja hitzig ist ihr Lebensrhythmus. Schnell geht auch das üppige Blattleben in den Blütenzustand über; es schießt, oft stürmisch, in die großen, traubigen Trugdolden. Die Blüten sind sehr einfach gebaut: zweimal zwei übers Kreuz stehende, getrennte Kelchblätter, vier oft benagelte Blumenblätter und meist sechs als Doppelpaar und einfaches Paar ebenfalls übers Kreuz gestellte Staubblätter, schließlich der oberständige Fruchtknoten, der alles Blatthafte unter sich zurückgelassen hat und frei in die Region kosmischer Reifung eintritt. Dies kommt ja in der Oberständigkeit zum Ausdruck. Die *Taten* des Lichtes, die aktiven Farben weiß, gelb, orange, sind die Lieblingsfarben der Cruciferenblüten; weniger das schon verdüsterte Rot oder die «Leiden» des Lichtes, die passiven Farben blau und violett. In solcher Farbigkeit und im Reichtum des Blühens werden nun die «oberen» Bildekräfte sichtbar, die vom Blattprozeß zwar kräftig eingesogen, aber nicht zur *Formoffenbarung* gebracht worden waren. Das Aufblühen zeigt aber noch keine endgültige Gestalt, der Blütenstand wächst kräftig weiter. Er bringt dabei immer neue Blüten hervor, während die Einzelblüte sich rasch auslebt, gleich in das nächste, das Fruchtstadium übergeht. Der reiche Blütenstrauß durchsetzt sich rasch mit der Schotenbildung, was ihm die Anmut raubt, die länger im Blühen verharrenden Pflanzen bleibt. Nun wird die Fruchtbildung so recht vom Formwesen der Art erfaßt; damit kommt – endlich – das differenzierende, individualisierende Prinzip zur Geltung. Es gestaltet sich in kurzen Schötchen, breiten oder schmalen, geschnäbelten, eingeschnürt-gegliederten Schoten. Auch die Keimlinge bringen individuelle Gestaltung in der Breite der Keimlappen, der Lage der Würzelchen zum Ausdruck. Erst in der Fruchtregion findet darum auch der systematisierende Botaniker bei den Kreuzblütlern die sicheren Anhaltspunkte, um die einzelnen Arten zu trennen und zu bestimmen, während er sich bei anderen Familien doch vorwiegend an die Blüte halten kann. – Aus dem Flüssigkeitswesen drängen sich auch die Kräfte nach oben, die aus dem Blütenboden aus Honigdrüsen reichlich Nektar fließen lassen; einige gute Bienenpflanzen finden sich hier. Doch gehen die Blüten auffallend leicht zur Selbstbestäubung bei vielen Arten über. Sie duften nicht allzu stark, flüchtig-süß, mit Nelken-Veilchen-Einschlag oder honigartig, je nach der Art.

Es wurde nun schon wiederholt auseinandergesetzt, wie sich im Blüteprozeß das Verhältnis offenbart, das in einer Pflanze ihre Ätherorganisation, ihr Bildekräfteleib, zu den astralischen Wesensbereichen gewinnt. Starke astralische, schwache ätherische Kräfte führen zur Giftbildung. Giftpflanzen sind zu «astralisierte» Pflanzen. Die Cruciferen haben an allen Stellen ihres Wachstums eine

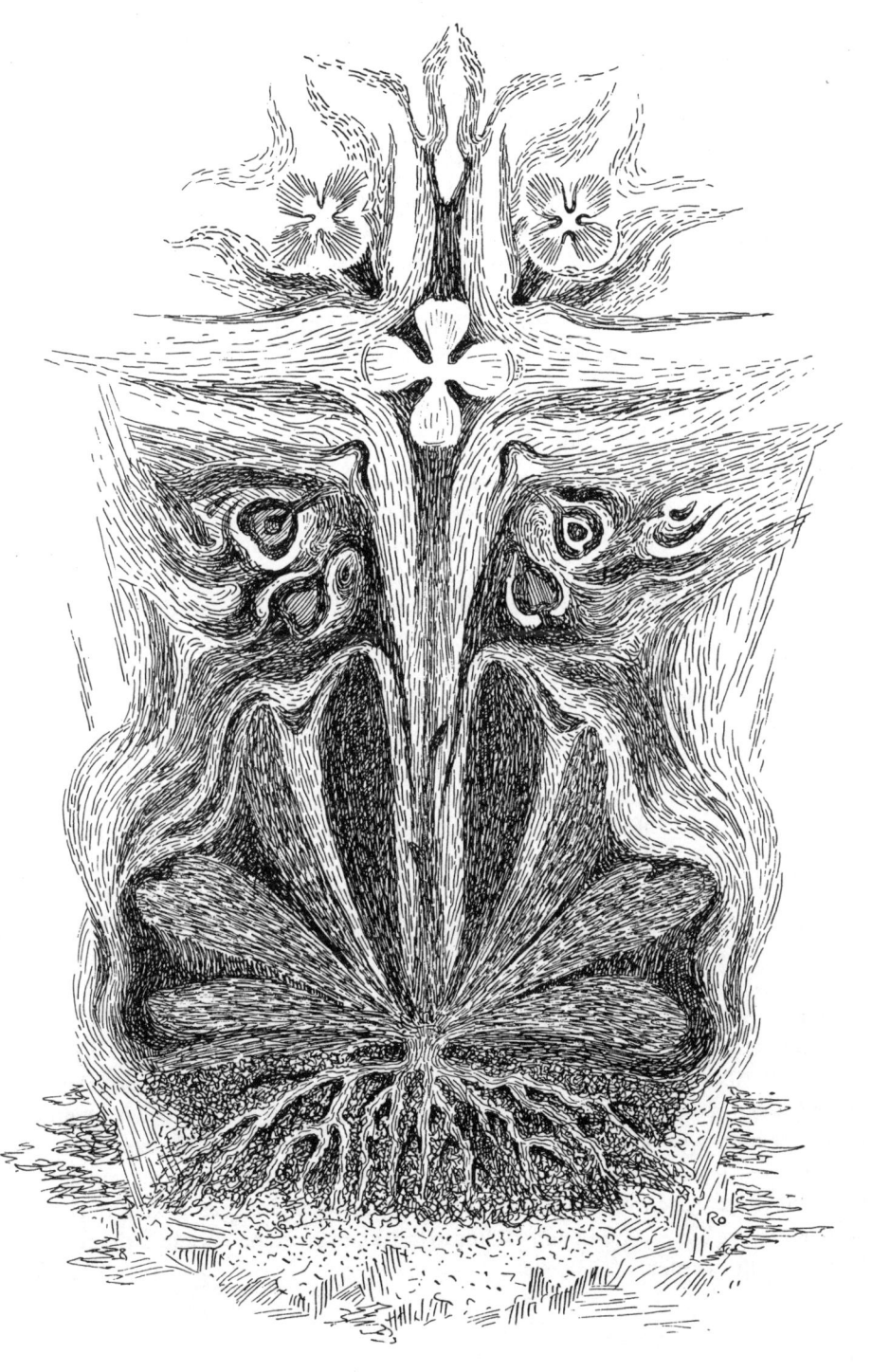

so starke «ätherische Polsterung», daß nirgends ein Durchbruch der astralen Wirkungssphären in das Physische erfolgen kann. Es sind ätherstarke, derbe, kerngesunde Gewächse, die keine wesentlichen Giftpflanzen bilden. Wohl aber schenken sie manche wichtige Nährpflanze und Würzpflanze.

Die Schoten enthalten rundliche, kleine, sehr ölreiche Samen. Die Cruciferen ziehen eben kosmische Kräfte so stark an sich heran, daß sie aus deren Wärmewirken auch in kühlen Gegenden sich eine reichliche Ölbildung ermöglichen. Solche einem kühlen Klima abgerungene Fettbildung zeitigt aber besondere Qualität; solche Öle enthalten nämlich viel ungesättigte, biologisch besonders wertvolle, weil sehr aktive Fettsäuren. (Ähnliches fand sich schon bei Betrachtung der Mohngewächse.) So sind die Kreuzblütler nicht nur als Gemüsepflanzen, sondern auch als Ölpflanzen wichtig (Raps, Rübsen, Ölrettich).

*

Es zeigt sich also: Wo die Erde in ihrer Oberfläche mit toten, unfruchtbaren Böden sich mineralisch in sich selbst verschließt oder in Frost und Kälte verhärtet, wo die «ausstrahlenden», toten Kräfte die «einstrahlenden» Lebenskräfte zu überwiegen drohen, gerade dort suchen sich die Kreuzblütler ihr Lebensfeld. Sie bewahrheiten auf ihre Weise den Goethe'schen Satz, daß die Natur den Tod erfunden habe, um viel Leben zu haben. Bis an die Grenzen des Lebensmöglichen sind sie Kämpfer der Sonne, des kosmischen Lebens. Wo aber die Erde mit ihren Kräften tropisch ins Kosmische hinaufwuchert, haben sie nichts verloren. Ein Beispiel: Man hat im Senegalgebiet unter den Blütenpflanzen nur 1% Cruciferenarten gefunden, in Spitzbergen aber 19%! (Hegi.) Der Typus wählt also sehr viel lieber den hohen Norden als die üppige Tropenlandschaft. Auf andere Art spricht sich das Gleiche in der Tatsache aus, daß etwa die Hälfte aller Cruciferenarten «Unkraut»-Pflanzen sind! Es wäre übrigens gut, an die Stelle des Unbegriffs Unkraut einen besseren zu setzen. Denn Unkräuter sind ja ganz besonders lebenskräftige, den schlechtesten Böden Gedeihen abzwingende, äußerst fruchtbare Pflanzen, also sehr vitale Kräuter. Ihre ganze Existenz ist auf trotzige Lebensbehauptung gestellt. Ihr Ätherisches ist sehr kräftig. Sie opfern ihre Lebenskräfte keiner schönen Form, keiner Fülle edel duftender, wunderbar gestalteter, sich zum Hauptorgan des ganzen Wachstums machender Blüten auf, sie schenken nicht saftige, wohlschmeckende Früchte. Im Leben trotzig da zu sein und sich künftiges Leben kräftig zu sichern, das genügt ihnen. Aus dieser Eigenart können sie aber wichtige Heilpflanzen werden. Ihre Lebensenergie kommt auch in den gegenüber anderen Pflanzen stark beschleunigten Lebensrhythmen zum Ausdruck. So keimt z. B. Ionopsidium acaule, das stengellose Scheinveilchen aus Portugal, binnen drei Tagen und öffnet schon nach vierzehn Tagen die ersten Blüten. Ihm kann manche andere Crucifere zur Seite gestellt werden.

*

SCHWEFEL- UND SALZPROZESSE IM NATUR-HEILEN

Zweierlei tritt uns also im Cruciferendasein deutlich entgegen: die unbelebten, aus dem flutenden Leben sich absondernden Stellen der Erdoberfläche aufzusuchen und darauf besonders energische und beschleunigte Lebensrhythmen zu entfalten. Rudolf Steiner hat einen wichtigen Schlüssel zur Ergründung dieses Doppelwesens gegeben und dadurch zugleich die Heilmöglichkeiten der Kreuzblütler umfassend erschlossen. Im Vortragszyklus «Geisteswissenschaft und Medizin» führt er darüber Näheres aus, indem er im 15. Vortrag über zwei wichtige Heilkräuter aus dieser Pflanzenfamilie, das Hirtentäschel und das Löffelkraut, spricht, nachdem er zuvor am Beispiel der Birke auf das Zusammenwirken von durch die Wurzel aufgenommenen *Salzprozessen* mit den *Eiweißprozessen* eingegangen ist – die Birke stößt diese Salzprozesse aus der Eiweißsphäre in die Rindenbildung hinaus, bewahrt in ihren Blättern ein relativ *salzarmes* Eiweiß –: «Wenn Sie Pflanzen finden, die – ich möchte sagen – die Wurzelbildung sehr stark aufnehmen, die also sehr stark die Wurzelkraft entwickeln, so daß die Wurzelkräfte in sie Kali-, Natronsalze ablagern, so können Sie finden in dieser Tendenz, gewissermaßen im Kraut die Wurzel festzuhalten, diejenige Tendenz, die heilend wirkt bei Blutungen, aber auch bei Grießbildungen, Nierengrießbildungen usw. Eine solche Pflanze, die in dieser Weise bei Blutungen gut brauchbar wäre, bei inneren Blutungen, bei Nierengrießblutungen und alle dem, was dazwischen liegt, wäre Capsella Bursa-pastoris, die Hirtentasche.»

Hier wird also auf ein besonderes Eindringen von Wurzel-Salz-Prozessen in das über der Wurzel liegende Gebiet hingewiesen. Aber in Capsella Bursa-pastoris lebt noch ein zweiter Prozeß; überhaupt ist für alle Kreuzblütler ein Zusammenwirken zweier solcher Prozesse wesentlich. Dies kommt in der folgenden Schilderung des Löffelkrautes noch eindringlicher zum Ausdruck:

«Nun denken Sie sich einmal so recht hinein in eine solche Pflanze, wie sie z. B. das gewöhnliche Löffelkraut ist, Cochlearia officinalis. Diese Pflanze ist auch interessant zu studieren; diese Pflanze hat nämlich schwefelartige, schwefelhaltige Öle in sich. Dadurch, daß sie schwefelhaltige Öle in sich hat, *wirkt sie direkt in sich auf ihr Eiweiß durch den Schwefel**. Nun ist der Schwefel im Mineralischen dasjenige, was auf das Eiweiß so wirkt, daß seine Kräfte, seine Bildungskräfte gefördert werden. Es wird eigentlich der eiweißbildende Prozeß, wenn er zu träge verläuft, durch den hinzugefügten Schwefelprozeß beschleunigt. Das ist im wesentlichen all dasjenige, was solch eine Pflanze wie das Löffelkraut in sich organisch gebildet hat. *Dadurch, daß das Löffelkraut auf gewissen Standorten wächst*, dadurch, daß es in einer ganz bestimmten Weise in die Natur eingefügt ist, dadurch *ist es dazu verurteilt, zu träge wirkende Eiweißprozesse zu bilden*, und es wird durch einen wunderbaren Naturinstinkt der Ausgleich geschaffen durch

---
* Alle Hervorhebungen vom Referenten.

die schwefelartigen Öle, die da drinnen sind, die diesen träge wirkenden Eiweißprozessen entgegenkommen. Nun ist ein beschleunigter Eiweißprozeß etwas anderes als ein Eiweißprozeß, der schon durch seine (normale, der Referent) Natur gerade so schnell verläuft. Das muß man immer berücksichtigen. Natürlich können Sie bei zahlreichen Pflanzen eiweißbildende Prozesse finden, die ebenso schnell verlaufen, wie beim Löffelkraut; aber sie sind nicht dadurch hervorgerufen, *daß das Trägheitsprinzip mit dem beschleunigenden Prinzip in Wechselwirkung tritt.* Dieses fortwährende Zusammenwirken von Trägheitsprinzip und Beschleunigungsprinzip in dem Löffelkrautwachstum, das macht das Löffelkraut durch seine innere Verwandtschaft außerordentlich geeignet, bei solchen Erkrankungen verwendet zu werden in entsprechender Weise wie z. B. bei Skorbut, denn der Prozeß, der sich da abspielt bei Skorbut, der ist außerordentlich ähnlich dem Prozeß, den ich jetzt beschrieben habe.»

Man wird also aufgefordert, den Eiweißprozeß der Cruciferen besonders genau ins Auge zu fassen. Tut man dies, so findet man Tatsachen, die unmittelbar wie Belege zu den eben zitierten Hinweisen sind. Es sind nämlich, wie die Mohngewächse von Milchsaftschläuchen, so die Kreuzblütler von Eiweißschläuchen, Myrosinschläuchen durchzogen. In diesen findet sich ein besonderes Ferment, das die Fähigkeit hat, in anderen, benachbarten Zellen abgelagerte *Senfölglykoside* zu spalten, zu aktivieren. Diese Senfölglykoside sind merkwürdige Verbindungen von *schwefel*haltigen ätherischen Ölen, sogenannten Senfölen, Zucker und einem mineralischen *Salz*, nämlich saurem, schwefelsaurem Kali. Kaut man ein Stück Cruciferengewebe, so entwickelt sich beim Kauen und Einspeicheln der bekannte brennend scharfe Senf- oder Meerrettichgeschmack, weil der Inhalt der Myrosinzellen mit dem Senfölglykosid in Berührung kommt. So wird z. B. beim Zerkauen von Senfsamen das darin enthaltene Sinigrin in ätherisches Allylsenföl, Traubenzucker und Kaliumbisulfat gespalten:

$$\underset{\text{Sinigrin}}{C_{10}H_{16}NS_2O_9K} + H_2O = \underset{\text{Allylsenföl}}{\overset{\text{Schwefeliges}}{C_3H_5.NCS}} + \underset{\text{Traubenzucker}}{C_6H_{12}O_6} + \underset{\text{Kaliumbisulfat}}{\overset{\text{Salzhaftes}}{KHSO_4}}$$

Das flüchtige, ätherische Schwefelöl und das mineralische Salz sind also in einen Stoff zusammengebunden. Es haben sich Sal- und Sulfurprozeß in einer außergewöhnlichen Weise zusammengefunden, die wie eine «chemische Illustration» zu obigem Hinweis anmuten. Im Crucifereneiweiß ist aber der Prozeß latent, der jederzeit diese Bindung von Sulfur und Sal wieder lösen kann. Die Crucifere besteht in einem lebendigen In- und Auseinanderweben von Salz- und Schwefelprozessen.

Nicht nur für das beispielhafte Löffelkraut, sondern für viele Cruciferen gilt dieses Vorhandensein eines trägen Eiweißprozesses, weil diese Pflanzen im wesentlichen dazu verurteilt sind, durch ihre Standorte einen zu trägen Eiweißprozeß zu haben. Die sulfurische Natur des Typus holt den Schwefel herbei, um ihn als Heilmittel zu handhaben, als heilsames Beschleunigungsprinzip, um sich von solcher Trägheit zu heilen. Nur wird dieser Heilprozeß bei Pflanzen wie dem Löffelkraut durch den salzigen Standort und das nördliche Vorkommen eine *besonders starke* Note gewinnen. In den Cruciferen ist Prozeß und heilsamer Gegenprozeß in einer besonders eindrucksvollen Art zusammengeflossen.

Dies läßt sich noch an manchen anderen Zügen bemerken. Das Crucifereneiweiß ist bekanntlich schwer verdaulich: Kohl und Kraut verlangen einen kräftigen Magen. Aber in den Cruciferensamen, z. B. in den Senfkörnern, findet man die Würzstoffe, die schwere Speise leicht verdaulich zu machen. Ein Weiteres: Im Kohl hat man Stoffe festgestellt, die unter Umständen Kropf hervorrufen können. Bei der Kropfbildung aber tritt Schilddrüsenuntertätigkeit und ein träge werdender Stoffwechsel ein. Der normale Jodprozeß (das von der Schilddrüse gebildete wichtige Hormon enthält Jod) kann nicht zustande kommen mit seinen stoffwechselstimulierenden Eigenschaften. Es kommt hier das «Trägheitsprinzip» der Cruciferen zum Vorschein. Die «Lebensstauung» der zwischen Wurzel und Blattentfaltung stehenden Kohlkopfknospe entspricht der zwischen Kopf und Brust sich bildenden Schilddrüsenschwellung – ganz im Sinne der dreigliedrigen Entsprechung von Pflanze und Mensch. Nun haben aber andererseits Cruciferen die Fähigkeit, Jod aus den minimalen Konzentrationen im Süßwasser sich anzureichern, z. B. Brunnenkresse und eine Art Hungerblümchen. Es ist in diesen Zusammenhängen interessant zu erfahren, daß Rudolf Steiner zur Unterstützung der Kropfbehandlung mit einem Präparat aus Herbstzeitlosenknollen und Schöllkrautblüten die Anwendung des Hungerblümchens hinzu empfahl. (Weiteres siehe bei Hungerblümchen.)

Im toten Mineralreich ist das *Stoff-Sein* das Wesentliche; sogar das: *fester* Stoff, Kristall-Sein. Im Lebendigen aber tritt an die Stelle des Seins das Geschehen, an die Stelle der Stoffe die *Prozesse*. Durch Lebenstätigkeiten und Lebensvorgänge müssen die Stoffe im Lebensgeschehen charakterisiert werden, das heißt sie hören als Stoffe auf zu sein. «Organischer Stoff» ist eigentlich schon ein unrichtiger Begriff; der Stoff-*Wechsel*, die Stoff-*Verwandlung* sind überall da, wo Leben ist. Das Leben wird nicht durch den Stoff getragen, sondern durch die Stoffverwandlung. Leiblichkeit, Leibesprozesse treten anstatt des Stoffseins auf. Und erst recht anders als toten Stoff muß man Stofflichkeit anschauen, die seelen- oder gar geisttragend ist. Man muß darum z. B. vom Schwefel ganz anders reden, wenn man seine Rolle im Lebendigen charakterisieren will, als man dies im Unorganischen tut. Rudolf Steiner hat als erster in solch neuer Art von Stoffen gesprochen, wenn er sie bis in die Prozesse des Belebten, Beseelten, Durchgeisteten verfolgt hat, z. B.*:

---

* Dr. Rudolf Steiner, Dr. Ita Wegman: «Grundlegendes für eine Erweiterung der Heilkunst nach geisteswissenschaftlichen Erkenntnissen», Dornach 1925.

«Der Schwefel hat nämlich die Eigentümlichkeit, daß er dem Aufhalten des Eiweißzerfalls dient; er hält gewissermaßen die *organisierenden Kräfte** in der Eiweißsubstanz zusammen.»

«Der Schwefel hat eine Summe von Eigenschaften, die sich in verhältnismäßig engen Grenzen konstant erhält. Er ist empfindlich gegen die Prozesse der Natur wie Erwärmung, Verbrennung etc. Das macht ihn fähig, auch eine bedeutende Rolle innerhalb der sich völlig aus den Erdenkräften herauslösenden und in die ätherischen Wirkungen einspannenden Eiweißsubstanzen zu spielen.»

«Man nehme den Schwefel. Er ist im Eiweiß enthalten. Er liegt also dem ganzen Vorgange zugrunde, der sich bei der Aufnahme der Eiweißnahrung abspielt. Er geht von der fremd-ätherischen Art durch den Zustand des Unorganischen über in die ätherische Tätigkeit des menschlichen Organismus. Er findet sich im Faserstoff der Organe, im Gehirn, in Nägeln und Haaren. Er geht also durch die Stoffwechselwege bis in die Peripherie des Organismus. Er erweist sich somit als eine Substanz, die bei der Aufnahme der Eiweißstoffe in das Gebiet des menschlichen Ätherleibes eine Rolle spielt... Er entfaltet seine Wirksamkeit im Bereiche des Physischen und des Ätherleibes. Das zeigt sich auch darin, daß erhöhte Schwefelzufuhr in dem Organismus Schwindelgefühle, Bewußtseinsdämpfungen hervorruft. Auch der Schlaf, also der Körperzustand, in dem der Astralleib und die Ich-Organisation als seelische Wesenheiten nicht wirken, wird durch vermehrte Schwefelzufuhr intensiver. – Man kann daraus ersehen, daß der Schwefel, als Heilmittel eingeführt, die physischen Tätigkeiten des Organismus dem Eingreifen der ätherischen geneigter macht, als sie im kranken Zustande sind.»

Die Kraft der richtigen Aufnahme des Nahrungseiweißes in den menschlichen Stoffwechsel wird also durch den Schwefel verstärkt. Man begreift hieraus, warum schwefelhaltige Würzstoffe, wie Meerrettich, Schnittlauch, Senf, Kresse, aber auch Zwiebel, Knoblauch, bei Genuß von eiweißreicher Nahrung, Fleischspeisen, Käsegerichten, Eiern so wichtig sind. – Aber noch ein Zweites kommt hinzu. Ist das Eiweiß erst in den Stoffwechsel aufgenommen, so gelangt es schließlich ins Blut, in die Zirkulationsprozesse. Nun muß es aber den Weg zur Durchatmung finden. Der Schwefel hat die Tendenz, denselben Weg zu durchlaufen. «Er enthält denjenigen Prozeß, durch den der dem Verdauungssystem zugeneigte Rhythmus verwandelt wird in den, der der Atmung zugeneigt ist.» – «Es ist schon eine mehrfach erwähnte Eigenschaft des Schwefels, daß er sich wirksam erweist in dem Gebiet des Organismus, wo Zirkulation und Atmung aneinander grenzen, also bei allem, was von der Lunge ausgeht.» – «Der Eisenprozeß wird von dem Stoffwechsel bis in die Blutzirkulation geführt. Der Schwefelprozeß tritt von der Blutzirkulation in den Atmungsvorgang

---

* Hervorhebung vom Referenten.

über»*. Zuletzt also hilft der Schwefel dazu, daß das belebte Flüssige, das nun gebildete Eiweiß, zur Durchatmung, zur Durchdringung mit dem Luftförmigen kommen kann. Die Luftorganisation kann sich mit der Flüssigkeitsorganisation verbinden, Durchatmung und Durchwärmung zustande kommen. Hiermit aber ziehen Astralleib und Ich in die rhythmische Organisation ein. Vor diesen jedoch zieht sich der Schwefel wieder zurück. «Es entsteht nun die Frage, ob der Schwefel auch beim Übergang von dem Gebiet der ätherischen Wirksamkeiten in das der astralischen eine Bedeutung hat und ob er etwas mit der Ich-Organisation zu tun hat. Er verbindet sich nicht merklich mit den in den Organismus eingeführten unorganischen Substanzen zu Säuren und Salzen. In solchen Verbindungen würde die Grundlage für eine Aufnahme der Schwefelprozesse in den astralischen Leib und in die Ich-Organisation liegen. Der Schwefel dringt also nicht dahin»*. Tatsächlich erhält sich der Schwefel im Eiweiß in reduzierter, sauerstofffreier Form, und er gibt auch nicht Gelegenheit zu mineralischen Bildungen, wie etwa den Knochen – ganz im Gegensatz zum Phosphor.

Man verzeihe diese Abschweifung in das scheinbar abseits des Pflanzlichen liegende Gebiet. Da aber die Kreuzblütler die eine große «Schwefelfamilie» der Pflanzenwelt sind, gleichsam den Schwefel auf pflanzenhafte Weise offenbaren, waren diese Ausführungen wohl am Platze. (Die andere große «Schwefelfamilie» sind die Laucharten unter den Liliengewächsen. Dort soll noch einiges Ergänzende und Erweiternde über Schwefelprozesse dargestellt werden.)

Diese «pflanzenhafte Offenbarung des Schwefelprozesses» enthüllt sowohl Wesentliches von der Natur des Schwefels als auch der Kreuzblütler. Sie zeigt, wie das Crucifereneiweiß von zwei Seiten her, polar, ergriffen wird. Die durch die Wurzel aufsteigenden Salzprozesse wollen die «ausstrahlenden», irdischen Kräfte zur Geltung bringen; die Schwefelprozesse aber «halten die organisierenden Kräfte in der Eiweißsubstanz zusammen», das heißt sie unterstützen das Wirken der Bildekräfteorganisation, verhelfen den «einstrahlenden» Kräften zu besonders energischem Wirken; beschleunigen den Lebensrhythmus, lassen die Pflanzengestalt rasch von den unteren zu den oberen Bildekräften übergehen, die sich dann lichthaft, wärmehaft in der Blüten- und Fruchtregion durchsetzen. Dabei kommt das Pflanzenwesen besonders stark zu seiner aktivfarbigen Offenbarung. (Auf der tieferen Seinsstufe des Mineralisch-Metallischen macht der Schwefel – in den Sulfiden – gerade die Metallnatur als Farbe sichtbar; die farbigen Metallreaktionen metallsalziger Lösungen mit Schwefelwasserstoff verraten dem untersuchenden Chemiker, welches Metall er gerade vor sich hat.) Alle Schwefelpflanzenfamilien sind sehr blütenfarbig. – Es ergibt sich der Übergang vom Blatthaft-Rhythmischen zum Blütenhaften durch die «be-

---

* «Grundlegendes für eine Erweiterung der Heilkunst nach geisteswissenschaftlichen Erkenntnissen.»

schleunigende» Schwefelwirkung besonders vehement, oft mit «schießender» Schnelligkeit. Der «sulfurischeste», am meisten beschleunigte Pflanzenprozeß ist ja das Blütengeschehen. Es wurde in den einleitenden Kapiteln bereits darauf hingewiesen, wie die Grundprozesse der mineralischen Welt, Sal, Merkur, Sulfur, auf pflanzlicher Stufe erscheinen als Wurzel-Blatt-Blüteprozeß. Polar zu dem eiligen Übergang vom Blatt- zum Blütenprozeß der Cruciferen finden wir den energischen Übergang von Stoffwechselrhythmen zu Atmungsrhythmen, vom Blut- zum Atmungsgeschehen im Menschen.

Eine wichtige Tätigkeit des Cruciferen-Lebensprozesses kommt auch in der reichlichen Bildung von «Vitamin C» zum Ausdruck. Kreuzblütler sind wichtige C-Vitaminspender und als Antiskorbutika den Seeleuten und Polarreisenden seit langem bekannt. Vitamin C findet sich überall reichlich in Pflanzen, die kargen Bodenbedingungen mit starken kosmischen Lichtprozessen begegnen: außer den Cruciferen in den Agrumen, den Früchten der Wildrosen, schwarzen Johannisbeeren, Paprika, vor allem im Sanddorn, auffallend oft in dornigen Gewächsen.

Heilpflanzen der Cruciferen

Es ist nun darzustellen, wie der Typus und seine Grundprozesse sich modifiziert in den einzelnen als Heilpflanzen aufzuführenden Cruciferen auslebt.

*

Armoracia rusticana*, Meerrettich

In dieser Pflanze lebt sich der Typus überwiegend im Gebiet des *Wurzelhaften* aus. Tief greift die außerordentlich lebenszähe Wurzel in am liebsten sandig-feuchten Boden, sendet weitgreifende waagrechte Ausläufer umher, treibt außerdem Wurzelsprosse, so daß sie, wenn sie einmal Fuß gefaßt hat, schwer wieder auszurotten ist. Mehrköpfig durchbricht sie den Boden und treibt nun dichte Schöpfe bis meterlanger, derbgrüner, saftiger Blätter. Diese sind langgestielt, ziemlich breit, wellig gekerbt und in sich spiralig etwas gedreht; die «Spiraltendenz», die sich sonst im Umkreisen der Blattansätze um den Sproß auslebt, hier aber keinen findet, lebt sich in diesen Blattdrehungen aus. Der Wurzelpol bestimmt also zunächst die Daseinsart dieser Pflanze.

Aus dieser Fesselung an den unteren Pol befreit sich die Blütensproßbildung nach oben, doch erst nachdem die Wurzel eine gewisse Größe erreicht hat. Die mit dem Sproß nun aufsteigenden Blätter bekommen die Tendenz zur kammartigen Fiederung, werden feiner, luftiger. Eine duftige große Rispe, aus vielen lockeren Blütentrauben zusammengesetzt, mit vielen kleinen weißen Blüten, beendet dieses «Ausatmen» des Unterirdischen in die Frühsommerwelt. Süßer,

* = Cochlearia Armoracia.

zarter Wohlduft, aber wenig Nektar eignet diesem Blütenprozeß. Kleine Schötchen entwickeln sich aus ihnen, doch liegt die gewaltige Vermehrungskraft so sehr in der Wurzel, daß reife, keimfähige Samen sich kaum bilden.

Die Blattasche zeigt einen hohen Kali- und Schwefelgehalt, außerdem an die 6% Kieselsäure. Auch die Wurzelasche enthält diese Stoffe, dazu etwas Eisen. Außerdem enthält die ganze frische Pflanze, besonders aber die Wurzel, Senfölglykoside.

Das Zusammentreffen von Salz- und Schwefelprozessen, von lebenhemmenden und stoffwechselbeschleunigenden Prozessen ist deutlich genug; für den Meerrettich akzentuiert durch Kieselsäure und nach dem Wurzelhaften besonders ausgebildet.

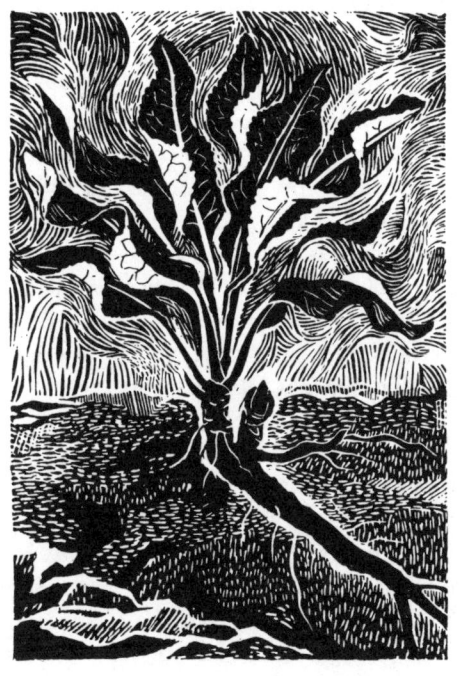

*

Als «Wurzel»- und als Kieselpflanze ist das Heilgebiet der Meerrettichwurzel die ableitende Heilentzündung, die ja im Nerven-Sinnesgebiet der Haut durch Bad, Salbe, Umschlag erzeugt wird.

Denn sowohl die Wurzelprozesse haben ihre Beziehung zum Nerven-Sinnes-System (siehe Einleitung), als auch die Kieselprozesse. «Die Kieselsäure trägt ihre Wirkungen durch die Stoffwechselwege bis in diejenigen Partien des menschlichen Organismus, in denen das Lebendige zum Leblosen wird ... Die Ich-Organisation braucht den Kieselsäureprozeß bis in diejenigen Teile des Organismus hinein, in denen die Gestaltung, die Formgebung an die äußere und innere (unbewußte) Welt grenzt»*. Die ableitende Heilentzündung erzeugt abnorme Stoffwechselprozesse im Sinnesnervengebiet; sulfurische Prozesse werden in einem Gebiete entfacht, in dem die Salzprozesse vorwalten.

Es werden in solchem Falle Tätigkeiten, die in abnormer Weise von Wesensgliedern – Ich und – oder – Astralleib – an falschem Ort ausgeübt werden, übernommen durch die von dem Heilmittel ausgehende Aktivität und dadurch diese Wesensglieder wieder für ihre eigentlichen Tätigkeiten frei gesetzt. Das Wesen der «Ableitungen» gewinnt im Lichte einer umfassenden Wesensgliedertherapie seine volle Bedeutung und seine rationelle Begründung.

* «Grundlegendes für eine Erweiterung der Heilkunst nach geisteswissenschaftlichen Erkenntnissen», 14. Kapitel.

Nasturtium officinale, Brunnenkresse

Hat der Cruciferentypus sich bei Meerrettich nach dem Wurzelhaften hin entwickelt, so gestaltet er sich bei der Brunnenkresse und ähnlichen Pflanzen mit besonderer Entwicklung des *Blättrig-Sproßhaften*. Wassergräben, sanft ausfließende Quellen, klare, ruhige kleine Bäche in ganz Europa geben diesen im Wachstum von Blattknoten zu Blattknoten am Flachufer gleichsam weiterfließenden oder gar mit dem Wasser fortflutenden langen Sprossen den Lebensraum. Es können sich ganze Rasen metertief unter dem Wasserspiegel bilden. Die Blätter sind aus eiförmigen Blättchen zusammengesetzte Fiederblätter. Im Frühsommer erheben sich lockere Blütentrauben nach oben, die Blüten bestäuben sich selbst; doch vermehrt sich die Pflanze viel mehr aus den stark bewurzelten Knoten des Blattsprosses.

Aus winzigsten Spuren, wie sie sich im Süßwasser ja nur finden lassen, verdichtet die Brunnenkresse Jodsalze, wenn auch nur in zarter Konzentration, in ihre Gewebe. Außerdem bildet sie reichlich C-Vitamin, ferner Senfölglykoside, schwefelartiges ätherisches Öl, einen Bitterstoff. – Wenn wir beim Meerrettich wurzelhaftes Zusammenwirken von «Sal» und «Sulfur» als sein Wesentliches fanden, so ist dies bei der Brunnenkresse ein Zusammenwirken von Sal und Sulfur *in der Region Merkurs*. Keine andere Crucifere ist so rhythmisch-blatthaft. Und wie die Erde das Element des «Wurzelkreuzblütlers» Meerrettich ist, so ist das Wasser, ebenfalls ein Merkurielles, das Element des «Blattkreuzblütlers» Brunnenkresse.

Diätetisch wird seit langem die Brunnenkresse zu Frühjahrskuren, zur Anregung bei Stoffwechselstockungen und -Schwächen (C-Avitaminosen, bei Ekzemen, Akne-Leiden, die aus einem nicht beherrschten Stoffwechsel sich ergeben), Festigung lockerer Zähne, bei Verhärtungs- und Mineralisierungsneigung des Stoffwechsels, Rheuma, Hepatopathien, Gallenstauungen, Neigung zu Steinbildungen in den Harnwegen, verwendet. Es werden die Merkurwirkungen im Gebiete des Sulfurischen entfacht. Dies ist aber im unteren Menschen, im Verdauungsprozeß das Gebiet des Überganges vom Darm- ins Lymphgebiet. Bei einem Heilmittel, das die Quecksilberwirkung im Dickdarmgebiet bei tuberkulösen Prozessen heilsam zur Geltung bringen sollte, empfahl Rudolf Steiner den Zusatz von Brunnenkresse in bestimmter Verarbeitung.

Cochlearia officinalis, das Löffelkraut

Gleichfalls das Wasser, mindestens den feuchtigkeitsgetränkten Boden sucht das Löffelkraut, aber die *salzdurchdrungene* Feuchte. In ihm gestaltet sich der Typus ebenfalls im vorwiegend Blatthaften. Üppige Bodenrosetten entsprießen dem vielfaserig bewurzelten Wurzelstock, mit langgestielten, unserem Scharbockskraut ähnlichen, löffelförmigen, rundlich-ganzrandigen Blättern. Die Blätter sind fleischig, saftig, schön grün – und bestehen grün den strengsten Winter, den härtesten Frost. Man kann die ganze kalte Jahreszeit hindurch frisches Kraut von den Stöcken ernten, selbst wenn jedes Blatt mit Eis umpanzert ist. Sümpfe, Quellen, Bäche an Salzlagerstätten und der Meeresstrand der Küsten Westeuropas bis in den hohen Norden, Island, Spitzbergen, Sibirien, Nowaja Semlja, auch das arktische Nordamerika sind Wuchsstätten des Löffelkrautes.

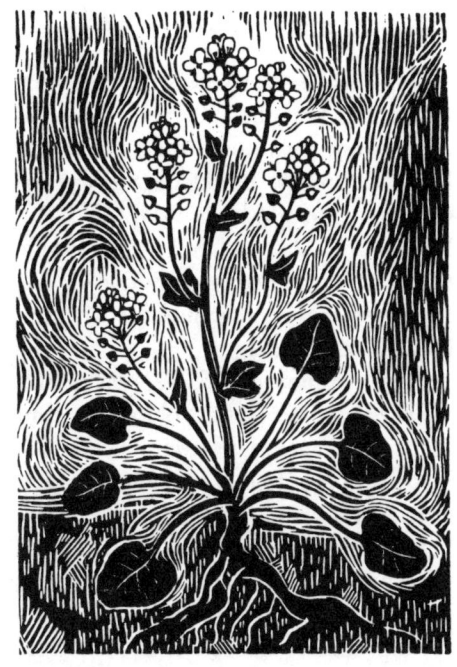

Wenn die am Boden gestaute Blattrosette genügend gediehen ist, so kommt die Pflanze nach der Herrschaft des Sal-Prozesses in die des Sulfurprozesses. Sie schießt im Frühsommer in den Blütenstand; die vom Stengel mitgenommenen Blättchen deuten den Willen, sich zu teilen, durch Einsägung, Einschneiden an, der Sproß verzweigt sich, am Ende jeder Verzweigung stehen zuletzt lockere, reichblütige Blütentrauben mit süßem, starkem Duft. Im Herbst kann ein abgeschwächtes zweites Blühen sich ergeben. Reisende, welche verwandte Cochlearia-Arten in Sibirien gefunden haben, berichten von blühenden Pflanzen, die vom Frost überrascht in Eis und Schnee einfroren, im Frühjahr aber wieder auftauten und weiterblühten, als sei nichts geschehen; so lebenskräftig ist diese äußerlich so weiche, zarte Pflanze.

Auch dieses Kraut ist reich an sehr haltbarem C-Vitamin, es ist ein altes, hochberühmtes Heilmittel gegen den Skorbut. Frühjahrsmüdigkeit, Befeuerung der Verdauung und trägen Stoffwechsels gehören ebenso zu ihren Heilanzeigen wie bei den bisher behandelten Cruciferen. Ebenso ist sie wirksam befunden worden bei Harnverhaltung, Grießbildung, sogar Wassersucht. Die energische Stoffwechselanregung zeigt sich auch in rascherer Überwindung von Ermüdung nach körperlichen Anstrengungen. Auch die Wirkung bei Amenorrhoe ist eine des Sulfur. Der besser vollzogene Stoffwechsel läßt auch rheumatische Prozesse nicht so stark aufkommen. Entsalzungen mit Durchfeuerung durch den Schwefelprozeß kennzeichnen alle diese Wirkungen. Aber die Wirkungen gehen bis ins rhythmische System (bei Lungenverschleimung). Auch Blutstillung bei gelockerten Geweben tritt ein – bei Bluten im Mund- und Nasenraum.

Capsella Bursa-pastoris, Hirtentäschel

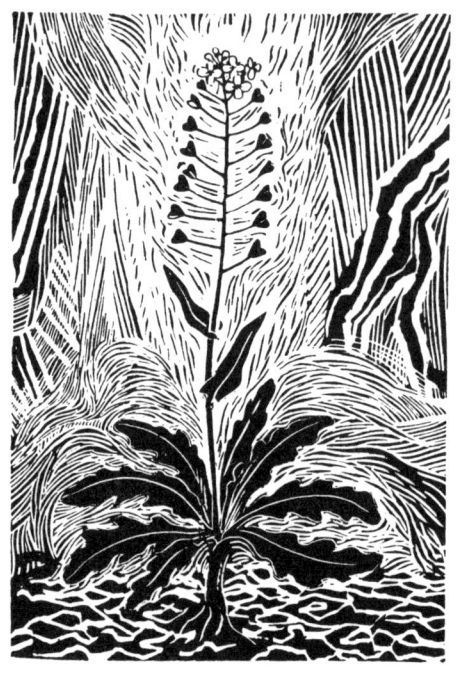

Ein rechtes «Unkraut» ist das Hirtentäschel; von allen Kreuzblütlern hat es sich am weitesten über die ganze Erde verbreitet. Es klettert hoch ins Gebirge und findet sich in den Polarländern. Aber auch in der Ebene erobert es jede Art von Boden, er sei fett oder mager, feucht oder trocken, kieselig oder kalkig.

Rasch keimt der Same, das ganze Jahr hindurch, da es blühende und fruchtende, samenabwerfende Pflanzen die ganze Vegetationsperiode hindurch gibt. Mit kräftiger Pfahlwurzel erobert sich die Pflanze bald den Boden, breitet üppige Rosettenblätter aus, und mit einem gewaltigen Metamorphosesprung schießt sie schon in den Blütenstand. Blätter zeigen sich am Sproßstengel, nicht mehr langstielig und einfach oder unregelmäßig gelappt wie die Grundblätter, sondern in buchtige Lappung, in Fiederung geöffnet; schon erscheint die Blütentrugdolde, die Blütchen streben langgestielt vom Sproß, bereits zeigen sich unten die ersten verkehrt-herzförmigen Schötchen. Der Same fällt, Neues keimt, beblättert sich, geht oft im gleichen Jahr in Blüte und Frucht, und so kann man vom März bis in den November blühendes, fruchtendes Hirtentäschel immer wieder finden. Es gibt blühende Exemplare, an denen noch die Keimblätter erhalten sind; so schnell eilt die Pflanze vom Keimen zum Blühen; während die alte noch blüht, sind schon aus den von ihr ausgestreuten Samen neue Pflanzen herangewachsen. Eine Pflanze kann über 60 000 Samen hervorbringen.

Der Wurzelprozeß stößt stark in die Pflanze, bis in die Blütenregion hinein; man sieht dies an irregulären Metamorphosen und «Mißbildungen» im Blütenstand, die aber nur die Verräter sonst verborgener Tendenzen sind: Vergrünungen von Blüten, Auftreten von Blättchen (Tragblättern) im Blütenstand, Umbildung von Staub- in Kronenblätter, Durchwachsung der Blüten (der Fruchtknoten verwandelt sich in einen Sproß), Vermehrung der Fruchtblätter. Was bei der Entwicklung des Wesensbildes der Cruciferen angeführt wurde, daß das Hirtentäschel die Wurzelkräfte stark nach oben schicke – das zeigt sich in den eben erwähnten Phänomenen deutlich und ist nicht zu übersehen. Die starke Vermehrungskraft, die sich beim Meerrettich im Wurzelgebiet, bei der Brunnenkresse im in der Horizontale immer weiter wuchernden, beblätterten Sproß zeigte, ist beim Hirtentäschel in der Blüten- und Fruchtregion zu Hause. Diese mächtige Fruchtungskraft hat diese Pflanze ebenso von dem Gebundensein an eine bestimmte Jahreszeit, wie an einen begrenzten Erdenort unabhängig gemacht.

Der besondere Salzprozeß der Capsella Bursa-pastoris zeigt sich in der Asche als erheblicher Gehalt an Kali- und Natronsalzen, nicht zu übersehender Eisengehalt (2 bis 3% Eisenoxyd), Phosphorsäure und 10% Kieselsäure. Findet sich viel Zink im Boden, nimmt sie auch dieses reichlich auf. Der Schwefelprozeß drückt sich aus in reichlicher Anwesenheit von schwefelhaltigen Mercaptankörpern und Allylsenföl. Außer manchen anderen interessanten Stoffen ist im Pflanzensaft ein dem Mutterkorn an Wirkung ähnlicher Bestandteil aufgefunden worden. Trotzdem ist die Pflanze ungiftig, obwohl der Blüteprozeß so schnell und so stark über sie kommt; denn wie bei den meisten «durchschwefelten» Pflanzen wird der astralische Bereich mit seinen übermäßigen Abbautendenzen von dem so stark durchvitalisierten Eiweiß zurückgewiesen. In den Salz- und Schwefelprozessen ähnelt unsere Pflanze den anderen bisher behandelten Kreuzblütlern, in der Eigenart seines Blütenhaften, seiner starken und von äußeren Jahresrhythmen unabhängigen Eigenrhythmik weicht das Hirtentäschel von ihnen ab, ebenso in der Bildung auf die Sexualregion (die Zusammenziehungsrhythmen des Uterus bei der Geburt) wirksamer Stoffe. Das eigenartige Hineinspielen von Wurzelvitalität mit ihren Salzprozessen wirkt mineralischen Verhärtungsprozessen wie Nierengrießbildung entgegen. Nicht zuletzt sei die blutstillende Wirkung erwähnt, die sich nicht nur wie beim Löffelkraut auf Zahnfleisch und Mundhöhle, sondern auch auf Lungenblutungen und zu starke Menstrualblutung, Organe des mittleren und unteren Systems, erstreckt.

Erophila verna*, das Hungerblümchen

Diese winzige, zierliche Pflanze macht den Eindruck einer Hochgebirgspflanze, und viele ihrer Verwandten sind auch solche. Draba verna gedeiht in der gemäßigten Zone bis zum Polarkreis. Dürre Wiesen, arme Äcker, Schutt, sandige Standorte liebt sie. Aus der spindeligen, zerteilten Wurzel entwickelt sich die Bodenrosette mit ihren winzigen lanzettlichen, vorne etwas gesägten Blättchen; aus ihr steigt im ersten Frühjahr der blattlose Blütenstandstiel mit seiner reichblütigen Traube weißer Blütchen. Diese gehen bald in die reichsamigen Schötchen über. Der Blütenstand wirkt sehr locker. Blütezeit Februar bis Mai.

Auch für diese Pflanze gilt das bisher über Salzprozesse und Schwefelprozesse der Cruciferen Gesagte; bei einer verwandten Art hat man Jod in der Asche festgestellt. (Draba nemorosa; es ist zu vermuten, daß dies auch für Draba verna gilt.) Wenn im Kohl eine Crucifere mit unter Umständen kropferzeugender

* = Draba verna.

Tendenz aufgefunden worden ist, so ist Draba verna zum Ausgleich eine kropfbekämpfende Pflanze; Rudolf Steiner hat sie zur Unterstützung der Colchicum-Chelidoniumbehandlung dieser Krankheit empfohlen. Die Stauung des Wachstums in der Rosette und das darauffolgende völlige Auflösen dieser Stauung in die reiche Blütenbildung (die Pflanze stirbt nach dem Blühen ab) stellt einen Gegenprozeß gegen die zwischen Haupt und rhythmischem System mit der Ausstrahlungstendenz in den Stoffwechsel gelegene Schilddrüsentätigkeit dar – wenn man pflanzliche und menschliche Dreigliederung gemäß dem einleitenden Kapitel dieses Buches aufeinander bezieht. (Wurzel – obere Organisation, Blattsystem – mittlere, Blüte – untere Organisation; der «Gegenort» von Rosette, Zwiebel, Knolle und ähnlichen Gebilden ist die Halsgegend.) Träger Stoffwechsel und zu beschleunigter Stoffwechsel sind ja durch die Schilddrüsenpathologie sich ergebende Abweichungen vom Gesunden, verursacht durch ein zu schwaches oder zu starkes Eingreifen des Astralleibes in dieses als Drüse zunächst ätherisch bestimmte Organ. Es ist aus dem Vorhergehenden begreiflich, daß Cruciferen auch in dieses Gebiet ihre Wirkungen erstrecken können. Denn ihre Lebensprozesse spielen, wie bisher gezeigt, zwischen hemmenden und beschleunigenden Faktoren. Das Hungerblümchen insbesondere entwickelt in Zeit und Ort, wo die allgemeinen Lebensprozesse der Pflanzenwelt gehemmt sind, seine schnellen, aus dem gestauten Wachstum in ein ausstrahlendes Wachstum übergehenden Entfaltungsprozesse und zieht sich im Gegensatz dazu in der Zeit, wo die Vegetation mit Macht aufgeht, in sein Wurzel- und Rosettendasein zusammen.

Mit wenigen Sätzen seien die nun noch folgenden Arten gestreift, da sie keine bedeutende Rolle als Heilpflanzen bisher gespielt haben; es sei damit nur die Schilderung der Kreuzblütlerfamilie abgerundet.

Cardamine pratensis, das Wiesenschaumkraut,

ist mit seinem fein zerteilten Laubwerk und den zarten weißlichvioletten Blüten aus unseren Frühjahrswiesen nicht wegzudenken. Man hat den Eindruck, als verdunsteten die flüchtigen Blütenwolken die letzten Reste von Winterkälte aus dem Boden, als verlöre alles Starre, Lebenshemmende der abziehenden kalten Jahreszeit sich in dem feuchtkühlen violetten luftigen Schaum der Cardamineblüten. Bei Unterleibsstockungen, Rheuma, Skorbut hat man in der Volksmedizin gelegentlich auch diese Pflanze verwendet, ähnlich den anderen Cruciferen, darüber hinaus bei choreabedingten Krämpfen der Kinder; der Tee aus den getrockneten Blumen wurde schon bei Scharlach angewendet. –

Iberis amara, die bittere Schleifenblume oder der Bauernsenf,

ein derbes, wenn auch eine schönblütige reiche Traube am Ende der mit länglich-spateligen Blättern bestandenen Triebe aufweisendes Unkraut der Äcker, Weinberge, steinig-trockenen Orte, ist ein Sommerblüher, ein einjähriges Kraut.

Da es ebenfalls reichlich schwefelhaltige Senfölglykoside enthält, wurde es gelegentlich zur Einleitung künstlicher Hautentzündungen im Sinne der Ableitungstherapie verwendet: zur Einreibung bei Herzbeschwerden pectanginöser Art, bei Lungen-Leber-Nierenkongestionen. Auch innerlich wurde der Auszug bei Angina pectoris, sogar auch Endo- und Pericarditis versucht; auch hier ist wohl eine starke Anregung der Tätigkeit der unteren Organe zur Ableitung der im mittleren System sich verkrampfenden Wesensglieder beabsichtigt. –

Cheiranthus Cheiri, der Goldlack,

ein derber Halbstrauch von bäurischer Schönheit, in den Bauerngärten Europas heimisch, wohl aus den Ländern um das östliche Mittelmeer stammend, trägt am verholzenden Stengel eine reiche Blattfülle empor, die in der großen Blütentraube ihre Krönung findet. Die ansehnlichen, durch alle Nuancen von gelb bis dunkelorangerot gehenden, nach Veilchen duftenden Blüten mit den steif aufrechten Schoten stellen das Gebiet dar, in dem sich der Goldlack besonders intensiv auslebt. Kalkiges Gestein und kalkiger Felsschutt, also lichte, warme, trockene Böden sind die Orte, welche die wildwachsende Pflanze wählt. Sie blüht im Frühsommer, in Südeuropa allerdings auch im Winter. Goldlack enthält wie alle Cruciferen Senfölglykoside, vor allem im Samen; ätherisches Öl in den Blüten, Quercetin und Verwandte in dem gelben Blütenfarbstoff; außerdem – im Samen – digitalisähnliche Herzgifte. Die Pflanze war schon im Altertum als Heilpflanze bekannt, galt als Frauenmittel, mensesfördernd, fruchtaustreibend. Als Volksheilmittel wurde sie bei Leber- und Herzleiden, bei Harngrießbildung und als Emmenagogum verwendet. – Das Vorkommen von herzwirksamen Glykosiden in der Pflanzenwelt wird an anderen Orten noch ausführlich behandelt. Pflanzenfamilien, die in einer besonders starken Spannung zwischen Stauung und Lösung, zwischen ätherischen und astralischen Impulsen leben, zwischen hemmenden und beschleunigenden Tendenzen ihren Rhythmus sich erkämpfen, haben die Neigung, Arten mit solchen Glykosiden auszubilden.

NACHTSCHATTENGEWÄCHSE (SOLANACEAE)

GIFT- UND HEILPFLANZEN

Wichtige, stark wirksame Heilpflanzen, zugleich aber viele Giftpflanzen umfaßt die bedeutende Familie der Nachtschattengewächse; an die 1700 Arten zählt man ihr zu. Die Giftbildung ist für sie so charakteristisch wie die Gestalt; ein tüchtiger Chemiker könnte aus einem Tropfen ihres Saftes durch die chemische Beschaffenheit des darin enthaltenen Giftes ein ihm bisher unbekanntes Gewächs ebenso leicht als Nachtschatten erkennen, wie es ein mit Formgefühl begabter Pflanzenkenner aus der äußeren Erscheinung vermag. Der Typus drückt sich in beidem aus, dem Stofflichen wie dem Gestaltlichen.

Damit erhebt sich die Frage nach dem Geheimnis der Giftbildung in der Pflanzenwelt. Es wurde in den bisherigen Kapiteln zwar schon von dieser oder jener Seite auf die Gebiete hingedeutet, aus denen die Lösung dieses Geheimnisses sich ergeben kann; doch soll, da die Nachtschattengewächse so ganz besonders Giftpflanzen sind, nun umfassender versucht werden, darzustellen, was es mit diesem Geheimnis auf sich hat.

*

VOM WESEN DER PFLANZENGIFTE

Die Pflanzenwelt ist die große Nährmutter alles Lebendigen. Durch sie gedeiht alles höhere Leben auf Erden. Aber die Pflanze bedarf auch der über ihr stehenden Naturreiche. Sie ist z. B. «tierbedürftig». Dies wurde in den einleitenden Kapiteln über die Urbeziehungen der Pflanze zu Tier und Mensch im allgemeinen und bei Betrachtung der Mohngewächse und der «fleischfressenden» Pflanzen im besonderen bereits dargestellt. In unserer Welt beruht eben alles, wie Goethe es so schön ausspricht, auf Geben und Nehmen.

Diesem gütigen Lebensgesetz scheint zu widersprechen, daß es Giftpflanzen gibt, Pflanzen, die den mit Tod bedrohen, der von ihnen sich Nahrung nehmen wollte.

Man hat dies damit verstehen wollen, daß jedes Wesen, um sich zu erhalten, sein Dasein einer ihm feindlich, mindestens gleichgültig gegenüberstehenden Umwelt abtrotzen müsse. Der Kampf ums Dasein, der mitleidlos überall herrsche, habe die Giftpflanze genötigt, ihre Eigenexistenz auf ihre Art zu sichern, so wie es andere Pflanzen durch Dornen und Stacheln, durch abschreckende Farben,

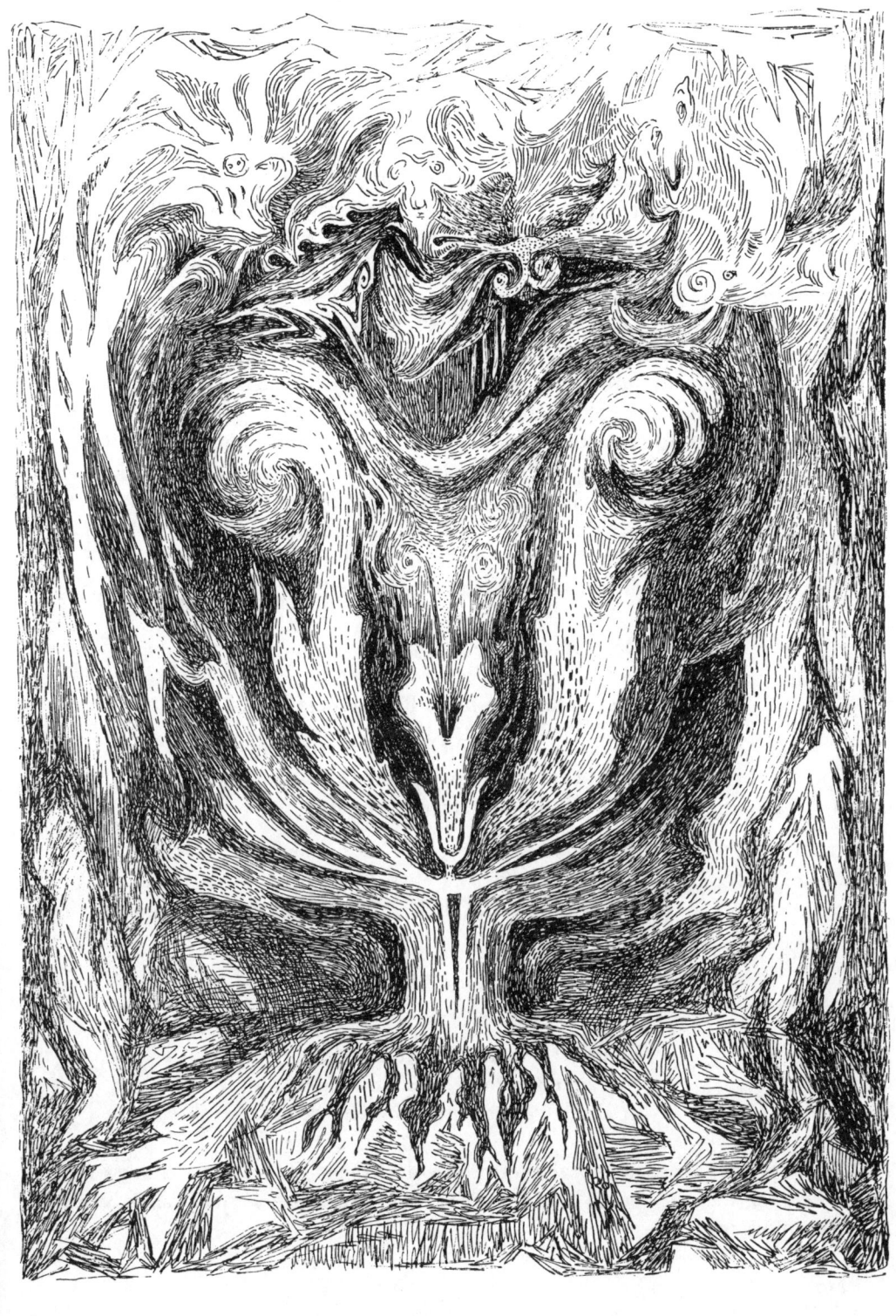

durch das Zusammenleben mit bissigen Insekten – und was der Waffen noch mehr sein mögen – tun.

Zwar hebt sich ein solches Verfahren der schöpferischen Natur, ihre Geschöpfe zu sichern, selbst auf, wenn der giftigen Pflanze sich das giftfeste Tier entgegenstellt, das auch durch Anpassung und Artauslese im Kampf ums Dasein hervorgeht. Die Bekämpfung der «Schadinsekten» mit den stärksten Giften der chemischen Industrie hat gelehrt, wie außerordentlich schnell Insekten giftfest werden können. Und die giftigsten Pflanzen entbehren nicht der Tiere, die ungestraft von ihnen speisen. Aber zeigt nicht auch die ungeheure Überzahl ungiftiger Pflanzen gegenüber ihren giftigen Schwestern, daß diese Mehrzahl sich ohne alle Waffen aufs beste erhält? Wachsen nicht beweidete Wiesen besser als unbeweidete? Die Erfahrung zeigt doch überdeutlich, daß das Leben sich in Überfülle hervorbringt und aus seinem Reichtum sich gestatten kann, daß jedes Lebensreich sich einem höher gearteten Leben zur Grundlage hinopfern – und immer noch genug zurückbehalten kann für sich selbst. Ja, durch dieses Opfer erhält es von höherstehenden Naturwesen, was sein eigenes Dasein bekräftigt und sichert. Das «sanfte Gesetz» geht durch das Erdendasein; alles Leben ist mit- und durcheinander da, gründet sich auf Geben und Nehmen. «Man muß seine Existenz aufgeben, um zu existieren» – dieser, ein menschliches Entwicklungsgeheimnis aussprechende Satz Goethes gilt auch für die Naturreiche.

> Ich danke dir, du stummer Stein,
> und neige mich zu dir hernieder:
> Ich schulde dir mein Pflanzensein.
>
> Ich danke euch, ihr Grund und Flor,
> und bücke mich zu euch hernieder:
> Ihr halft zum Tiere mir empor.
>
> Ich danke euch, Stein, Kraut und Tier,
> und beuge mich zu euch hernieder:
> Ihr halft mir alle drei zu Mir.
>
> Wir danken dir, du Menschenkind,
> und lassen fromm uns vor dir nieder:
> weil dadurch, daß du bist, wir sind.
>
> Es dankt aus aller Gottheit Ein-
> und aller Gottheit Vielfalt wieder.
> In Dank verschlingt sich alles Sein.

So spricht Christian Morgenstern in dem Gedicht «Die Fußwaschung» eine Erkenntnis aus, die ebenso eine vom Wesen des Menschen wie auch eine Naturerkenntnis ist.

Die Antworten, welche die Naturwissenschaft bis auf den heutigen Tag auf die Frage nach dem Wesen der Giftpflanzen gab, sind also unbefriedigend. Solche Antworten bringen im Grunde genommen nur die Unfruchtbarkeit ihrer Fragestellung zutage. Es ist eine Grundeinsicht Goethe'scher Naturbetrachtungsart, daß man der Natur gegenüber viel mehr nach dem Wie, als nach dem Warum fragen müsse. Nicht, *warum* der Stier Hörner, die Biene einen Giftstachel usw. hat, sondern *wie* sich aus dem ganzen Bildekräfte-Wesen beider Organisationen Horn- oder Stachelbildung ergeben, das gilt es zu erfassen. Wir dürfen der Natur nicht menschliche Zwecke und Absichten unterlegen. Dies führt entweder zu Banalitäten, etwa daß der Eidechsenschwanz so überaus zweckmäßig zur Selbstamputation eingerichtet sei, um der daran Ergriffenen doch noch das sichere Entrinnen zu gewährleisten – oder zu einer merkwürdigen Mystik, die weltschöpferische Gewalten auf ein sehr durchschnittliches menschliches Format reduzieren möchte.

Der Leser, der sich durch genaue Naturbeobachtung von der Gültigkeit des Gesetzes innig überzeugt hat, daß die Lebenssicherung jedes einzelnen Naturwesens, jeder einzelnen Art auf vielfältigem Geben und Nehmen beruht, daß jede solche Art durch ein harmonisches Gewebe tausendfältiger, oft sichtbarer, manchmal aber auch sehr verborgener Beziehungen mit allem anderen Natursein verbunden ist, mag nun die Aufmerksamkeit auf die Beziehungen zwischen Pflanze und Tier lenken. Die Giftpflanze ist dem *Tier* gegenüber giftig; sie entzieht sich also dem allgemeinen Gesetz von Geben und Nehmen, der Kraft schenkender Tugend, welche dem Pflanzenhaften so sehr eignet. Der normalen *Pflanzenwelt* gegenüber sind die Giftpflanzen ja *nicht* giftig; um diese herum wachsen ungehindert und ungemindert alle möglichen anderen ungiftigen Gewächse. Es muß also in das Wesen der Giftpflanze eine Beziehung zur Tierwelt hineingebaut sein, die dem normalen Verhältnis des Pflanzenhaften zur Tierwelt widerspricht.

Die Giftpflanze bildet Giftstoffe; ihr Lebensprozeß erzeugt sie, prägt seine Eigenart in ihnen aus, denn jede Giftpflanzenfamilie hat ihre eigenen Giftstoffe. Wenn man auch hier der in die Irre führenden Frage nach dem Warum ausweicht – aus ihr hielt man z. B. diese Stoffe, die doch einen «Zweck» haben müßten, für Reservestoffe künftigen Wachstums, bis man fand, daß völliges Entfernen giftführender Schichten aus Samen nicht den geringsten Einfluß auf die Keimung hat – wenn man dem *Wie* der Bildung folgt, so findet man: Das Leben bildet sie, aber nur, um sie auszuscheiden. Insbesondere die Klasse von Pflanzengiften, die uns hier bei Betrachtung der Nachtschattengewächse besonders interessiert und die auch die stärksten Pflanzengifte umfaßt, die *Alkaloide*, sind *Auswurfstoffe* des Stoffwechsels, die mit Pflanzensäuren zu Salzen abgebunden und in absterbende Zellen oder Gewebe unlöslich abgeschieden werden. Sie fallen aus dem aufbauenden Lebensstrom heraus. Nicht diese Stoffe benötigt also die Pflanze, sondern die *Prozesse*, deren Abfall sie sind. *Abbautätigkeit* hängt mit ihnen zusammen.

Daß Pflanzengifte sich aus dem aufbauenden Stoffwechsel abgetrennt haben – was auch durch einen «irregeleiteten» Aufbau geschehen kann – zeigt sich auch darin, daß sie sich stofflich fassen, isolieren, analysieren, kristallisieren und in Formeln angeben lassen, kurz alle Charakteristika *toter* Stofflichkeit aufweisen. Die lebentragende Substanz der Pflanze, das lebendige Eiweiß, aus dessen Schoß alle pflanzliche Stofflichkeit hervorgeht, in dem jede Substanz geboren wird, entzieht sich jedem Versuch, sein Wesen in einem Stofflichen zu finden. Es läßt sich weder analysieren, noch synthetisieren. (In einem folgenden Kapitel wird einiges über die Natur des Eiweißes auszuführen sein.) Man kann das Eiweiß nur zertrümmern und töten, wenn man es analysiert. Denn alles Leben ist immer ein *Ganzes*, das wohl in Teile zertrennt, niemals aber aus Teilen zusammengesetzt werden kann. Jeder Teil bleibt nur solange Teil, als die Ganzheit noch in ihm lebt. Entweicht sie, bleibt nur ein Trümmerstück, kein Teil mehr. Diese Trümmer sind dann mit den Methoden der modernen Chemie erfaßbar, analysierbar und synthetisierbar. Man kennt heute diese Trümmer, 27 Aminosäuren. Einige dieser Aminosäuren sind den alkaloidischen Pflanzengiften auffällig ähnlich. Dies weist uns auf natürliche Absterbe-, mindestens Entvitalisierungsprozesse, die aus dem lebendigen Eiweiß als Trümmer Substanzen herausschlagen oder schon den Aufbau so stören, daß es zur Bildung solcher «gestorbener» Stofflichkeiten kommt, wie es eben die Alkaloide sind. Nicht das aufbauende Pflanzenleben kann sie bilden, sondern etwas, was sich als ein Entgegengesetztes, Lähmendes, zuletzt Tötendes in dieses Pflanzenleben hineinschiebt. Dieses «Etwas» muß aber viel mit der Pflanzenart zu tun haben; denn ihrer chemischen Zusammensetzung nach verwandte Alkaloide werden in verwandten Pflanzenarten gefunden. Die Nachtschattengewächse z. B. bringen in Tollkirsche, Bilsenkraut, Stechapfel, Alraune, Tollkraut (Scopolia), Giftschlute einander sehr verwandte Gifte hervor, deren Typus in keiner anderen Pflanzenfamilie wiederkehrt. Ebenso sind die Alkaloide der Mohngewächse, von Mohn, Schöllkraut, Lerchensporn, Kanadischer Blutwurz, Argemone, Erdrauch einander stofflich ähnlich und für die Mohngewächse typisch.

Solche Gifte müssen also Ausdruck einer «inneren Form» sein, die einer Pflanzenfamilie ebenso wesenseigen und ihr zugemessen ist, wie die äußere, sich in Gestalt, Wuchs, Farbe, Duft usw. ausdrückende Form. Das eine ist gleichsam *Ein*druck, das andere *Aus*druck ein und desselben Wesenhaften.

Was für Prozesse bilden nun die sich in der Giftbildung eindrückende innere Form?

Die niederen Pflanzen, die im rein Vegetativen ganz aufgehen, Moose, Algen, Farne* sind fast ungiftig; vor allem finden wir keine Alkaloide in ihnen. Je

---

* Nur die Pilze bilden eine Ausnahme; aber sie sind von den Wurzelprozessen aus gleich, und, im Übermaß, Blütenprozeß; «Wurzelblütler» könnte man sie nennen. Das Rhythmisch-Pflanzenhafte, die assimilative Grünheit, fehlt ihnen.

mehr sich aber die Pflanzenwelt zur Ausbildung starker Blütenprozesse erhebt, desto mehr kommt es zur Giftbildung. Lilienarten, Hahnenfußgewächse, Wolfsmilchgewächse, Schmetterlingsblütler, Doldenblütler, Krappgewächse, Nachtschattengewächse, Rachenblütler enthalten eine Fülle giftiger Arten. Alle diese Pflanzenfamilien zeichnen sich durch sehr intensive und eigenartige Blütenprozesse aus. Die Tropen mit ihrer wuchernden Blütenüberfülle bringen ein Mehrfaches an Giftpflanzen hervor als unsere Breiten. Dagegen ist die Vegetation des hohen Nordens, sind die Hochgebirgspflanzen fast frei von Giftpflanzen. Pflanzenfamilien mit unauffälligen, gegenüber der Blattbildung zurücktretenden Blüten wie die Gräser, die Meldenarten, die Kätzchenträger sind arm daran. Aber auch im Wasser, vor allem im Meer lebende Pflanzen sind meist ungiftig.

Wir sehen also: *Mangel* an Blütenhaftigkeit bedeutet Ungiftigkeit; Übermaß davon führt in die Nähe der giftbildenden Prozesse. Zu stark, zu früh oder sonst irgendwie abnorm sich vollziehende Blütenprozesse sind den typischen Giftpflanzen eigen.

*

In den einleitenden Kapiteln wurde dargestellt, inwiefern die Pflanze nicht nur physisch, sondern auch wesenhaft das unter ihr und das über ihr stehende Naturreich berührt und so recht zwischen Mineral und Tier steht. Sie hat das Wurzelorgan, weil es eine Mineralwelt gibt, das Blütenorgan, weil es eine Tierwelt gibt. Die Blütenbildung, das wurde nachdrücklich betont, setzt der rein pflanzlichen Daseinsform ein Ende, begrenzt sie, hebt sie auf. Ohne sie wüchse die Pflanze als Blattwesen gewissermaßen bis ins Unendliche und vermehrte sich rein vegetativ. Da aber der Blütenprozeß sich ja nicht bloß in Gegensatz stellt zu dem Vegetativen des grünen Blattprozesses, sondern andererseits ganz aus ihm herauswächst, so daß das Blatthafte trotz aller Verwandlung in jeder Blütenbildung doch immer noch sichtbar bleibt, so muß im Pflanzenleben immerfort ein feines Gleichgewicht gehalten werden zwischen vegetativem Aufbau und blütenhaftem Abbau, zwischen dem ins Endlose sich rhythmisch reproduzierenden, immerzu fortsprießenden Blatthaften und der Blütenverklärung, die sich erst offenbart, wenn die Pflanze «ihre Existenz aufgibt, um zu existieren».

Betrachten wir einige starke Giftpflanzen in ihrer Blütenhaftigkeit. Das *Bilsenkraut* lebt zunächst in stark aufwucherndem, krautigem Wachstum. Aber in dieses aufquellende Krautwerk bohrt sich gleichsam, viel zu früh, ehe eine Durchläuterung auf eine Blütenstandbildung hin erfolgt ist, der Blütenprozeß hinein. Das eben erst begonnene kräftige Aufsprießen stockt, hört ganz auf; in Seitenästen quält sich ein verkrampftes Gebilde hinaus, das eine seltsame Vermischung von Blatt- und Blütenhaftem darstellt, aus dem in steter Aufeinanderfolge düstere Blütenrachen sich spiralig entwinden. – Aus dem winterlichen Holze entzündet der *Seidelbast* in reicher Fülle Reihen flüchtiger Blütenflammen, ehe ein Blatt auch nur zu sehen ist. Ein verzehrend süßer Duft, schon von weitem zu riechen, ehe man den Strauch sieht, verkündet die leidenschaftliche Kraft des Blütewerdens, das abends schon graubraun und welk wie Asche nach verloderter Flamme vergangen ist. – Saftig sprießt der Trieb des *Adonisröschens* im ersten Frühjahr auf, wird in zarte Blätter luftig zerteilt und zerfiedert und entläßt schon aus zahlreichen Knospen die übergroßen, leuchtend gelben Blütensonnen. Wie kann eine so zarte Pflanze soviele Blüten tragen! – Der scharlachrote *Fliegenpilz*, ein zwar niederes, aber blütenhaft zu nennendes Gebilde, wuchert aus einem Wurzelhaften ohne jede grüne Blatthaftigkeit gleich in die Pilzblüte hinein; jedoch gehört zu ihm das ins Absterben und Vermodern geratene herabgefallene Blatt-tum der Buchen, unter denen er wächst. – Ebenso muß das Mutterkorn betrachtet werden, das parasitisch in der Ähre des Roggens als eine Karikatur seiner Blüten- und Fruchtprozesse auftritt.

Es muß also ein Prozeß, der in *jeder* Pflanzenblüte und mit jedem Pflanzenblühen an die Pflanzennatur herankommt, jedoch in einem feinen Gleichgewicht gehalten wird, über sein Maß anwachsen, wenn aus der normalen Pflanze die Giftpflanze hervorgehen soll. Dieser Prozeß muß mit dem Tierwesenhaften zusammenhängen, da ja die Blüte eine Geste der Pflanze gegen das Tierwesen hin ist, das Organ, durch das die Pflanze «anerkennt», daß es eine Tierwelt gibt. Da das Tier vor der Pflanze voraus hat, daß es nicht nur eine physische und eine ätherische Organisation besitzt, sondern aus einer Astralwelt heraus mit einem Astralleib (Seelenleib) begabt ist, so müssen im Blühen und auch in der Giftbildung ganz allgemein die Beziehungen der Pflanzenwelt zur Welt des astralischen Seins zum Ausdruck kommen.

Hören wir hierzu den Seelen- und Geistesforscher. In einem Vortrage vom 22. März 1923 stellt Rudolf Steiner die astralische Wesenssphäre der Pflanze folgendermaßen dar: Auf der Erdoberfläche befindet sich die physische Organisation der Pflanze; sie ist von ihrem Ätherleibe durchdrungen. Hingegen hat sie nicht – wie Tier und Mensch – einen astralischen Leib (Seelenleib) in sich; jedoch wird sie von oben herunter zur Blüte hin berührt von dem astralischen Wesensbereich. Sie nimmt in der Regel das astralische Element nicht in sich auf, läßt es bei dieser Berührung bewenden, lebt nur in einer Wechselwirkung mit ihm. Dadurch kann sie aber über die Blattbildung hinaus zur Blüten- und Fruchtbildung gelangen. Sie lebt nach dem Blühenden und Fruchtenden zu in einer Wechselwirkung mit dem Astralischen. In einer Wechselwirkung, jedoch nicht in einer Verbindung. Dies ist anders bei den *Giftpflanzen*. Bei diesen dringt das Astralische in das Pflanzliche (das ein Physisch-Ätherisches ist) ein, verbindet sich mit ihm. Giftpflanzen wie die Tollkirsche oder das Bilsenkraut saugen dieses Astralische, stärker oder schwächer, in sich auf. Sie tragen es, wenngleich auf «untergeordnete Weise», nicht als organbildende Kräfte, wie etwa der Mensch, in sich. Sonst würde die Pflanze ja zum Tier oder gar zum Menschen. «In einer Art gepreßten Zustandes» befindet sich dieses Astralische innerhalb einer Giftpflanze. – In ähnlicher Weise schildert Rudolf Steiner in der Vortragsreihe über das Initiatenbewußtsein die gewöhnliche Pflanze mit ihrer physischen und ätherischen Konstitution. Physisch-ätherisch sprießt sie aus der Erde, Blüte und Frucht aber werden umschwebt von der allgemeinen kosmischen Astralität. Wolkenhaft lagert sich diese über der Pflanze. Es gibt aber Pflanzen, die mit irgendeinem ihrer Teile Astralisches aus dem Kosmos ansaugen. Diese werden dadurch giftig. Der Unterschied etwa zwischen Veilchen und Tollkirsche ist der, daß das Veilchen die Frucht rein als ätherisch bedingtes Gebilde entwickelt, daß die Tollkirsche aber in der Frucht das Astralische in sich einsaugt. Das gibt der Frucht ihren Gift-Einschlag: «Dasselbe also, was, wenn es ins Tierreich kommt, dem Tier den Astralleib gibt, das Tier innerlich als ein Empfindungswesen ausgestaltet, es macht, wenn es in die Pflanze eintritt, die Pflanze zur Giftpflanze.»

Wieder einen anderen Aspekt schildert Rudolf Steiner im 19. Vortrag der unter dem Titel «Geisteswissenschaft und Medizin» veröffentlichten Vortragsreihe. Dort schildert er, wie es Pflanzen gibt, *die sich wehren gegen die unmittelbaren Erdenkräfte*. Dadurch herrscht ein anderes Verhältnis in solchen Pflanzen zwischen Physischem und Ätherischem. Es wird manches an Bildekräften dadurch aufgespart, die sich eben nicht verbinden mit den Erdenkräften. Solche Pflanzen verbinden sich zwar stärker mit dem Überpflanzlichen, dem Astralischen, dafür aber weniger mit dem Unterpflanzlichen, Erdhaft-Mineralischen. Die nicht giftigen, vor allem den Nahrungspflanzen zugrunde liegende Pflanzenbildung verwendet zu ihrem Aufbau eine bestimmte Summe von Erdenkräften, verarbeitet sie mit ihrem Bildekräfteleib. Wehrt sich die Pflanze gegen die Erdenkräfte, dann ist sie beim Abschluß ihres Aufbaues, bei der Blüten- und Fruchtbildung, mit ihrer Bildekräfteorganisation ausgesetzt den außerirdischen, kosmischen Kräften der Astralsphäre. Bei der Tollkirsche liegt ein so gearteter Bauplan vor. Sie strebt, schon von der Wurzel an, zu dieser in der Beere sich vollendenden Durchdringung mit der kosmischen Astralität. Sie möchte gleichsam zu einem beseelten, vor allem zu einem wahrnehmenden Wesen werden. Sie eignet sich Bildeprinzipien an, die eigentlich in eine Augenbildung auslaufen müßten. In den Sinnesorganen, vor allem im Auge, hebt sich ja die Organisation physisch und ätherisch aus der Sphäre der Leiblichkeit heraus, wird den außermenschlichen Lichtkräften hingegeben und durchdringt das so gebildete Organ mit dem empfindenden Seelenleibe.

*

So findet nun das Giftproblem seine echte Lösung. Und es ist für das menschliche Erkenntnisvermögen etwas tief Befriedigendes, zu erfahren, daß die Giftpflanzen nicht einer verrückten Laune der Natur oder einem bösen Einfall mächtiger Gewalten ihr Dasein verdanken, sondern aus dem Normalen der Pflanzenwelt zu verstehen sind, nur eben als einseitige Ausbildung, als übermäßiges Durchtönen eines überall vorhandenen Grundmotivs.

Gift heißt Gabe. (Im Worte Mitgift ist der alte Sinn noch erhalten; im Englischen heißt gift heute noch Geschenk, a gifted child ist ein begabtes Kind.) Die Giftpflanze ist mit einer Kraft stärker begabt als ihre ungiftige Schwester. Sie ist gewissermaßen «geistiger». In ihrer physischen Leiblichkeit, ihrer Sinnes-Form erscheint ein Übersinnliches, da sich ihr Astralprinzip in dieses Leibliche hineinpreßt. Darum kann man einer Giftpflanze ihre Giftigkeit «mit Augen ansehen», wenn man einen feinen Sinn für die Formensprache der Pflanzenwelt sich ausbildet. Dafür sind die Nachtschattengewächse eine großartige Illustration.

Schon die gewöhnliche Pflanze ist nach Goethe, und zwar ganz exakt genommen, ein «sinnlich-übersinnliches Wesen», da sie in ihrer sinnlichen Erscheinung einen Teil ihres Übersinnlichen «sichtbar» macht. Bei den Nachtschattengewächsen erscheint aber ein Mehr jenes Übersinnlichen. Für dieses Mehr ist aber die Sphäre physischer Sichtbarkeit nicht die ihm gemäße Region! Ein solches Wirksamwerden einer höheren Region geistiger Art in einem tieferen Bereich erweist sich in diesem immer als Gift, wenn dieses Wirksamwerdende nicht «weltgerecht» längs einer vermittelnden Stufenleiter absteigt. Astralisches wohnt *vollberechtigt* nur in einem entsprechend aufgebauten Leib, also einem Tierleib oder Menschenleib. Denn dieser allein kann mit seinen mannigfaltigen Organen einem solchen Astralischen die gemäße Behausung bieten. Der Löwenleib ist z. B., in Sinnesorganen, rhythmischem System und Stoffwechsel, durch und durch physisches Gefäß der Löwenseelenart, die sich darum voll und zu Recht in ihm verkörpern kann. Eine Tollkirsche, ein Bilsenkraut sind nicht mit solchen wunderbaren Tierorganen ausgerüstet, welche ja gewaltig über das einzige Pflanzenorgan, das weltoffene, ein grenzenloses Berühren aber kein In-sich-Einschließen darstellende Blatt, hinausgehen. Was für das Pflanzenblatt kosmisches Außen bleibt, ist für das Tierorgan ein Inneres, ein eingestülptes Kosmisches. Dieses verinnerlichte Kosmische kann das kosmisch-astralische Wesensgebiet in sich aufnehmen, weil das Organ ein wirkliches «Haus» für das Astralische darstellt. Das «Pflanzenastralische» aber kann nur auf abnorme Art in das Leibliche der Pflanze und auch nur mit bestimmten Teilen seines Wirkens eindringen. Die dabei entstehenden Kräfteverhältnisse und die aus ihnen geprägten Stofflichkeiten abnormer Art *begründen die Wirksamkeit daraus bereiteter Heilmittel.* Das abnorme Zusammenwirken der Wesensglieder der Pflanze findet seine Entsprechung in einem abnormen Zusammenwirken menschlicher Wesensglieder. Eine solche abnorme Stofflichkeit wird beim Gesunden eine Wesensgliederverschiebung als Giftwirkung hervorrufen, beim Kranken aber eine der Krankheit zugrunde liegende pathologische Wesensgliederkonfiguration zurechtrücken können und sich daher als Heilmittel erweisen. Ein solcher Stoff kann in eine krankhafte Wesensgliederkonfiguration passen wie der Schlüssel ins Schloß.

Es sei nun versucht, darzustellen, wieso die Solanaceen Bildegestalten für die nun geschilderten Zusammenhänge sind, so daß man bei ihnen «mit Augen sehen, mit Händen greifen» kann, was bei anderen Pflanzen nur dem Auge des Geistes sich zeigt.

*

In vielen Kräutern verwirklicht sich das Nachtschattenwesen, selten in Sträuchern, fast nie als Baum. Der Typus wehrt sich also in der Tat «gegen die unmittelbaren Erdenkräfte» (Baum ist «aufgestülpte Erde»; vergleiche frühere Ausführungen), und zwar schon in den Wurzeln, die oft rübig anschwellen oder von Knollenbildung begleitet werden, oft weich und plastisch bleiben. Dafür sind diese Wurzeln, wie Pfropfversuche erwiesen haben, in hohem Maße Bildungsstätte für die entsprechenden Alkaloide. (Man hat z. B. auf Tomatenwurzeln Tabak gepfropft und fast nikotinfreie Blätter dabei erhalten; hingegen wurden Tomatenreiser, auf Tabakwurzeln gepfropft, giftig und nikotinhaltig.)

Die Nachtschattengewächse sind also vor allem Kräuter, und zwar rasch und derb wachsende, von Vitalität strotzende Kräuter. Der aufwuchernden Tollkirsche, dem aufsprießenden Stechapfel sollte man es wohl zutrauen, zum Baum aufwachsen zu können, so kräftig fängt ihr Wachstum an. Wenn man einem Unbefangenen eine hinter einer hohen Sperrholzwand oder einem undurchsichtigen Tuch verborgene Tollkirsche zeigt, von der nur der Hauptsproß etwa zwei Handbreit vom Boden sichtbar gelassen ist, und nun schätzen läßt, wie hoch das hinter der Wand verborgene Stück Pflanze sei, wird dieser ihr allemal mindestens das Wachstum einer sehr hohen Sonnenblume zugestehen. Nimmt man aber die verhüllende Fläche fort, so ist das Staunen groß. Sichtlich hat da das Wachstum gestockt, war der Hauptsproß zum Stillstand gekommen. Das Wachstum wich in Seitensprosse aus, die eine gleiche jähe Hemmung erfuhren. Nun ist alles Blütenstand geworden, vom Blütenprozeß ergriffen, ehe es recht als Kraut sich ausleben konnte. Was wir sehen, ist ein Kampf zweier Prinzipien, eine seltsame Zusammenwachsung des sprossenden Blattwesens mit dem in es hineingepreßten, übermächtig gewordenen Blütenstande. Man denke sich, um ein Gefühl dafür zu bekommen, was Ungewöhnliches hier vor sich gegangen ist, etwa den Blütenschirm einer Möhre bis in Bodennähe in das Blattwerk hineingedrückt und beide Gebilde ineinander gewachsen. Dann entstünde etwas Ähnliches, was in der Nachtschattenwelt sich verwirklicht. Das Ganze ist wie eine Demonstration des Satzes: Bei der Giftpflanze verbinde sich das Astralische überstark mit dem Pflanzlichen. Jenes bohrt sich «sichtbar» in dieses hinein! Je intensiver dies geschieht, desto giftiger ist die betreffende Pflanzenart. Dies wird sich im weiteren noch zeigen.

Auch die *Blütenformen* der Nachtschattengewächse sind das Ergebnis oft sehr tiefer Einstülpungsprozesse. Becher, Glocken, schmale tiefe Röhren, enge düstere Schlünde eignen den stark und stärkst giftigen Arten dieser Familie: Skopolie, Giftschlutte, Tollkirsche, Stechapfel, Tabak, Alraune. Es verbinden sich damit oft starke, betäubende Düfte, oft fleckige oder getrübte Farben.

Von der Wurzel auf steigt vielfach eine düstere Färbung, ein schwärzliches Violett, das sich zu schmutzigem Braun aufhellen kann, wenn es stengelaufwärts geht. Oder es ergießt sich ein Düsteres aus dem Inneren des Blütenrachens nach außen. Nächtlich-Dunkles hat sich in dieser Familie verkörpert. Dies kommt auch durch die Blütezeit (nachts: bei Tabakarten und Stechapfelarten) oder im Aufsuchen des Dunkels durch die Blüten durch oft komplizierte Aufblühbewegungen (Tollkirsche, Skopolie) zum Ausdruck. Aus dem hellsichtigen Erleben eines nachtdüsteren Wesenhaften wird wohl auch der germanisch-keltische Name zu verstehen sein, der auf schädliche nächtliche Elementarwesen deutet: Nah-skado* - woraus unser Name Nachtschatten entstanden ist.

*

Jedoch nicht alle Nachtschattengewächse stellen so stark in sich verkrampfte Gebilde dar, nicht bei allen ist ein derart starker astralischer Einschlag erfolgt. Bei den vielen Angehörigen der Gattungen Solanum, Physalis und Capsicum, wozu Tomate, Kartoffel, bittersüßer Nachtschatten, Eierfrucht, Paprika, Judenkirsche gehören, drängt das stärkere Ätherische das Astralische zurück; der immer noch intensive Blütenprozeß erscheint mehr an seinem «richtigen Ort». Sproß und Blattwerk dürfen sich zur Genüge ausleben. Die Blüte ist kein so tief eingestülptes Gebilde mehr, sondern eine Schale, ein flaches Rad, höchstens ein seichter Trichter. Damit im Zusammenhang steht die Ausbildung viel schwächerer Gifte, ja, es werden Frucht oder Knolle im Reifen sogar ungiftig und wichtige Nahrungsmittel.

In zwei große Gruppen kann man demnach die Nachtschattengewächse einteilen. In der ersten, «stark verkrampften», finden wir die starken Giftpflanzen mit den typischen Nachtschattenalkaloiden; die zweite aber, von dem Astralprinzip viel schwächer erfaßte Gruppe enthält ein viel schwächeres Gift, Solanin (und verwandte Stoffe). Dies ist eine eigenartige, nur bei den Nachtschattengewächsen auftretende Stofflichkeit, die zwischen den Glykosiden und den Alkaloiden steht, also halb Glykosid, halb Alkaloid ist.

Man vergleiche, um sich die nötigen Bilder für diese zwei Gruppen zu verschaffen, etwa das in sich zusammengekrampfte Bilsenkraut mit den lang auswachsenden, wenn auch schwanken und der Stütze bedürftigen Ruten des Bittersüß oder des Teufelszwirns. Bei letzteren lebt sich das Wachstum von Blatt und Sproß aus; erst wenn es zu Ende gekommen ist, erscheinen, geordnet, für sich, nicht chaotisch mit dem Blatthaften vermischt und verwachsen, die flach und offen sich darbietenden Blüten. Eine Entkrampfung dessen, was sich beim Bilsenkraut so abnorm ineinander preßt, ist dem Typus gelungen. Damit parallel geht eine Abschwächung der Giftigkeit.

* Skadi ist - nach der nordischen Mythologie - die Tochter des von Thor getöteten Winterriesen Thiassi.

Der nun von verschiedenen Seiten geschilderte abnorme Eingriff der Astralsphäre in das Solanaceenwesen erzeugt, indem er abbauend in das Eiweißleben eingreift, die alkaloidischen Gifte, die nun ihrerseits befähigt sind, in das Gebiet des menschlichen Astralleibes, insbesondere seine Zusammenhänge mit der Sinnesorganisation einzuwirken. Es wird der Astralleib in der mannigfaltigsten Weise aus seinen gesunden Zusammenhängen mit dem Leiblichen herausgedrängt. Statt mit Sinnesinhalten erfüllt sich das Seelische mit abnormen Bewußtseinsinhalten, mit Bildern, die keine äußere Wirklichkeit abbilden und als Halluzinationen, Visionen erlebt werden. Nicht umsonst waren Bilsenkraut, Alraunwurzel, Stechapfel Bestandteile mittelalterlicher Hexensalben, -tränke und -räucherungen. Sie drängten durch ihre Giftwirkung – in oft lebensgefährlicher Weise – die übersinnlichen Wesensglieder aus der an die Erde und ihre Schwere gebundenen Leiblichkeit heraus, was als «Leichte-Erlebnisse», als Gefühl schwerelosen Schwebens und Fliegens erlebt wurde. An die Stelle der Sinneserlebnisse, die uns für die Tageswelt öffnen, traten Astralerlebnisse, allerdings Erlebnisse einer niederen Astralsphäre, in der Wünsche, Triebe, Begierden wesenhaft eindringlich begegnen können, kurzum: Eine «Blocksbergsphäre» konnte sich auftun. Das ganze Problem der «magischen Gifte» und der Rauschgifte tritt hier auf.

Die faszinierende Wirkung der Rauschgifte auf die gegenwärtige Menschheit wird man in ihrem ganzen Umfange doch erst verstehen, wenn man die verschiedenen Bewußtseinsstufen des Menschen und ihre Metamorphosen, ihr Auseinanderhervorgehen kennt, wenn man vergangene, gegenwärtige, künftige Bewußtseinsstufen zu werten, zu pflegen, vorzubereiten weiß. Hinter dem heutigen wachen Tagesbewußtsein mit seinen nüchternen, ganz auf die Erlebnisse der Leibessinne gestützten Inhalten, welche uns eine *geistleere*, materielle Dingwelt zeigen, in der wir uns allerdings mit voller Freiheit bewegen und dadurch unser *eigenes* Geistiges entdecken können – hinter diesem Tagesbewußtsein steht als der atavistische Rest einer alten Bewußtseinsart ein Traum-, ein Nacht-Bewußtsein, das einst das webende Geistige in allen Dingen mitträumte. Schöpferische Weltenfülle wurde da erlebt, der Mensch empfand sich als Glied einer webenden Geistwelt. Die Paradiesesmythen künden von dieser Welt. Tiefe Entwicklungsnotwendigkeiten haben den Menschen aus dieser Welt und dem sie eröffnenden Bewußtsein heraus in die heutige Bewußtseinsverfassung und die durch sie erlebbare Welt geführt. Der Verlust war sehr schmerzlich und die Sehnsucht groß, in die alte Bewußtseinsart, wenigstens gelegentlich, zurückzukehren. Da aber indessen eine stärkere Bindung des Geistigen an die Leibesglieder erfolgt und der Mensch viel intensiver in die Leibessinne mit ihren Abbauprozessen eingetaucht war (den Baum des Lebens verloren und vom Todesbaum der Erkenntnis gegessen hatte), war das Zurückrufen der alten Bewußtseinsart schwierig und wurde immer schwieriger. Es bedurfte starker Mittel, um aus der starken Bindung die geistig-seelischen Wesensglieder wieder herauszulocken. Diese boten sich in den Giften der Rauschgiftpflanzen. Sie führen an die Todesschwelle, lockern das Gefüge der Wesensglieder, weil sie selbst durch ein abnormes Zusammenwirken von geistigen und physischen Wesensbereichen entstanden sind, und ermöglichen dadurch abnorme, halluzinatorische, visionäre Erlebnisse, allerdings solche einer sehr niedrigen, minderwertigen geistigen Region. Der Rauschgiftsüchtige vergiftet nicht nur den Leib, sondern auch die Seele und schwächt in verderblichem Maße seinen Geist.

Nicht nach rückwärts, sondern nach vorwärts führt aber der gesunde Weg der Entwicklung höherer Bewußtseinsstufen, die aus der Geistleere des nur am sterblichen Leib mit seinen Todeskräften entstehenden Sinnesbewußtseins herausführen in eine neue Geist-Fülle. Ein solcher Weg führt durch Erkraftung des wachen, Ich-bewußten Tagesbewußtseins in eine lebendig webende Bilderwelt, deren Bilder «Wahrbilder» (Imaginationen) geistiger Wirklichkeiten sind und die den in allem Geschaffenen webenden und tätig schaffenden Geist erleben lassen. Die mißleitete Sehnsucht der Giftsüchtigen wird hier ihren gesunden Gegensatz – und ihre Heilung – finden können. Der das Buch «Wie erlangt man Erkenntnisse der höheren Welten?» schrieb, hat damit – außer vielem anderem – auch eine große therapeutische Tat vollbracht.

*

Die wichtigsten Heilpflanzen der Solanaceen

Mandragora officinarum, die Alraune

Mandragora, die Alraune des Mittelalters, ist ohne Zweifel eine der ältesten, wirksamsten Heilpflanzen der Völker des Mittelmeerraumes. Fast drei Jahrtausende wissen von ihr zu berichten und haben von ihrer Wirkung eine eingehende und umfassende Kenntnis gehabt, obwohl die modernen Möglichkeiten der chemischen Analyse zur Feststellung von Wirkstoffen und deren exakter Prüfung durch das Tierexperiment vollkommen gefehlt haben. Ja, man kann geradezu sagen, daß die neue Zeit und das Aufkommen der modernen Untersuchungsmethoden diese Pflanze aus dem Heilmittelschatz in steigendem Maße verloren haben, bis sie vom Beginn des vorigen Jahrhunderts an so gut wie keine Rolle mehr gespielt hat und nurmehr als eine obskure Figurantin auf der düsteren Bühne des Aberglaubens und dekadenter okkulter Praktiken übrig blieb. Erst als chemische Untersuchungen gegen Ende des 19. Jahrhunderts eine ganze Reihe hochwirksamer Alkaloide in der Mandragorawurzel entdeckten, begann man – zwar nicht die Pflanze selbst, aber eine nahe Verwandte von ihr, Scopolia – ernst zu nehmen; man verwendet seither eine Mischung von Scopolamin, einem Alkaloid der Scopolia, mit Morphin zur Erzeugung künstlichen Dämmerschlafs zur Schmerzlinderung bei Entbindungen etc. Die Mandragora aber wartet im Grunde genommen noch auf ihre Wiederauferstehung als Heilmittelpflanze.

Es ist ein ganz anders geartetes Bewußtsein gewesen, das sich die Mandragora als Therapeutikum zugeeignet hat, ein Bewußtsein, das sich innig mit dem Wesenhaften der Pflanze und nicht mit den Stofflichkeiten verbunden hat, durch die eine solche Pflanze ihre physische Erscheinung vor unsere Sinnesorgane hinzeichnet. Die Alten, die in jedem Baum die Baumnymphe, in jeder Pflanze Elementarwesen geistiger Art, in giftigen Pflanzen Dämonen erlebten, umgaben darum die Mandragora mit mystischen Riten und kultischen Gebräuchen und sahen sie in ganz anderen Zusammenhängen als dies der heutige Durchschnittsmensch vermag. Istereng = leuchtende Wurzel nannte man sie im Persischen, weil man – wie übrigens auch ums Mittelmeer – ein feuerrotes Licht und helle Strahlen abends von ihr ausgehend erlebte. Merdomgie, die Menschenähnliche, hieß man sie dort weiterhin, was mit dem 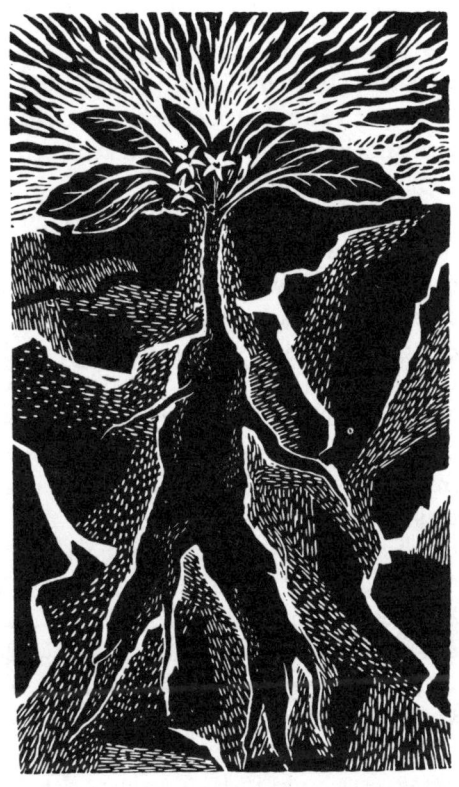 Ausdruck der Pythagoräer, Anthropomorphon, zusammenklingt; oder auch Ebrewi ssanam, Antlitz eines Idols. Aber sie hieß auch die Hundegegrabene, Segken, was später in den immer wiederkehrenden Anweisungen erscheint, die Wurzel durch einen Hund ausreißen zu lassen, da sie beim Freiwerden von der Erde einen durchdringenden Schrei ausstoße, der dem tödlich sei, der ihn höre. Den beim Ausgraben oder Fällen einer Pflanze, eines Baumes aus seiner Behausung getriebenen Pflanzendämon durch ein Tieropfer zu versöhnen, ist nicht nur damals und ums Mittelmeer der Brauch gewesen. Baumfrevel, insbesondere an heiliger Stätte, wurde mit dem Abhauen des Armes oder gar mit dem Tode gesühnt. Versöhnende Opfer sind bei primitiven Völkern heute noch üblich, wenn man z. B. einen Baum fällt oder ein Feld schneidet. Der Chinese, so wird berichtet, meint heute noch in gewissen Gegenden, daß aus dem fallenden Baum ein Wesen in Gestalt eines blauen Stieres ihn bedrohe. Tier und Pflanze werden in Zusammenhängen erlebt, die jener Bewußtseinsstufe offenbar noch zugänglich sind oder waren. Der Javaner, der die Rinde von Sarcolobus narcoticus zur Pfeilgiftbereitung gewinnt, naht dem Baum auf allen Vieren, als wäre er selbst ein giftiges Tier, und beißt in die Rinde, die er dann sorgfältig abschabt. Erst kürzlich ist etwas über die sogenannten Jagdzauberpflanzen bekanntgeworden, mit deren Saft die Jäger primitiver Stämme in Südamerika, aber auch anderswo, sich selbst oder ihre Waffen einreiben, weil dies magisch die zu jagenden Tiere anziehe. Weltweit verbreitet ist auch der Glaube, daß die Geister Verstorbener für eine Zeitlang innig mit dem Pflanzenleben verbunden seien, z. B. in Bäumen ihren Wohnsitz nähmen.

Das Herausholen der Mandragora aus ihrem Naturbereich in die Bezirke menschlicher Nutzung erfolgte darum auch durch einen begleitenden Kultus, der für ein Bewußtsein durchaus gemäß war, das wie vorher angedeutet beschaffen war. Man grub die Wurzel am Abend, nachdem man sich vorher gegen die untergehende Sonne verneigt und den Göttern des Unterirdischen, den chtonischen Gottheiten, gehuldigt hatte. Dann wurden mit einem eisernen Schwerte, das noch keinem anderen Zwecke gedient hatte, drei magische Kreise um die Pflanze gezogen. Sodann legte man die Wurzel bis auf ein letztes Ende frei, wobei man durch Abwenden des Antlitzes aufsteigende üble Dünste zu meiden suchte. Auch war der Körper durch Öl wohl zu schützen, um nicht in diesem Dunst anzuschwellen. Für spätere Zeit – Dioskurides berichtet bereits davon – galt der Brauch, die Wurzel mittels eines daran gebundenen Hundes vollends aus der Erde zu ziehen. Je mehr im Laufe der Jahrhunderte das alte magisch-mythologische Bewußtsein in der Menschheit schwand, desto verworrener und abergläubischer wurden die Gebräuche, auf die wir nun nicht weiter eingehen wollen.

Vom 16. Jahrhundert an wurde Mandragora immer mehr vergessen; vollends die skeptische Luft des Zeitalters der Aufklärung erstickte den letzten Rest alten Wissens um sie. Erst um die Wende unseres Jahrhunderts, als man begann, die alten Heilpflanzen systematisch mit den Methoden der analytischen Chemie zu untersuchen, stellte man fest, daß hinter dem Geheimnis der Alraune doch etwas stofflich Greifbares stünde: nämlich Alkaloide, von denen einige bereits in anderen giftigen Nachtschattengewächsen (zu welcher Familie Mandragora zählt) aufgefunden worden waren, eines der Mandragora eigen schien. Es sind dies zweifellos interessante Einzelheiten; aber dem Wesenhaften unserer Heilpflanze kam man damit ebensowenig näher, als man etwa das Wesen eines umfangreichen Handelsunternehmens aus der Feststellung des Barinhaltes seines Kassenschrankes ergründen könnte.

Aus solchen Einzelheiten entsteht das Bild des modernen Bewußtseins von der Mandragora. Man muß zugeben, daß es abstrakt und dünn ist gegenüber dem vollgesättigten, den ganzen Menschen zum Miterleben bringenden Bild, welches das alte Bewußtsein malte. Gewiß ist das erstere wissenschaftlich und exakt, das zweite phantastisch für uns. Aber die Exaktheit erstreckt sich ja gar nicht auf das *wirklich Wesenhafte* der schöpferischen Pflanzenganzheit, die durch ihre Tätigkeit so eigenartige Wirkstoffe wie Hyoscyamin, Mandragorin etc. aus sich heraus erst erzeugt. Diese sind ein Sekundäres, jene ein Primäres.

Jedoch dieses moderne Bewußtsein muß dabei nicht stehen bleiben. Es zeigt durch sich selbst, gerade wenn es sich mit alten Bewußtseinsarten vergleicht, daß es in einer großen Umwandlung begriffen ist und mit innerer Notwendigkeit nach Erweiterung seiner Grenzen strebt. Ein erster Ansatzpunkt zu einer exakten Wissenschaft eines solchen sich entscheidend erweiternden Bewußtseins ist die Metamorphosenlehre Goethes, ihre Erweiterung und Fortsetzung das innere Anliegen der durch Rudolf Steiner begründeten modernen Wissenschaft vom Geiste*.

Die Alraune ist ein typisches Nachtschattengewächs, aber eine ganz besondere Ausprägung dieser Pflanzenfamilie, so daß wir sie in ihrer Eigenart wohl am besten verstehen werden, wenn wir in ihrem Hintergrund den Typus der Nachtschattengewächse wissen. Auf diesem Hintergrund kann das Wesensbild unserer Heilpflanze deutlich erscheinen.

Die Pflanze dringt mit mächtiger Wurzelbildung bis zu 60 cm senkrecht nach unten in den Boden. Diese Wurzel ist rübenförmig, dick, verhältnismäßig weich, ein plastisches Gebilde, das sich nach unten zu häufig in zwei oder mehrere Teile verzweigt, die für sich weiter nach unten gehen, ebenfalls kräftig anschwellen, was dem ausgegrabenen Gebilde mit Wurzelkopf, Rumpf und Schenkeln ein entfernt menschenähnliches Aussehen gibt. Im Frühjahr entfaltet sich aus dieser Wurzel ein Schopf langer, ungeteilter, etwas buchtiger Blätter, der üppig in eine Rosette hinausspießt, aber keinen Stengel, keinen beblätterten Sproß nach oben schickt. Alles, was diese Blätter in sich als Substanzen bilden, wird von der Wurzel beansprucht, die Wachstumskraft nach unten gesogen und festgehalten. Kaum ist das Frühjahr auf seinem Höhepunkte angelangt, man erwartet nun ein rechtes Sicherheben der Pflanze, als die Blätter von den Rändern her vergilben, sich einrollen und es für dieses Jahr mit dem Wachstum vorbei ist. So entwickeln sich die jungen Pflanzen aus dem Samen; jedes Frühjahr von neuem die immer länger werdenden, zuletzt $1/3$ m erreichenden Blätter herausschickend; die Wurzel wird dabei immer länger und dicker. Es läßt Mandragora nur die ersten, aufbauenden Frühjahrs-Sonnenkräfte aufbauend an sich wirken; sie ist unter den Nachtschattengewächsen, was etwa der Krokus unter den Irisgewächsen, der Winterling unter den Hahnenfußgewächsen darstellt. Dabei sind die meisten Solanaceen Pflanzen des Sommers. Das Bilsenkraut beginnt sein Wachstum erst, wenn der Boden schon recht warm geworden ist; auch Tollkirsche, Stechapfel, Tabak, Tomate und Kartoffel benötigen die vollen Kräfte des Hochsommers. Mandragora aber fällt aus diesem Rhythmus völlig heraus; sie ist die Eröffnung des Reigens der Nachtschattengewächse im Frühling – oder in ihrer Spielart Mandragora autumnalis der späterherbstliche Abschluß, wie die Herbstzeitlose unter den Liliengewächsen oder das Zyklamen unter dem Primelarten.

* Vgl. Rudolf Steiner: «Einleitungen zu Goethes naturwissenschaftlichen Schriften». «Grundlinien einer Erkenntnistheorie der Goethe'schen Weltanschauung».

Nun muß eine Reihe von Jahren vergehen; jedes Frühjahr baut die Wurzel größer, strotzender auf – bis schließlich die Blühreife erreicht ist. Dann erscheint zum ersten Mal im März* bis zum April in der Mitte der Blattrosette eine Fülle von grünlichweißen Blüten; jede für sich an einem etwa 5 bis 7 cm langen Stiel, etwa 3 cm lang, von glockenförmiger Gestalt, die aber in der oberen Hälfte in fünf spitzen Zipfeln auseinandertritt. Die Blüte wird von einem etwa halb so langen, bis zur Mitte gespaltenen, spitzzipfeligen Kelch eingefaßt. Der Blütenstand ist weit von den Blättern überragt. Er ist fast zum Körbchen zusammengezogen und verschwindet beinahe innerhalb des üppigen, schwellenden Blattkreises. Er ist tief nach unten gedrungen, hat sich am stärksten von allen Nachtschattengewächsen bis in die Wurzelregion hineingesenkt und die Blätter an sich herunter bis an den Boden herangedrängt. Man verwandle sich in Gedanken etwa eine Belladonna in eine Mandragora, indem man den merkwürdigen Blütenstand ein ganzes Stockwerk tiefer hinunter denkt, das Blattwerk an den Boden herunter gelangen läßt, bis es auf der Erdoberfläche landet und das nach unten strebende Wurzelstück in einer gewaltigen Längen- und Breitenentwicklung diese Bewegung von oben nach unten zum vollen Ausdruck kommen läßt.

Aus den Blüten entwickelt sich rasch die kugelige, oben etwas zugespitzte, etwa pflaumengroße, gelbe, saftige Beere, die einen etwas narkotischen, eigenartigen, aber nicht unangenehmen Duft aussendet und eine Anzahl kleiner Samen in sich birgt.

Mandragora ist aber vor allem auf die Wurzel angelegt, deren fleischiger Leib viel von dem so nahe andringenden Blütenprozeß abbekommen hat. Auch ihr entströmt ein seltsam süßlicher, narkotischer Duft, besonders wenn man sie zerkleinert; man kann gut verstehen, daß in früheren Zeiten sowohl Beere wie Wurzel als Schlafmittel, das schon durch den Duft wirkt, verwendet wurden. Der Auszug der Wurzel ergibt eine braun-gelbliche Essenz, die im auffallenden Lichte schwach violett fluoresziert. Es findet sich in ihr ein nahes Verwandtes des Schillerstoffes der Roßkastanie, des Aesculins: nämlich Methylaesculin. Wurzel und Essenz wurden um die Jahrhundertwende, wie schon eingangs erwähnt, der chemischen Analyse unterworfen. Diese fand ein Gemenge von Nachtschattenalkaloiden, nämlich das Hyoscyamin des Bilsenkrautes, Scopolamin und Atropin, die beide chemisch nahe Verwandte zum Hyoscyamin darstellen, Norhyoscyamin, auch Hyoscin genannt, und ein der Mandragora eigenes Alkaloid, Mandragorin, von dem aber noch nichts Näheres bekannt ist.

Vier der fünf bekannten Mandragoraarten gehören dem Mittelmeergebiet, eine dem Himalaja an. Insbesondere die Uferlandschaften des Mittelmeeres, Griechenland, Kreta, Syrien, Nordafrika, Sizilien, Spanien, beherbergen sie. Aber das Verbreitungsgebiet erstreckt sich nach Osten über Palästina bis nach Mesopotamien. Es sind dies alles Länder, die durch reichliche Regenfälle im

* bei Mandragora officinarum.

Frühjahr eine kurze, aber üppige Vegetation ermöglichen, an die sich eine langdauernde heiße, trockene Sommerzeit anschließt. Mandragora entfaltet sich unter dem Einfluß der gemäßigten Sonnenwirkung, zieht sich aber vor ihrer vollen Sommergewalt ins Dunkle der Erde zurück und variiert damit auf ihre Art das Grundthema, das die Nachtschattengewächse in ihrem Verhalten zum Sonnenlicht so vielfach zeigen.

Wenn man die durch Jahrtausende erfahrenen Wirkungen der Pflanze sich verdeutlicht, so wird folgendes immer wieder festgestellt:

1. Schon Hippokrates schildert, wie man mit ganz geringen Dosen von Mandragora Angst und tiefe Depressionen heilen könne. Etwas größere Mengen führen zur Erweiterung der Pupille, die ja für manche Nachtschattengewächse charakteristisch ist. Das Auge wird zum «Nachtauge», es benimmt sich im hellen Tag als wäre es in tiefer Finsternis. Die Sinneseindrücke werden als zu stark empfunden, Unruhe, Übererregung entstehen. Das Blut flutet in den Kopf hinauf, wie dies in geringerem Maße beim Schlafenden geschieht. Stärkere Dosen ergeben eine sedative Wirkung, die sich zu einem tiefen Schlafe steigert. Diese schlafbringende Wirkung meinte man im Altertum schon durch das bloße Riechen der Früchte oder der Wurzel oder Zubereitungen aus beiden zu erreichen. Noch kräftigere Dosen führen Anästhesie herbei. Schon äußerliche Einreibungen bewirken Schmerzlinderung bis zur Gefühlslosigkeit, innerliche Gaben führen schließlich zu völliger Empfindungslosigkeit und totenähnlichem Schlaf, der den Alten umfangreiches Schneiden und Brennen an Leib und Gliedern ermöglichte und als eine Vorausnahme unserer Narkose angesehen werden kann. Wird die Gabe noch weiter gesteigert, so führt dies zu tödlichen Vergiftungen.

Außer diesen physischen Wirkungen ist aber auch auf die seelischen hinzusehen, die sich in Visionen, Halluzinationen, selbst Delirien zeigen können.

Alle diese Erscheinungen bringen zum Ausdruck, wie der übersinnliche Träger des Empfindungslebens, das Seelenwesenhafte, aus den physischen Empfindungsorganen je nach der angewendeten Menge Schritt für Schritt herausgedrängt wird und wie die Mandragorawirkung sich an seine Stelle setzt. Die bei der Bildung der Alraunwurzelgifte mittätige, abnorme Lebensdynamik, die oben versucht wurde zu schildern, erzeugt in der Sphäre des belebten und beseelten Organismus eine ihr polare, abnorme Dynamik, welche dann die Gegenwirkung des gesamten menschlichen Wesens aufruft.

2. Wenn das menschliche Seelenwesenhafte, der astralische Leib, zu stark in gewisse Organgebiete eingreift, die seiner normalen Aktivität unterworfen sein sollen, was in gewissen Verkrampfungserscheinungen zum Ausdruck kommt, dann wirkt Mandragora spasmolytisch, und zwar stärker als Belladonna und Hyoscyamus. Koliken, hartnäckige Tenesmen bei Hämorrhoidalleiden, aber auch Asthma, Heufieber, Keuchhusten sind darum zu verschiedenen Zeiten Indikationen für die Anwendung unserer Heilpflanze gewesen.

3. Mandragora ist ein altes Aphrodisiakum; man schrieb ihr dabei empfängnisfördernde Wirkung zu, und zwar insbesondere den Früchten. «Mandragoritis» war ein Beiname der Venus. Teufelsäpfel nannten die Araber die Früchte wegen der erregenden Träume, die ihr Genuß bringen solle, aber auch Eier der Genien wegen der empfängnissichernden Wirkung. Ähnliche Eigenschaften werden auch anderen Nachtschattengewächsen zugeschrieben, z. B. gewissen Stechapfelarten. Darin kommt die abnorm starke Durchdringung der vegetativen Pflanzensphäre mit intensiven Blütenprozessen zum Ausdruck, welch letztere in gewissem Sinne mit der Sexualsphäre des Menschen korrespondieren. Hinzu kommt, daß Mandragora ihren Blütenprozeß so stark in die elementaren Naturkräfte des Frühjahrs hineinsenkt, die im sprießenden Aufbau der ganzen Pflanzenwelt zum Ausdruck kommen.

4. Immer wieder findet man in der alten Literatur erwähnt, daß das Blatt der Alraune, das frei von gewissen Alkaloiden ist, die Wurzel, Blüte, Frucht und Samen so giftig machen, ein ausgezeichnetes Heilkraut bei Wunden und Entzündungen sein soll; mit der entzündungswidrigen sah man die schmerzlindernde Wirkung sich paaren.

5. Die Wirkungen, um derentwillen Mandragora in den Heilmittelschatz der anthroposophischen Medizin aufgenommen worden ist, liegen aber auf einem anderen, als den bisher berührten Gebieten. Hier handelt es sich um Heilmittel gegen gewisse Formen des Rheumatismus, vor allem aber gegen Gicht.

Wir beziehen uns auf Ausführungen über die Gicht, die sich in Kapitel 11 des Buches «Grundlegendes für eine Erweiterung der Heilkunst nach geisteswissenschaftlichen Erkenntnissen» von Rudolf Steiner und I. Wegman finden. Dieses Kapitel trägt die Überschrift: «Die Gestaltung des menschlichen Körpers und die Gicht». In ihm wird eine Aufgabe der Abscheidungsvorgänge dargestellt, die bisher kaum ins Auge gefaßt worden ist. Insbesondere handelt es sich um die Prozesse der Harnsäurebildung und Harnsäureverteilung durch den ganzen Organismus hindurch; denn in der Bildung, Verteilung und Ausscheidung so charakteristischer Stofflichkeiten ist die gesamte menschliche Organisation mit allen ihren Wesensgliedern tätig beteiligt; und nicht nur das, sondern auch auf individuelle, für jeden Menschen charakteristische Art. Der Mensch zeigt seine Individualität eben nicht nur in der Weise wie sein Gesicht gebildet, wie die Proportionen seiner Gliedmaßen gestaltet sind, sondern auch in der Art, wie er eine solche Stofflichkeit wie z. B. Harnsäure bildet, ablagert und ausscheidet. Rudolf Steiner erwähnt in diesem Kapitel, wie nun nicht Aufbauprozesse, sondern Abbauvorgänge die materielle Widerlage der *bewußten Erlebnisse* sind, und ein besonders bemerkenswerter Abbauvorgang ist derjenige der Bildung von Harnsäure. Er wird durch die bewußtseinsentwickelnden Wesensglieder, Ich und astralischen Leib, bewirkt, wobei das Ich insbesondere die äußerst feine Harnsäureabsonderung im Gehirn, der Astralleib die gröbere durch den ganzen Körper hindurch und die Ausscheidung durch den Harn leitet. Durch die Imprägnierung der Organe mit dem richtigen Maß von Unorganischem kann der Mensch das bewußte Wesen sein, das er ist. Es muß im gesunden Organismus die rechte Ökonomie herrschen für die Harnsäureverteilung für die einzelnen Gebiete. Die richtige Verteilung der Harnsäureablagerung ist ein ganz wesentliches Glied der menschlichen Gesundheit. Denn in ihr kommt zum Ausdruck, ob zwischen Ichorganisation und astralischem Leib in irgendeinem Organ oder Organsystem das rechte Verhältnis herrscht. Es ist ja immer der ganze, individuelle Mensch an jedem der Prozesse seiner Leiblichkeit beteiligt, seine Lebensorganisation (Ätherleib), seine Seelenwesenheit (Astralleib) und seine Geistes-Individualität (Ich).

«Man nehme nun an, in irgendeinem Organe, in dem die Ichtätigkeit vorherrschen sollte gegenüber der astralischen Tätigkeit, beginne die letztere die Oberhand zu haben... Es wird dann dieses Organ mit Harnsäure überladen, die von der Ichorganisation nicht bewältigt wird ... es wird die Harnsäure statt nach außen, im Organismus selbst abgelagert. Gelangt sie an Stellen des Organismus, wo die Ichorganisation nicht genügend eingreifen kann, so ist da Unorganisches, das heißt solches, das nur der Ichorganisation zugehört, aber von dieser der astralischen Tätigkeit überlassen wird... *Man hat es mit der Gicht zu tun*... Ein Gelenkknorpel oder eine Bindegewebspartie können mit Harnsäure überladen und dadurch die Überbürdung mit Unorganischem in ihnen bewirkt werden, daß in diesen Körperteilen die Ichtätigkeit hinter der Astralwirksamkeit zurückbleibt. Da die ganze Form des menschlichen Organismus ein Ergebnis der Ichorganisation ist, so muß durch die gekennzeichnete Unregelmäßigkeit eine Deformierung der Organe eintreten. Der menschliche Organismus strebt aus seiner Form heraus.»

Um diese Seite der Mandragorawirkung zu verstehen, möge man bedenken, daß diese Pflanze ihren Blütenprozeß an den Wurzelprozeß herandrängt und damit im Zusammenhang, wie wir ausgeführt haben, übermäßige Astralimpulse in Alkaloidbildungen bis in die Wurzelspitze hinunterführt. In der Wurzelregion setzt sich aber die Pflanze vor allem mit den mineralischen, salzartigen Prozessen des Erdbodens auseinander. Sie bezwingt das Mineralische, belebt es und ordnet es in aller seiner Vielfalt an, gemäß den Bildegesetzen der betreffenden Pflanzenart. In der Mandragorawurzel begegnet sich Beherrschung der unorganisch-mineralischen Natur mit dem überstarken «Astralisieren». Der Mandragoraprozeß, wie er sich in der Wurzel darstellt, ist darum wohl geeignet, der Übertätigkeit des menschlichen Astralleibes in bezug auf die Harnsäurebildung und -verteilung beim Gichtkranken entgegenzuwirken und die Ichorganisation wieder zur führenden und bewältigenden Kraft werden zu lassen gegenüber dieser für die Bewußtseinsentwicklung so wichtigen Gesamtheit von organisiertem Abbau: dieser «Harnsäureorganisation» im Organismus.

Atropa Belladonna, die Tollkirsche

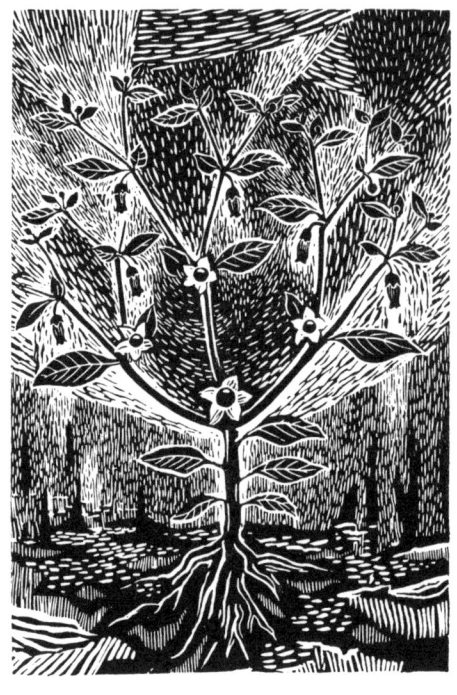

Eines der wenigen bei uns wirklich heimischen Nachtschattengewächse ist die Tollkirsche, aber eines der charakteristischesten, eine Staude der Bergwälder, die diesen Stätten elementaren Naturgeschehens als ein Gefährliches, Dämonisches geheimnisvoll sich einverleibt. Das zwielichtige Grenzgebiet, in dem die Tageshelle dem feuchten Walddunkel begegnet, ist die Zone, in welche die Tollkirsche am liebsten hineinwächst. Dies kann der Waldrand, eine kleine Waldlichtung, ein Kahlhieb sein, wenn nur der Boden dunklen Humus enthält, Schattenkräfte genug vorhanden sind. Wirkt die Sonne stärker und hält ihr nicht genügend Dunkelkraft Widerpart, so verschwindet die Pflanze schnell.

Aber nicht nur der Wuchsort, sondern auch die ganze Gestalt ist der Ausdruck des Kampfes lichter und dunkler Wesenskräfte. Für immer ins Dunkle birgt sie ein Hauptorgan, den kräftigen, älterwerdend mehrköpfigen Wurzelstock. Aus ihm holt das Frühjahr energisch die Sprosse mit ihren gestielten, großen, ganzrandigen und eiförmig zugespitzten Laubblättern empor, holt sie in das obere Reich – bis im Herbst das untere Reich ihr Wesen wieder in die Wurzel hinabverlangt. Kräftig und schnell wächst dieser Sproß, man erwartet, ihn zu einer weit über mannshohen Gestalt oder gar einem Baum gedeihen zu sehen. Wie bald aber wird diesem lebendigen Aufwachsen ein jähes Ende bereitet! Schon steht es still – was hat es gehemmt? Eine Blüte hat sich als ein unüberwindliches Hindernis in den Weg gestellt. Der Wachstumsstrom, kraftvoll entfacht, kann sich mit der bisher erreichten Höhe – etwa ein Meter – nicht begnügen; er fährt in meist drei Seitenstrahlen auseinander, einem Springbrunnenstrahl nicht unähnlich, den eine kräftig niedergeführte Faust hemmte und der nun schräg nach aufwärts ausweicht. Von diesem Punkt an ist aber die ganze Pflanze bereits etwas anderes geworden. Was sich in der ersten Blüte so früh und sichtbar ankündigte, hat von dem ganzen weiteren Wachstum Besitz ergriffen, das nach der Seite Ausweichende konnte ihm nicht entrinnen, und so ist nun das wie ein dreistrahliger nach oben weit geöffneter Trichter anzuschauende

Gebilde eigentlich ein einziger Blütenstand geworden, obwohl es ebenso sehr krautig und blatthaft erscheint. Indem sich die Staude mit ihrer ganzen blättrigen Kraft entfalten wollte, ist sie vom Blütenprozeß förmlich überfallen worden.

Die den erwähnten Trichter bildenden Seitensprosse sind dadurch ein seltsames Gemisch von ineinander gewachsenem Blatt- und Blütenhaften geworden. Man gewahrt, sich immer wieder bis zum Zweig-Ende rhythmisch wiederholend, folgende Dreiheit: ein kleines Blatt, das – als Vorblatt – der Blüte innig zugehört, aus dessen Blattwinkel ihre Knospe nach oben steht – und daneben, auf der anderen Seite, ein großes Blatt, das als Deckblatt der Blüte angesehen sein will, aber im Grunde genommen als Vorblatt zu der weiter unterhalb stehenden Blüte, ein Stockwerk tiefer, dazugehört, das aber in seinem Stiel mit dem Sproß zusammenwuchs und von ihm ein Stockwerk hinaufgetragen worden ist. Das große Blatt gehört also mehr dem Sproß an, seine Größe verdankt es dessen stärkeren Ätherkräften; das kleine Blatt aber gehört mehr der Blüte zu, deren astralische Kräfte ihm offensichtlich seine Wachstumskraft gemindert haben. – Die Blütenknospen stehen alle auf der Innenseite des erwähnten Trichters und alle nach oben gewendet. Dies muß nachdrücklich erwähnt werden, weil man sonst das nun Folgende nicht nach Gebühr wertet. Im Entfalten wendet sich nämlich die Blüte mit einer starken Drehbewegung, Schatten suchend, nach abwärts und außen und kriecht unter das daneben stehende große Blatt – wie unter einen Sonnenschirm. Sie *flieht also das Licht und fällt dabei in die Schwere.* Ein tief eingestülpter Schlund öffnet sich, in dessen Farben schwaches, verdämmerndes Gelb mit düsterem Violettbraun kämpfen. Die «Biene der Erde», die schwere Hummel, holt den Nektar. Dann schwillt schwarzviolett, einem Tierauge vergleichbar, die vielsamige «Kirsche» und verläßt hierbei ihren Schattenschirm, hebt sich wieder ins hellere Dämmern. Die dunklen Töne, die sich schon schwärzlich-violettlich-bräunlich am Sproß zeigten, die Zweige, die Blüten tingieren, finden in der glänzendschwarzen Beere ihr gipfelndes Finale. Derart ist die ganze Pflanze empfindlich für das Zusammenspiel von Licht und Finsternis. Die Blätter zeigen dies schon; sie sind richtige Schattenblätter in ihrem feineren Bau, ihre Struktur ändert sich jedoch, wenn mehr Licht sie umspielt. Die Samen aber sind Lichtkeimer, laufen im Tiefschattigen nur sehr zögernd auf.

Aber nicht nur im Zusammenwirken von Licht und Dunkelheit charakterisiert die Tollkirsche ihr Wesen, sondern auch im Ineinanderweben von Wasser und Luft. Begierig saugen die Wurzeln, die wachsenden Sprosse das Wasser aus dem feuchten Waldhumus auf und veratmen es in die Atmosphäre. Dieses intensive «Verluften» des Flüssigen verrät sich beim Abpflücken eines Zweiges; nach ganz kurzer Zeit hängt er schlaff hinab, da dem starken Ausdunsten kein Nachstrom mehr Ausgleich bietet. Fortwährend wollen Verwelkekräfte aus dem Element des Astralischen, der Luft, die Pflanze ergreifen, fortwährend aber wird dies durch ein frisches Sichdurchpulsen mit dem Element des Ätherischen, dem Wasser, wettgemacht. Ein starker Lebensprozeß gleicht die Wirkungen übermäßigen «Astralisierens» weitgehend aus. Es wurde dies schon in dem Sichineinanderfügen des Blütenhaften mit dem Blatthaften offenbar, indem jenes, obwohl ihm der vorzeitige Einbruch in die Pflanzengestalt gelang, doch dieses bis zum Sproß-Ende unverwandelt neben sich dulden mußte. Es zeigt sich auch in den vitalen Kelchblättern, welche die Blüte lange überleben, auf deren breitem grünen Teller die schwarzviolette Beere sitzt. Vitalisieren und Entvitalisieren ringen derart fortwährend um die Oberhand. – Die Blütezeit ist Juni-Juli, die Beere reift im Herbst.

Atropa Belladonna ist – in allen ihren Teilen – für den Menschen giftig. Vögel, Kaninchen – Tiere mit in gewissem Sinne überwiegenden Nerven-Sinnes-Prozessen – fressen ungestraft von ihr. Der Chemiker entdeckt in ihr die typischen Nachtschattenalkaloide (l-Hyoscyamin, Atropin, l-Scopolamin, Apoatropin, Belladonnin), außerdem einen blau fluoreszierenden Stoff (a-Methyl-Aesculetin), der dem in der Roßkastanienrinde enthaltenen Schillerstoff (Aesculin) sehr verwandt ist. In der Asche findet sich ein nicht zu übersehender Kieselsäure- und Magnesiumgehalt sowie eine Spur Kupfer. Erstere zwei Stoffe sprechen von der verborgenen Lichtsehnsucht unserer Pflanze, denn sowohl Kieselsäure als auch Magnesium hängen, wie nun schon mehrfach ausgeführt, mit Lichtprozessen zusammen, dienen ihnen, sind «Lichtelemente».

*

Belladonna ist eine der «großen» Heilpflanzen der Medizin. Ihre Wirkung, so vielseitig sie auch ist, ergibt sich doch aus den nun skizzierten Prozessen ihres Wesens. Es ist eine Wirkung auf die Art des Zusammengehens der menschlichen Wesensglieder ganz allgemein und eine solche auf spezielle Organgebiete im besonderen. Daß unter diesen speziellen Organgebieten das Auge eine besondere Rolle einnimmt, wird niemand wundern, der die Beziehung des Tollkirschenprozesses zu Licht und Dunkelheit gewahr geworden ist. Die Begegnung zwischen Licht und Finsternis, Nachtwelt und Tagwelt, vollzieht sich aber nicht nur in einem Organ, wie dem «am Licht für das Licht geschaffenen» Auge, sondern – als Übergang vom Schlaf- zum Wachbewußtsein – für die menschliche Gesamtwesenheit. Es heißt darum im 19. Vortrag von «Geisteswissenschaft und Medizin», nachdem dargestellt ist, wie gewisse Pflanzen sich gegen die unmittelbaren Erdkräfte wehren und dann viel von ihren Bildekräften aufsparen für die Blüte- und Fruchtbildung (wie dies die Tollkirsche so notorisch tut): «Wehrt sich die Pflanze gegen diese Erdenkräfte, dann ist sie ausgesetzt den außerirdischen Kräften, wenn es zum letzten Abschluß der Samenbildung, der Fruchtbildung kommt, und dann wird sie zu einer solchen Pflanze, die eigentlich möchte so in die Welt hinausschauen, wie die höheren über dem Pflanzenreich liegenden Wesen in die Welt hinausschauen. *Dann zeigt sich die Begierde zum Wahrnehmen**. Nur hat sie keine Organisation dafür, wahrzunehmen; sie ist

---

* Alle Hervorhebungen vom Referenten.

Pflanze geblieben und will entwickeln so etwas, *wie es im menschlichen Auge liegt*. Aber sie kann kein Auge entwickeln, weil sie eben einen Pflanzenkörper, nicht einen Menschen- oder Tierkörper hat. Deshalb wird sie eine Tollkirsche. Ich versuchte, Ihnen etwas anschaulich und bildlich diesen Prozeß zu schildern, der da beim Tollkirschewerden vor sich geht. Sie wird eine Tollkirsche, und sie wird, indem sie zur Tollkirsche wird, indem aber schon in ihren Wurzeln diese Kräfte darinnen liegen, die sie dann zuletzt zu der schwarzen Beerenbildung bringen, verwandt mit alle dem, was gerade im menschlichen Organismus so wirkt, daß es nach der Gestaltenbildung treibt, daß es nach dem treibt, was eigentlich nur in der Sphäre der Sinne vor sich gehen kann, daß es also den Menschen heraushebt *aus der Sphäre seiner Organisation in die Sphäre seiner Sinne*. Der Prozeß, der vor sich geht beim Aufnehmen kleiner potenzierter Quantitäten von Tollkirsche, der ist außerordentlich interessant, denn er ist furchtbar ähnlich dem Prozeß des Aufwachens, wenn man gerade noch nicht sinnlich wahrnimmt, sondern wenn die sinnliche Wahrnehmung noch innerlich potenziert ist zum Durchsetzen des Bewußtseins mit Träumen, da ist eigentlich immer so eine Art Tollkirschewirkung im Menschen. Und die Vergiftung durch die Tollkirsche beruht darauf, daß derselbe Prozeß, der sonst im Menschen verrichtet wird beim Aufwachen, wenn das Aufwachen von Träumen durchsetzt ist, im Menschen hervorgerufen wird durch das Tollkirschengift, aber dauernd gemacht wird, nicht vom (Tages-)Bewußtsein wiederum übernommen wird, sondern diese Übergangserscheinungen bleibend werden. Das ist das Interessante, daß man sieht: die Prozesse, die auch durch die Vergiftungserscheinungen hervorgerufen werden, sind so, daß, wenn sie mit dem richtigen Zeitmaß im Menschen hervorgerufen werden, sie dann zu der ganzen menschlichen Organisation dazugehören... das Aufwachen des Menschen hat etwas in sich vom Tollkirschewerden, es ist nur ein abgemildertes... ein solches, das sich eben auf den Moment des Aufwachens beschränkt.» Würde der Aufwachemoment zum Dauerzustand, so schließen diese Ausführungen, so wäre er tödlich – wie eine Tollkirschenvergiftung.

Der «Nachtmensch» wird also durch Belladonna gleichsam an den Tagmenschen herangeführt, ragt aber überall in diesen «Tagmenschen» hinein. Die Augen sind aufgetan, aber mitten im hellen Tag sind sie so, als hätten sie sich in voller Dunkelheit geöffnet. Der untere, der Blutmensch, drängt aus seinen unterbewußten, unbewußten Tiefen in den Nervenmenschen, in die Hauptesregion. Denn der Organismus ist ja wach in den Sinnen; er schläft im Stoffwechsel, immer, auch am Tage. Das Blut dringt nach oben, der Kopf wird heiß, das Gesicht rot. Unter dem Einfluß des Tollkirschegiftes bricht gleichsam das Blutprinzip ins Nervenprinzip ein. Die Blutgefäße des Auges überfüllen sich, Nasenbluten tritt ein, Speicheldrüsen und Tonsillen schwellen, ebenso schwillt und rötet sich die Zunge. Überempfindlichkeit gegenüber äußerer Kälte tritt ein. Da ähnliche Zustände bei vielen Krankheiten, die mit akuten Fiebern und

Entzündungen im Anfangsstadium gekennzeichnet sind, auftreten, hat sich die homöopathische Heilweise der Belladonna als wichtiges Mittel bei diesen Anfangszuständen versichert. Hinzu treten Migräne, kongestive Kopfschmerzen, ferner aber auch die Behandlung der Folgeerscheinungen von Gehirngrippe («Bulgarische Kur»). Die auf das Haupt wirkende starke Wurzelkraft der Belladonna offenbart sich hierin.

Daß eine Pflanze mit so abnorm eingepreßten Astraltätigkeiten auf Zustände wirkt, bei denen der menschliche Organismus in bestimmten Organgebieten ein abnorm starkes Eingreifen des Astralleibes aufweist, was als Verkrampfung sich offenbart, ist gut verständlich. So hat man sich der Belladonna bei Keuchhusten, Asthma, Magen- und Darmkrämpfen, den Krampfzuständen bei Gallen- und Nierenkoliken, Krämpfen im Uterusgebiet bedient, sogar bei Lähmungszuständen z. B. des Blasenschließmuskels.

Im Sinnesnervengebiet kann sich der «Tagmensch» in bewußter Geisttätigkeit ausleben; im Stoffwechsel-Gliedmaßensystem ist der Mensch unbewußt, in einem bis zum Schlaf abgedämpften Bewußtsein tätig; diese Tätigkeit ist eminent geistig, aber eben unbewußt; der «Nachtmensch» lebt in ihr. Es ist Geistiges, indem es unbewußt bleibt, gleichsam gefesselt in die Organtätigkeit und Stoffzubereitung. Durch das Tollkirschengift kann ein Teil dieser Geistigkeit aus dem Stofflichen herausgetrieben, freigesetzt werden. Ein solches Freiwerden des Geistigen von seiner organischen Grund- und Widerlage soll aber normalerweise nur im Gehirn, den Nerven- und Sinnesorganen erfolgen. Steigt es entfesselt aus den Tiefen der Stoffwechselorgane auf, so werden abnorme Seeleninhalte als Visionen etc. erlebt. Zugleich ergreift ein toller, pathologischer Bewegungsdrang das Muskelsystem. Die Bedeutung der Tollkirsche zur Behandlung sogenannter geistiger Störungen ergibt sich dadurch.

Aber erinnern wir uns, daß wir durch die ganze Tollkirschenpflanze einen intensiven Kampf zwischen ätherischem und astralischem Prinzip verfolgen konnten. Außerdem ist sehr zu beachten, daß Belladonna durch alle Wachstumsstadien so weich und unverhärtet bleibt. Im Herbst welkt und wittert die ganze stattliche Erscheinung fast spurlos weg. Es besteht darum ein Teil der Belladonna-Heilwirkung auch – bei entsprechender Dosierung – in einem Anregen der Lebensprozesse (der Tätigkeit des Ätherleibes) und einem Bekämpfen der Verhärtungs- und Mineralisierungsprozesse – wie sie durch ein frühzeitiges Altern in der Gesamtorganisation oder einem Organgebiet (vor allem im Auge) auftreten können.

Doch würde es den Rahmen dieses Buches weit überschreiten, wenn hier in rein medizinische Gebiete tiefer eingetreten würde. Wer sich über solche intimere Einzelheiten und die vielen Seiten der medizinischen Möglichkeiten näher orientieren will, der sei nachdrücklich auf die umfassenden und detaillierten Studien des Buches «Die unbekannte Heilpflanze»* von Dr. Simonis hingewiesen.

---

* Verlag Klostermann, Frankfurt am Main, 1955.

Hyoscyamus niger, das schwarze Bilsenkraut

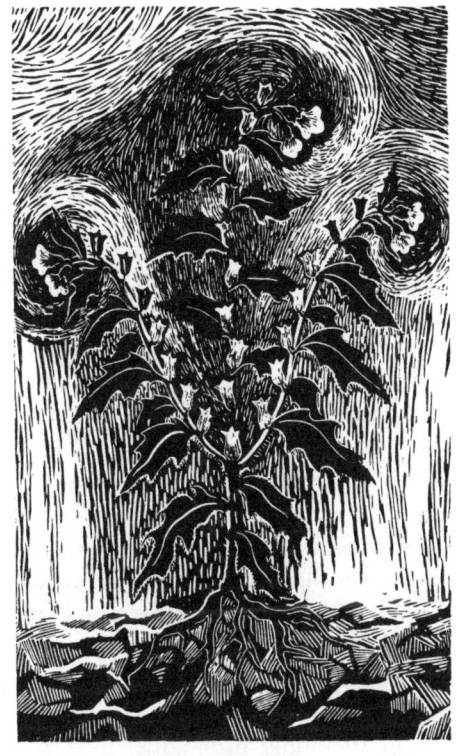

Die mit einem Dutzend Arten Europa, Nordafrika und Asien in Gebieten gemäßigten Klimas zigeunerhaft durchsiedelnde Gattung Hyoscyamus hat im schwarzen Bilsenkraut ihren charakteristischesten und wichtigsten Vertreter. Eine ganz eigenartige Variante des Grundtypus und durch und durch doch ein Nachtschattengewächs! Trotzig, zottig stellt sich Dunkelkräftiges mitten in Sommerlicht und -wärme, saugt aus ihnen Kräfte, die doch nicht die in sich geduckte, verkrampfte Gestalt befreien und auflösen können, und baut in Weich-Erschwellendes ein Knochenhaft-Starres ein. Der Unbefangene spürt auf den ersten Blick: Diese Pflanze ist sehr giftig. Sie wirkt bedrohlich, hexenhaft und doch irgendwie schön, bizarr-elegant. Man versteht, daß der Mensch älterer Zeiten, der alte Ägypter, bei ihrem Anblick erblaßte, sich von ihrem Bilde nicht nur im Auge, sondern wesenhaft bis in das Blut ergriffen fühlte. (So äußerte sich Rudolf Steiner.)

Schuttigen Boden, wüste Plätze, staubige Gräben besiedelt dieses einjährige Kraut, das der Pflanzensammler das eine Jahr etwa im steinigen Geröll eines Flußbettes, das nächste kilometerweit entfernt im Getrümmer einer Burgruine finden kann; immer nur in wenigen Exemplaren, unbeständig wie eben ein Zigeuner. Anbau mit liebevoller Pflege dankt es nicht, kommt im Arzneipflanzengarten mehr dort wo es selber, als wo der Mensch will, vor. Ziemlich spät im Jahr, erst wenn der Boden unter sommerlicher Wärme brütet, keimt der kleine graue Same. Schmalen Keimblättern folgen die ersten langgestielten Blätter, die sich saftig und weich am Grund ausbreiten. Rasch wuchert nun das zottig-wilde Kraut empor, das die Blattstiele im Hauptsproß gefesselt zurückhält, nur die Blattspreiten mit ohrigen Lappen sich zögernd lösen und mit fledermausflügeligen Einbuchtungen spitzzipfelig hinausstreben läßt. Eine solche Blattform traute man allenfalls einem verhärteten disteligen Gewächs zu, kaum aber einem so weichen Kraut. Dichtes Gewirr drüsiger Haare umwuchert alle Teile der Pflanze. Nun hebt sich ein starker Stengel und verspricht eine hohe Staude.

Wie bald ist aber dieser starke Wuchs zu Ende! Das Blattwerk staut sich gehäuft an, das weitere Wachstum scheint nicht nur aufgehalten, sondern verkrüppelt zu sein. Man vermutet einen pilzlichen oder tierischen Schädling, tritt näher hinzu und entdeckt, was so mächtig dem Sproßwachstum ein jähes Ende setzte: die erste Blüte. Dabei mag das Kraut erst zwei Wochen alt sein! Nun krümmen sich die Nebensprosse, in die das Wachstum jetzt abgeleitet wird, seitwärts ab, zunächst als etwas ganz Zusammengedrängtes. Es sind in sich noch zusammengerollte Spiralen, die trotz ihres staubigen Grün in Wahrheit bereits die Blütenstände sind. So früh, so tief ist der Blüteprozeß eingesenkt, eingepreßt, in das eben erst erstehende Blatthafte. Die Spiraltendenz, die bei «normalen» Pflanzen die Blätter rhythmisch um den Sproß herum anordnet und in welcher der Blattsproß sich auslebt, um dann erst zur Blütenbildung überzugehen, ist von dieser beim Bilsenkraut vom ersten Beginn an erfaßt und deformiert.

Rudolf Steiner hat im «Astronomischen Kurs» darauf hingewiesen, wie in den Blattspiralen bestimmte Planetenrhythmen sich in der Pflanze abdrücken. Im Bilsenkraut würden aber gewisse planetarische Einflüsse wohl aufgenommen, aber nicht richtig verarbeitet; das mache so giftig. In der Tat weist das Bilsenkraut eine *verzerrte* Spiraltendenz auf.

Nun beginnen diese spiralig zusammengerollten Seitensprosse sich von innen her zu entrollen. Aus dem in Dunkelheit sich hüllenden Quellpunkt bildet sich Knospe auf Knospe, immer ein Blatt und eine Blüte zusammen; Blatt, Sproß und Blütenstiel sind merkwürdig miteinander verwachsen. Jede Knospe wandert die Spirallinie entlang, ist zuerst nach innen und oben gerichtet, etwa wie der auf zwei Uhr weisende Stundenzeiger einer Uhr, wandert, immer vom Spiralmittelpunkt nach außen weisend, nach abwärts bis zur Sechs-Uhr-Stellung, steigt dann nach außen auf, gerät in der Neun-Uhr-Stellung in die Horizontale. Da öffnet sich die Blüte, ein düster violetter Rachen, aus dem sich dunkle Adern in die schwefelgelbe Randzone der Blütenhülle zerteilen, ein eindrucksvolles Bild für das Hineinwirken von Dunkelheit in das Licht! Das dazugehörige Blatt steht nun aber *senkrecht* mit seiner Fläche, ein höchst ungewöhnlicher Anblick in der Pflanzenwelt. Weiter dreht sich das Gebilde, bis es die Zwölf-Uhr-Stellung erreicht hat und nun die Blüte senkrecht, das Blatt waagrecht stehen, wie es eigentlich für die Pflanze «sich gehört». Da ist aber die Blüte schon verblüht und das Blatt beginnt zu welken. Nun hört die Drehbewegung für das erste Blatt-Blüten-Paar auf, eine gleiche vollführt das nächste, alle folgenden; diese Aufeinanderfolge erzeugt eine schräg nach außen ansteigende Gerade, an deren Ende Bischofstab-ähnlich die sich immer weiter entrollende Spirale steht – während der Stab, rhythmisch gegliedert wie eine Wirbelsäule, steif die nach oben starrenden, stachelspitzigen, ausdorrenden Kapseln und die allmählich welkenden Blätter trägt. Alle «Stäbe» zusammen bilden einen drei- bis siebenstrahligen, spitzen Trichter, der nach oben offen, mit der Spitze unten den Ort der ersten Verzweigung und der ersten Blüte aufzeigt. In das Innere dieses Trichters fallen dann die Samen, wenn die trockene Kapsel sie reif entläßt. Welch eine «egozentrische» Bewegung, verglichen etwa mit der nach außen reichenden, schenkenden Gebärde eines Fruchtbaumes oder -strauches!

Sieht man auf die Pflanze von oben herab, zeigt sich, daß die aus dem Spiralzentrum hervorquellenden Blatt-Blüten-Paare einmal nach rechts, dann nach links in rhythmischem Wechsel weisen. Die Blüte ist – wie alle waagrechten Blüten – zweiseitig symmetrisch. Der Kelch fällt nicht mit der verwelkenden Blüte ab, sondern umgibt kugelig die reifende Frucht, die zunächst, grün, der Tollkirsche ähnlich ist, und öffnet sich nach oben wieder als fünfzipfeliger Stacheltrichter. Dann aber trocknet diese Frucht zur dürren Kapsel aus, öffnet sich zuletzt mit einem Deckelchen und entläßt die grauen Samen. Aus den Spiralen drängen sich aber immer noch neue Blüten mit ihren Blättern, abwechselnd rechts und links gerichtet, aus dem Dunkel ans Tageslicht, bis der erste Frost das Ende setzt.

Die Blüte hat einen würzig-dumpfen Geruch; aber schon Kraut und Stengel riechen, was man beim Abstreifen der zottigen Drüsenhaare mit der Hand besonders deutlich gewahr wird. Der Geruch ist ähnlich dem, den durchnäßte, langhaarige Hunde in die Stube bringen.

*

An «Wirkstoffen» (die aber erst verständlich werden, wenn man sie selbst als ein «Bewirktes», nämlich durch den Bilsenkrautprozeß Erzeugtes verstehen kann) hat man in unserer Pflanze gefunden: l-Hyoscyamin, d-Hyoscyamin, d, l-Hyoscyamin (Atropin), l-Scopolamin, d, l-Scopolamin; letztere Alkaloide vorwiegend im Samen. Außerdem Cholin, etwas ätherisches Öl, Bitterstoffe, Gerbstoff. Dies ergibt als Analyse gewertet eine große Ähnlichkeit mit der Tollkirsche. Trotzdem ist das Bilsenkraut als Heilpflanze etwas ganz anderes als Belladonna.

Wenn man sich sagen kann, daß den «Wirkstoffen» die sie erzeugenden «Wirkkräfte» vorausgehen, die sich die Pflanzengestalt zum Abbilde, und zwar zum lebendigen Abbilde schaffen, so wird man in Pflanzenschrift und Pflanzensprache Wesentlicheres über die Heilwirkung finden als in der Aussage des Chemikers. Diese wird nicht bedeutungslos sein, aber sie wird sich jener unterordnen.

Beim Bilsenkraut ist der Schwerpunkt des ganzen Gebildes offenkundig das spiralige Ineinander von Blatt und Blüte, trotz der rübenartigen Pfahlwurzel. Aber diese gibt ihre Existenz in den Blütenprozeß hinein auf, sie stirbt ab, nachdem Blüte und Frucht gebildet sind. (Die Tollkirsche zieht im Gegensatz dazu ihr Leben im Herbst wieder in die Wurzel zurück, sie hat ein viel stärkeres Wurzeldasein.) Der Schwerpunkt der Heilwirkungen wird also in Regionen zu suchen sein, in denen Stoffwechsel-Gliedmaßenprozesse mit Prozessen des rhythmischen Systems zusammenstoßen; und es wird in diesen Regionen das Eingreifen des Astralischen in das Physisch-Ätherische beeinflußt werden, indem je nach der Dosierung ein zu schwach eingreifender Astralleib zu stärkerem Eingreifen angeregt, ein zu stark hineingepreßter, verkrampfter Astralleib aber herausgedrängt werden wird. Aus dem Zusammenwirken der Bildeimpulse der rhythmischen Region, des «mittleren Menschen» mit der Stoffwechselorganisation bildet sich die Muskelorganisation des Gliedmaßenmenschen. In sie muß die Astralorganisation als Impulsator der Bewegung – aufbauend und abbauend – in besonderem Maße wie in ein Werkzeug eingreifen. Hier liegt ein besonderes Wirkungsgebiet des Bilsenkrautes mit seiner «durchastralisierten Synthese von rhythmischen Blatt- und Blütenprozessen». Entkrampfung, bessere Ernährung, Aufbau in diesem Gebiet wird durch entsprechende Heilmittel aus Bilsenkraut bewirkt werden können. Sowohl die Ernährung des Herzmuskels als auch der Muskulatur der Glieder wird durch Zusätze entsprechend verarbeiteten Bilsenkrautes zu anderen hier angebrachten Heilmitteln gefördert.

Ferner wird das Sonnengeflecht – nach Rudolf Steiner – durch Hyoscyamus angeregt: Astralleib (und Ichorganisation) greifen stärker in es ein. Er äußerte sich hierzu: «Wenn wir das Astralische überleiten durch Hyoscyamus, leiten wir... das, was im Wärmemantel der Erde lebt, womit die Atmosphäre abschließt, das leiten wir über in das Sonnengeflecht des Menschen...» In den einleitenden Kapiteln wurde ausgeführt, wie für die Pflanze Wesensbereiche und Prozesse außerhalb ihrer Leiblichkeit in ihrem näheren oder ferneren Umkreis liegen, die der Mensch als Innenprozesse, Innenorgane in sich trägt. Mit den Regionen des Wärmemantels der Erde sind die Astralbereiche besonders verbunden, die zum Bilsenkraut gehören. (Ein die Atmosphäre in großer Höhe abschließender «Wärmemantel» wurde von R. Steiner schon Anfang der zwanziger-Jahre vorausgesagt. Diese Voraussage ist viele Jahre später durch die meteorologische Forschung bestätigt worden.) Durch das Sonnengeflecht und das mit ihm verbundene vegetative Nervensystem mit seinem Spiel von Sympathikus und Parasympathikus greift aber jener Teil des Astralleibes in die ätherisch-physischen Funktionen ein, der unbewußt tätig sein muß; ja, es ist geradezu die Aufgabe dieses Nervensystems, den Astralleib in dieser Region in Unbewußtheit zu erhalten, die Bewußtseinskräfte auszulöschen. Ein Freiwerden des Geistig-Seelischen in dieser Region bewirkt – wie schon bei Mandragora ausgeführt wurde – ein somnambules Bilderbewußtsein, Visionen, Halluzinationen. Das Bilsenkraut ist um dieser Wirkungen willen im Mittelalter in üblem Gebrauch gestanden. Es mußte hiezu als Salbe verwendet werden. Eine bedeutende Stellung als Heilmittel gewann das einst dem Apollo geweihte Kraut erst wieder in der Homöopathie, die es bei Verkrampfungen mannigfacher Art im Muskelgebiet, Erregungszuständen, epileptischen Krämpfen, ferner bei Störungen anwendet, die darauf hinweisen, daß das Gehirn nicht mehr die gesunde Widerlage, der «Spiegelungsapparat» für das wache Tagesbewußtsein ist, Begriffsverwirrungen, manische (oder auch depressive) Zustände als Folge davon eintreten. Sogenannte geistige Störungen haben ja immer – nach

Rudolf Steiner – physische Ursachen. In der durch anthroposophische Geisteswissenschaft erweiterten Heilkunde spielt Hyoscyamus ferner eine bedeutende Rolle bei der Behandlung von Dämmerzuständen, die auf einem «in seiner Struktur nicht ordentlich aufrecht erhaltenem Gehirn» ihre Ursache haben, dessen astralische Organisation nicht fest genug im physischen Gehirn eingreift. Nimmt der Mensch ein Heilmittel aus entsprechend verarbeitetem Bilsenkraut ein, so muß seine Stoffwechseltätigkeit sich besonders intensiv anstrengen, die Konstitution dieser starken Giftpflanze zu überwinden. Es entsteht dadurch eine besondere intensive Kraft-Form im Ätherleibe der Stoffwechselregion, die nur schwer wieder aufzulösen ist, viel schwerer als etwa bei einer Nährpflanze (bei der sich solche Form in etwa 24 Stunden auflöst). Als Gegenprozeß zu dieser Tätigkeit in der unteren Organisation entsteht in der oberen Organisation ein besseres Zusammenhalten der Organisationskräfte des Gehirns mit der astralischen Organisation. Indem im unteren Pol der Organisation ein Pflanzenhaftes überwunden wird, das zu starke astrale Kräfte in sich hineingepreßt hatte, kann der obere Pol ein zu locker verbundenes Astralisches wieder in richtiger Weise an sich ziehen.

Datura Stramonium, der Stechapfel

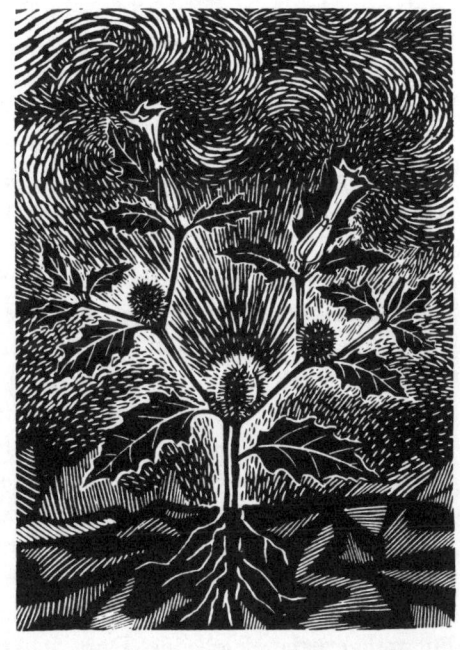

Die meisten Verwandten der Gattung Stramonium wachsen in Mittel- und Südamerika, sie haben hängende Blüten, Beerenfrüchte und können sich zur Höhe kleiner Bäume, allerdings mit sehr weichen Stämmen, erheben. Unser «Stechapfel» – mit streng aufgerichteten Blüten und Kapselfrüchten – besiedelt das mittlere und südliche Europa, Nordafrika, Westasien.

Wenn man das Werden einer Pflanze aus dem Samen als Ausatmung ins Physische hinein empfinden kann, so ist der Stechapfel ein *Bild «verkrampfter Ausatmung»*. Er strebt mit kräftigem Sproß empor, breitet allseitig weiche, fahl blaugrüne Blätter aus, deren Stiele jedoch von der Hauptachse nicht loskommen, mit ihr verwachsen. Nach unten strebt eine spindelige, ästige Wurzel. Die eiförmige Grundform des Blattes läuft in dreieckige Spitzen und Zipfel aus, hat etwas Distelhaftes; man empfindet dies als einen gewissen Widerspruch zu seiner weichen Beschaffenheit. Ebenso jäh und früh wie bei Tollkirsche und Bilsenkraut endet das für eine mannshohe Pflanze veranlagte Wachstum – spannenhoch über dem Boden. Die erste Blüte setzt dieses Ende. Vor ihr gabelt sich das Wachstum, wieder setzt jedem Nebensproß eine Blüte die Grenze, wieder weicht das Wachstum sich gabelnd aus. Die Vorblätter jeder Blüte werden rechts und links von den vergabelten Sprossen mitgenommen, ihre Stiele verschmelzen mit diesen, die Spreiten werden erst freigegeben an der nächsten Vergabelung, vor der nächsthöheren Blüte, deren Deckblatt sie auf diese Weise werden. Dabei ist die folgende Vergabelungsebene um 90° zur vorhergehenden gedreht, so daß die sich aufbauende Pflanzengestalt breit in den Raum greift, einem auf die Spitze gestellten Trichter ähnlich wird. Diese Spitze ist die erste Vergabelung. Eine dem Bronchialbaum ähnliche Verzweigung steht vor einem. Das Prinzip der (schein)dichotomen Verzweigung ist bei keiner Solanacee so rein durchgeführt wie bei dieser. In einem Fächer von Blättern endet der letzte oberste Sproß, aus der gelbgrünen Fläche schießt, kühn und bizarr geformt, die oberste Blüte und mit ihr die aus anderen gleich hochgekommenen Nebengipfeln. Indessen hat sich aus der untersten Blüte bereits das stachelige Fruchthaupt entwickelt.

Ist bei diesem Nachtschattengewächs der ganze Blütenprozeß verfrüht und übertief trichterförmig eingebohrt in das Blatthafte, so ist die einzelne Blüte noch ganz besonders ein Bild tiefer Einstülpung. Der Kelch hat sich erst etwas geweitet, dann fest zusammengeschlossen; aus solcher Enge schießt der schmale Hals der Blütentrompete mit einer Form wie aus gehämmertem Metall hinauf. Diese Zusammenpressung der ätherischen Schwellkräfte durch die astralverwandten Blütenkräfte drückt aus der Flüssigkeitsorganisation der Pflanze Wasser heraus, das den Zwischenraum zwischen Kelch und Blumenkrone in der Knospe ausfüllt. Solche «Wasserkelche» sind etwas Seltenes in der Pflanzenwelt. Die Blütenhülle endet in fünf spitzen Zipfeln. Diese sind zunächst spiralig zusammengedreht; im Aufblühen öffnet sich diese Spirale in Bögen, die allesamt bei allen Blüten, gleichgültig wie ihre Stellung an der Pflanze auch sei, von Osten über Süden, Westen, Norden schwingen, also der Sonnenbahn am Himmel nachfolgen. Nur, dieses Sichöffnen geschieht, wenn es Nacht ist, die Sonne also unter dem Horizont steht. Am Morgen schließt sich die schimmernd weiße Blütengestalt mit einer Gegenbewegung! Diese Blütenbewegung bejaht also die Sonnenbewegung des Nachts, verneint sie aber des Tags. Auf diese Weise bringt der Stechapfel mit einer neuen Variation das Nachtschatten-Grundmotiv zum Ausdruck. Abends öffnen sich aber nicht nur die Blüten, sondern auch die ganze Pflanze scheint sich zu erfrischen, strafft sich, die Blätter heben sich. Der abendlich strömende, sehnsüchtig-süße, einem raffinierten Parfüm eher als einem Pflanzengeruch gleichende Duft lockt Nachtschmetterlinge an, deren lange Rüssel mit der tiefen Blütenröhre zusammenstimmen. Morgens schließt sich die Blüte mit der geschilderten Gegen-Sonnen-Bewegung, sinkt dabei gegen die Waagrechte ab; die Blätter senken sich ebenfalls, die ganze Pflanze scheint zu erschlaffen. Ist die Blüte bestäubt, fallen Kelch und Krone wie mit dem Messer abgeschnitten ab. Nun beginnt die Frucht zur stacheligen Kugel heranzuwachsen, bis die braunschwarzen Samen aus der aufspringenden Kapsel vom Wind herausgeschüttelt werden. – Die Blätter riechen widerlich-süßlich, animalisch. Auch der Stechapfel liebt Schutt, Ödland, ähnlich dem Bilsenkraut.

Die Chemie hat in der Pflanze l-Hyoscyamin und wenig Atropin und l-Scopolamin gefunden, ähnlich wie in den bisher behandelten Solanaceen. Jedoch ist seine Heilwirkung doch eine in den feineren Zügen von Tollkirsche und Bilsenkraut oder Mandragora abweichende. Die Stechapfelblätter helfen, den im Ausatmungsprozeß sich krampfhaft festhaltenden Astralleib des Asthmatikers aus seiner Verkrampfung zu befreien. Die Stechapfelvergiftung entfesselt die Willenskräfte, trennt sie aber von der lenkenden, zielerfassenden Ichsphäre, vom Erkenntnisvermögen. Sinnlose Handlungen werden begangen und mit manischer Hartnäckigkeit fortgesetzt. Das Bewußtsein wird von visionären, halluzinatorischen Zuständen hingenommen, aus der unteren Stoffwechselregion auch mit erotischen Bildern erfüllt etc.

Eine neue Indikation hat Rudolf Steiner angegeben: einen entsprechend verarbeiteten Auszug der unreifen Früchte des Stechapfels bei Gallensteinkoliken zu verwenden. Man wird diese Verwendung begreiflich finden, wenn man die krampflösenden Potenzen dieser Pflanze (wie der bisher betrachteten Solanaceen) erwägt, dazu aber beachtet, wie der Kampf zwischen Schwellen und Formen, der durch die ganze Pflanze geht, in der Frucht, einer stachelig-strahligen Kugel, endet. Ein sehr geformtes, verhärtetes Gebilde ist diese stachelige Frucht, die noch im Verfaulen das zierlichste Fasergerüst hinterläßt. Diese Form wird aber auch den als verhärtetes Mineral aus dem lebendigen Säftewesen abgeschiedenen Kristalldrusen von oxalsaurem Kalk morgensternartig eingeprägt, als ein Bild zentrifugaler Prozesse. Es wird diese Dynamik, ein Inneres nach außen zu stoßen, im Heilmittel rege gemacht. Die «Stacheln» sind ja im wesentlichen *Gefäße*, die der Flüssigkeitsorganisation angehören. Was sich aber sonst zum Tropfen, zur Kugel plastisch rundet, wird hier radiär herausgestrahlt.

Scopolia carniolica, Krainer Tollkraut

Diese, ihrer Erscheinungsform nach zwischen Tollkirsche und Bilsenkraut stehende kleine Waldgebirgspflanze des oberen Savegebietes und der Ostkarpathen, ist ein Frühjahrskraut, blüht schon im April, Mai. Sie ist hierin – und in manchen anderen Zügen – der Mandragora ähnlich, für die sie in Rumänien im Volksbrauch als Zauberkraut (matraguna genannt) eintrat. Aus dem über handlangen, daumendicken, ausdauernden (hierin Tollkirsche und Mandragora ähnlichen) Wurzelstock steigt der etwas fleischige, noch schuppige Niederblätter tragende Stengel ein, zwei Spannen hoch auf und endet schon in

einem dichten Schopf gestielter Laubblätter, aus deren Achseln die Blüten auf langen Stielen heraushängen, ihre erdbraune, innen mattbräunlich-grüne Röhrenglocke unter dem Schatten des breiten, dichten Blätterschirmes verbergend. Dieser Blattschopf ist aber nichts anderes als das Blatt-Sproß-Blütengebilde der Tollkirsche, mit kleinem und großem Blatt, der dazwischen entspringenden, nach oben knospenden, im Aufblühen ins Dunkle abwärts strebenden (hier mehr fallenden) Blüte. Man denke sich den Blatt-Blüten-Trichter der Tollkirsche zu einem Rosettenschopf zusammengedrängt, und man hat das Tollkraut; ja, man würde das ganze Gebilde eine erdennah gewordene «kleine Tollkirsche» heißen,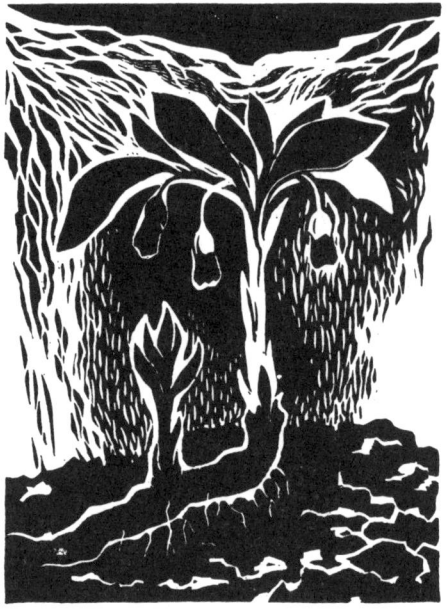
ginge nicht die Fruchtbildung ganz andere Wege, indem sie eine bilsenkrautähnliche trockene Kapsel formt.

Die Pflanze ist von unten her dunkel (violettlich, bläulich) überlaufen. Sie wirkt in allen Einzelheiten «nachtschattenartig». Ihre Wirkung verbindet die der Mandragora mit der der Belladonna. Als «Rauschgift» hat sie eine der Alraunwurzel ähnliche Rolle gespielt, als Heilmittel wurde sie gegen Gicht, Rheuma, anderseits gegen Paralysis agitans, die Schüttellähmung, verwendet.

Nicotiana Tabacum, der Rauchtabak

In einer ganz anderen Tonart klingt das Solanaceenmotiv auf, wenn die Betrachtung sich nun der Gattung Nicotiana zuwendet. Einjährige Kräuter der Tropen und Subtropen haben wir vor uns, die mit kräftigen, zum Teil meterlangen ungeteilten Blättern den energisch aufstrebenden Sproß umgeben, die – in ihren Stielen mit ihm verwachsen – in reicher Fülle rhythmisch aufeinander folgen, sich allmählich zusammenziehen und als kleine Deckblättchen nun in die Blütenregion eintreten, sie bis zum Sproßgipfel durchdringend. Denn nun sind wir schon beim Blütenstand (einer endständigen Rispe oder cymösen Traube) angelangt, auf den das ganze Wachstum angelegt war. Er hebt sich mit vielen schönfarbigen, wohlgeformten, tief eingestülpten Trichterblüten vom üppigen Blattwerk deutlich ab, eine unverkrampfte Gestalt steht vor einem. Offensichtlich hat das Eingreifen des Blütenimpulses nicht wie bei den bisher betrachteten Solanaceen zu einer *Deformation* des rhythmischen Systems geführt. Unser ästhetisches Gewissen erlaubt es, die Tabakarten schön zu nennen; manche haben als Zierpflanzen die Gärten erobert, besonders die zierlichen, wohlduftenden, weißblütig narzissenähnlichen Nachtblüher mit ihren waagrechten schlanken Blütentrompeten, die an Datura erinnern.

Trotzdem aber sind auch hier Astralimpulse, die in der Blütenregion normal wären, über ihre Raum- und Zeitgrenzen geschweift und haben von der Wurzel an die ganze Pflanze durchdrungen. Dies äußert sich in dem starken aromatisch-harzigen Duft von Blatt und Stengel – und in der Bildung eines der stärksten Gifte im Pflanzenreich, des Nikotins und seiner Verwandten. Aber, wie die *Gestalt* der Nicotiana-Arten einen anderen Typus darstellt als Tollkirsche, Bilsenkraut, Stechapfel etc., so ist das Alkaloid Nikotin ein ganz anderer Stoff als Hyoscyamin, Atropin, Scopolamin. Es ist vor allem ein flüssiger, recht *flüchtiger* Körper, wie ein ätherisches Öl beschaffen; es verdunstet auch fortwährend in zartem Maße durch die Blätter in die Atmosphäre.

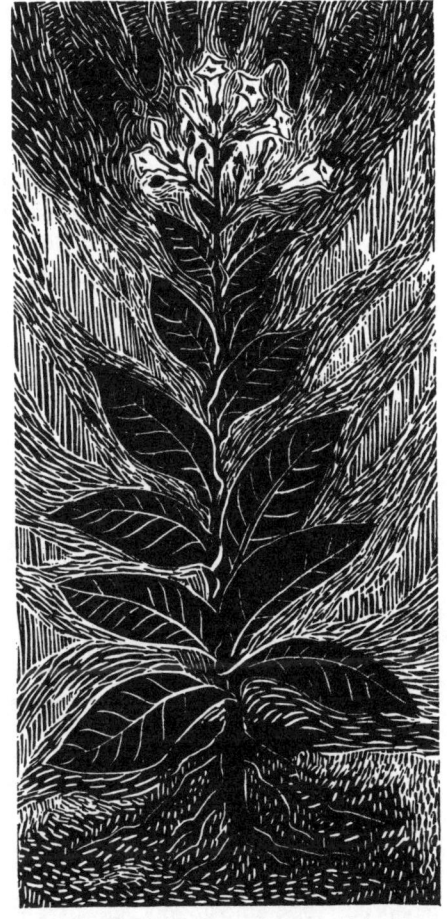

Ein feiner Gift-Dunstkreis schwebt über jedem Tabakfeld mit seinem würzig-dumpfen Geruche. Die Pflanze gestaltet sich, über das mit Augen an ihr Sichtbare hinaus, eine Luftform, die mit ihrer Eigenart erfüllt ist. Es ist aber auch beim Tabak das Astralische zu früh und zu tief ins Physische eingepreßt und reißt einen Teil der Pflanzenprozesse ins Element des Astralischen, ins Luftbereich hinein; jedoch geschieht dadurch keine Deformierung des rhythmischen Systems. Ein Astralisches ist in der Pflanze eingefangen, ein Kosmisches – wie der Geist im Glas des Märchens; aber – im Gegensatz zu den bisher betrachteten Solanaceen – der Stöpsel der Flasche ist gelüftet, das Eingeschlossene wird frei, umgibt als Dunstgestalt die Pflanze und drückt sich nicht mehr in der Pflanzen*gestalt* (also im aus Fest-Flüssigem Geformten) aus.

In einem Vortrag (vom 13. Januar 1923) schilderte Rudolf Steiner die Wirkung des Tabakgiftes; es wirke vor allem auf die Blutzirkulation, beschleunige sie, bringe das Herz zu raschem Schlagen; dadurch werde das gesunde, für den

Menschen so außerordentlich bedeutsame Verhältnis von Pulsschlag zu Atem (durchschnittlich 72 Pulsschläge zu 18 Atemzügen, also 4:1) gestört, da der Atem nicht mit beschleunigt werde. Das Blut erhalte etwas zu wenig Sauerstoff, eine unterbewußte Atemnot trete ein, damit verknüpft unbemerkt bleibende Angst. Das Herz gehe zu schnell; sein gesundes Verhältnis zu anderen Organen, z. B. den Nieren, verschiebe sich. Lebensrhythmus, Denktätigkeit würden zu rasch, der Mensch nütze sich rascher ab, schädige das Herz durch die unbewußten Angstzustände. Die Nikotinsucht habe ihre letzten Ursachen darin, daß die Menschheit sich seit drei bis vier Jahrhunderten zu wenig geistig beschäftige. Die heutigen Lebensziele ergäben kein wahres Daseinsinteresse; nur die Sinnesorgane und der an sie gebundene Verstand würden angeregt, nicht aber das Blut. Dieses solle nun das Tabaksgift anregen.

Das Nikotin ermangelt andererseits ganz der visionären, halluzinatorischen «Rauschwirkungen». Es ist für die heutigen Forscher ein völliges Rätsel, warum der Raucher eigentlich den Tabak nicht lassen kann und warum in einem beispiellosen Siegeslauf um die Erde Tabak zum Genußgift der ganzen Menschheit geworden ist. Von den Indianern wurde er im wesentlichen ja kultisch verwendet, z. B. wurden die entsprechend seelisch Vorbereiteten durch Trinken von Tabakwasser in einen todesnahen Zustand gebracht, der durch Herauslockerung der geistigen Wesensglieder einen Einblick in jene Gebiete der geistigen Welt ermöglichte, die sich dem Menschen nach dem Tode eröffnen. Man kam in Verbindung mit den Geistern der Ahnen etc. Tabak war «Einweihungsgift». Er konnte aber in solchem Sinne nur bei Menschenrassen einer ganz bestimmten Wesensgliederkonstitution, einer ganz bestimmten «Zusammenhaltekraft» des Leiblichen mit dem Geistig-Seelischen, wirken. Außerdem war notwendig, daß die Seele sich vorher «durchsichtig» gemacht hatte für geistige Wirkungen, indem sie nichts von ihren *subjektiven* geistig-seelischen Inhalten in solche Erlebenszustände eindringen ließ. Solche Zustände suchen heutzutage die Raucher in aller Welt gewiß nicht. Sie wollen nur eine Hilfe vor Unbehagen und Leere und vor der bis ins Blut wirkenden Folge unspirituellen Lebens, das sich durch die gleiche ausschließliche Hinwendung des Menschen zur materiellen Welt ergab, die – nicht zufällig – gleichzeitig dreierlei erbrachte: Erstens die Erforschung ihrer physischen Kräfte und Gesetze; zweitens Entdeckung und Besitzergreifung der physischen Erde; drittens Verkümmerung und Verödung des Seelisch-Geistigen der Menschennatur. Auf diesem «Gang nach Westen», der letzten Endes ein Ergreifen der Todeskräfte ist, wurde der Tabak entdeckt und angeeignet; ein Genußgift, das die *Folgen* jenes Menschheitsweges durch seinen Rauch für eine Zeitlang gefällig verhüllt, das die Menschheit aber überwinden wird, wenn sie ihre spirituelle Wesenheit bewußt ergreift.

Die Wirkungen der Tabakpflanze auf den Menschen und ihre Heilmöglichkeiten ergeben sich aus den oben skizzierten, ihr wesens-eigentümlichen Prozessen. Die starken Kräfte ihrer rhythmischen Organisation treiben ja einen

Teil der die ganze Pflanze ergriffen habenden Astralität wieder als Luftförmiges in den Umkreis als Dunstsphäre heraus. Das Tabakgift ist ein flüchtig Gemachtes. Das Eingreifen des Astralleibes in die rhythmische Organisation des Menschen wird von Heilmitteln aus Tabakblättern getroffen, der Blutprozeß beschleunigt, der Ausatmungsprozeß intensiviert, die Adern- und Atemmuskulatur beeinflußt. Asthma, Gefäßkrämpfe gehören daher zu den Indikationen. «Tabak reguliert die Tätigkeit des Astralleibes» lautet ein genereller Hinweis Rudolf Steiners. Im Verdauungssystem wird der Astralleib in seinem Durchdringen der Luftorganisation gefördert, starke Blähungen, aber auch Lähmungen der Darmtätigkeit werden bekämpft, die ihre Ursache in einer mangelhaften Eingliederung des Astralleibes in diese Region haben. – Tabak *reguliert* als Heilmittel aber nicht nur die Tätigkeit des Astralleibes, sondern er gleicht – nach Rudolf Steiner – sogar «verkümmerte» Astraltätigkeit, «Deformierungen» des Astralleibes aus, die sich auf die ätherischen und zuletzt auf die physischen Prozesse der menschlichen Organisation übertragen können.

Tabak ist also ein starkes Heilmittel. Seiner Wirksamkeit stellt sich allerdings der starke Gebrauch und Mißbrauch als Genußgift entgegen, der durch Gewöhnung zu Abstumpfung führt. Doch sei mit diesen Hinweisen die Betrachtung abgeschlossen, die ja ihre Hauptaufgabe in einer Darstellung des Pflanzenwesenhaften sehen muß und für die Einzelheiten medizinischer Art auf die anthroposophisch-medizinische Fachliteratur verweisen muß.

Im Anschluß sei noch eine wenig bekannte Äußerung Rudolf Steiners zur Nikotinwirkung angeführt (Vortrag vom 8. Januar 1909 in München). *Frage:* Welches sind die Einflüsse des Nikotins? *Antwort:* «Ich kann darüber meine Meinung nicht äußern, ich will nur vertreten, was ich vom Standpunkt der Geisteswissenschaft hier gesagt habe. – Was das Nikotin betrifft, so ist es unter Umständen ein außerordentlich gefährliches Genußmittel und wir müssen uns klar sein, was für den einen außerordentlich gefährlich sein kann, es für einen anderen nicht der Fall zu sein braucht. Man kann nur sagen, das Nikotin wirkt auf den Organismus so, daß es die Tätigkeit des Organismus spaltet, daß es eine gewisse Gruppe von Tätigkeiten, namentlich diejenigen, die der astralische Leib im Dienst des physischen leistet, spaltet, so daß ein Teil jener Tätigkeiten, welche sonst vom gesamten Astralleib ausgeführt werden, nur von einem Teil des Astralleibes ausgeübt werden und dieser gewissermaßen entlastet wird. Dies kann harmlos sein, dies kann auch sehr schwerwiegend sein, wie es eben individuell zu gelten hat.»

Solanum Dulcamara, das Bittersüß

Aus den schattigen Kräutern am Waldbach, aus dem Ufergebüsch des Flusses strebt raschwüchsig der schlanke Halbstrauch des Bittersüß aus kriechender Grundachse herauf, trägt sich an stärkeren Sträuchern nach oben, da er selbst an Aufrichtekraft ein schwächliches Geschöpf ist. Was ihm an der Senkrechten fehlt, gleicht er durch ein Mehr an Verzweigungskraft aus, die – da die Gesetzgebende des Oben-Unten, die Hauptachse versagt – ein chaotisches Gewirr von unabhängig voneinander sich entwickelnden, immer nur fortwachsenden Zweigen erzeugt. Jeder Seitensproß wuchert unbekümmert weiter, als wäre er eine völlig selbständige Pflanze für sich. So ans Licht hinaufgetragen, nicht sich selber tragend, entfaltet das Gewächs ein reiches Blattwerk, dem indes ebenfalls das Zusammengeordnetsein zu einem harmonisch gegliederten Ganzen weitgehend fehlt. Zur Zierpflanze ist das Bittersüß nicht geraten, es ist zuviel Wirrnis in ihm. Was die schlanken Ruten zwar nicht aufrichtet, aber in die Länge sprießen läßt,

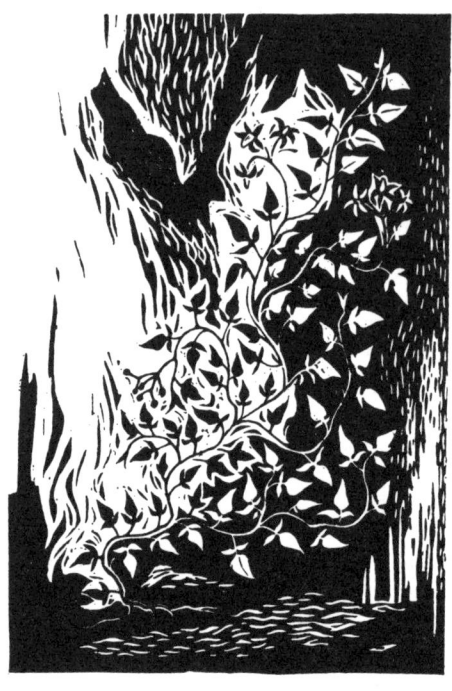

formt auch die Blätter, die unten am Sproß noch etwas rundlich, höher jedoch aus herzförmigem Grund in ein schmales Dreieck auslaufen und sich zuletzt zum Pfeil zuspitzen, je näher es dem Blütenstand zugeht. Die Blattform ist nicht starr bestimmt, buchtet sich hier, rundet sich dort, entläßt ein, zwei Nebenzipfelchen oder spaltet sich gar zum Zwillingsblatt auf. Ein frisches und doch durchdunkeltes Grün ist dem Blattwerk eigen; es verfärbt sich im Herbst zu schwärzlichem Violett. Die gleiche Farbe tragen aber bereits die jungen Blattstiele, die Blattrippen, Kelche, Blütenstiele, ja, sie strömt schon vom Grund die Sprosse, die Zweige hinauf.

Aus der Blattregion gliedert sich klar und bestimmt die schönblütige Wickel-Traube (eine Reminiszenz an die Blütenspirale des Bilsenkrauts, aber *frei* von Blättern; Blütezeit ist der Hochsommer) ab, die dem Charakter des bisher ans Licht Getretenen getreu, nun sich auch neigt und herabhängt. Die Blüte, an Form der Tomatenblüte sehr ähnlich, ist ein kleines Kunstwerk an Farbe und Gestalt, ja die Gestalt scheint ganz aus der Farbe gebildet: In aktivem Gelb stoßen die Pfeilspitzen der Staubgefäße nach vorne, nach rückwärts schlagen sich die violetten Blumenblätter zurück; dazwischen hält ein Grün Gleichgewicht und Mitte, indem der Blütenschlund von fünf grünen Schuppenblättchen umstellt ist. Das Umgeschlagensein der Blüte erinnert etwas an die Zyklamenblüte, an deren Duft sie ebenfalls anklingt. Das Spiel von Licht und Dunkel des Nachtschattenwesens ist auf reizvolle Art variiert und, obwohl es durch die ganze

Pflanze geht, in der Blüte besonders sichtbar gemacht. – Der langen Rute, dem schmalen Blatt entspricht schließlich noch die längliche Eiform der scharlachroten, abwärts hängenden Beere, die einer winzigen, stark in die Länge gezogenen Tomate gleicht. Sie ist von wäßrig süßem, dann brennendem Geschmack und beherbergt viele kleine Samen.

Dieses Gewächs kann so giftig nicht sein, obwohl es ein Nachtschatten ist. Freundlich, ja gefällig mutet es an in seinem freudigen Grün, dem schönen farbigen Gleichgewicht zwischen unruhigem Violett, heiterem Gelb der Blüte, dem kräftigen Scharlachrot der Beerenfülle. Scheu und doch vordringlich kündet es sich an, wäre nur nicht das schwärzliche Violett, das die Gestalt etwas durchdüstert, allerdings lange nicht so bedrohlich, wie Tollkirsche, Bilsenkraut, Stechapfel etc. Die Blüten sind ausgebreitet, verschließen ihr Inneres nicht, wie die vorher genannten Verwandten, sind nicht tief eingestülpt. Wie bei der ganzen Gattung Solanum (die eine der größten im Pflanzenreich darstellt) ist das «Verkrampfungsprinzip» aufgelockert, fast aufgehoben. Das Vegetative, das grüne Blatt- und Sproßwesen entwickelt sich ungestörter, die Blüten sind ihrer eigenen Entwicklung überlassen und deutlich abgegliedert für sich da. Dies alles drückt aus, daß das Astralische dem Ätherischen sein Recht läßt, sich nicht allzu verfrüht und übermäßig einpreßt in die Pflanzenbildung. Damit stimmt zusammen, daß die Gattung Solanum keine Alkaloide wie Hyoscyamin, Nikotin etc. bildet, sondern eine Art merkwürdiger Stofflichkeiten, nämlich «Glyko-Alkaloide», Zwischensubstanzen zwischen Glykosiden und Alkaloiden, vor allem das Solanin – in der Frucht – und Solacein und Solanein in Stengel und Blatt.

Ferner enthält die Pflanze Schleimstoffe, Gerbstoffe (etwa 10%) und in der Asche eine namhafte Menge von Kieselsäure, gegen 18%!

Der hohe Kieselsäuregehalt gibt dem Bittersüß starke Beziehungen zur Sinnessphäre, dem Ektoderm und seinen Einstülpungen. Entzündungen der Haut mit Jucken, Hitze, Nesselsucht, nässenden Ekzemen einerseits, katarrhalische Entzündungen der Schleimhäute der Atemwege und der Bronchien andererseits, besonders wenn hiermit ein Verkrampfen des Astralleibes in diesen Organgebieten verbunden ist, gehören zu den Gebieten, in denen eine Pflanze wirksam werden kann, die sowohl Kieselsäure-, als auch auf Nachtschattenart astralische Pflanze ist. Sogar bei Keuchhusten kann sie hilfreich sein. Andererseits erstreckt sich die Wirkung auch auf die katarrhalischen Zustände der Schleimhäute von Darm und Blase. Rudolf Steiner hat die Anwendung der Bittersüßblüten – in Verbindung mit blühendem Pfennigkraut – zur Behandlung ekzematöser Leiden angegeben. Eine sehr abgemilderte Belladonnanote fügt sich zu den angeführten Hauptwirkungen hinzu.

Solanum Lycopersicum, die Tomate

Auch dieses Nachtschattengewächs entbehrt der rechten Aufrichtekraft; wie schwerfällig stemmt es sich am dargebotenen Pfahl hinauf, gegenüber etwa dem eleganten Aufwärtswinden von Bohne oder Hopfen. Die Tomate ist viel mit Materie überlastet, der «Stofftrieb» überwuchert den Formtrieb. Sie ist mit überschüssiger Schwellkraft geladen. Die Blätter, so kräftig krautig sie auch sind, haben etwas Unbestimmtes in der Form. Der Fluß wuchernden Lebens durchbricht gleichsam fortwährend die Dämme, läßt da ein Blättchen, dort einen Zipfel ausschweifen. Die Stengel sind gedunsen, an den Gelenken angeschwollen. Die Blütenstände gliedern sich aber aus der krautigen Region heraus; nichts mehr von der Gestaltverkrampfung hochgiftiger Solanaceen zeigt sich. Nur wie ein ferner Anklang an die Bilsenkrautspiralen zeigen sich die eingerollten Blütenschnecken. Auch die Blätter zeigen gelegentlich leichtes Sicheinrollen. Die Blüte ist klein, hellfarbig gelb, zum flachen Teller geöffnet, die Staubbeutel dringen ins Freie wie beim Bittersüß. Der normal fünfzipfelige Kelch hat oft sechs, sieben Zipfel, auch hier wird die gesetzte Ordnung durchbrochen. Auch die Frucht überwuchert strenge Formgesetze mit üppiger Plastik; sie kann apfel-, birnen-, eierförmig, glatt, gerippt gebildet sein, fingerartige Gebilde können aus ihr herauswuchern.

Wie bei den bisher erwähnten Nachtschattengewächsen hat auch bei der Tomate das Kraut einen starken, dumpf-würzigen, petersilienhaften, aber auch petroleumartigen, außerdem an Fleischbrühe erinnernden Geruch. Auch hier dringen also Prozesse, die der Blütenregion vorbehalten sein sollten, in die Region unterhalb der Blüte. Kosmisches wird zu irdisch.

Etwas Egoistisches zeigt die Tomate in der Gewohnheit, mit sich selbst verträglich zu sein, am liebsten im eigenen Mist zu wachsen. Diese Gewohnheit teilt sie mit dem Tabak. Unverrotteter, «wilder» Kompost behagt ihr am meisten.

Die in der Wildtomate verborgenen Wucherkräfte ermöglichten es gerade, aus ihr die Kulturformen mit so üppigem Fruchtsegen zu ziehen. Man soll sich ihrer als Nährpflanze mit Bedacht bedienen, sie bei Anlage zu wuchernden und Verhärtungskrankheiten, bei denen die Formkräfte gleichsam irrelaufen, meiden; so bei Krebs, Gicht, Rheumatismus. Hingegen ist die Tomate der Leber, dem wucherndsten, plastischen Organ, sympathisch. Den hochpotenzierten Extrakt der Frucht hat Rudolf Steiner zur Behandlung von Knochenmarkentzündungen empfohlen.

Capsicum annuum, die Paprikapflanze

Mühseliges Aufrichten, krautiges Wuchern, kräftiges Blühen; abwärts geneigte Blüten und langgedehnte Früchte eignen auch der Paprikapflanze. Das kräftige, glänzende Dunkelgrün des üppigen Krautes fühlt sich in glühender Sonne am wohlsten; die hellen, flach geöffneten Blüten weichen nikkend vor dem Licht zurück, die Früchte bergen sich mit vom Gelb zum Rot über Violett bis zum fast Schwarzen variierenden Farbtönen halb in den Schatten des Laubwerks. Sie sind nicht nur geschwollen wie etwa die Tomate, sondern gedunsen, aufgeblasen, nicht Saft-, sondern richtige Luftbeeren. Sie haben sich des Luftelementes bemächtigt und es in sich eingegliedert. Und nicht nur dies, sondern auch die Feuerkräfte des Hochsommers, die für das Kind der Tropen Lebensbedingung sind. Die uns an den Nachtschattengewächsen nun vertraut gewordenen Astralisierungskräfte ergreifen das Ätherisch-Vegetative mit Luft und Feuer. Es wundert nicht, eine stickstoffhaltige Substanz besonderer Art in dieser Pflanze zu finden, das Capsaicin, das 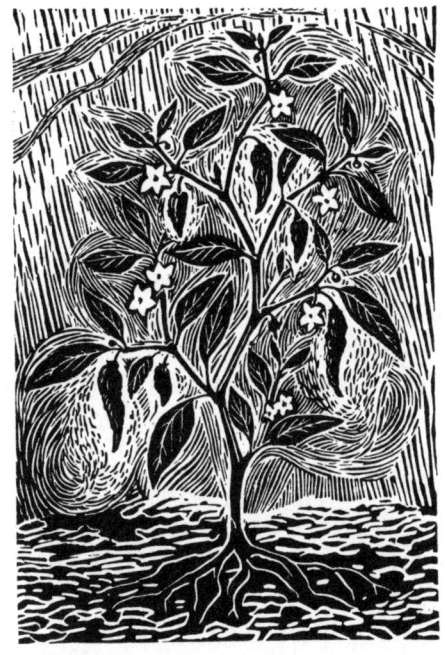 den brennenden Geschmack und die blasenziehende Eigenschaft verleiht, der Verbrennung ähnliche Erscheinungen verursacht. Die energische Stoffwechselbefeuerung, die ableitende Heilentzündung sind ihr eigen, dazu – als Nachtschattengewächs – die Wirkung auf den im rheumatischen Muskel verkrampften Astralleib, die ihn löst und dadurch Schmerzen lindert.

Der hohe C-Vitamingehalt, der an Provitamin A (Carotin), gibt der unreif als Gemüse genossenen Frucht besonderen diätetischen Wert.

Physalis Alkekengi, die Judenkirsche

Auch diese Solanacee gehört zu den in ihrer Gestalt befreiten, «entkrampften». Aus dem ausdauernden Wurzelstock treibt sie meterhohe Sprosse, an denen mit freiem Stiel die länglich zugespitzten, freudig grünen Blätter sitzen. Nach oben zu kommen aus den Blattwinkeln die Kartoffelblüten ähnelnden, weit geöffneten Blüten, die sogleich sich abwärts neigen, rote Beeren von der Größe kleiner Kirschen aus sich hervorgehen lassen. Das der Judenkirsche eigentümlichste Gebilde aber ist der feuerrot werdende Kelch, der weitbauchig die Frucht umfaßt, sich vorne zusammenschließt und auf solche Weise mit einer Luftblase umhüllt. Eine Geste, sich das der Pflanze als organisierendem Bereich verschlossene Gebiet der Luft aneignen zu wollen, als Anflug einer Luftorganisation.

Derlei Pflanzen mit Luftkelchen – aus den verschiedensten Pflanzenfamilien – sind als Nieren- und Blasenheilmittel der die Natursignaturen aufzeichnenden mittelalterlichen Heilkunst wichtig gewesen. Die Niere hat aber – nach den Darstellungen Rudolf Steiners – außer ihren Absonderungsaufgaben auch die wichtige Aufbau-Aufgabe: den Astralleib einzugliedern in die Luftorganisation des Menschen. Auch wirken auf das Nieren- und Blasenleben im besonderen die Luftverhältnisse der Umgebung. Nachtschattengewächse haben aber – wenn auch auf differenzierte Art – die Eigenschaft, astrale Prozesse aus der Umgebung anzuziehen und festzuhalten. – Aus all diesem ergeben sich die Heilmöglichkeiten der Pflanze.

Physalis enthält ganz wenig Alkaloide, aber einen kräftigen Bitterstoff, viel Vitamin C und ein Karotinoid in der Frucht. Die Pflanze ist kaum giftig, die verwandte Erdkirsche (Physalis peruviana) wird sogar zum Obst, dessen Geschmack die Verwandtschaft zur Tomate allerdings nicht verleugnet.

KAKTUSGEWÄCHSE (CACTACEAE)

PFLANZEN WÄSSERIGER STAUUNG

In dieser so charakteristischen Pflanzenfamilie kämpfen zwei Gestaltungsprinzipien um die Oberhand. Das Wäßrige will zur Kugel schwellen, sich als belebter Tropfen in sich abschließen. Das Luftige, das Wärmehafte versuchen vergebens, diesen Tropfen zu gliedern, aufzulösen, in ihr Bereich hereinzulocken. Sie umfluten ihn sphärisch, können aber seine Peripherie nur ausdörren, zu Stachel, Dorn, steifen Borsten verhärten. Was bei einer «normalen» Pflanze Blatt, Nebensproß, Verzweigung, Auflösung in den Luft- und Wärmebereich würde, wird bei den Kakteen nur angedeutet als Warze, Areole, Rippe, Stachel, aber nicht darüber hinaus weiter entwickelt. Starke Lebenspotenz staut sich, die sich nicht in äußerer Gestaltung auslebt. Daher stammt die ungeheure Vitalität dieser Pflanzen, die aus Gliederstücken, Warzen, verwundetem Gewebe ausschlagen und sich vermehren können, aus Höckern werdender Früchte vegetativ austreiben, nochmals Früchte ansetzen und aus diesen wieder auswuchern können, ehe die erste Frucht abgefallen ist. Ungeformtes, aber eben darum unbändig starkes Leben herrscht hier, und darin liegt der Grund, daß die Kakteen die unwirtlichsten Gegenden zu besiedeln vermögen*.

Scheibe, Kugel, Säule sind die Grundformen der typischsten Kakteen. Ihr Wachstum ist langsam, der lebendige Gestaltwandel (Metamorphose), der für das echte Pflanzenleben so wesentlich ist, wird weitgehend zum Stillstand gebracht. Allenfalls kommt es zu einem ersten Verzweigen, wobei die Säule zum Kandelaber, zur orgelpfeifenartigen Anordnung wird. Das Wesentlichste an der Pflanze, das Blatt, ist aber ganz unterdrückt, die rhythmische Mitte wie ausgelöscht. Zum Stengel langt es noch allenfalls, der die Kugel zur Säule oder zum schlangenartigen Gebilde ausdehnen kann. Die «Blattkaktusse» verbreitern ihre Stengelglieder, flachen sie ab und verraten dadurch etwas von der von ihnen

---

* Wird doch berichtet, daß ein einziges von der Gattin eines englischen Diplomaten bei einer Übersiedlung von Kuba nach Australien mitgebrachtes Exemplar einer bestimmten Kaktusart, dessen sie überdrüssig geworden und das sie auf den Müllhaufen geworfen hatte, zum Ausgangspunkt einer wahren Kakteensintflut wurde. Zunächst unbeachtet fortwuchernd, eroberte das Gewächs bald eine ganze Provinz, spottete aller Versuche, Feuer und Gift, es auszurotten oder auch nur einzudämmen, und wurde erst wieder in Grenzen gebracht, als man aus seiner Heimat die Schad-Insekten nach Australien verpflanzte, die es in Kuba in Schach halten.

verschluckten Blatthaftigkeit. Nur ganz wenige Arten dieser Familie lassen echte, normale Blätter ins Freie sich entfalten und sind damit normale Pflanzen, aber abnorme Kakteen. Das spiralige Anordnungsgesetz der Blattfolgen tritt als Rippung, Kannelierung der Kugeln oder Säulen hervor, aber es ist zur Dauergestalt geometrisiert und hat damit etwas von den Gestaltungsgesetzen der Mineralwelt in sich aufgenommen. Wie verzaubert mutet die Pflanzennatur in der Kakteengestalt an. Wüßte man den Zauber zu lösen, so müßte die dicke Unform sich strecken, die Warzen zu Stengeln, Ästen werden, die Dornen zu vielfältiger Verzweigung, die Stacheln und Borsten zu reichem grünen Laubwerk. Der dicke Stamm verlöre allerdings damit seine Grünheit, seine gewaltige Lebenskraft müßte verholzen.

Die Stacheln der Kakteen sind außerordentlich mannigfaltig gebildet; kein Wunder! Lebt in ihnen doch die ganze Mannigfaltigkeit, die eine Pflanzenfamilie an Gestaltauseinandergliederung aufbringen kann. Nur ist sie eben im Ansetzen zurückgehalten und erstarrt.

Lange verharrt das gestaute Leben in solcher grüner Kugeltropfen- oder Säulenform, langsam weiterwachsend. Im Grunde genommen könnte es dabei bleiben, wenn nur dieser eine Pol an der Pflanze wirksam wäre, der sein Wesen in der wäßrigen Schwellung ausdrückt. Aber es ist ein zweiter Pol am Werke, der ebenso langsam seine Kräfte sammelt, aber zunächst der Gestalt nur ganz Peripherisches, eben Warzen und Stacheln, abgewinnt. Endlich aber ist er stark genug geworden, und nun hat seine Stunde geschlagen. Aus dem Innersten heraus holt er, was plötzlich, jäh und in großer Fülle als Blütenprozeß hervorbricht. Viele Jahre oft muß man sich bescheiden; einmal aber geschieht das Unerwartete. Aus der Spitze der Warzen, aus den Axillen stoßen die meist ansehnlichen, weißen, gelben, am häufigsten aber roten Blüten. Ihre Röhren sind lang, mit Nektar reichlich gefüllt; Kelch und Blumenblätter gehen meist ineinander ohne Trennung über. Über dem unterständigen Fruchtknoten drängt sich eine große Fülle von Staubgefäßen. Zu den starken, oft schreienden Farben treten starke Düfte, die an Jasmin, Orangenblüte, Vanille, Benzoeharz, Orchideen, Veilchen erinnern. Der Heftigkeit des Auftretens des Blütenprozesses im ganzen entspricht die Kurzlebigkeit der einzelnen Blüte, die manchmal nur wenige Stunden währt.

Die Früchte lassen das Wäßrige, das in der Blütenregion nur als Nektar auftrat, wieder in sich hineinschwellen; sie sind meist Beeren, saftige Obstfrüchte. Viele sind wohlschmeckend, so daß wir eine der wichtigen Obstfamilien des Pflanzenreiches vor uns haben. Bei manchen Kakteen kann man aber den ganzen Körper obstartig genießen, indem man ihn mit Zucker einmacht. Aroma, Zucker, Säure durchdringen den Stamm fruchtartig.

Das Phänomen wäßriger Stauung, Sukkulenz, tritt normalerweise an zwei Entwicklungspunkten im Pflanzendasein vorübergehend auf, doch wird es bald überwunden. Beim Keimen nimmt die Pflanze das Element des Wäßrigen intensiv auf und schwillt in den Keimblättern und dem Stengelstück, das zwischen

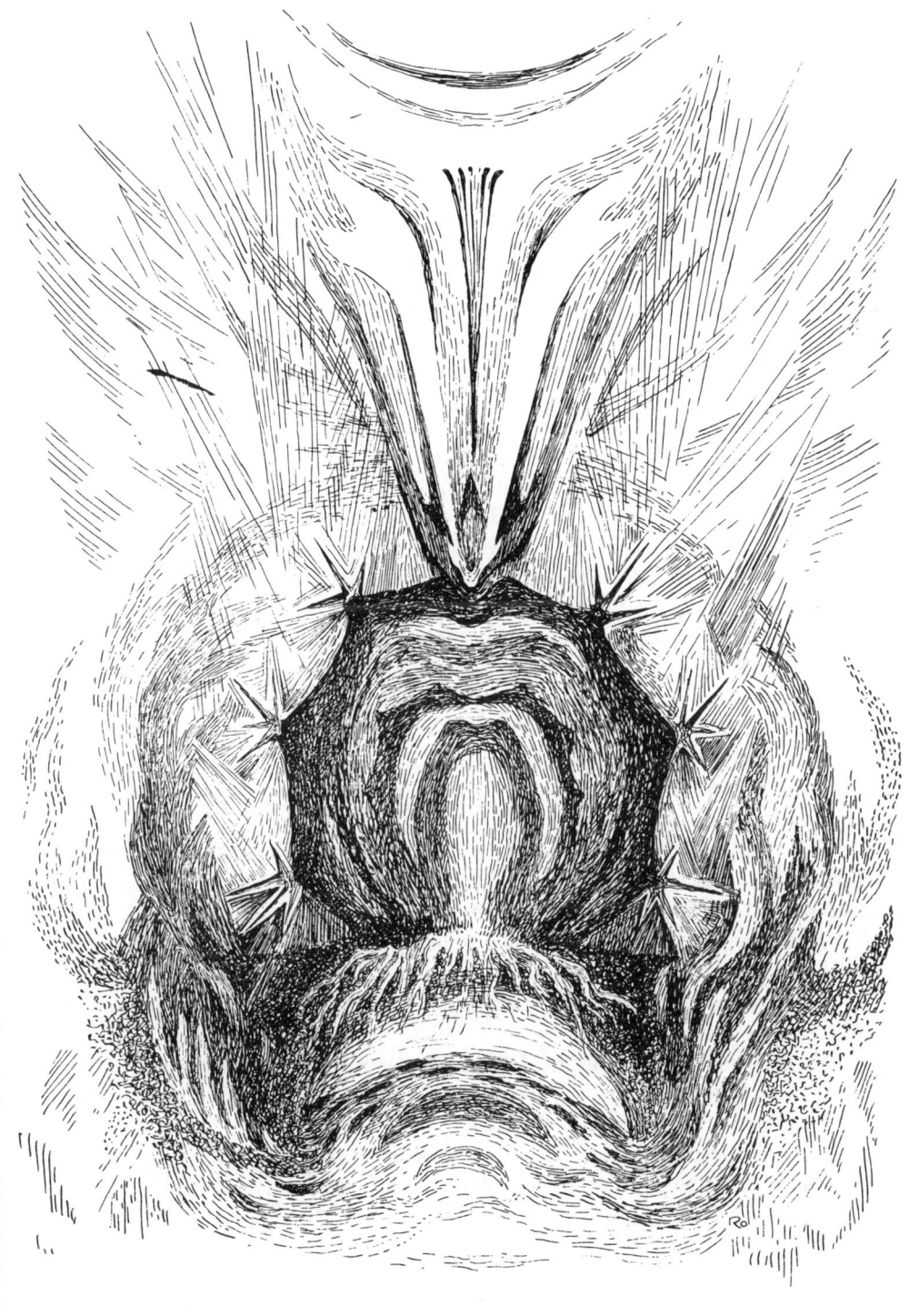

Wurzelhals und diesen Keimblättern liegt, bei vielen Pflanzen mehr oder minder an. Die Pflanze findet aber bald den Anschluß an das Luftelement und weitet sich im Blatt zur Fläche. Was sonst wohl zur Kugel anschwellen könnte, wird von den Umkreiskräften ergriffen und als Ebene ins Grenzenlose geöffnet. – Wenn aber das Pflanzenwachstum zu Ende geht und den Weg von der Fläche zum Punkt, vom Blatt zum Samen wieder einschlägt (die Blattexistenz wird nun aufgegeben), so kann als Zwischenform zwischen Fläche und Punkt die Kugelgestalt als Frucht sich bilden. Die Fruchtbildung wird von den reifenden Umkreiskräften umströmt. Das Flüssige kann dann in diese Fruchtbildung hineingesogen werden und als Saftfrucht mächtig anschwellen zum kugeligen oder kugelverwandten Gebilde. Die eine Schwellung liegt zu Beginn, die andere zu Ende des sprießenden Wachstums; zwischen beiden liegt die Stengelstreckung, die Blattentfaltung. Beim Kaktus ist dieses Zwischenstadium unterdrückt, er geht von einem Pol unmittelbar in den anderen über, hat das Blattleben nur als Zeit – nicht aber als Raumerscheinung in sich. Denn natürlich lebt diese grüne Kugel, die Aufgaben des Blattes in ihrer grünen Rindenschicht vollziehend, lange Zeit, oft jahrelang, als assimilierendes Gebilde, benimmt sich als Blatt, obwohl sie keine Blätter sich ausbilden läßt.

Sukkulente, kaktusähnliche Wuchsformen treten bei einer ganzen Reihe von Pflanzenfamilien auf, z. B. bei den Fetthennengewächsen, Mesembrianthemumarten, den Liliengewächsen, den Wolfsmilcharten, bei Fouqueriaarten, Stapelien, gewissen Korbblütlern (Kleiniaarten). Ihnen allen liegt eine Stauung der ätherischen Kräfte, die zur wäßrigen Schwellung führt, zugrunde; sie sind darum sehr vitale Gewächse, die sich auf ödestem Grund durchsetzen können.

Die Körper der Kakteen sind wenig verholzt, der Holzbildeprozeß ist bei ihnen «zerweicht» zu starker Schleimbildung. Die Schleimstoffe sind umgewandelte Zellulose. Außerdem enthalten sie viel Pflanzensäure, die durch einen zurückgehaltenen Ausatmungsprozeß entsteht. Wenn nämlich der Zucker im Lebensprozeß veratmet wird, führt dies bei normalen Pflanzen zur Bildung von Kohlensäure und Wasser als Stoffwechsel-Endprodukten. Bei den Sukkulenten aber stockt dieser Abbauprozeß, bleibt auf halber Stufe bei der Bildung der Pflanzensäuren, wie Apfelsäure, Weinsäure, Kleesäure, Zitronensäure, stehen. Solche Säuren schmeckt man z. B. im unreifen Obst. Die Reifung führt nicht so sehr zu einer Vermehrung des Zuckergehaltes, als zu einer Verbrennung der Pflanzensäuren.

Der Pflanzenschleim hat die Fähigkeit, das einmal aufgenommene Wasser mit großer Kraft festzuhalten. Er hilft mit, das Stadium wäßriger Schwellung zur dauernden Lebensform zu machen.

An der Oberfläche bildet der Kakteenkörper viel Pflanzenwachs – wie es sich sonst außen an *Früchten* findet. Manche auch Harze.

*

Beide Amerika, von Kanada bis zur Magalhäesstraße, sind die Heimat dieser Familie, die mit 1500 Arten den Typus durch alle Möglichkeiten variiert und zu den großen Familien des Pflanzenreiches zählt. Ein solches Vorkommen ist bezeichnend. Denn beide Amerika ermöglichen durch ihre Gebirgsgliederung, die im Osten wie im Westen streng nord-südlich verläuft, das ungehinderte Ineinanderwirken der Polaritäten des Erdorganismus: des tropischen und des polaren Kräftewirkens. Wuchernde Schwellkraft und erstarrende Formgewalt kennzeichnen das Wesen dieser Gegensätze. Keine Quergebirge schaffen eine Mittelregion, wie in Europa und Asien; Räume, in denen sich ein Mittleres, Ausgleichendes, Rhythmisches machtvoll ausbilden könnte. – Die trockenen, hochgelegenen Gebiete, Wüsten und Halbwüsten Mexikos, der südwestlichen Staaten der Union, der Andenhänge geben den Riesenformen der Säulen-, Kandelaber- und Orgelkaktusse den Lebensraum. Hoch in die Gebirge steigen Mamillariaarten, die haselnußkleine Kügelchen bilden, als kugelige Rasen sich ausbreiten können. Besondere Arten finden sich als die Kalkwände der Meeresküsten der westindischen Inseln hinaufkletternde Formen. Bei diesen dehnen sich die Körper zu walzigen oder abgeflachten stengeligen Gebilden. Ins Feuchtere, Schattigere geratend, bildet der Typus Epiphyten; die sich streckenden, teils schnurartig herabhängenden, teils blattartig verbreiterten Glieder verraten eine gewisse Auflockerung der Gestalt. Schließlich lassen die an schattig-feuchten Orten wachsenden Peireskia-Arten den Stachelpanzer fallen und erscheinen als ganz normal anzusehende Pflanzen mit dünnen breiten Blättern, die nur durch die kräftigen Stacheln in den Blattachseln und die typische Blütenform verraten, daß sie Kaktusgewächse sind.

*

Rudolf Steiner hat einen Schlüssel zum Verständnis dieser seltsam charaktervollen Gestalten durch den Hinweis gegeben: Bei den Kaktusgewächsen kämpfe Sonnenhaftes mit Mondenhaftem, während sich bei den Hahnenfußgewächsen Sonnen- und Mondenkräfte harmonisch verbänden.

Dem Monde zuzuordnen ist das Wäßrige, insbesondere alles belebte Flüssige. Dies zeigen im Groben bereits die Erscheinungen von Ebbe und Flut, im Feineren aber die Wachstumsrhythmen, besonders eindrucksvoll das Keimungsgeschehen. Davon wußte eine alte, auf hellsichtigen Erlebnissen fußende Naturweisheit viel zu sagen. Keimung und Fortpflanzung tragen Mondenrhythmen in sich. In einer modernen, umfassenden wissenschaftlichen Arbeit, die sich auf zahlreiche Versuchsreihen stützt, hat L. Kolisko die Mondeneinflüsse auf das Pflanzenwachstum verfolgt*. Das Hypertrophieren des Wäßrigen und die durch alle Stadien des Wachstums ungedämpft aufrecht erhaltene Reproduktionskraft weist auf die Mondennatur der Kakteen.

* L. Kolisko: «Das Pflanzenwachstum und der Mond.»

Wirkt der Mond derart auf das Flüssige, so öffnen sich der Sonnenwirkung vor allem Luft und Wärme. Licht und Wärme tragende Luft verwebt sich allem Pflanzensein und führt es aus den Bezirken des Wäßrig-Erdigen – aus dem Stadium des Keimens über Blatt- und Blütenbildung – in die Region des Reifens. Im Zusammenwirken der Monden- und Sonnenkräfte kommt die pflanzliche Metamorphose, der gesetzmäßige Gestaltenwandel, in Fluß. Dies sieht man bei den Hahnenfußgewächsen besonders schön. Bei ihnen kann man die Metamorphosegesetze «mit Händen greifen und mit Augen sehen». Daran fehlt es aber gerade bei den Kaktusgewächsen. Die Metamorphose kommt nicht in Fluß. Das Wäßrige zieht sich zur Kugel zusammen, die Lebenskräfte entfalten sich nicht, sondern stauen sich; Luft, Licht, Wärme umfluten das gestaute Gebilde und können nur an seiner Peripherie eingreifen, wo sie alles zum Verdornen und Verhärten bringen. Der Kaktus steht diesen kosmischen Gewalten gegenüber, als wäre er eine Frucht, obwohl er es im Grunde genommen erst zu einem kugeligen, riesigen Keimblatt gebracht hat. Monden- und Sonnenkräfte kämpfen tatsächlich miteinander. Lange Zeit behalten die Mondenkräfte die Überhand, bis schließlich die Sonnenkräfte der schleimigen Kugel (oder Säule etc.) die Blütenbildung abringen. Die aus diesen Blüten sich bildenden Früchte sind für den Anblick auch nur eine Stufe höher gehobene Kaktuskörper, stachelig, vital, gleichsam aus jeder Zelle reproduktionsfähig.

Die starke ätherische Stauung, die dann in einen kurzen, heftigen Blüteprozeß entspannt wird, und darin dem astralischen Bereich nachgibt, stellt sich nach dieser Blüten-Explosion sofort wieder her. Nicht nur Kampf zwischen Monden- und Sonnenkräften ist also für die Kakteen charakteristisch, sondern auch *starke Spannung zwischen Ätherischem und Astralischem*. Diese Dynamik ist es auch, die zu Heilzwecken genutzt werden kann. Zwei Arten der Familie haben eine gewisse Bedeutung in dieser Hinsicht erlangt, ihnen sei darum eine gesonderte Betrachtung gewidmet.

*Lophophora Lewinii**, der Peyotl-Kaktus

Reko** schildert, wie in Nordmexiko in einer Gegend unsagbar öder, braungrauer Erdhügel, auf denen nur einiges spärliches Gras vegetiert, das Gewinnungszentrum dieses etwa kleinapfelgroßen Kaktus zu finden sei. Auf einer rübenförmigen Wurzel sitzt eine stachellose, oben etwas wollig behaarte graugrüne Kugel, aus deren Mitte die rötliche oder gelbliche Blüte bricht. Er wird der Gattung Echinocactus zugerechnet. Die aus der Mittelzone geschnittenen getrockneten Scheiben bilden eine eigenartig wirkende Rauschgiftdroge. Man hat in ihr besondere Alkaloide, Mezkalin und Verwandte, festgestellt. Seit kurzem wird das Mezkalin auch synthetisch hergestellt und – vom Westen her –

---

* = Anhalonium Lewinii.
** V. A. Reko: «Magische Gifte.» Verlag Ferd. Enke, Stuttgart 1936.

als angeblich harmloses Genußgift propagiert. In Wirklichkeit ruft es aber einer künstlichen Schizophrenie nahekommende Bewußtseinszustände hervor, und dies macht es besonders gefährlich. Man zählt es, mit dem Mutterkorngift und den Nachtschattengiften, zu den «Phantastika», da es visionäre, halluzinatorische Erlebnisse vermittelt. Unter seinem Einfluß lösen sich die Sinnesqualitäten von den Wahrnehmungsgegenständen und beginnen ein Leben für sich zu führen. Die «Nüchternheit» der Alltagsstimmung, des wachen Tagesbewußtseins ist wie weggewischt. Man sieht alles plötzlich wie an einem frischen Morgen, in prachtvollen 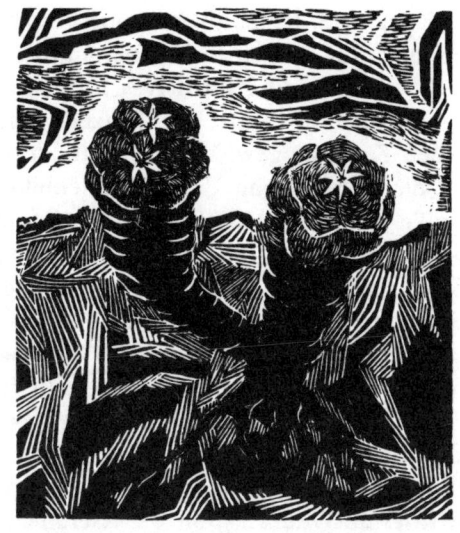 Farben, kristallklar und unwahrscheinlich plastisch. Schließt man die Augen, so führen diese von ihrer Fesselung an Gegenstände befreiten Farben ein Leben für sich weiter; es drehen sich bunte Feuerräder, Ströme farbigen Lichtes fließen wie Kaskaden; Funken, klar wie Edelsteine von reinstem Wasser, scheinen herumzuspringen und durch die Luft zu schweben. Man scheint einen Sinn höherer Art gewonnen zu haben. Gleichzeitig verbinden sich mit diesen gesteigerten und dingfrei gewordenen Qualitätserlebnissen starke Gefühlsbewegungen. Die Intensität der Gefühlskräfte ist gesteigert. Zugleich werden die erlebten Farbbilder symbolisch erlebt; sie gewinnen mystische Bedeutung. Man legt das Erlebnis des Zeitlichen und Räumlichen weitgehend ab, die Denk- und Erinnerungsfähigkeiten sind dabei erhalten. Aber jedes erlebte Ding «bedeutet» etwas: ein schief hängendes Bild z. B., daß in drei Tagen die Welt untergehen wird. Das Willensleben aber wird völlig gelähmt; der Mezkalingenießer sieht keinen Grund, irgend etwas zu tun oder zu wollen.

Solche Erlebnisse treten wie Karikaturen der Stationen eines Einweihungsweges in die übersinnlichen Welten auf. Sie ergeben sich durch ein abnormes Leibfreiwerden eines Teiles unserer übersinnlichen Wesensglieder. Ein geregelter Einweihungsweg löst in gesunder Weise durch voll besonnene, bewußt vorgenommene seelische und geistige Übungen im Prozeß der Meditation vorher zu übersinnlichen Wahrnehmungsorganen gebildete seelisch-geistige Betätigungen von ihrer Leibgebundenheit los. Es wird hierbei einem Entwicklungsweg gefolgt, der im Menschwerden überhaupt zur Entwicklung geistiger Fähigkeiten, z. B. zur Entwicklung des menschlichen Denkens geführt hat. Das Denken ist der Menschheit dadurch in heutiger Art möglich geworden, daß ein Teil des Ätherleibes, der Bildekräfteorganisation, von ihrer Gebundenheit an das Gehirn befreit und dem Ich zur Verfügung gestellt worden ist. Wir denken – nach Rudolf Steiner – mit denselben Kräften, mit denen wir wachsen. Das Gehirn verzichtet auf Wachstum und intensives Lebendigsein; die dadurch freiwerdenden Bildekräfte treten in Dienst des Denkens. Dieser Prozeß hat etwa in der frühgriechischen Zeit eine gewisse Reife gefunden und wir können von diesem Zeitpunkt an die Entwicklung der Gedankenbildekunst (Philosophie) datieren. – Dieser große Befreiungsprozeß des Geistig-Seelischen des Menschen von seiner Leibgebundenheit hat damit aber erst einen gewissen Anfang genommen. Rudolf Steiner wies darauf hin, daß – seit einigen Jahrhunderten – ein zweiter solcher Prozeß im Gange ist; nur betrifft er diesmal nicht das Gehirn, sondern das Herz. Hier lösen sich allmählich auch gewisse Ätherkräfte aus ihrer Leibgebundenheit los. Sie werden ebenso zur Kraft freien Fühlens führen, wie die Befreiung eines Teils des Ätherleibes in der Kopfregion seinerzeit zur Kraft des freien Denkens. Ob man heute ein Denker ist oder gedankenlos, das hängt von unserem Willen ab. Wir müssen, nein, wir dürfen unsere Gedanken frei erzeugen. So wird es aber künftig mit den Gefühlen sein. Man wird reich an Gefühlserlebnissen sein – wenn man sie aus der Ichkraft will und erschafft. Wir werden sie erzeugen, wachsen lassen, pflegen müssen – oder wir werden völlig gefühlsarm werden. Eine Öde der Mitte bereitet sich vor, die heute schon spürbar ist. Ein Loch, ein Abgrund wird sich auftun. Ihn auszufüllen bietet sich heute schon das Surrogat an, die chemische Prothese für Gefühlskrüppel. Die Gier, mit der man heute schon nach ihr greift, zeigt, wie groß der Abgrund bereits geworden ist. Die warme, quellende Gefühlswelt unserer Groß- und Urgroßeltern, die noch «ganz von selbst» dadurch da war, daß der Mensch eben ein Herz hat, ist schon sehr geschrumpft. Künftig wird man seine Gefühle eben so tätig bilden müssen, wie heute schon seine Gedanken.

Die Kakteen sind Pflanzen, die ihre Ätherorganisation davon abhalten, tätig in das Physische so einzugreifen, daß sich Wachstum entfesselt. Sie lassen verdorren, was bei anderen Pflanzen sich sprießend in Lebensfrische entfaltet; und da dies gerade ihre rhythmische Organisation betrifft, kann man verstehen, daß sie als Abdruck dieser ihrer abnormen Lebensprozesse Gifte bilden, die im rhythmischen System des Menschen die in diesem tätigen höheren Wesensglieder herausdrängen, nicht nur den Astralleib, sondern zum Teil auch den Ätherleib. Dieser Teil «vitalisiert» dann die Empfindungen des Astralleibes, ergibt Zerrbilder von Imaginationen, die aber, da nicht das Ich sie vollbewußt erzeugt hat, den Erlebenden mit Zwangsgewalt in ihren Ablauf hineinreißen. Dadurch entstehen Zustände, die denen gewisser Geisteskrankheiten ähnlich sind. Als Heilmittel wird der Peyotl-Kaktus bei Lockerungszuständen der höheren Wesensglieder im rhythmischen System denkbar sein.

*Selenicereus grandiflorus**, Königin der Nacht

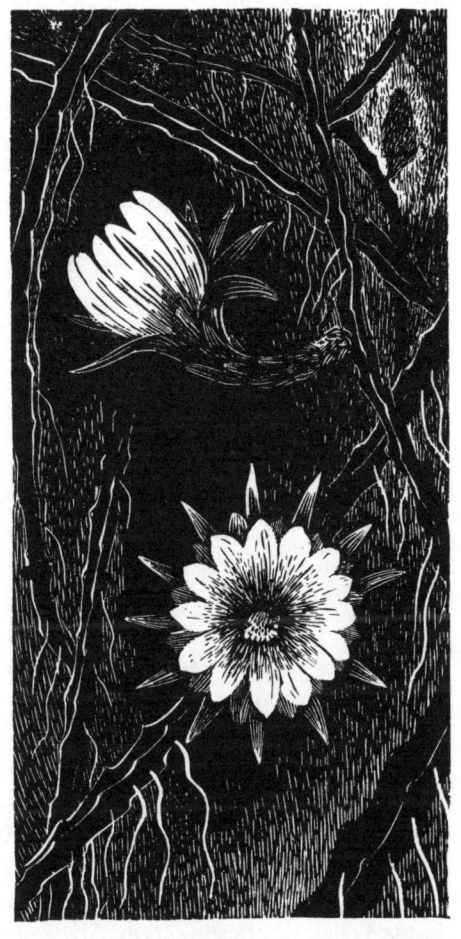

Die etwa 400 Arten der Gattung Cereus sind in die Länge geraten; die meisten und typischesten zur Säule aufgerichtet, einige aber kriechend oder gegen die Schwere an Felswänden sich hinaufstemmend. Die ätherischen Kräfte greifen etwas stärker ins Physische ein als bei den Kugelkakteen, bringen die starre Gestalt ins Fließen, wenn auch nur linear. Rhythmisch gliedert sich Stengelstück an Stengelstück. Insbesondere Cereus grandiflorus gehört zu den an kalkigen Wänden der westindischen Inseln hinaufkletternden Arten. An den langen Stengelabschnitten erscheint das Blattartige nur als kantige Rippe. Die Stacheln sind verschwunden; aus den Rippen dringen aber überall Luftwurzeln hervor, so daß das ganze Stengelwerk wie ein über die Erde geratenes Wurzelstockhaftes anmutet. In den Tropen dringt allerdings das Erdenhafte nach oben und seine Kräfte äußern sich auch in Gebieten über dem Boden. Pflanzenarten, die bei uns als Kräuter erscheinen, haben oft als Verwandte riesige Baumgestalten in den Tropen. Die feuchtigkeitsgeschwängerte Tropenluft ist irdischer als die Luft unserer oder gar der Hochgebirgsgegenden, die nur den Licht- und Luftorganen, Blatt und Blüte das Dasein erlaubt; jene Luft läßt aus den oberirdischen Ästen und Zweigen Wurzeln entspringen. Für die westindische Inselheimat der Königin der Nacht ist diese Luft noch dazu von feinen Salzprozessen durchzogen. Cereus grandiflorus wird also zunächst die Erde nicht los, er hat sich mühsam hinaufzuheben, muß mit der Schwere kämpfen.

Hat der vielfach verzweigte, gedunsene Stengel-Stamm ein gewisses Alter erreicht, so zweigt sich aus dem grünen Geäst da und dort eine dicke Knospe ab, die anschwillt, aber an Längenwachstum verloren hat, als ob auf dem Stengelkaktus nun ein kleiner Kugelkaktus auswachsen möchte. Was sich nicht mehr

* = Cactus grandiflorus.

an Längenwachstum ausleben kann, schießt als dichte Bestachelung heraus; das kugelige Gebilde ist aber der unterständige Fruchtknoten einer werdenden Blüte, die nun etwa handlang und darüber sich waagrecht herausbildet, die Mittellage zwischen Leichte- und Schwerekräften sucht und unsicher die Richtung der Sonnenbahn ertastet; aber die *untergehende* Sonne bringt ihre Blütenstunde, eine Nacht lang entfaltet sich die riesige, gut an 20 Zentimeter Durchmesser aufweisende Blüte. Die lange, fleischige Röhre ist aus cremefarbigen, rötlich überhauchten Kelchblättern gebildet, die ohne weitere Unterscheidung in die innen weißen, atlasschimmernden, glockentrichterförmig zusammengefügten Blumenblätter übergehen. Im unteren Teil der Blüte liegt die große Fülle der Staubgefäße, die sternförmig geteilte Narbe. In Wellen dringen starke Duftwolken aus der Riesenblume, an Jasmin, Benzoe, Vanille, Veilchenblätter erinnernd. So stark ergreift die Blütenkraft (das Astralische) die Lebensnatur (die ätherische Organisation) dieser Pflanze, daß einige Stunden das völlige Verwelken bringen, morgens ein schlaffer Sack herabhängt, wo abends zuvor uns ein Wundergebilde bezauberte.

Kampf zwischen Leichte und Schwere; Kampf aber auch zwischen ätherischen Bildkräften und astralischen Wesensbereichen: das ist die Signatur dieser Pflanze, und zwar ist es ein *nächtlich* sich zur Offenbarung bringendes Astralisches. Daß eine solche Dynamik sich auch in bestimmten Stoffbildungen alkaloidverwandter Natur ausdrückt, wird nach dem bisher vielfältig Dargestellten keinen Leser mehr verwundern. Cereus grandiflorus ist giftig. Er wirkt in entsprechender Zubereitung in ein Organgebiet, in dem rhythmisches Ineinanderwirken ätherischer und astralischer Impulse wesentlich ist, das noch dazu in einer Mittellage zwischen Leichte und Schwere seinen «Ort» in der lebendigen Topographie des menschlichen Leibes findet. Das Herzorgan ist gemeint, das Rudolf Steiner in eindrucksvoller, zu seinem Wesensverständnis in neuer Art führender Schilderung als ein Organ zwischen Leichte und Schwere, zwischen der oberen, den Erdenkräften entzogenen Organisation und der unteren, mit diesen Erdenkräften sich in besonderem Maße auseinandersetzenden Organisation dargestellt hat. Solche Dynamik ist aber auch die aller herzwirksamen Pflanzen, wie an anderem Ort noch ausführlicher gezeigt werden soll. In der rhythmischen Begegnung ätherischer und astralischer Wesenswirkungen lebt das rhythmische System des Menschen überhaupt, es geschieht hier zugleich das rhythmische Ineinanderfügen und wieder Auseinanderlösen von Prozessen des Luftförmigen und des Flüssigen.

Die ätherische Lockerung, das Zu-physisch-Werden im Gebiet des Herzorgans einerseits, die astralische Verkrampfung andererseits (Angina pectoris) werden in aus Blüte und jungen Stengeltrieben bereiteten Präparaten aus Cereus grandiflorus Heilmittel finden können.

GÄNSEFUSSGEWÄCHSE (CHENOPODIACEAE)

PFLANZEN ÜBERMÄSSIGER SALZPROZESSE

Dreigliedrig ist das Pflanzenwesen in diesem Buche dargestellt worden, die Beziehungen zum dreigliedrigen Menschen konnten in mancher Beziehung herausgearbeitet werden. Auf die Prinzipien Sal, Sulfur (als Polaritäten) und Merkur (als zwischen beiden vermittelndes Drittes) wurde hingewiesen. Bei Betrachtung der Kreuzblütler war dem Zusammenwirken von Schwefel- und Salzprozessen zu folgen. Es kann nun die innere Anschauung des Pflanzenwesens in seiner Auseinandersetzung mit dem unter ihm stehenden Mineralreich fördern, wenn jetzt eine Pflanzenfamilie dargestellt wird, die es ganz besonders mit *Salz*prozessen zu tun hat. Eine solche Familie sind die Chenopodiaceen, Gänsefußgewächse – ausgesprochene Salzliebhaber (Halophyten).

Ob es nun der Meeresstrand ist oder austrocknende, versalzende Seeböden oder alte ehemalige Seebecken mit salzigem Grund; ob Salzlagerstätten, welche die Wasser ihrer Umgebung etwas versalzen, oder die immer salzhaltigen Schuttstätten um menschliche Siedlungen: sie alle haben dem Chenopodiaceentypus zusagende Entwicklungsmöglichkeiten geboten, haben ihn zur Ausbildung charakteristischer Arten veranlaßt. Alle Kontinente haben solche salzige Stätten und haben auch dementsprechend ihre eigenen Gänsefußarten. Im ganzen sind es etwa 500 Arten. Manche wachsen sogar mitten im Salzwasser flacher Meeresstrande.

Es ist lehrreich zu erleben, wie das Überwiegen des Salzpoles den Typus des Urpflanzlichen umprägt. Die Blätter ziehen sich zusammen, quellen bei manchen Arten wurstartig auf oder schwellen zu rundlichen Scheiben, die den Stengel umgeben; oder sie schrumpfen zu Schuppen und übergeben die Blattfunktion dem gedunsenen, grünsaftigen Stengel. Stengel und Blätter treiben wassergefüllte Blasenhaare heraus. Eine rechte Holzbildung kommt nicht zustande. Die Wurzel kann zur Rübe anschwellen. Hingegen *verkümmert der Blütenprozeß*. Die Blüten knäueln sich gerne in den Blattachseln zusammen, sind unscheinbar in Farbe und Form, bei manchen Arten geht die Blütenhülle ganz verloren, oder die Blüte wird gar in eine Höhlung des gedunsenen Stengels hineingenommen und auf Staubfäden oder Stempel reduziert. Wird Sal so stark, dann leidet Sulfur not. Dafür aber haben die Blütenteile eine größere Vitalität; die astralverwandten Blütenprozesse können nicht so stark und entvitalisierend eingreifen. Die Vitalität des Wurzelpoles schlägt bis in die Blütenregion durch. Die Blütenblätter bleiben bei manchen Arten erhalten, wachsen nach dem Abblühen weiter, werden fruchtartig fleischig oder verwandeln sich in flügel- oder dornenartige Gebilde, welche die Frucht dem Winde hingeben oder Tieren anheften. Düfte bilden sich nicht aus. Der starke Kalium- oder Natriumgehalt der ganzen Pflanzen hat in früheren Jahrhunderten Pottasche- oder Sodagewinnung ermöglicht. Die Wurzeln speichern Zucker – gehört doch die Zuckerrübe, die rote Rübe zu dieser Familie. Die Früchte enthalten oft stärkehaltige Samen; eine wichtige Getreidepflanze, die Quinoia*, ist hier zu nennen. Salzsträucher, ja kleine Bäumchen der asiatischen Steppen und australischen Wüstengebiete gehören dazu, doch sind die Chenopodiaceen im wesentlichen *Kräuter* der gemäßigten Zone.

Drei Pflanzen dieser zwar kleinen, aber interessanten Familie seien hier kurz angeführt.

Beta vulgaris, die Runkelrübe

Diese Pflanze, aus einer Meerstrand-Salzpflanze als Wildform zu den Kulturpflanzen des Mangold, der roten Rübe und der Zuckerrübe heraufgezüchtet, fruchtet gleichsam in ihrer Wurzelregion, indem sie dort den Zucker, den die Blätter reichlich bilden, an sich zieht und speichert. Der Zuckerprozeß wird durch dieses Hineingetragenwerden in die Wurzel-Salz-Region erdenhaft gemacht. – Außerdem enthält die ganze Pflanze viel Saponine – worüber an anderem Orte dieses Buches abgehandelt wird – und die Wurzel viel Pektine.

Auf Heilwirkungen der roten Rübe hat Rudolf Steiner hingewiesen (Vortrag vom 5. Mai 1923). Danach hat der Mond einen gewissen Einfluß auf das Wachstum der Pflanzenwurzeln. Eine bestimmte Wurzeldiät kann, besonders im kindlichen Alter, ihre Bedeutung haben; vor allem bei Kindern, welche zu wenig wachsen. (Das kindliche Wachstum geht kräftemäßig noch stark von den Kopfkräften aus, und Wurzelnahrung regt diese Kopfkräfte an.) Insbesondere aber bei Kindern, die die Anlage haben, Darmparasiten zu beherbergen, wird eine Diät von roten Rüben zur Vollmondzeit vorteilhaft sein; die Parasiten werden gelähmt, gehen ab. Die Beherrschung der Zuckerprozesse durch die Wurzel-Salzprozesse, die für die rote Rübe charakteristisch ist, bringt die Verdauungsprozesse stärker unter die ordnenden Kopfkräfte. Kohlehydrate, die nicht von solchen Wurzel-Salzprozessen durchzogen sind, fördern hingegen bekanntlich das Leben der Eingeweidewürmer. Die Chenopodiaceen entziehen ja ihrer Fruchtregion die Kräfte, die anderen Pflanzen zukommen, bei denen nicht der Salpol den Sulfurpol unterdrückt. Das wurmbefallene Kind läßt zuviel ätherische Kräfte im Darmgebiet wuchern, schickt zu wenig formende, ordnende Kräfte vom Kopfe aus in den Nahrungsabbau der Verdauung hinein. Die Anwendung der Wurzel zur Vollmondzeit schwächt die Mondenrhythmen unterworfenen Reproduktionskräfte der Parasiten.

* Chenopodium Quinoia, Reismelde.

Spinacia oleracea, der Spinat

Bei dieser Pflanze sind Wurzel- und Blattprozesse, Sal und Merkur, in schönem Zusammenwirken tätig. Dies drückt sich in einem hohen Chlorophyllgehalt, einem hohen Eisengehalt aus. Ferner enthält die Wurzel viel Saponin. Dies ist eine merkurielle Substanz, die durch ihre starke Fähigkeit zur Schaumbildung von Prozessen rhythmischer Zusammenfügung des Flüssigen mit dem Luftförmigen Zeugnis ablegt. Näheres darüber a. a. O. – Saponine wirken auf das Drüsenleben, auch das der Verdauungsdrüsen. Ferner sind im Spinat Sekretine vorhanden, welche besonders die Absonderungen der Bauchspeicheldrüse anregen. Auch eine Reihe von Vitaminen (Provitamin A, Vitamin B, B_2, B_6, Vitamin C, im Sommer auch etwas Vitamin D) sind in dieser diätetisch so wichtigen Pflanze enthalten. Ein nicht unbeträchtlicher Gehalt an Oxalsäure (den man als abstumpfendes Gefühl an den Zähnen spürt) spricht von der Überwindung von Stockungsprozessen im Ätherischen. – Vom Spinat darf man also eine starke Anregung und Hinorientierung der Verdauung auf die Eisenprozesse erwarten, die ja in der Blutbildung gipfeln. Der an perniziöser Anämie Erkrankte läßt gewisse Zerfallstendenzen des Verdauungsstoffwechsels in die Blutbildeprozesse hineinschlagen. Geeignete Präparate aus der Spinatwurzel werden diesem entgegenwirken können.

Rudolf Steiner hat die Spinatwurzel erstmalig in den Heilmittelschatz eingeführt. Er empfahl sie, außer anderen Mitteln, zusammen mit einer Auskochung aus Sassafrasholz zur Behandlung der perniziösen Anämie.

Salicornia europaea*, der Queller

Auf der Landseite der Nordseeinseln im flachen Gewässer üppige Wasser-Wiesen bildend, aber auch an vielen Seeküsten verbreitet, sei der Queller hier nur deshalb erwähnt, weil er ganz extrem das Bild des Salzprozesses im Pflanzlichen darstellt. Das grüne, rötlich überlaufene Kraut sieht glasartig durchscheinend wie eine oberirdische Wurzel mit gedunsenen stengeligen Gliedern aus. Blatt und Blüte sind für den Augenschein verschwunden: so aufs äußerste sind beide reduziert. Das getrocknete Kraut könnte durch seinen hohen Kochsalzgehalt wohl als vegetabilisches Salz gelten.

*

Der Leser, der in sein Empfinden für Bildekräfte aufgenommen hat, wie das Urpflanzliche sich gestaltet, ja verzerrt, wenn es die mineralischen Salzprozesse im Übermaß in sich wirksam werden läßt, möge zum Ausgleich Pflanzenfamilien betrachten, die dem entgegengesetzten Pol im Übermaß sich verbinden: dem

---

* = Salicornia herbacea.

Tierwesenhaften. Hypertrophiert bei jenen das Wurzelhafte, so bei diesen das Blütenhafte; dafür verkümmert der Wurzelprozeß, Schmarotzerblüten müssen sie werden, indessen jene die Blütenhaftigkeit fast verlieren. Man stelle dem Queller in Gedanken etwa eine tropische Baum-Orchidee (eine, die auf Bäumen schmarotzt) entgegen mit ihrem betörenden Duft, ihrer tierartigen Blüte, der Farbigkeit, die Astralsphären fast aurisch verkündet: und man wird an diesen Bildern, die das Leben vor das Auge zaubert, die Fähigkeit steigern: *durch die Bilder zu den Bildekräften durchzustoßen.*

HAHNENFUSSGEWÄCHSE (RANUNCULACEAE)

Der Typus

Die Hahnenfußgewächse zeigen in ihren etwa 1200 Arten plastische, vieler Formen und reicher Formverwandlung fähige Gestaltung. Die Grundgesetze der pflanzlichen Metamorphose kann man an ihnen besonders gut studieren. Etwas Überquellendes, wenig in Zahl und Form hinein Gebändigtes eignet ihnen; pedantische Starre ist ihnen fremd. Intensive Begegnung des Wäßrigen mit dem Luftig-Lichten lebt in der Dynamik des Typus, wie sich solche am reinsten im Frühjahr ergibt. Das aus der Winterstarre eben erst befreite Wasser und die stürmisch bewegte frühlingsfarbige Luft – sie sind die Elemente, aus denen der Typus sich das Material zu seinen Ausgestaltungen holt. Die aus dem Winterdunkel in die wachsende Helle tretende Erde mit ihrer sich öffnenden Wäßrigkeit, der mit dieser Erde sich wieder verbinden wollende Kosmos – Mondenkräfte und Sonnenkräfte – wollen sich im Ranunculaceentypus harmonisch zusammenweben, und so sind die Hahnenfußgewächse vor allem Pflanzen des Frühlings, der gemäßigten Zone, der hellen, feuchten, offenen Landschaften, der Wiesen, Auen, Waldränder, Almen. Ins Wasser wagen sich die einen, hoch in die Lichtwelt der Gebirge steigen die anderen, wenn nur Feuchtigkeit nicht fehlt; besiedeln Bäche, Quellgründe, von Gletscherschmelzwasser getränkte Fluren. Vor stärkerer Hitze der Gegend oder der Jahreszeit ziehen sie sich in die Wälder, die Waldwiesen, klettern wohl auch dort lianenhaft lichtsuchend zur Höhe; Bäume werden sie nicht. Den noch nicht vom Laub verschatteten Frühlingswaldboden schmücken manche mit Blüten, andere suchen Hecken und Gebüsch. Die Tropen fliehen sie. Wird es heißer, trockener in ihren Wuchsorten, so ziehen sie sich wieder in sich selbst zurück, in Samen oder Wurzelstöcke unter die Erde. Ebenso wie die tropische Brutwärme fliehen sie die trockene Hitze der Wüsten, aber auch den tiefen Schatten. Zu Salzpflanzen werden sie nicht, ebensowenig stauen sie das Wäßrige zu sukkulenten, kakteenähnlichen Formen oder vertrocknen distelartig; aber auch Schmarotzerpflanzen gibt es keine unter ihnen.

Das frühlingshafte Kräftespiel, das dem Typus am reinsten entspricht, drückt sich in all seiner Mannigfaltigkeit, in seinen Variationsmöglichkeiten im Wasser-, Luft- und Licht-Organ, im *Blatt* der Hahnenfußgewächse sehr deutlich aus. Sowohl wenn man die Blätter der *verschiedenen* Hahnenfußarten, als auch wenn man die Blätter des gewöhnlichen Wiesenhahnenfußes, von der Wurzel bis zur

Blüte, in ihrer Aufeinanderfolge nebeneinander legt, kann man an ihrem lebendigen Gestaltwandel die Einzelheiten dieses Kräftespieles ablesen. Die plastisch gerundeten Umrisse der Grundblätter künden von der vorwiegend im Flüssigen webenden Bildekräftewelt. In einem sehr wäßrigen Milieu lebende Hahnenfußgewächse, wie die Sumpfdotterblume, bilden sogar nur solche Blattformen. Die höher am Stengel gebildeten Blätter des von uns erwähnten Wiesenhahnenfußes (Ranunculus acer) gliedern sich mehr nach dem Strahligen hin, Luft und Licht gewinnen mehr Einfluß auf die Gestaltung. Zuletzt wird die Blattgestalt zum Zipfel, zum Faden aufgelöst. Ranunculaceen, die trockenere, luftige Umweltswirkungen sich auswählen, bringen nur solche fiederige, «zerluftete» Blätter hervor – wie das Frühlingsadonisröschen, die Küchenschelle, Nigella (Gretl im Busch).

Dieses Spiel lebendiger Gestaltverwandlung macht auch vor der Blüte nicht Halt, sondern gleitet auf mannigfaltige Weise gleichsam unversehens in die Blütenbildung hinein. Hochblätter häufen sich um die Blüte, werden gelegentlich kelchartig zusammengefaßt (Leberblümchen). Kelch- und Blumenblätter sind oft gar nicht zu trennen. Mannigfach geformte Nektarblätter stellen sich in die Überfülle der Staub- und Fruchtblätter hinein, die für die Ranunculaceen so charakteristisch ist. Wie ohne Schleusen bricht ein Strom quellenden Lebens und ungebändigter Fülle aus dem unteren Vitalpol von Wurzel und Sproß als ein *dionysisches* Element in das Gebiet des «oberen» Pflanzenlebens, in dem Wärme und Licht, Maß und Form auf *apollinische* Art herrschen sollten. Ein starker Blütenprozeß ergreift diese Lebensfülle; die Hahnenfußgewächse sind viel- und schönblütige Pflanzen mit leuchtenden, mindestens schimmernden Farben, über denen immer ein Glanz des Feuchten liegt. Selbst wenn sie sonnenhaft gelb strahlen, ist es doch mehr der feuchte Widerschein des Sonnenbildes im Wasser, als der unmittelbare Glanz des Gestirns. Nicht derb-gesättigte Sommer-, sondern zarte Wasserfarben des Frühlings eignen ihnen. Starke Düfte bringen sie nicht hervor. Wohl aber reichlich Nektar, der in eigenen Honigblättern sich sammelt. Erst im Reifeprozeß, in der Fruchtbildung, versiegt das flüssige Hinauffluten, und zwar gründlich; trockene Kapseln oder Schließfrüchte herrschen vor.

*

Was sich an Bildekräfteeigentümlichkeiten in so mannigfaltigen Gestaltsmetamorphosen ankündigt, schafft sich ein Abbild auch in entsprechenden Stoffmetamorphosen. Der im Flüssigen webende Lebens-Chemismus nimmt die Einschläge des Lichten, Luftigen, der Wärmeprozesse in sich auf; was aus dem «unteren», in Wurzel, Sproß und Blatt vorwiegenden, erden- und mondenhaften Pflanzenpol kommt, wird durchkraftet von dem «oberen» sonnenhaften, im Blütenreichtum sich ausdrückenden Pol. Es kommt zur Bildung scharfer, entzündlich wirkender, sehr flüchtiger Stoffe, die häufig beim Trocknen verschwinden. (Sonst würde die große Zahl in unseren Wiesen wachsender Hahnen-

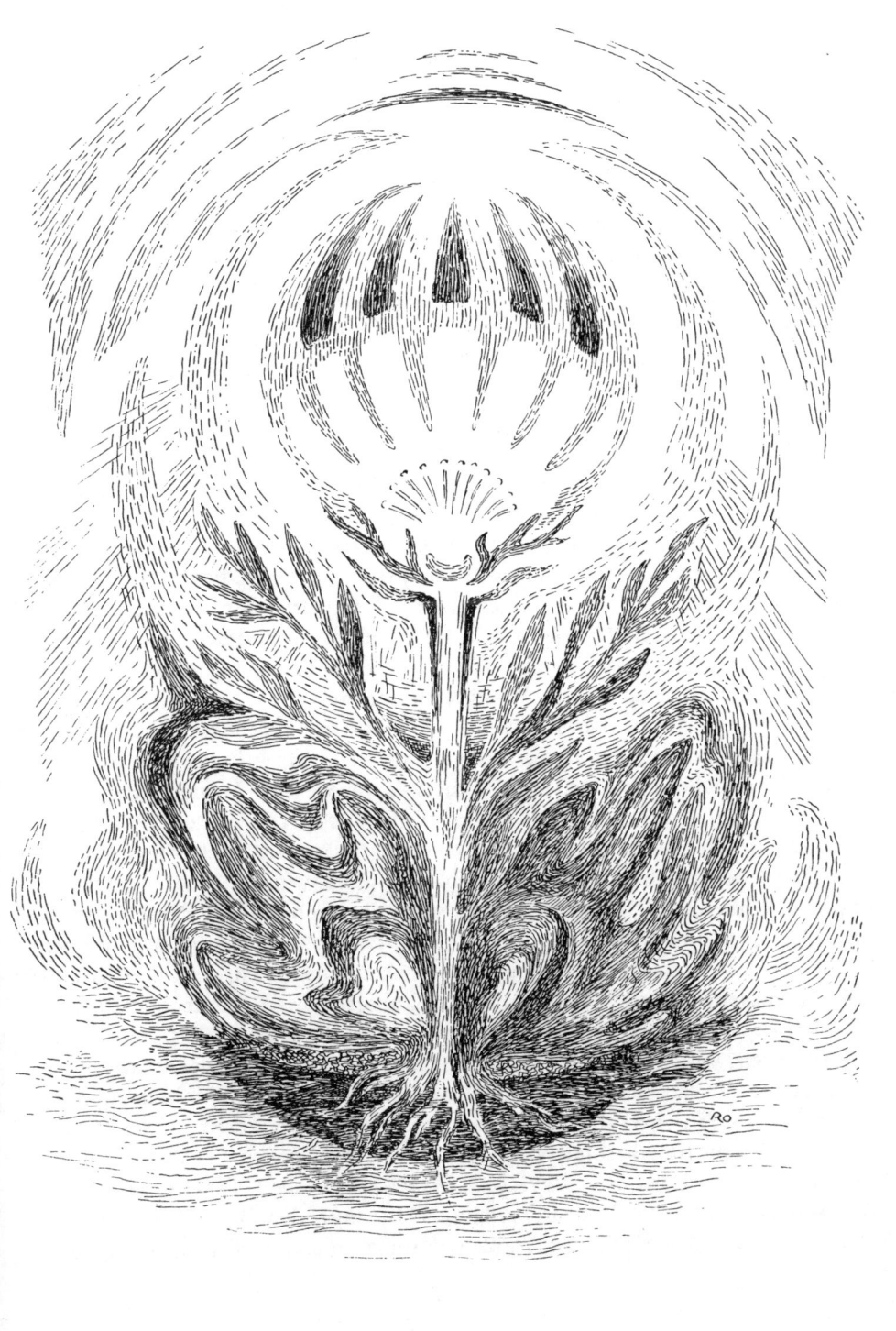

fußarten das Heu vergiften.) Nach all den bisher entwickelten zahlreichen Pflanzenbetrachtungen wird der Leser die zu solcher intensiver Blütenhaftigkeit dazu gehörenden Astralprozesse nun selbst erkennen. Diese führen bei gemilderterem Eingreifen der Astralsphäre in das ätherisch-physische Pflanzenhafte zu *flüchtigen* Giftstoffen wie Anemonin und seinen Verwandten; bei stärkerem Eingreifen aber zur Bildung stärker *fixierter*, intensiver wirkender alkaloidischer Giftstoffe wie Akonitin, Calcatrippin, Delsolin etc. – je nach der Pflanzenart. (Siehe die folgenden Ausführungen.)

*

Es möge nun ein Überblick gegeben werden darüber, wie der Typus sich entsprechend den Kräften der einzelnen Jahreszeiten in die einzelnen Ranunculaceen-Arten gleichsam auffächert und verkörpert. Zu den Jahreszeiten kommen dabei noch die gestaltenden, modifizierenden Einflüsse der «Äthergeographie» des Standortes. In Zeit und Raum legt sich der Typus auseinander.

Der Reigen beginnt mit *Eranthis hiemalis*, dem Winterling, dem Krokus unter den Hahnenfußgewächsen, der aus der Feuchte eben erst zerschmolzenen Schnees die drei Blätterhände mit der hellgoldenen Blüte in die erwachenden Luft- und Lichtströme streckt. *Caltha palustris*, die Sumpfdotterblume, strahlt uns sodann aus den feuchten Senken frühlingssonnenüberstrahlter Wiesenbäche entgegen, aus dem Schattig-Wäßrigen die runden, plastischen, bläulichen Blätter, aus dem Sonnenhaften die große sattgelbe Blüte bildend. Das Wäßrige mäßigt sich nun, das Luftige wird stärker: Schon teilen sich die Blätter feiner auf, der Wuchs wird höher, die Honigblätter schmäler, ein feiner Duft kündet sich zart an, edler formt sich die rosenartige Blüte: die *Trollblume* steht vor uns. *Anemonen* begleiten sie, den trockeneren Boden suchend, während jene in strotzender Wiesenfülle steht. Aus dem Feucht-Üppigen dem Luftigen entgegengerückt, führen sie den Namen *Windröschen* mit Recht. Die Blätter werden fein geschlitzt, fiedern sich, rücken hoch den Stiel hinauf der Blüte entgegen, ja, umschließen sie kelchartig. Die Honigblätter verschwinden. Das Melancholische von Wintererde und Winterwasser wird überwunden von der Frühlingsluft. Die dunkeln, nickend-schweren *Küchenschellen*blüten haben den Winter noch etwas im Hintergrund; die mittelmeerischen Anemonen, derb und farbenprächtig, muten auch noch melancholisch an, unsere *Windröschen* aber sind schon ganz leicht und schwebend. Indessen haben sich die vielen Arten *Ranunculus* angeschlossen; mit dem *Scharbockskraut*, Ficaria verna, angefangen, das unter schattig-feuchten Hecken seine rundlichen Blätter an den Grund schmiegt, seine vegetativen Kräfte brutknollenbildend unter der Erde auslebt, jedoch mit schlankblättrigen Blüten sonnenhaft nach oben strebt. Sogar im Wasser finden wir nun Ranunculaceen, z. B. *Batrachium, Ranunculus fluitans*, Pflanzen mit weißen Blütchen und unter der Wasseroberfläche fädig flutenden Blattfiedern, die auf dem Wasser zu nierenförmigen, runden Formen zusammenfließen, wie es sich für «Wasserblätter» geziemt. Weit und breit findet man nun weitere Hahnenfußarten; die Jahreszeit bejaht sie. Die Schmelzwasser der Gletscher, die Schneeränder der Gebirgskare, die Ufer der Bergbäche, nasse Wiesen, Sumpfgefilde – sie alle bringen spezifische Arten dieser Familie hervor. Wir erwähnen nur einige charakteristische, um die ganze Fülle ahnen zu lassen: *Ranunculus Thora*, eine Pflanze der Alpenfelsen, mit runden, nierenförmigen Blättern; *Ranunculus pyrenaicus*, auf Alpenmatten heimisch, mit tulpenartigen Blättern; *Ranunculus sceleratus*, mit spateligen Blättern; *Ranunculus acer*, mit eisenhutähnlichen Blättern. In Asien wächst ein Heer schöner, anemonenähnlicher Hahnenfüße, mit weißen, gelben, roten, braunen Blüten. Ranunculus ist mit 250 Arten die größte Gattung der Familie, und wir haben hier ohne Zweifel *den Schwerpunkt der Ranunculaceen* vor uns, die Gattung, in der sich der Typus am reinsten ausprägt. – *Adonis vernalis* gehört noch ganz dem Frühjahr; doch hat das Adonisröschen mit seiner Vorliebe für trockene Kalkhügelwiesen sich der gemäßigten Feuchte, aber dem überwiegenden Luftelement verschrieben, dementsprechend seine Blätter aufs äußerste aufgefiedert zu einem knappen, feinen, grünen Federwerk und damit einem mächtigen Blütenprozeß den Weg gebahnt, in dessen sonnenhaftem Leuchten es aufgeht. Eine starke Spannung zwischen ätherischen und astralischen Kräften, die auch in der Bildung besonderer Giftstoffe, herzwirksamer Glykoside, ihren Ausdruck findet. – Die *Päonien*, Pfingstrosen, führen weiter ins Jahr, näher seinem Höhepunkte entgegen. Da wird das Pflanzliche schon derber, materieller. Krautig-üppig im Ineinanderweben von Wasser und Luft, aber schon von Wärmeprozessen durchdrungen, steht die plumpe Schönheit der «Bauernrose» zu Pfingsten vor uns. Der Typus bekommt in den Päonien die Einschläge des Sommerlichen, Wärmehaften. Die Pfingstrosen fangen sogar an zu duften; je feiner die Blätter durchluftet sind, desto feiner ist auch der Duft, der vom maiglöckchenartigen bis zum rosenverwandten bei den edelsten chinesischen Arten sich steigert. Auch die nun häufigere rote Farbe der Blüten kündet vom sommerlichen Wärmefeuer – doch bleibt es immer ein «wäßriges Feuer».

Die verschiedenen Arten der Wiesenraute, *Thalictrum*, seien nun erwähnt, die sommerliche, feuchte Wiesen zieren. Höher, staudenartig, erheben sich diese Gewächse vom Boden; ihre Akelei-ähnlichen Blätter verraten in ihren Formen, daß nun ein Gleichgewicht zwischen rundenden und fiedernden Tendenzen erreicht ist. Dafür sind die Blüten ganz dem Luftbereich angebildet, denn sie haben keine Blumenblätter mehr, nur eine Überfülle von Staubgefäßen; der *Wind* bestäubt sie und verbreitet auch die geflügelten Früchte. – Die *Akeleien*, Boten des Frühsommers, sind indessen auch erblüht. Ihr Blütenprozeß zeigt aber einen neuen Einschlag. Statt der allseitig symmetrischen, schalen-, stern-, kelch- oder glockenartigen Form der bisher betrachteten Hahnenfußgewächse wird nun etwas offenbar, das auf mannigfache Weise *einstülpt*, umschließt, Schlund, Helm, Rachen bildet. Unter dem Einfluß solcher Gestaltungskräfte streckt sich die Blüte in die Waagrechte hinaus, wird dabei einseitig, symmetrisch und nimmt in Gestaltungsrichtung und Gestaltungsform etwas in sich sichtbar auf, das sie von den rein pflanzlichen Bildegesetzen entfernt und denen des Tieres annähert. Noch stärker als bei den Akeleien zeigen dies die sommerlichen *Rittersporne* – deren Blütezeit mit Johanni beginnt. Hier bauen sich aus den Sommerkräften hohe Stauden mit stark gegliederten und strukturierten Blättern auf, deren Blüten in ihren Formen Tierbewegung und Tierform in sich aufnehmen. Waagrecht nach hinten stülpt sich das hintere Kelchblatt zum Sporn ein, tief in diesen Sporn senken sich zwei Nektarblattschläuche. Auch in den inneren Stoffbildeprozessen öffnet sich diese Pflanze den astralischen Wirkungen, was in der Bildung eigener Alkaloide zum Ausdruck kommt. – *Aconitum*, der Eisenhut, der sommerliche Höhepunkt des Typus, bildet sich zur Blüte, wenn die äußere, kosmische Astralisierung der Atmosphäre ihren Höhepunkt erreicht hat. (Denn das ganze Jahr kann wie ein ätherischer Pflanzenprozeß angeschaut werden, der sein Mineralisch-Wurzelhaftes im Winter, sein Pflanzenhaft-Ätherisches im Frühling, sein Blütenhaft-Astralisches im Sommer, sein Fruchtendes im Herbst hat.) Diese hoch und doch gedrungen gewachsene Pflanze weist ein Maximum an formenden Kräften innerhalb der Ranunculaceen auf. Straffe Bestimmtheit gestaltet die Blätter. Das Wäßrig-Schwellende ist unterhalb zur Knolle gestaut und zurückgehalten, hat oberwärts nicht mehr viel zu bedeuten. Ins Waagrechte streckt sich die Blüte, ihre ganz aus der Bildekraft des umhüllenden Blau geformte Helmgestalt formt den Kopf des anfliegenden Insektes ab, empfängt ihn gleichsam und setzt den sich spiralig aufrollenden Saugrüssel in die spiraligen Windungen der nach hinten eingeweideartig sich einkrümmenden Nektarien ins Pflanzliche hinein fort. Gebirgsbäche, die über kieseligen Grund durch Almwiesen laufen, deren Ufergebüsch das Lichtübermaß etwas abdämpft und einen Bezirk schafft, in dem Gleichgewicht zwischen Helle und Dunkel, Feuchtigkeit und Luftigkeit herrschen, bilden jenen Zusammenklang von Lebensraum und inneren Bildekräften, der einen Lieblings-Wuchsort der Pflanze darstellt.

Mit der *Clematis*-(Waldreben-)blüte neigt sich der Sommer bereits dem Herbst zu. Mehr Erdenkräfte nimmt dieses holzige, lianenartige Gewächs auf; zur Baumwerdung reicht es allerdings nicht. Die artenreiche Gattung bewohnt Wälder, aber auch Steppen, Gebirgsgegenden der gemäßigten Zone, findet sich jedoch auch in den Tropen: durch beide Amerika, Afrika, Madagaskar, Südasien, Neuseeland. Der Ranunculaceentyp ist in den Clematisarten erdenhafter geworden, nicht mehr so stark an die Äthergleichgewichte gebunden, die für das Frühjahr und somit für die gemäßigten Zonen charakteristisch sind. Die Blätter sind fester, formstarrer als bei den krautigen Arten. Schöne Blüten, deren Farbigkeit durch das ganze Spektrum geht, finden sich. Charakteristisch sind auch die während des Reifens der Früchte lang auswachsenden, seidenhaarigen Griffel, in denen die allgemeine Längenwachstums-Tendenz, die durch das Blütewerden vorübergehend zurückgedrängt war, noch einmal auflebt.

Helleborus beendet den Reigen oder beginnt ihn wieder. Helleborus niger gehört dem Winter an, Helleborus foetidus und viridis dem Frühjahr. Näheres sei den folgenden Einzeldarstellungen medizinisch wichtiger Arten vorbehalten. Hier sei nur darauf hingewiesen, daß der Typus bei der Christrose stark modifiziert wird durch den Anteil der Winternatur an ihrer Bildung.

Heilpflanzen der Ranunculaceen

Pulsatilla pratensis, die Wiesenküchenschelle

Wir haben schon erwähnt, daß die Küchenschelle den allgemeinen Anemonentypus in der Art abwandelt, daß das gefiederte Blatt bis zum Fadenförmigen zerteilt wird und damit das stärkere Eingreifen des Luftförmigen bildhaft zum Ausdruck bringt. Trockenere Wiesen, steinigere Hänge, denen aber die Winterfeuchte noch nicht fehlt, werden dementsprechend zum Standort dieses Frühjahrblühers. Während die gewöhnlichen Anemonenarten ihre Blüten als Schalen weit geöffnet der Sonne senkrecht entgegentragen, neigt die Pulsatilla eine tief eingestülpte Glocke schwer zur Erde; ihre Farbe erdunkelt zum tiefen, fast schwärzlichen Violett. Die Astralsphäre der Frühlingsatmosphäre will also nicht nur die Blätter durchluften, sondern darüber hinaus durch Einsenkung in die Blüte zu so etwas wie einer Organbildung ansetzen. Das Astralische greift stärker ein als bei den gewöhnlichen Anemonen. Die Pulsatilla ist darum giftiger als diese, aber auch als Heilpflanze wichtiger. – Hat sich der Blütenimpuls ausgelebt, so hebt sich der Blütenstand wieder aus der Schwere, richtet sich senkrecht auf, auf die Einhüllung folgt eine Ausstülpung, die Früchte wachsen in die Länge, werden zu geschwänzten, federigen, auseinanderstrahlenden, luftigen Gebilden.

Die Wirkung von Pulsatilla-Auszügen geht auf die Eingliederung des Astralleibes in die Flüssigkeitsorganisation, die vom Ätherleibe vorzugsweise durchdrungen ist, und zwar auf die «frühlingshafte», zur Zeit der Pubertät erfolgende Eingliederung des Astralleibes in das rhythmische System, aber auch in den Sexualrhythmus, die beide diesen neuen Wesensgliedereinschlag in sich aufnehmen müssen. Das blühende Kraut enthält ja die Impulse, die in rhythmisches System und Sexualregion des Stoffwechselsystems ganz allgemein gesehen ihre Wirkungen schicken. Menschen, die Schwierigkeiten haben, ihre Flüssigkeitsorganisation richtig zu durchluften und durchzuastralisieren sowie genügend zu durchwärmen, melancholische Naturen mit der Neigung zu Tränenausbrüchen, vorwiegend weiblichen Geschlechtes, stellen eine Konstitution dar, die auf Pulsatilla als Heilmittel besonders anspricht. Kein Wunder, stellt sie doch das pflanzliche Gegenbild dieser Konstitution dar.

Außerdem hat die Pulsatilla – wenn auch in abgeschwächtem Maße gegenüber den anderen Anemonenarten sowie den Ranunculusarten – eine hautreizende, sulfurisch-entzündliche Wirkung. Das Anemonin und Protoanemonin ist der flüchtig-entzündliche Träger dieser Wirkung. Man hat darum Actaea spicata (Christophskraut), Anemone nemorosa (Buschwindröschen), Caltha palustris (Sumpfdotterblume) gelegentlich zur Einleitung von Heilentzündungen benützt.

Adonis vernalis, das Frühlings-Adonisröschen

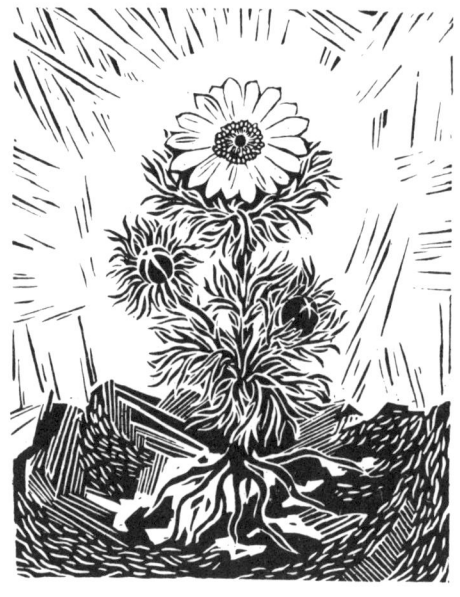

Auch diese Pflanze gehört, wie bereits erwähnt, dem Frühjahr mit seinem Gleichgewichtssuchen zwischen Fest-Flüssigem einerseits, Luftig-Wärmehaftem andererseits, an. Die trockenen Wiesen sich rasch erwärmender Kalkhügel liebt sie; aus ausdauerndem, kräftigem Wurzelstock treibt Adonis die feinst zerfiederten Blätter zu einem knappen Krautwerk heraus, das sich mit den sehr großen endständigen, leuchtend hellgelben Blüten krönt. Aufrecht, weit in der Sonne geöffnet, ihr sich entgegenwendend, gleichen sie selbst dem Sonnenbild, aber im Pflanzensaft wäßrig gespiegelt. Ein starkes Ineinanderkraften von Ätherischem und Astralischem drückt sich in dieser Pflanze aus.

In allen ihren Teilen hat man herzwirksame Glykoside gefunden. Das Herz ist das Mittel- und Ausgleichsorgan zwischen der oberen und der unteren Organisation des Menschen. Erstere mit ihren Mineralisierungs- und Abbauprozessen kann man als ein Winterliches, letztere mit ihren Durchwärmungs- und Aufbauprozessen als ein Sommerliches im Menschen ansprechen. Die rhythmische Organisation entfaltet sich dazwischen in fortwährendem rhythmischem Wechsel; einatmend als Frühlingshaftes, den Stoffwechselprozessen Entgegenstrebendes, ausatmend als Herbstliches, den Haupt-Sinnes-Nervenprozessen sich Annäherndes. In der Einatmung ergreift der Astralleib den Ätherleib, in der Ausatmung trennt er sich wieder von ihm. So ist es im Menschen; in entsprechenden kosmisch-irdischen Gegenprozessen steht Adonis. Die kräftige Wurzel, die mächtige Blüte, welche das Frühlingssonnenhafte in einer Weise in sich trägt wie wenige andere Pflanzen, und das beide miteinander verbindende Blatt sprechen davon. Wenn die menschliche Flüssigkeitsorganisation aus der «inneren Sonnenwirkung» des Herzens herausfällt, sich staut, Hydrops, Ascites auftreten, besonders bei Fettherzen, hat Adonis als Heilmittel seinen Platz gefunden.

Wie der Uterus als ein in die untere Region metamorphosiertes Herz aufgefaßt werden kann, so ist Pulsatilla gleichsam der Adonis der unteren Organisation und Adonis die Pulsatilla der mittleren Organisation.

Cimicifuga racemosa, amerikanisches Wanzenkraut;
Cimicifuga foetida, europäisches Wanzenkraut

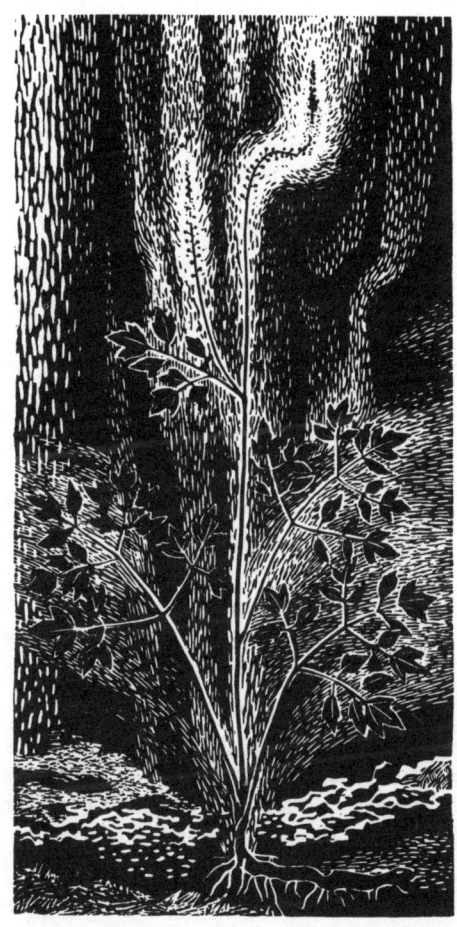

Diese an feucht-schattigen, jedoch dem Licht genügend geöffneten Bergwäldern Europas, Asiens und des atlantischen Nordamerika wachsende, schmale, hohe Pflanze mit den kerzenähnlichen, schlanken, langen Blütenständen zeigt in ihrem ganzen Wuchs den Übergang der frühlingshaften zu den sommerlichen Bildekräften an. Sie streckt sich vom Boden weg bis zu 2 m in die Höhe und hebt aus den großen, mehrfach gefiederten, langgestielten Laubblättern die sehr lange Blütentraube. Dieser aus der Kraft des Stengeligen gebildete Blütenstand wirkt wie aus lauter Staubfäden gebildet, eine Blütenstaubrakete, da die Blütenhülle bald abfällt. Der Blütengeruch, frisch honigartig, schlägt bald nach dem Üblen um.

Wir erwähnten wiederholt, daß in den Ranunculaceen Monden- und Sonnenwirkungen sich harmonisch verbänden. Wir finden dementsprechend unter ihren therapeutischen Wirkungen solche auf die mondenrhythmentragende Sexualsphäre ebenso gut wie solche auf die sonnenhafte Herz- und Kreislaufsphäre. Cimicifuga ist als Mittel gegen Amenorrhoe, Dysmenorrhoe, als den Uterus zu seiner rhythmischen Tätigkeit für die Geburt anregendes Mittel geschätzt. Es hilft der Wiedereingliederung des Astralleibes in die Gebärorgane nach der Geburt, aus denen dieser während der Schwangerschaft weitgehend herausgedrängt ist.

Paeonia officinalis, Pfingstrose

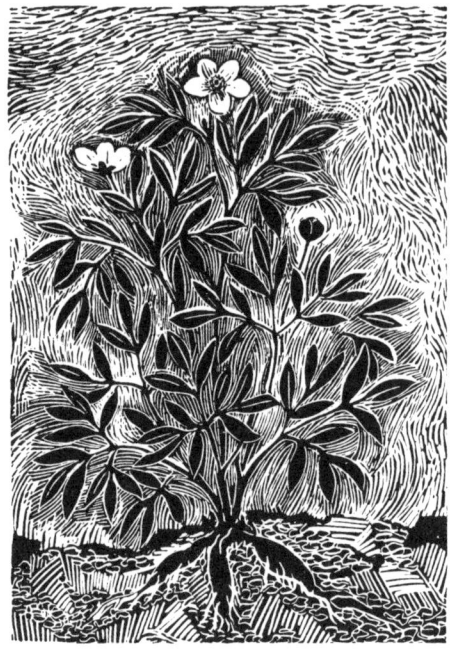

Nicht mehr überwiegend Wasser und Licht-Luft begegnen einander, sondern von unten her dringt das Erdige, von außen her das *Wärmehaft-Kosmische* stärker ein. Das Kraut strafft sich zur Staude, das Wäßrig-Üppige entzündet sich in der roten Blüte, maiglöckchen-, rosenähnliche (wenngleich viel derbere, unvollkommenere) Düfte werden gebildet, besonders von den feinblättrigen ostasiatischen Arten. Der beginnende Sommer spricht sich in der Ranunculaceenfamilie als Pfingstrose aus.

Unsere Pfingstrose ist südlich der Alpen heimisch, sie liebt lichte, buschige Abhänge, Karstheide. Das Schwellende des Wasserelementes kann sie nicht verleugnen, es gibt ihrem aufstrebenden Wuchs etwas Bäurisches, doch sind die mehrfach gefiederten Blätter mit ihrem dreieckigen Gesamtumriß und den dreieckigen Teilfiedern ins Luftige und Lichte hineingebildet. Derb schwillt die Blüte, in die ihr zugedachte Blumenblattfünfheit drängt sich das Blatthafte von unten herein, verwandelt die Staubgefäße in eine schwankende Vielheit von Blumenblättern: Die Blüte «füllt» sich. Die quellende Fülle des Unteren dringt leicht in das Obere. Aber die Pflanze wird bereits im Blatt stärker gestrafft, verfestigt, geformt, als die bisher betrachteten Hahnenfußgewächse uns dies zeigten. Und das Luft-, Licht- und Wärmehafte schenkt in der Duftbildung etwas, was im Bereich der Ranunculaceen äußerst selten ist. Diese wollen eigentlich im Spiel zwischen Wasser und frühlingshaftem Licht bleiben; das Wärmehafte soll sie nur berühren, nicht in sie eindringen, soll nur ihre Früchte reifen, nicht aber ihre Blüten aromatisieren. Die Päonie geht etwas über diese Grenze hinaus.

Aber nicht nur das «Obere» dieser Pflanze will betrachtet sein, sondern auch das «Untere», die Wurzel. Es schwillt diese nämlich bald knollig, bald rübig an und nimmt einen wenn auch schwachen, doch in der Familie ungewöhnlichen aromatischen Einschlag in sich auf. Dieses Hinunterwirken mag zu der mythischen Legende der Griechen Anlaß gegeben haben: Päon, der göttliche Heiler, habe mit dieser Wurzel Pluto, den Gott des Unterirdischen, geheilt.

Die Heilwirkung dieser Pflanze geht auf Ordnung und Beherrschung des Flüssigkeitsorganismus durch das Seelisch-Geistige, falls dieser sich den Impulsen des Ätherleibes, der Welt kosmischer Leichte, entzogen hat und der

Schwere als Ödem oder Ascites verfallen ist; zusammen mit der Kardobenediktendistel hat Rudolf Steiner die Wurzel der Päonie als Heilmittel gegen solche Zustände angegeben.

Eine weitere, aber alte Verwendung ist die bei kindlichen Krampfzuständen der oberen Organisation, insbesondere den «Gichtern». (Dadurch wurde die Pfingstrose später, wohl irrtümlich, auch bei Gicht verwendet.) Das abnorme Eingreifen der Schwefelkräfte ins Untere, ins Wurzelgebiet, hat wohl auch die «therapeutische Phantasie» alter Heilkundiger angeregt, die Wurzel zahnenden Kindern umzuhängen, um den Zahn in gesunder Weise, unter Freiwerden des Ätherischen, ins Mineralisch-Physische heraustreten zu lassen.

Schließlich ist die Wurzel der Pfingstrose auch zur Behandlung der Epilepsie in Gebrauch gewesen. Der geisteswissenschaftlichen Forschung ergibt sich bei Epilepsie ein Zurückstoßen der höheren Wesensglieder durch das Gehirn, das an solchen Stellen nicht mehr ein Spiegel für die Bewußtseinsprozesse und deren Entfaltung ist. «Es treten epileptische Zustände ein, weil durch die abgeschwächte (nach anderer Seite beanspruchte! Der Referent) astralische Tätigkeit im Kopforganismus die dort hingehörige ätherische zu stark angespannt wird»*. Die im allgemeinen auf die Kopforganisation wirkende Wurzel, die in unserem besonderen Falle einer ätherischen Stauung in ihrem anschwellenden Wachstum unterliegt, wird im angedeuteten Falle ihre Wirkung dort entfalten können, wo die ätherische Organisation mit den durch sie hindurch wirksamen höheren Wesensgliedern sich am Physischen des Gehirns staut.

Clematis recta, aufrechte Waldrebe

Dieses ausdauernde, meterhohe, im Gegensatz zu seinen nächsten Verwandten *nicht* kletternde Kraut gehört ebenfalls dem Sommer an. Es verfolgt die großen Stromläufe, Elbe, Weichsel, Donau und verbirgt damit keineswegs die allgemeine Beziehung der Ranunculaceen zum Wäßrigen; aber in diesen Gebieten bevorzugt es Kalk, trockene, buschige Abhänge, Felsen. Aus dem knotigen Wurzelstock erhebt sich der zwischen Krautigem und Holzigem sich haltende Sproß mit den gegenständigen, einfach gefiederten Blättern; er endet in einem sehr reichblütigen, luftig-duftigen Blütenstand (aus Trugdolden zusammengefügten hohen Rispen). Durch die Blüte aufgehaltenes Längenwachstum lebt sich in den federigen Griffelschwänzen aus. Die vierblättrigen Blüten sind schön weiß.

Man versuche in Gedanken, sich aus der Frühlingspflanze Pulsatilla die Sommerpflanze Clematis herauszumetamorphosieren. Erdenhafter, verfestigter, derber wird das Gewächs werden müssen, höher, aufgelockerter, aufgelöster der Blütenstand. Das entzündliche Prinzip wird kräftiger, es ruft Hautentzündungen mit Blasenbildung hervor; dies wurde zur Einleitung ableitender Heil-

---

* Dr. Rudolf Steiner, Dr. Ita Wegman: «Grundlegendes für eine Erweiterung der Heilkunst nach geisteswissenschaftlichen Erkenntnissen», 15. Kapitel.

entzündungen früher verwendet. Wie aber die Pulsatilla ein Heilmittel der weiblichen Genitalsphäre, so ist Clematis recta bei Erkrankungen der männlichen Genitalsphäre durch die homöopathische Medizin in Verwendung gekommen. Orchitis, Epididymitis, Hodenschwellungen und -Verhärtungen werden hier genannt. (Die weiblichen Geschlechtsorgane stehen dem Rhythmischen näher, die männlichen dem Stoffwechselmäßigen; erstere nannte Rudolf Steiner ein «Nebenherz», letztere einen «Nebenstoffwechsel». Kosmisch-peripherische Kräfte wirken in ersteren, tellurische Auflösekräfte in letzteren.) Harmonisierung von Monden- mit Sonnenkräften geht als Prinzip, wie bereits erwähnt, durch die ganze Familie. Diese Harmonisierung läßt den rhythmisch-sonnenhaften Blattprozeß so mühelos in die Blütensphäre eintreten, die in ihren Reproduktionsrhythmen mondenhaft ist. Die Gleichgewichtslage dieser Harmonisierung ist in den Frühlingspflanzen näher dem rhythmischen, in den Sommerpflanzen näher dem stoffwechselhaften Blütenpol zu gelegen, bei jenen kosmischer, bei diesen irdischer.

Aconitum Napellus, der blaue Eisenhut

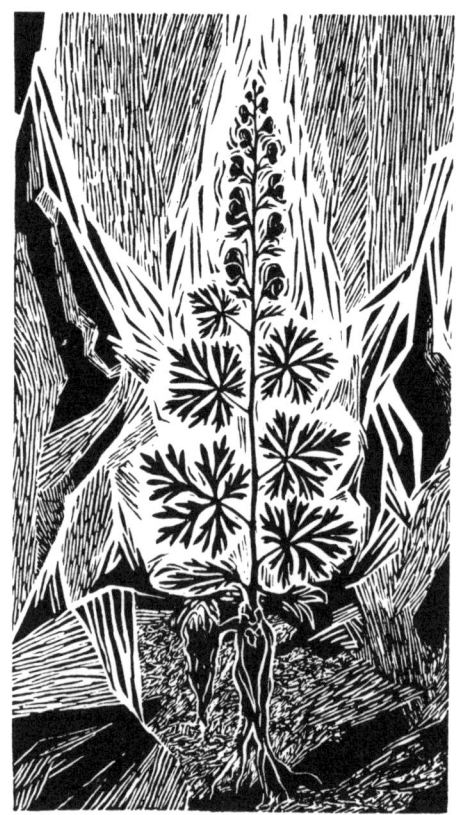

Zwischen 1000 und 2000 m in den Alpen, Vogesen, dem Schwarzwald, den böhmischen Gebirgszügen heimisch, in verwandten Arten aber über die ganze nördlich gemäßigte Zone verbreitet, ist der blaue Eisenhut die Flüsse entlang in die Tallandschaften abgestiegen, wohl auch da und dort als Relikt der Eiszeit zurückgeblieben. Mit seiner Vorliebe für Bachläufe, Wassergräben, Karfluren zeigt er sich als rechtes Hahnenfußgewächs, das Erdenfeuchte und durchlichtete Luft als Entfaltungselemente benötigt. Da seine hochgelegenen Standorte sich länger frühlingshaft erhalten als die schon sommerliche Ebene, finden wir im Eisenhut eine im Juli, August, selbst noch September blühende Pflanze.

In die Jahreszeit des Versprühens, Verloderns, des Aufgehens des Irdischen im Kosmischen und des gewaltigen Eindringens des Kosmischen ins Irdische hineingestellt, mutet der Eisenhut in seiner zusammengerafften, stark geprägten Form, dem Helm und Visier der dunkel-blauvioletten Blüte, wie ein Hort des Sichbewahrens und Erhaltens, ein sich den Verflüchtigungstendenzen widersetzendes Bollwerk ernster Beständigkeit an.

Viel von seinem Bildekräfteleben bewahrt sich der Aconit in der rübenartig aufschwellenden Wurzel, aus der er sich bis anderthalb Meter hoch straff und stracks erhebt. Die in viele spitze Zipfel zerteilten, handförmig gegliederten Blätter bleiben am Stengel, so daß die Senkrechte der Erscheinung stark betont erscheint. Lang und gerade streckt sich auch die reiche Blütentraube empor. Die Einzelblüten stellen sich in die Waagrechte und werden dementsprechend zweiseitig symmetrisch; das oberste Blütenblatt wird aber wieder in die Senkrechte hinaufgezogen, dabei zum Helm eingestülpt. Der Einstülpung schmiegen sich die zwei obersten Honigblätter an (die anderen verkümmern); sie krümmen sich nach innen zu einem kurzen Spiralansatz. Derart wird Kopf und Rüssel der Hummeln empfangen, welche die Blüten befliegen. Die trockenen Kapseln enthalten schwarze dreikantige Samen.

Während das obere Wachstum sich entfaltet, fängt schon ein unterirdisches an sich zu rühren. Die Wurzelrübe beginnt das in sich eigensinnig festgehaltene Leben in einen Seitensproß weiterzugeben, der seinerseits zur Rübe anschwillt. Die alte Wurzel stirbt später ab, die neue wird im kommenden Jahr die blühende Pflanze aus sich hervorgehen lassen. Der Wurzelprozeß hebt sich also als etwas Besonderes aus dem Eisenhutdasein heraus, läßt nur einen Teil des Pflanzenlebens sich nach oben entfalten, zwingt einen anderen, wichtigen Teil dazu, immer im Wurzelgebiet zu bleiben. Der Aconit überbetont sein Wurzel*leben*.

Das in der mächtigen Blütenhaftigkeit sich offenbarende, stark in die Pflanze gedrängte Astralische bringt den Lebens-Chemismus dieser Pflanze in die Richtung der Alkaloidbildung, und so ist Aconitum die giftigste Pflanze unter den Hahnenfußgewächsen und das darin gebildete Aconitin eine der giftigsten Substanzen überhaupt.

Auf dem Hintergrund einer bestimmten Landschaft, die der Ausdruck des Zusammenwirkens ganz bestimmter irdischer und kosmischer Entitäten ist, muß man jede Pflanze sehen; denn sie bildet aus den Kräften des «Hintergrundes» ihr eigenes Kraftwesen und daraus ihre physische Gestalt und Stofflichkeit. Gewinnt man nun aus der betreffenden Pflanze ein Heilmittel, so ergreift dieses keineswegs in gleichmäßiger Art den ganzen Organismus, sondern in differenzierter Art diese oder jene Organgebiete – sozusagen gewisse «innere Landschaften» des Menschlichen. Diese inneren Landschaften sind in gewissem Sinne Gegenbilder zu den äußeren Landschaften, welche die Pflanze hervorgehen lassen. So kann man auf ein «inneres Akonitgebiet» im Menschen hinschauen, wenn dieser – etwa um ein Arzneiprüfungsbild zu gewinnen – durch längere Zeit hindurch kleine Mengen eines Eisenhutauszuges in sich aufnimmt. Dies nimmt sich so aus:

Der Astralleib wird in der Haupt- und Sinnesnerven-Organisation aus dem gesunden Verhältnis zu dieser seiner leiblichen Grundlage für das Empfinden und Wahrnehmen der Außenwelt gebracht. Er wird zu stark in die organischen Prozesse dieser Organisation hineingezogen, von denen er entlastet sein sollte. Das Haupt wird schwindelig, der Trigeminusnerv in seinem ganzen Verzweigungsgebiet (das für sich herauspräpariert einer Eisenhutblüte merkwürdig ähnlich sieht) wird stark schmerzhaft. Die Pupille kämpft, zwischen Vergrößerung und Verkleinerung wechselnd, um die Lichtregulierung. Die Konjunktiva entzünden sich. Gehör und Geruch werden überempfindlich. Die Sinnesorgane, die ja nicht sich, sondern die zu ihnen gehörige Außenwelt wahrnehmen und selbstlos durch sich hindurchströmen lassen sollten, verlieren diese Selbstlosigkeit und beginnen, sich dabei entzündend, schmerzhaft sich selbst zu erleben. Der Kopf wird plötzlich warm, die Wärme strahlt von dort aus in den ganzen Körper. Starkes Schlafbedürfnis tritt auf, der Kopf schmerzt, das ganze Sensorium ist herabgestimmt. Auch die Nervenorgane entwickeln ein Eigenleben, statt dem Wahrnehmungsleben zu dienen. Im Gebiet der Rückenmarksnerven, des Ischiasnervs, treten Schmerzen auf. – Der Verdauungstrakt zeigt folgendes: Der Mund ist bald trocken, bald mit Speichel überfüllt. Die Rachenschleimhaut entzündet sich; Magen- und Darmkatarrh schließen sich an. Im Kreislaufgebiet zeigt sich Pulsbeschleunigung, die Adernwände werden hart. Der Blutfüllungsgrad der Organe wird verändert, zartere Gefäße so blutüberfüllt, daß es zu Blutungen kommen kann. In der Lunge wird dies als starkes Druckgefühl erlebt. Alle Schleimhäute können sich mit Blut überfüllen. Atemnot tritt auf. Die untere Organisation tritt gleichsam aus ihren Ufern, bricht in die obere Organisation, die sich ihr in gewissem Grade entfremdet hat, ein. Hitze- und Kältewellen, erstere mit Schweißausbrüchen, jagen über den Körper.

Aconit wird darum ein kausales Heilmittel überall dort sein können, wo es gilt, die obere Organisation gegenüber der unteren zu stärken, wenn erstere, etwa durch Erkältung, zu stark äußeren Einflüssen unterlegen ist. Grippe, Lungenentzündung, gewisse Rheumaformen, Nervenentzündungen können darum im Eisenhut ihr Heilmittel finden.

Helleborus niger, Christrose

An bebuschten, feuchten, aber steinigen Kalkhängen der Ostalpen, vor allem an ihrem Südabfall, ist als Bergpflanze mittlerer Höhen die Christrose heimisch. Mit kräftigem Wurzelstock, der die ledrigen, ausdauernden, fußförmig zerteilten Blätter nicht aus seinem Kraftbereich entläßt, ist diese Pflanze in solchen kühlfeuchten, leicht beschatteten Regionen festgehalten. Der Lebensrhythmus der Christrose stemmt sich gegen den Kräfterhythmus des Erdenjahres. Er bringt die Pflanze zur Blüte, wenn rings alles Leben sich in Samen und Wurzel zurückgezogen hat. Rein und groß entfaltet sich diese Blüte im Spätwinter, wenn das Kosmisch-Astralische die geringste Wirkung auf die Erde ausübt. Der Astralimpuls von Helleborus niger setzt sich also in denkbar stärksten Gegensatz zu den normalen Astralkräften, die im Hochsommer die Erde in ihren Gewächsen zu ihrer höchsten Blütenentfaltung bringen. Nicht Johanni, sondern Weihnachten ist die Zeit dieser Blüte.

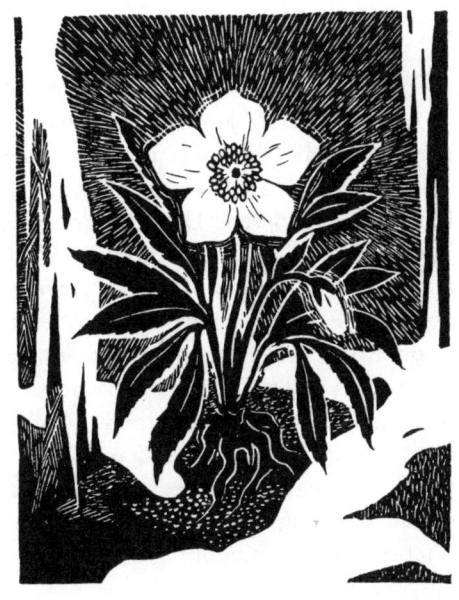

In diesen abnormen Blüteprozeß greift das astralische Element viel weniger entvitalisierend ein als wir es sonst bei Blüten zu sehen gewohnt sind. Die anmutig geneigte, schneeweiße Blüte – in deren Bereich (wie bei den Hahnenfußgewächsen meist) die Kelchblätter mit eingegangen sind – ist nach dem Abblühen nicht dem Verwelken und Absterben der normalen Blüten ausgeliefert, sondern überdauert; das Schneeweiß wird purpurn, dann grün und lebt als richtig Blatthaftes ins kommende Frühjahr hinein in seinem Kelchblatteil weiter.

In der Christrose, insbesondere der Wurzel, finden sich Saponine und herzwirksame Glykoside vom Digitalis-Strophanthus-Typus. Solche Stoffe – das ist an anderer Stelle dieses Buches ausgeführt – zeigen sich überall in Pflanzen, in denen durch intensive Blütenprozesse sichtbar werdende Einwirkungen der pflanzlichen Astralsphäre sich tiefer als normal in das Bildekräftegefüge (den Ätherleib) einsenken, jedoch nicht bis in das Physische durchbrechen (was zur Alkaloidbildung führen würde). Die Glykoside bleiben darum noch, an Zucker gebunden, im Flüssigkeitsbereich kreisender Lebensströme, werden nicht mineralisch-salzartig ausgeschieden wie die Alkaloide. Sie sind auch stickstofffrei, weil sie nicht aus dem entvitalisierten, zertrümmerten Eiweiß hervorgehen. Die Ranunculaceen, stark von dem Flüssig-Plastischen und den darin behausten Ätherkräften bestimmt, neigen nur in ihren sommerlichen Vertretern, dem Eisenhut vor allem, zur Alkaloidbildung; im allgemeinen werden sie nur bis zur Glykosidbildung «vergiftet».

Die medizinische Wirkung geht – gemäß dem Ranunculaceenhaften – auf den Flüssigkeitsorganismus, der stärker vom Astralleibe ergriffen und tonisiert, schließlich zusammengepreßt, zur Flüssigkeitsabsonderung angeregt wird. Blutdruckerhöhung, digitalisartige Erhöhung der Diurese, Blutüberfüllung der Gehirn- und Rückenmarkshäute, Abnahme des Gehirnwassers, Pupillenerweiterung, Ohrensausen, Schwindel- und Betäubungsgefühle werden beobachtet;

psychische Erregungssymptome können sie begleiten. Die homöopathische Medizin hat Folgen von Scharlachnephritis einerseits, meningitisartige Symptome andererseits mit Helleborus zu heilen versucht.

Rudolf Steiner hat dem Helleborus niger eine neue Rolle in der Krebstherapie gegeben und dabei auf die gegen die normalen Lebensrhythmen des Jahres und seiner Pflanzenwelt sich stemmenden, eigenwilligen Antirhythmen dieser Pflanze hingewiesen. Die Christrose durchdringt mit den starken Vitalkräften ihrer Wurzel ihr Blatt-, sogar ihr Blütenwesen (was in den ausdauernden Blättern, den weiterlebenden und ergrünenden Blütenhüllblättern zum Ausdruck kommt). Ein menschlicher Gegenprozeß zu diesem Pflanzenprozeß liegt vor, wenn Impulse der oberen Organisation, wie sie in der Gestaltung der Sinnesorgane, etwa des Ohres, am Platze sind, in die untere Organisation durchschlagen, die darauf mit abnormen Wachstumsprozessen antwortet, in denen sich der Ätherleib in «Antitendenz» den normalen Impulsen des Astralleibes entzieht. Solches liegt aber bei der Karzinombildung vor. Die Christrose ist in dieser Wirkung der Mistel ähnlich, die auch von Rudolf Steiner zuerst in die Krebstherapie eingeführt worden ist. Darüber kann aber hier Näheres nicht ausgeführt werden.

ROSENGEWÄCHSE (ROSACEAE)

EDLES MASS INNERHALB GROSSER FÜLLE

In den Rosengewächsen entfaltet ein Typus seine Möglichkeiten, dessen Wesen schenkende Fülle und strenge Formkraft zugleich in sich faßt. Selbst das unbedeutendste Unkraut dieser Familie offenbart im Anblick durch das freie Spiel zwischen Form- und Stofftrieb eine wunderbare Harmonie und beglückt dadurch unseren ästhetischen Sinn. Diese jedes Rosengewächs umschwebende Harmonie bewirkt, daß der feinsinnige Naturbeobachter eine ihm noch unbekannte Art, etwa einer fremden Zone, die ihm auf der Reise oder in einem botanischen Garten begegnen mag, auf den ersten Blick als Rosengewächs erkennen kann. Lange ehe der urteilende Verstand durch Prüfung der Einzelheiten des *sinnlichen* Eindrucks sein Urteil gefällt hat, weiß der geheimnisvolle, Ganzheiten gewahrende innere Sinn den *sittlichen* Eindruck zu erfassen, die gemeinsame Tonart gleichsam, in der alle die Einzelmelodien der Rosengewächsarten erklingen. Ob wir dem freundlichen Leuchten der Blutwurzblüte in einer sumpfigen Wiese oder den schön geformten Silberblättern eines Gänsefingerkrautes auf einem staubigen Steinhaufen, dem Linienschwung einer Brombeerranke, der stillen Anmut einer Heckenrose, dem kraftvoll-feingliedrigen Aufstreben einer Eberesche, der prangenden Fülle eines früchteüberladenen Kirschbaumes, dem schenkenden Sichneigen eines herbstlichen Apfelbäumchens begegnen – immer ist es der Eindruck reich quellender Fülle, die jedoch nie Form und Maß verliert und darum so urgesund wirkt.

Maßlosigkeiten des Einwirkens astraler Bereiche, die zur Giftpflanzenbildung führen würde, trauen wir mit Recht einer solchen Familie nicht zu. Die sukkulente (Fettgewächse erzeugende) Stauung, bei der die Form im Stoff gleichsam ertrinkt, fehlt hier ebenso wie das wurzelschwache Parasitentum, das den Stoff in der Blüte verzehrt und darum von fremdem Leben den Stoff sich borgen muß. Auch Wasserpflanzen finden sich nicht in der Familie, und der Leser wird sich nun selbst sagen können, warum. Immer sind die Rosengewächse zu strenger Form gestaltet, niemals aber fehlt es der Form an reichlichem Stoff. Kraftvoll verwurzeln sie sich der Stoff-erbringenden Erde. Sie öffnen sich aber auch, schön- und vielblütig, ganz dem formeinstrahlenden Kosmos und empfangen von ihm, was sie, Stoff und Form verbindend, in vielartige Früchte verwandeln und dem Erdenleben wieder schenken. Es spricht sich das Wesen der Rosengewächse als «schenkende Tugend» aus.

Die Harmonie zwischen Form- und Stofftrieb (im Schiller'schen Sinne) gibt einem «geistigen Spieltrieb» freien Raum, in dem der Typus aus seinem Grundmotiv nicht nur die über 2000 Arten Rosengewächse hervorbringt, die man kennt, sondern darüber hinaus die bedeutendsten Gattungen, wie Brombeere, Rose, Apfel, in einer schier unübersehbaren Fülle von Spielarten überquellen läßt.

Die ganze Fülle an Entwicklungsmöglichkeiten und damit das Hauptverbreitungsgebiet finden die Rosaceen in der nördlichen gemäßigten Zone, in der am harmonischesten die differenzierten Bildekräfte des Erdenätherleibes, Wärme-, Licht-, chemischer und Lebens-Äther, und die von ihnen beherrschten Elemente, Wärme, Luft, Wasser, Erde, zusammenwirken. In rhythmischem Ausgleich halten sich hier das Gleichgewicht die Formkräfte der «Kopfregion» der Erde, der Polarzone, und die Stoffkräfte der «Stoffwechselregion» der Erde, der Tropen. Aus diesem Reich der Mitte sendet der Typus nur einzelne Arten in den hohen Norden (oder das bildekräftemäßig verwandte Hochgebirge) und findet dort das Reich der botanisch verwandten Steinbrechgewächse. Andere Arten strahlt er in den Süden, wo er in den Tropen die in anderer Richtung verwandten Leguminosen (z. B. in den Chrysobalanoideen) berührt. Aber dies sind nur Berührungen; die gemäßigte Mitte ist geistig und räumlich seine Heimat.

In den Rosengewächsen ergreift das pflanzliche Sein kraftvoller die Erde als in den zuvor betrachteten Hahnenfußgewächsen, die einer viel wäßrigeren Erde zuzuordnen sind. In dieser Wäßrigkeit scheint noch etwas von den Gesetzmäßigkeiten des «alten Mondes» durch, auf die in vorhergehenden Betrachtungen schon wiederholt hingewiesen worden ist.

Zeugenschaft für dieses stärkere Sichverbinden mit den Erdenkräften ist die Fähigkeit zur Baumbildung, die den Rosengewächsen eignet, den Hahnenfußgewächsen mangelt. Baumwerden-Können bedeutet ja, die mineralische Natur stärker in sich aufzunehmen; Holz ist die Form, in der die Pflanze sich verhärtet, gleichsam ihre Art, Mineral zu werden; und im Grunde ist der Baum «aufgestülpte Erde». In ihm hat sich, was sonst zwischen Pflanze und Erde in der Wurzelregion spielt, ein Stockwerk höher hinaufgeschoben. Beim Baum sproßt aus dem Holz Blatt- und Blütenhaftes ebenso wie beim Kraut aus dem Erdgrund. (Darauf hat Rudolf Steiner in den verschiedensten Zusammenhängen hingewiesen.)

Betrachten wir nun die Lebensform des typischen Rosengewächses. Kräftige Verwurzelung ergreift die Erde. Die schön gegliederten, klar geformten Blätter spielen zwischen rundender Schwellung und schmalblättriger Fiederung; jede Art stellt ein anderes Gleichgewicht zwischen diesen beiden Gestaltungspolen dar. Meist wird jedes vom Sproß abgehende Blatt rechts und links von zwei primitiver geformten Nebenblättchen begleitet, in denen das Keimblattpaar noch einmal aufzuklingen scheint. Aus dem Blatthaften geht ein reicher, oft überreicher Blütenprozeß hervor, der die Rosengewächse ebenso intensiv dem Überpflanzlichen, dem Tierwesenhaften (Astralischen) verbindet, wie der

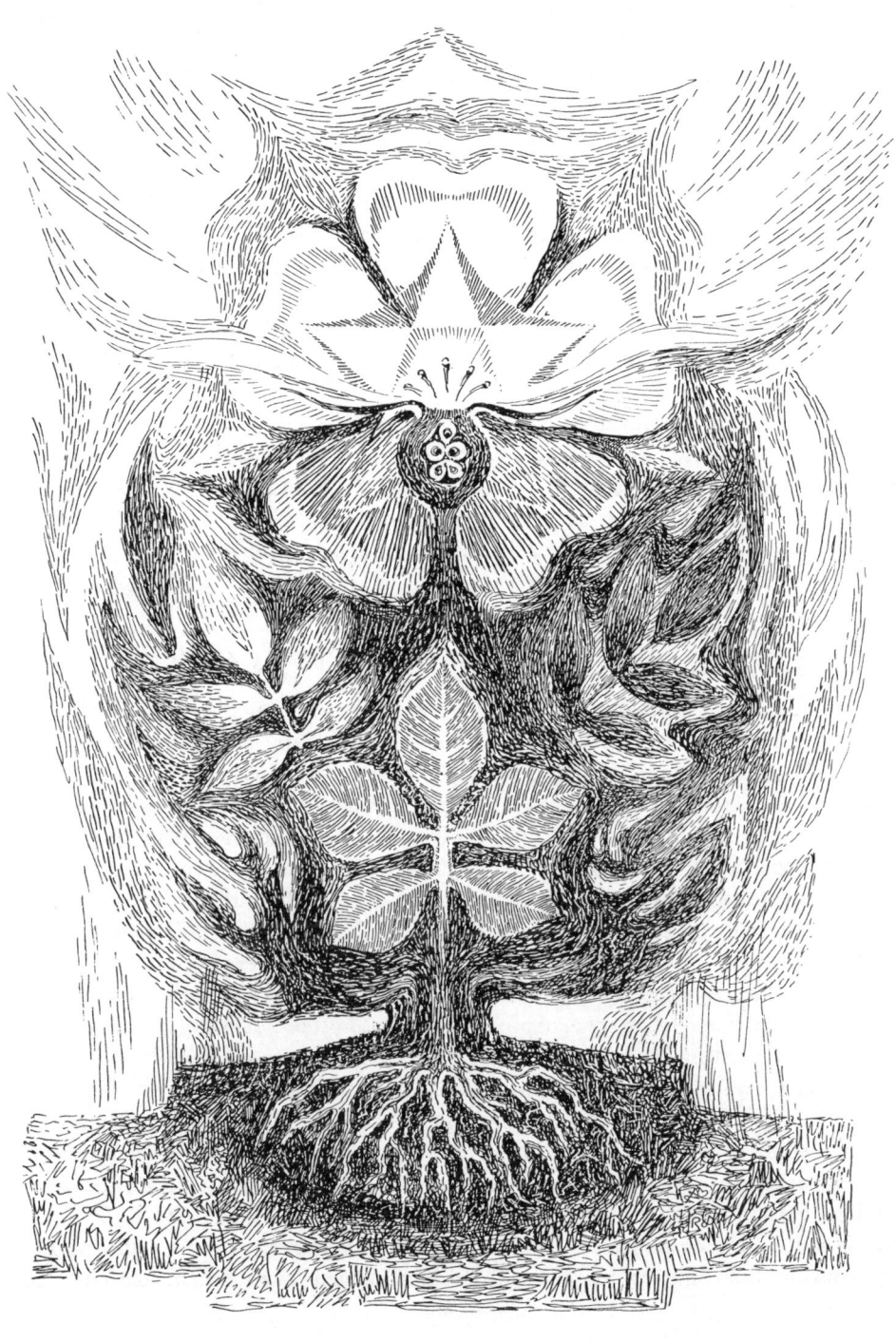

kräftige Wurzelprozeß dem Unterpflanzlichen, Mineralischen. Die Blüte zieht die Blattregion oft als Doppelkelch an sich, wobei der untere Kelchblattkreis aus den Nebenblättern, der obere Kelchblattkreis aus den Hauptblättern zu verstehen ist. Die Sproßachse wird mit in die Blütenbildung hinaufgezogen und umgibt den Fruchtknoten, der dann unterständig erscheint und die Blumenblätter erst über sich ausbilden läßt. Es schiebt sich dadurch wieder etwas «Unteres», Erdenverwandtes in das Obere des Blütenprozesses. Durch charakteristische Düfte bringen diese Blüten ihr Wesenhaftes im Luftbereich zum Ausdruck; man denke nur an Schlehe, Kirsche, Mädesüß, Spierstaude, Apfel, Birne, Weißdorn; der vollkommenste aller Düfte entquillt der Rose. Man sieht: Ein mächtiger Astralbereich will sich im Blühen mit dem Ätherischen der grünen Pflanzennatur verbinden. Aber auch hier bewähren sich Meister des Maßes; es geschieht keine Überwältigung des Ätherischen durch das Astralische, die zur Gift-, zur Alkaloidbildung insbesondere führen könnte. Das kräftige Ätherische bleibt diesem astralischen Ansturm jederzeit gewachsen. – Manchmal zieht sich dieses Ätherische in Stachel- oder Dornenbildung in sich zusammen und behält als freie Ätherkräfte in seiner Region, was es nicht in die Blatt- oder Sproßbildung hat hineinschießen lassen. Heilmittel aus solchen Pflanzen können darum die menschliche ätherische Organisation stark anregen und dadurch vitalisierend wirken.

VON ZUCKER-, GERBSTOFF- UND ZYANPROZESSEN

Das intensive Eingreifen der Astralregion in das Blütengebiet regt den Flüssigkeitsorganismus zu starker Nektarausscheidung an. Die Rosengewächse leben überhaupt einen hypertrophischen Zuckerprozeß dar, der sie befähigt, reichlich zuckerhaltige Säfte zu bilden, mit denen sie die süßen Beeren oder saftig-aromatischen Früchte anschwellen lassen. Durch diesen hypertrophischen Zuckerprozeß sind die Rosaceen zur großen Obstfamilie der gemäßigten Zone geworden, der in dieser Hinsicht keine zweite Pflanzenfamilie sich gleichwertig an die Seite stellen läßt. (Nur von den Myrtaceen, Bewohnern der Tropen, welche die Rosaceen im großen und ganzen fliehen, läßt sich entfernt etwas Ähnliches sagen.) Erdbeere, Himbeere, Brombeere, Moltebeere, Ackerbeere, Hagebutte, Mehlbeere, Mispel, Eberesche, Apfel-, Birnen-, Quitten-, Aprikosen-, Pfirsich-, Mandel-, Mirabellen-, Kirsch-, Pflaumen-, Zwetschgenbaum – welche Fülle fruchttragender Gewächse im ganzen und welche Mannigfaltigkeit in jeder einzelnen Art! Dazu kommt für die Tropen noch die Ikako-, die Honigkuchenpflaume.

In besonders reichem Maße Zucker bilden zu können, gehört also zu einem hervorstechenden Wesenszug des Typus. Um diese Wesenseigentümlichkeit voll zu werten, mache man sich klar, daß der so gebildete Zucker für die Pflanze keine weitere Bedeutung mehr hat, wenn er einmal abgeschieden ist und in die Außenwelt ausströmt; er vergeht mit der abgefallenen reifen Frucht, die faulend die Samen freigibt. Im Zucker*bilden* betätigt sich das Rosengewächs; der fertig gebildete Zucker*stoff* ist dann für es selbst ohne weitere Bedeutung. – Von einem ganz anderen Pol wird man noch einmal auf diesen Zuckerbildeprozeß gewiesen, wenn man erfährt, daß sich in der Wurzelrinde mancher Rosengewächse (Apfel, Kirsche, Pflaume) ein merkwürdiger Stoff gefunden hat: das Phlorridzin; merkwürdig dadurch, daß er, dem Menschen eingespritzt, ihn in gewisser Weise zum Rosengewächs macht. Die Niere wird dann nämlich zuckerdurchlässig, sie verliert die Fähigkeit, auf menschliche Art mit dem Zucker umzugehen, hält ihn nicht mehr im Blute zurück, sondern läßt ihn im Harn in die Außenwelt ausströmen. So selbstlos mit dem Zucker kann aber nur die Pflanze umgehen, nicht jedoch der Mensch, dem gerade der Zucker im Blut ein wichtiges Werkzeug zur Entfaltung und Eingliederung des höchsten, geistigen Wesensgliedes ist, des Ich. Für den Menschen ist das Ich ein innerleibliches, verkörpertes Wesensglied, der Pflanze aber ein außerleibliches, nie verkörpertes, kosmisches Wesensbereich. Sie kann den Zucker nach außen schicken ohne ihre Existenz aufzugeben, der Mensch jedoch nicht. Zuckerkrankheit beruht auf Ichschwäche; dies hat Rudolf Steiner im einzelnen dargestellt.

Versucht man den Bau der Rosaceen-Blüte durch Maß und Zahl auszudrücken, so gelingt dies bei den Hüllen, den fünf oder zweimal fünf Kelch- und den (meist) fünf Blumenblättern; die Fülle der Staubgefäße und Fruchtblätter spottet solcher Bemühung. Letztere wachsen auf einem gemeinsamen Fruchtboden, der flach aufgewölbt, meist aber eingestülpt, die werdenden Samen als eine zweite Hülle umschließt und mit den sprießenden vegetativen Kräften der unterhalb der Blüte gelegenen Region geladen, fleischig anschwillt, Fruchtblätter und Kelchblätter zum Teil ineinander verschmilzt und dadurch die saftigen Beeren und Scheinfrüchte hervorbringt. Derart wird die unter der Blüte gelegene Region mit an der Fruchtbildung tätig. Die Grade, in denen dieser Prozeß verwirklicht wird, unterscheiden die Untergruppen der Familie:

Die *Spierstauden* mit ihren luftigen, duftigen Blütenwolken tragen auf flachem Blütenboden viele einzelstehende Fruchtblätter, die zu trockenen Kapseln heranreifen. Das Luftige überwiegt.

Die *Rosenartigen*, zu denen außer den Rosen selbst die vielen Brombeerarten, Himbeere, Erdbeere, Moltebeere, Ackerbeere, die Fingerkräuter (Potentilla-Arten), Nelkenwurz-(Geum-)Arten, Mädesüß, Frauenmantel, Odermennig, Wiesenkopf, Silberwurz gehören, haben schon die Tendenz, die vielen Fruchtblätter zusammenzuschließen, den Blütenboden fleischig werden zu lassen. Kräuter, höchstens Sträucher bildet diese Gattung, die häufig dornig oder stachelig sind und süße (Schein-)Beeren tragen können, aber noch keine Fruchtbäume hervorbringen.

Die *Apfelartigen* (Pomoideen) bringen nurmehr zwei bis fünf Fruchtblätter hervor, die untereinander und mit dem Blütenboden sowie dem unteren Teil der Kelchblätter verwachsen. Diese Zusammenfassung der Vielheit unter einer höheren Einheit zeigt sich auch in der Fähigkeit der Baumbildung. Mispel, Weißdorn, Eberesche, Apfel, Birne, Quitte gehören hierher. Ebenso verhält es sich bei der Gattung der *Pflaumenartigen* (Prunoideen), wozu Pflaume, Zwetschge, Schlehe, Mirabelle, Kirsche, Pfirsich, Mandel, Aprikose gerechnet werden. Hier ist der Prozeß der Zusammenfassung der Fülle zu einer höheren Einheit am weitesten fortgeschritten. *Ein* Fruchtblatt ist nur mehr übrig; es umgibt sich mit steinharter Samenschale. Darum herum wächst die aus Blütenboden und Kelch verschmolzene, fleischig süße (Schein-)Frucht. Und aus *einer* Wurzel wächst gleichsam eine ganze Wiese von Kräutern, als Baum zur höchsten Einheit verschmolzen.

So schreitet der Typus vom unscheinbaren Kraut zur mächtigen Baumgestalt fort, indem er die Fülle immer mehr faßt und formt. Auf diesem Wege gliedert er sich immer mehr Erdenkräfte ein, bringt der Erde aber immer reichere Gaben: Erdbeeren, Himbeeren zur Wonne der Kinder, Rosen den Liebenden, den Apfel aber Adam und Eva, sie vom Paradies zur Erde herabzuführen.

*

In der Pflanze haben wir einen Künstler, der nicht nur die Form hervorbringt, in der er sein Wesen ausdrückt, sondern auch den Stoff dazu. Eine Darstellung, die sich bemüht, wesensgemäß zu werden, hat darum der Art der Stoffbildung ebenso nachzuspüren wie den Geheimnissen der Formbildung. Von dem den Rosengewächsen eigentümlichen Zuckerprozeß war darum die Rede; ihre *Gerbstoffprozesse* seien nun ins Auge gefaßt.

Die Rosaceen sind sehr gerbstoffreich, besonders die in feuchten Böden heimischen Arten. Das Rätsel der Gerbstoffbildung hat die Forschung lange beschäftigt. Es bleibt solange verhüllt, als man nach dem Wozu fragt; man hat keinen stichhaltigen Grund aufgefunden, *warum* die einen Pflanzen viel, die anderen wenig Gerbstoff bilden. So wenig man aber sagen kann, das Ziel (das Schwarze Meer) sei der Grund, warum die Donau im Schwarzwald aus ihren Quellen fließt, so wenig ist irgendein äußerer Zweck die Ursache der Gerbstoffbildung; sie quellen aus der Natur der Pflanze. (Kein anderes Naturreich bildet Gerbstoffe.) Es gilt auch hier, Goethes Rat zu folgen, nach dem *Wie* zu forschen und den Ort zu finden, wo die Natur selbst das Rätsel löst, das sie aufgibt, indem sie gleichsam nackt vor die Augen stellt, was sie sonst verhüllt: das offenbare Geheimnis. Dieser Ort ist für die Gerbstoffbildung die *Pflanzengalle*.

Pflanzengallen sind die gerbstoffreichsten Organe im Pflanzenreich. Sie sind einerseits pflanzliche Gebilde; der Bildekräfteleib der Pflanze plastiziert sie, und die Formgesetze der sie tragenden Pflanzenarten klingen in ihnen nach. Andererseits entstehen sie aus der Natur des Insekts, durch das Gift der Gallwespe, durch den Reiz des von ihr der Pflanze einverleibten Eies, also durch einen astralbedingten Eingriff. Es entsteht aus dem Pflanzlichen ein fruchtartiges Gebilde, der Gallapfel, dessen Same ein tierischer Keim ist. Hier ist also mit Augen zu sehen, wie Astralisches und Ätherisches zusammenwirken, allerdings Fremd-Astralisches mit Eigen-Ätherischem. Und an diesem Punkte kommt es zur reichlichen Gerbstoffbildung.

Ist man dies gewahr geworden, so wird man für das Resultat der Geistesforschung Verständnis haben, daß in der «normalen» (also ohne Einwirkung eines Insekts sich ergebenden) Gerbstoffbildung ebenfalls ein Astrales das Pflanzlich-Ätherische beeinflußt, aber nicht ein fremdes, an ein einzelnes Tier gebundenes, sondern das eigene, kosmisch-peripherische Astralwesen. Dieses formt sich in der Gerbsäure das Werkzeug, durch das es in den Pflanzenleib einwirken kann. Die Gerbsäure schiebt sich gleichsam wie ein plazentares Vermittlungsorgan zwischen Astralsphäre und Ätherleib. (Die Heilwirkung von Gerbsäuren beruht darum – nach einem Hinweis Rudolf Steiners – auf der Fähigkeit, das Astralische geneigt zu machen, sich mit dem Ätherischen zu verbinden.)

Es wird nun klar, wieso man reiche Gerbstoffbildung in Pflanzen mit starken Blütenprozessen, wie den Rosaceen, Leguminosen, Ericaceen, Myrtaceen etc., so häufig findet, vor allem bei Pflanzen, die ihren Blüteprozeß einem mächtigen Ätherisch-Vegetativen abkämpfen müssen, wie z. B. Wasser-, Sumpfpflanzen, die Seerose, das Blutauge, die Mangroven etc. Auch die Begierde, mit der Gerbstofflösungen das Element des Astralischen, die Luft absorbieren, wird verständlich. Ferner begreift man die Fähigkeit der Gerbstoffe, die tierische Substanz unverweslich zu machen, ihre Form zu bewahren – wovon man in der Ledergerbung Gebrauch macht.

Da der Eingriff des Astralischen aber immer dem Vegetativen eine Grenze setzt, das Leben auf neue Ziele orientiert (was man ja an der Blütenbildung deutlich sieht), gewinnt der mineralische Gegenpol mehr Gewicht: Verfestigung, Verhärtung, Ausbildung besonders harten, unverweslichen Holzes begleitet häufig reiche Gerbstoffbildung.

*

Ein weiterer, höchst interessanter Prozeß, der bei den Rosengewächsen ins Auge gefaßt werden muß, ist der *Zyanprozeß*. Blausäure abspaltende Glykoside finden sich nämlich in vielen Arten, vor allem im Samen der Steinobstarten (Bittermandel!), in geringerem Grade auch der Kernobstarten, aber bei gewissen Prunusarten auch in Blatt und Rinde (Prunus Laurocerasus, Prunus Padus). Auch für dieses physiologische Geschehen ist ein «Zweck» im Hinblick auf die heutigen Erdenverhältnisse nicht zu finden. Man muß schon das *Werdegeschehen* unseres Erdplaneten und seiner Naturreiche ins Auge fassen, wie es z. B. in der «Geheimwissenschaft im Umriß» von Rudolf Steiner dargestellt ist. Es ist in vorangehenden Kapiteln bereits ausgeführt worden, wie dieser gegenwärtigen Erdenschöpfung andere vorangegangen sind. Vor allem interessiert in unseren Zusammenhängen die letzte, die des «alten Mondes». Diese brachte – man lese die detaillierten Schilderungen im erwähnten Buche nach –

drei Naturreiche hervor, die wie Zwischenstufen unserer *vier* Erdennaturreiche anzusehen sind, allerdings primitiverer Art: solche zwischen Tier und Mensch, andere zwischen Pflanze und Tier, schließlich zwischen Mineral und Pflanze stehende Wesen.

Insbesondere interessieren hier die Tier-Pflanzen, die auf einem halblebendigen, pflanzenmineralischen Grunde wuchsen. (Ein totes Mineralreich gab es auf dem alten Monde nicht.) *Die Schmarotzerpflanzen* (Ganz- und Halbparasiten), die auf der heutigen mineralischen Erde nicht Fuß fassen können, sind Reminiszenzen an diesen alten Mondenzustand. Ferner weisen die zahlreichen inneren und äußeren Tierbeziehungen der heutigen Pflanzenwelt auf dieses ursprüngliche «Zusammengewachsensein» beider Naturreiche hin. Bienen-, Ameisen-, fleischfressende Pflanzen, die Pflanzengallen, die Bestäubungsverhältnisse sprechen von solchen äußeren Beziehungen; das Hinstreben der Pflanze nach tierischen Organbildungen und -prozessen enthüllt solche inneren Beziehungen. – Diese Monden-Tierpflanzen-Welt hatte aber nicht nur einen anderen Wurzelboden, sondern auch eine andere Atmosphäre als wir sie auf der Erde finden, aus der sie sich pflanzenhaft ernährte und aufbaute. In dieser spielte nämlich *Stickstoffartiges** eine ähnliche Rolle wie in der heutigen Atmosphäre der Sauerstoff. Zyan, die Kohlenstoff-Stickstoff-Verbindung, war für die damalige «Mondenluft» ein ebenso wichtiger Bestandteil wie heute die Kohlensäure, die Kohlenstoff-Sauerstoff-Verbindung. Es war für die damaligen Wesen ebensowenig schädlich wie die Kohlensäure in der Luft für die heutigen; es war vielmehr lebensnotwendig. Erst gegen Ende der «alten Mondenentwicklung» änderten sich alle Verhältnisse; der «Tod» jener Stufe der Weltenschöpfung (der eintreten mußte, um eine *neue* Schöpfung zu ermöglichen), ist nach Äußerungen Rudolf Steiners mit einem Zustarkwerden dieses Zyanprozesses in der Atmosphäre verbunden gewesen. (Eine Zunahme der Kohlensäure in der heutigen Atmosphäre über ein gewisses Maß brächte ebenfalls das Erdenleben zum Ersticken.)

---

* Der Chemiker kann im heutigen Stickstoff Reste von «Sauerstoffeigenschaften» finden, die darauf hinweisen, daß er einst eine dem heutigen Sauerstoffwirken vergleichbare Rolle gespielt hat. Säure-, basen-, salzbildend und einen für diese Aktivitäten dem Wasser vergleichbaren «Urschoß» schaffend, kann der Stickstoff – als einziges Element – die Mittelpunktstelle nachahmen, die der Sauerstoff in der heutigen Chemie einnimmt. Eine seltsame Stoffeswelt kann innerhalb der «gläsernen Wände» der Laboratorien künstlich aufgebaut werden, die vollkommen sauerstofflos ist. Gäbe es keinen Sauerstoff, so kämen alle chemischen Grundprozesse völlig zum Stillstand. Ohne Sauerstoff keine Chemie. Nur der Stickstoff wäre imstande, hier in die Lücke zu springen und ein – wenn auch bescheidenes Maß chemischen Geschehens zu ermöglichen. Die heutigen natürlichen Erdenverhältnisse lassen aber diese Seite des Stickstoffwirkens nicht zu, sondern zerstören sie sofort; sie ist nur in der gläsernen Kunstwelt des Laboratoriums existenzfähig. – Verf. hat über diese Verhältnisse vor vielen Jahren eine eingehende Studie in der Zeitschrift «Die Drei» veröffentlicht unter dem Titel: «Rätsel des Stickstoffs und ihre Erhellung durch anthroposophische Geisteswissenschaft».

Es wird in einem folgenden Kapitel* dieses Buches darzustellen sein, wie die (bei der Eiweißzerstörung durch die chemische Analyse zuletzt übrig bleibenden) Elemente Kohlenstoff, Sauerstoff, Stickstoff, Wasserstoff die Träger ganz bestimmter Funktionen im lebendigen Eiweiß sind. Rudolf Steiner hat gewisse Urphänomene dieser Stoffe aufgezeigt, aus denen sich ihre Rolle in Pflanze, Tier, Mensch verstehen und eine wahre «Chemie des Lebens» begründen läßt. Davon sei hier nur erwähnt, daß der Sauerstoff das Werkzeug ist, durch das die Welt der ätherischen Bildekräfte im Physischen Fuß fassen kann. Durch den Stickstoff aber kann das Astralisch-Wesenhafte den Weg ins Physische finden. Wer den Wegen des Sauerstoffes folgt, findet das Ätherische, wer den Stickstoffbahnen in den Organismen folgt, das Astralische.

Jenes halb ätherische, halb astralische Zwischenreich zwischen heutigem Tier- und Pflanzenreich hatte darum andere Beziehungen zum Stickstoff als die heutige normale Pflanze. Bei Pflanzen, welche solche rudimentären Beziehungen zu früheren Zuständen der Weltenentwicklung festgehalten haben, wie die alte Mondenwelt sie darstellt, werden sich abnorme Stickstoffverhältnisse finden. Für die Rosengewächse sind das die zyanabspaltenden Glykoside, die insbesondere im Samenstadium auftreten, wenn die Pflanze als Blüte eben durch ihr astralisiertes Stadium hindurchgegangen ist und die Keimpflanze von der Hauptpflanze absondert, die embryonal, wie jeder Embryo, Frühstadien der Entwicklung durchläuft, z. B. auf einem *lebendigen* Boden wurzelt wie die alten Mondenpflanzen. *Hier* tritt das Zyan auf, das sich sofort verliert, wenn der Keim in der heutigen *mineralischen* Erde Wurzel faßt. In diesem Augenblick geben die Rosengewächse im ganzen gesehen diese «Mondenreminiszenzen» auf und wenden sich ganz dem Erdenhaften zu, indem sie der *heutigen* Atmosphäre mit ihrem Kohlensäuregehalt die grünen Blätter entgegenbilden.

Es sei hier erlaubt, der auf hellsichtigen Erlebnissen einer früheren Bewußtseinsstufe ruhenden Sprache des Mythos – die eine Bildersprache ist – Raum zu geben. Sie läßt Luzifer, das von der Weisheit der alten Mondenwelt erfüllte, dem normalen Weltengang sich entgegenstemmende Geistwesen, in tier-menschlicher Art (Schlangenleib mit Menschenhaupt) sich um den apfeltragenden Baum der Erkenntnis winden, um ihm die Gaben des Sterns der Weisheit (dies war der alte Mond) verführerisch anzubieten. Der Mensch ist jedoch für den Stern der Liebe (die Erde) bestimmt. Der Apfel spricht von Paradies und Sündenfall, die Rose jedoch von Dornenkrone und erlösendem Liebesopfer; die roten Rosen, die sich um das schwarze Kreuz schlingen, sprechen von den läuternden, durchgeistigten Verwandlungskräften, die sich aus der geistigen Liebe zum Menschenurbild und seinem Repräsentanten ergeben, in dessen Nachfolge der Mensch hoffen darf, die «Idee der Erde», Stern der Liebe zu werden, zu verwirklichen.

---

* «Die ‚Eiweißkernstoffe' als ‚Inkarnationsstoffe' höherer Wesensbereiche» (Seite 297).

Die Rosengewächse stellen uns im Bereich des Pflanzlichen dar, wie die alte Mondenwelt den Weg in die erdengerechte Daseinsform findet. Dadurch haben sie eine besonders innige Beziehung zu den menschlichen Entwicklungswegen. In der Kulturepoche, in welcher der Mensch sich in besonderem Grade mit den geistigen Sonnenkräften verband und aus dieser Kraft die Erde zu seinem Arbeitsfelde machte, in der altpersischen Kulturperiode, wurden außer den anderen Kulturpflanzen auch die Rosengewächse aus den Wildformen zu Kulturformen gezüchtet. Hellsichtig-magische Kräfte ermöglichten dies, welche die in den Rosengewächsen schlummernden Tugenden (z. B. den hypertrophischen Zuckerprozeß) erkannten. Der Pfirsich (das heißt die *persische* Frucht) erinnert durch den Namen heute noch an diese Beziehungen. Kirsche und Aprikose sind weitere Geschenke Vorderasiens; die Rosenkultur weist ebenfalls auf Persien; die Rosen aus Schiras waren schon im Altertum berühmt. So hat das Rosenhafte am Menschen und seinen Entwicklungswegen besonders innigen Anteil in Vergangenheit, Gegenwart und Zukunft.

Heilpflanzen der Rosaceen

Sanguisorba officinalis, großer Wiesenknopf

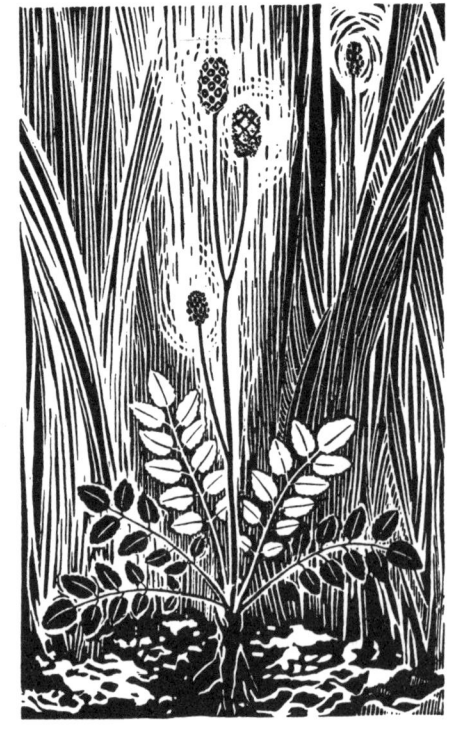

Diese schöne Wiesenpflanze findet sich in mäßig trockenen bis feuchten Wiesen unserer Gebiete, von den Alpen bis Norwegen. In ihr erscheint das Rosengewächs als Gras. Aus kräftiger dunkelbrauner Wurzel wächst ein kurzer Wurzelstock, dem die Grundrosette schön gegliederter, weich gefiederter, lang gestielter Blätter entsprießt. Aus ihr steigt grasschlank der zähstielige Blütenstand, der nur wenige, rasch ins kleine zusammengezogene Blätter hinaufnimmt, sich nach oben zu in einige steil ansteigende Äste verzweigen kann, die in die kurzen Blütenknöpfe enden. In diesen sind fünf bis zehn viergliedrige Blütchen zu einem kurzen braunrötlichen Zylinder aufs äußerste zusammengezogen. Vorkelch und Blumenblätter sind geschwunden, die der Familie eigene Fülle an Staubgefäßen und Fruchtblättern auf vier und eins reduziert. (Die kleinere Schwester Sanguisorba minor ist ganz windbestäubt – wie die Gräser, in denen sie sommers blüht.) Das Fruchtblatt wird vom erhärtenden Kelch im Reifwerden eingeschlossen, der sich flügelt und schließlich dem Wind übergibt. Die Pflanze ist gerbstoffreich, jedoch ihre Herbe in den Blättern gemildert.

Sanguisorba, der «Blutstiller», wurde als Heilmittel überall dort verwendet, wo der Blutprozeß, aber auch die Flüssigkeitsorganisation die Tendenz bekommen haben, sich zu wenig nach außen zu begrenzen, zu erschlaffen, weil dem Ätherleib in diesen Gebieten zu wenig formende, straffende Impulse durch den Astralleib zugeführt werden. Magen-, Darm-, Lungenblutungen, Menorrhagien, Myomblutungen, Varizen, Hämorrhoiden einerseits, Darmkatarrhe, Durchfälle andererseits finden in dieser formkräftigen, im Blütenstand so energisch zusammengerafften Pflanze einen heilsamen Gegenprozeß. Der Hauptträger dafür ist der reiche Gerbstoffgehalt. Gerbstoffe fördern die energische Verbindung des Astralleibes mit dem Ätherleib und der Flüssigkeitsorganisation, der dadurch ein stärkerer Tonus verliehen wird – wie a. a. O. nun schon mehrfach ausgeführt wurde.

Agrimonia Eupatoria, der Odermennig

In der edelgeformten, krautigen Staude steiniger Böschungen, Raine, Hecken, Wald- und Wegränder des mittleren und nördlichen Eurasien erscheint der Typus königskerzenartig. Aus kurzem Wurzelstock strebt der Odermennig, zur Linie zusammengezogen, in die Senkrechte. Die schön gefiederten Blätter werden auf diesem Wege bald hochblattartig verkleinert, und die reichblütige, ährige Traube wird zum Hauptorgan. Der Außenkelch wird zu Klettenstacheln, die kleinen Blüten leuchten in warmem Goldgelb. Ein zarter, aromatisch-terpentinartiger Duft, der sowohl Wurzel als auch Blatt- und Stengeldrüsen entströmt, umhaucht die Pflanze. Aus dem Licht-Trockenen erscheint sie gestaltet.

Man hat im Odermennig reichlich Gerbstoff, ferner Bitterstoffe, ätherisches Öl, in der Asche viel Kieselsäure gefunden; sodann auch Nikotinsäureamid, das Antipellagra-Vitamin. Wir haben in Agrimonia ein altes Heilkraut vor uns, dessen gute Wirkung bei Blutungen, schlecht heilenden Wunden, Varizen einerseits, Durchfällen und Verdauungsstörungen andererseits wir aus dem Gerbstoffgehalt begreifen. Der Kieselsäuregehalt bedingt die Verwendung bei chronischen Hautleiden und Lungentuberkulose durch die Beziehungen zur Haut und zum Licht. Der Beiname Eupatoria – Hepatoria – weist auf die Heilwirkung auf Leber und Galle hin. Der starke Blütenprozeß ergibt ja die Beziehung zu den Stoffwechselorganen.

Geum urbanum, die Nelkenwurz

Zirkumpolar, in der nördlichen gemäßigten Zone, an deren südlicher Grenze auf Bergen, nördlicher in die Ebene hinabsteigend, wächst dies freundliche Wald- und Halbschattengewächs, das sich auch an Mauern, Zäunen, feuchten Stein- und Schutthalden einstellt. Weist beim Wiesenknopf die Blüte, beim Odermennig die Blütenstandachse auf stark zusammenziehende Kräfte, so bei der Nelkenwurz die Blätter. Gehen aus dem fingerlangen und -dicken Wurzelstock die Grundrosettenblätter rundlich, leierförmig gefiedert hervor, so ziehen sie sich den Sproß hinauf rasch in dreifingerige Hände, schließlich dreizähnige Keile zusammen. Reich verzweigt sich der Sproß, auf langen Stielen ragen die zahlreichen goldgelben Blüten dieses Frühsommerblühers empor. Hahnenfußartig erscheint das Ganze, aber wieviel geformter, geordneter, gefestigter! (Die verwandte Bachnelkenwurz könnte man die Küchenschelle unter den Rosengewächsen nennen.) Klettenartig erscheint auch hier die Frucht durch die hakig-stacheligen Griffelreste. – Ein Hauptorgan ist aber doch der im Durchschneiden rosig-rötliche Wurzelstock mit seinem feurig-würzigen Duft und Geschmack, der ganz an die Gewürznelke erinnert. Er spricht von den Kräften, die das Rosengewächs gegen das Feucht-Moderige des Erdengrundes entfaltet. 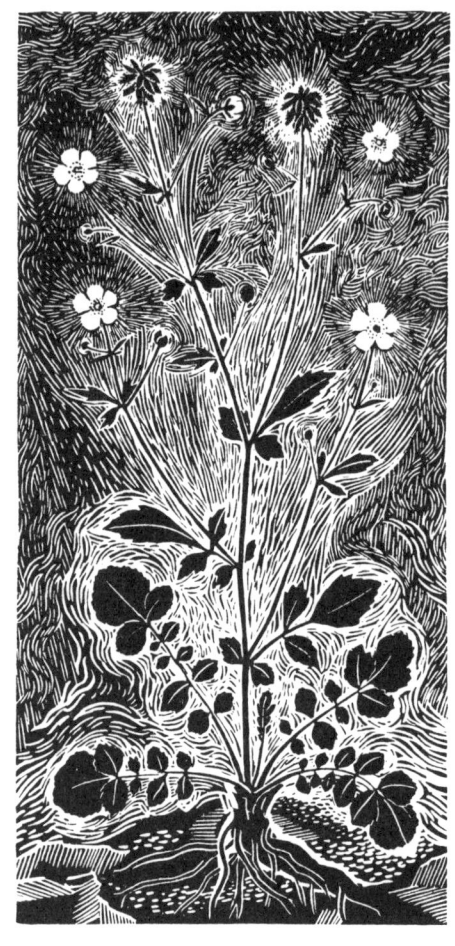 Ein Blütenhaftes durchdringt hier das Unterirdische.

Reichlich Gerbstoffe finden sich auch in dieser Wurzel, dazu Bitterstoffe, ätherisches Öl mit eugenolhaltigem Glykosid (worauf der Gewürznelkengeschmack beruht) und Flavon. Blutungen aus inneren Organen, Durchfälle gehören wie bei den vorher genannten Arten auch zur Heilanzeige der Nelkenwurz, die in dieser Hinsicht ebenfalls ihre Gerbstoffseite zur Wirksamkeit bringt, doch ist dies Gerbstoffhafte mit den Wärmeprozessen der ätherischen Ölbildung durchdrungen. – Außerdem ist die Wurzel stärkehaltig. Stärke als Kohlehydrat ist «verdichteter Zucker», und so finden wir den für die Rosaceen so charakteristischen Zuckerprozeß in bedeutsamer Abwandlung wieder.

Aus der Art, wie der Typus Rosengewächs zur Nelkenwurz metamorphosiert ist, kann man auch die Heilwirkungen verstehen. Die dabei entstehenden, charakteristischen Stofflichkeiten können Leitlinien für das Verstehen abgeben.

Sie sind aus bestimmten Impulsen der pflanzlichen Wesensglieder und Wesensbereiche entstanden, und sie lösen darum Wirkungen auf die menschlichen Wesensglieder aus, in unserem Falle Wirkungen der Gerbstoffe auf den Astralleib, der Kohlehydrate auf das Ich, desgleichen der wärmetragenden ätherischen Öle. Rudolf Steiner hat (im zweiten Medizinerkurs) die Nelkenwurz als Heilpflanze geschildert. Die Stärke, aus welcher der Organismus den Zucker erst herausarbeiten muß, regt die Ichorganisation im Stoffwechselgebiet an, ebenso die ätherischen Öle. Der ganze Verdauungstrakt wird außerdem wohltätig durchwärmt. Ferner, da wir es mit dem Wurzelhaften (einem unterirdischen Sproß) zu tun haben, wenn er schon Blütenimpulse in sich aufgenommen hat: dadurch wird gerade das *Nerven-Sinneshafte in den Verdauungswegen* angeregt werden, und zwar schon von oben an. Es «wird die Folge sein, daß wir von der weiter nach vorne liegenden Verdauung (im Magen z. B.) auf die rückwärtige Verdauung dadurch wirken können, daß wir dieser, der eigentlichen Darmtätigkeit nicht mehr so viel zumuten. Wir werden also dadurch insbesondere Durchfälle zu bekämpfen haben, ... Schleimflüsse des Darms ... wenn wir das berücksichtigen, daß eben diese Dinge darauf beruhen, daß zuviel zugemutet wird demjenigen, was mehr nach der inneren Verdauungstätigkeit liegt». – Hinzuzunehmen ist die tonisierende Gerbstoffwirkung, wovon vorher genügend die Rede war.

Potentilla erecta*, die Blutwurz

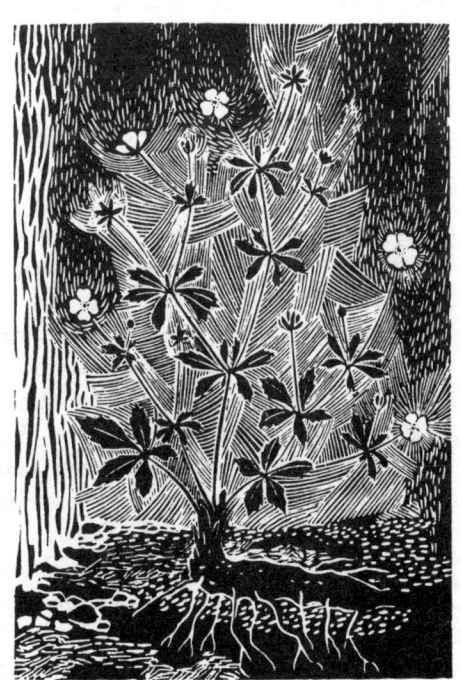

Noch stärker in sich und in den Boden gezogen ist diese kleine Rhizomstaude, von der in den feuchten, sumpfigen Wiesen, in denen sie so gern wächst, fast nur die freundlichen, sonnengelben, vierteiligen Blüten sichtbar sind. Das Gewächs mutet mit seiner Licht- und Formkraft wie ein Heilimpuls für die nassen, sauren Wiesen an, in denen es durch ganz Eurasien hindurch reichlich gefunden werden kann. Noch mehr als bei Geum ist bei Potentilla Tormentilla der fingerstarke Wurzelstock ein Hauptorgan. Der hohe Gerbstoffgehalt, die intensive rote Farbe haben ihn als «deutsche Ratanhia» der bekannten Wurzeldroge aus dem Andengebiet an die Seite gestellt. Er bildet außerdem etwas rosenartig

* = Potentilla Tormentilla.

duftendes ätherisches Öl, auch etwas Harz; bei Tormentilla sind Blütenprozesse ebenfalls etwas in die Wurzel gezogen. Auch bei diesem Rosengewächs ist die «mächtige» (potentia = Macht!) Wirkung bei inneren Blutungen, hartnäckigen Durchfällen, Entzündungen und Katarrhen des Verdauungstraktes, ferner auf alle erschlafften Schleimhäute des Unterleibes bekannt. Rudolf Steiner sah in dem Wurzelstock «in sehr starker Verdünnung ein Spezifikum in der Wirkung auf den relativ selbständigen Teil der Ichorganisation, der vorzüglich die Fortpflanzungsorgane reguliert». Daraus ergibt sich die Anwendung bei Dysmenorrhoe, Amenorrhoe, Menorrhagien und Metrorrhagien.

Fragaria vesca, die Walderdbeere

Eine sehr einseitige Ausbildung des Typus stellt auch dieses Rosengewächs dar; wie bei den vorher besprochenen Arten ist auch hier der Stamm des Obstbaumes, die Rute des Beerenstrauches gleichsam unter die Erde geraten und hat sich zum kriechenden Wurzelstock umgewandelt, der auf langem Stiel das dreiteilige Blatt und hierauf den Ausläufer nach oben schickt, der sich als Blütenstand aufrichtet. Dieser entfaltet im Frühjahr die weißen Blüten, die mit fünf Blumenblättern die Fülle der Staubgefäße und Fruchtknoten umschließen. Nach dem Abblühen betätigt sich das Wachstum, das durch den astralen Eingriff des Blüteprozesses für eine Zeit angehalten war, ober- und unterirdisch weiter. Der Wurzelstock treibt Blattsprosse an die Oberfläche, die am Boden hinkriechen, aus den Knoten Wurzeln schlagen und auf diese Art vegetativ die Pflanze vermehren. Der Blütenboden wird ebenfalls von schwellendem Wachstum ergriffen und schmilzt mit den Fruchtstielchen der vielen Fruchtknoten zu der Scheinfrucht der Erdbeere zusammen, an deren Umfang die zahlreichen Nüßchen als die wirklichen Früchte sitzen.

Als ihm entsprechenden Wuchsort sucht sich dieses Erd-Rosengewächs den dunklen, feuchten, humusreichen Waldboden aus, der durch Kahlhieb, Windbruch, einen durchgeschlagenen Weg oder dergleichen der vollen Licht- und Sonnenwirkung geöffnet wurde. Wo sich wuchernde Dunkelfeuchte und brütende Sommerwärme intensiv durchdringen können, da findet sich die Erdbeere massenhaft ein, weil ihre eigenen Prozesse dann mit der Dynamik der Umgebung zusammenklingen. Diese Einfügung von Licht- und Wärmeprozessen in den Bereich von Dunkelheit und Humus gelingt der Erdbeere besonders gut, da sie sich zweier Stofflichkeiten bedienen kann, die besondere Licht- und Wärmebeziehungen haben, der Kieselsäure und des Eisens. Blatt und Nüßchen sind besonders kieselhaltig. Die Kieselsäure – das ist nun schon des öfteren erwähnt worden – spielt im Reiche der lebendigen Wesen eine bedeutsame, erstmals von Rudolf Steiner ausgesprochene Rolle. Sie trägt Gestaltungskräfte durch die ganze Organisation bis an deren Peripherie, in der das Lebendige sich gegen die Umwelt mit seiner Eigenform abgrenzt, aber auch öffnet. Die das organische Leben im ganzen, seine Organe im einzelnen umhüllenden Häute, ferner die Sinnessphäre und ihre Tätigkeiten gehören zum Kieselsäurewirkungsgebiet.

Der Kieselsäureprozeß ist also in der Pflanze zentrifugal, von innen nach außen strahlend tätig. Er öffnet die Pflanze dem Lichtgeschehen, fördert den Lichtstoffwechsel. Die «Lichtsinne» der Pflanze werden gleichsam aufgeschlossen, sie kann auch geringe Lichtmengen besser verwerten. (Man beachte, wie die Erdbeeren auch in lichtarmen, regnerischen Zeiten reif, aromatisch und süß werden.) Der Eisenprozeß aber verbindet rhythmisch das Kosmische mit dem Irdischen. Er ist in der Erdbeere in sehr feiner Art tätig, viel mehr dynamisch als stofflich.

Diesen kosmischen Wärme- und Lichtprozessen kommt als ein Zweites der reiche Zuckerprozeß entgegen, der, durch die Blätter gebildet, in die Blüten- und Fruchtregion ausströmt, wie es für die Rosengewächse so charakteristisch ist.

Die Summe dieser Tätigkeiten ist die saftige, süße und zugleich so hocharomatische Erdbeerfrucht, deren Genuß wieder korrespondierende Tätigkeiten im Menschen heilsam anregen kann, insbesondere wenn sie – etwa mit Brennessel zusammen – zum Heilmittel verarbeitet worden ist. Ein solches aktiviert die Blutbildung aus der Stoffwechselsphäre, treibt aber sodann – durch die Kieselsäurewirkung – den Blutprozeß bis in die äußerste Peripherie. (Dieser Prozeß kann für Menschen entsprechender Konstitution sogar zu stark sein, zu in Hautausschlägen sich ausdrückenden Erscheinungen führen.) Aber man wird ein ausgezeichnetes Heilmittel bei gewissen Formen der Blutarmut auf solche Art mittels der Erdbeerfrüchte bereiten können.

Aus den Blättern aber (zusammen mit den Blättern des Weinstockes) kann man, wiederum einem Hinweis Rudolf Steiners folgend, ein vorzügliches Leberheilmittel zubereiten. Die Beziehung zum Leberprozeß ist durch die besonders intensive Art, die Kohlehydratprozesse (Stärke- und Zuckerbildung) mit Wärmeprozessen zu durchdringen, gegeben. Die Leber ist ja nicht nur das Organ der Stärke- und Zuckerbildung, sondern auch ein Hauptorgan der Wärme.

Alchemilla vulgaris, der Frauenmantel

Wie alle Rosengewächse steht auch diese Wiesenvariante des Grundmotivs im Zeichen einer schönen Harmonie zwischen Schwell- und Formkräften, wie sie durch den feuchtedurchwirkten Grund und die helle freie Weite darüber angeregt sind. Es ist ein anmutiges Kraut, dessen Anblick sofort das Herz erfreut, jedoch, wenn auch auf anmutige Art, eine sehr einseitige Ausbildung des Typus. Zum Hauptorgan ist das *Blatt* gemacht; das gefiederte Rosenblatt ist hier zur gerundeten Fläche zusammengezogen, zu den «Tauschüsselchen», die, zur Rosette versammelt, auf langem Stiel dem Wurzelstock entsprießen. Von der Fiederungstendenz ist nur eine schwache Einfaltung des Blattrunds geblieben, das nun zur Hohlform gewölbt vorbildet, was sonst der Blüte vorbehalten ist: eine

Schale. Wie eine Blüte lebt diese Blattschale in rhythmischem Geben und Empfangen. Wie die Blüte Nektar, so scheidet das Blatt an den Rippenenden der Blattadern morgens Wassertropfen aus. Der Flüssigkeitsorganismus dieser Pflanze wird durch die lichtgetragenen Morgenkräfte gleichsam zusammengepreßt, er tritt aus seinen Grenzen. Auf tieferer Ebene und in roherer Form vollzieht sich da, was in der Blüte als die edle Nektarbildung sich dadurch ergibt, daß die Astralsphäre von außen die ätherische Organisation ergreift, gleichsam zusammenpreßt und zur Absonderung aus den Nektardrüsen reizt. Gleichzeitig aber verdichtet sich die Morgenfeuchte der Luft im Zusammenhang mit der morgendlichen Ausatmung der Ätherkräfte der Erde zu Tau*. Es sind vor allem die Kräfte des chemischen Äthers, die zusammenziehender Natur sind und in der Taubil- 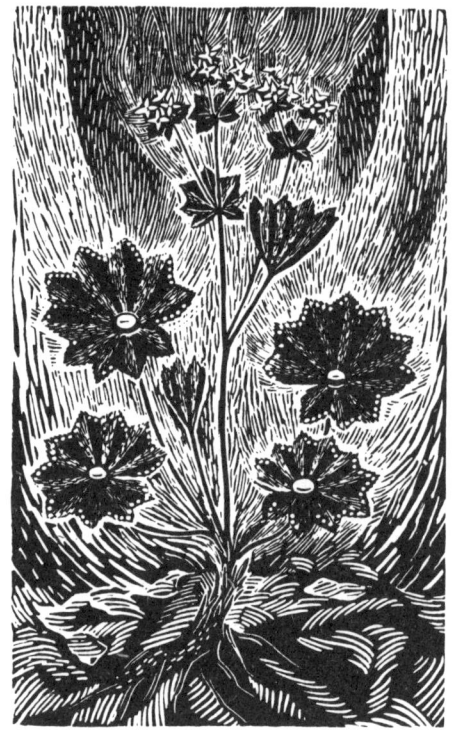 dung sich manifestieren. Diese Tautropfen sammeln sich an den Härchen der Blattoberseite. Da die Alchemisten dieses «himmlische Wasser» für ihre Arbeiten brauchten, mittels derer sie den «Stein der Weisen» zu bereiten hofften, hat die Pflanze den Namen Alchemilla bekommen.

Aus der Blattrosette steigt der Blütenstand auf. Aber das Blatthafte hebt sich unverwandelt und unüberwunden bis in die Blütenbildung hinauf, prägt ihr *seine* Natur auf, statt von ihr umgeprägt zu werden. Nur was an der Blüte blatthaft ist, der Neben- und der Hauptkelch, gelangt zur Ausbildung; die Blütenblätter sind nicht da, grün ist die Blume, nur etwas golden grüner als das Laubblatt. Nur der honigartige Duft bestätigt sie in ihrer Blütenhaftigkeit. Das Blattartige verschmilzt also in gewisser Weise mit dem Blütenhaften bei der Alchemilla, und in dieser eigentümlichen Durchdringung wird man die «Signatur» dieser Pflanze suchen müssen, um ihre Heilwirkung zu begreifen. Die menschliche «Gegenregion» zu diesem Zusammenhang ist in rhythmischen Prozessen zu finden, die aber nicht in der rhythmischen Sphäre von Herz und Lunge, sondern in jenem ins Stoffwechselgebiet geschobenen rhythmischen Organ ge-

---

* Über die Ätheratmung der Erde: Dr. G. Wachsmuth: «Erde und Mensch, ihre Bildekräfte, Rhythmen und Lebensprozesse.»

geben sind, das wie ein metamorphosierter Herzprozeß anmuten kann, dem Uterus. Alchemilla ist die Pflanze der gesunden Geburt, der raschen Wundheilung nach der Geburt, der Blutstillung in diesem Gebiete. Sie hilft, daß der während der Schwangerschaft aus den Gebärorganen weitgehend herausgezogene mütterliche Astralleib, der in dieser Zeit übermächtigen Wachstumsprozessen weichen muß, nun wieder in gesunder Art sich eingliedern kann und diese Organe dem mütterlichen Organismus wieder zurückgibt.

Filipendula Ulmaria, das Mädesüß

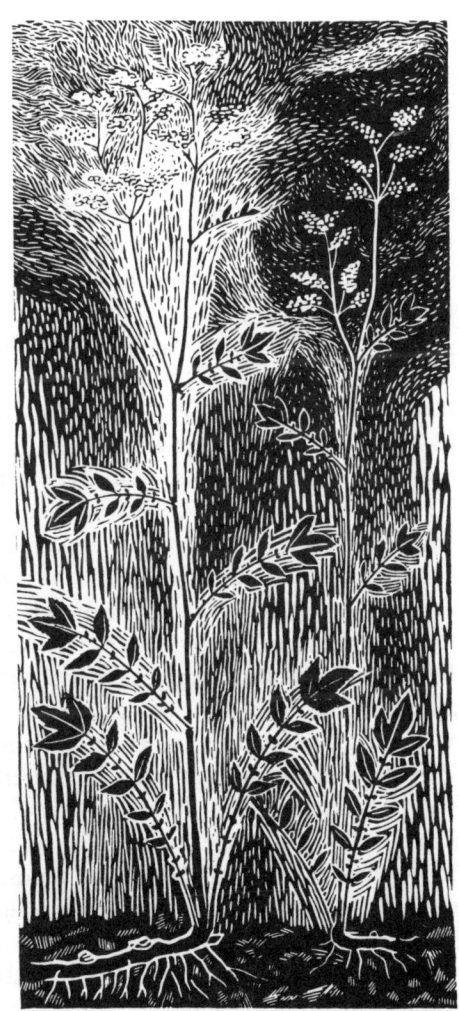

Am Wiesenbach, im Röhricht, an sumpfigen Seeufern und Flußauen, längs nasser Gräben wächst durch ganz Europa und das nördliche Asien das Mädesüß*, was im englischen Wort meadow-sweet deutlich wird. Durch den wäßrig-sumpfigen Grund kriecht, jedes Jahr ein neues Stück ansetzend und aus den Knoten sich bewurzelnd, der Wurzelstock «fließend» fort und sendet am Ende den schlanken Trieb mit den fein und klar geformten, unpaarig gefiederten Blättern bis zur Brusthöhe empor, aus dessen Ende wie eine weiße Dunstwolke der Blütenstand mit vielstrahligen Trugdolden gleichsam herausdampft. Die kleinen gelblichweißen Blüten haben einen starken, flüchtig-süßen und doch herben Duft. Die ganze Pflanze mutet wie ein Natur-Selbstheilprozeß an; das Sumpfig-Feuchte ihrer Wuchsorte wird ins Luftig-Lichte hinaufgehoben und im Blütenprozeß gleichsam hinausgeschwitzt durch die sommerlichen Kräfte.

Die ganze Pflanze enthält außer den nun schon viel besprochenen Gerbstoffen Salizylsäure und Verwandte (Gaultherin, Spiraein); außerdem in Blüte und Wurzelstock ätherische Öle,

* Eigentlich: «Mahd-süß», weil sein süßer Duft die Zeit der Heumahd durchwürzt; oder: «Wiesensüß» (meadow = Wiese).

Heliotropin, Vanillin. Hiermit tritt uns der Salizylprozeß entgegen, der sich in Pflanzenarten findet, die das Kühl-Feuchte durch ihren Lebensprozeß ins Blütig-Luftige, Flüchtige hinaufheben. Davon soll im einzelnen bei der Weide (Salix) die Rede sein. Es ist der Salizylprozeß ein Astralisierungsprozeß besonderer Weise. Aus der Eigenart der Pflanzenprozesse in Filipendula geht auch die Heilwirkung hervor, die den Astralleib in die Flüssigkeitsorganisation zu energischen Anregungen der Abscheideprozesse eingreifen läßt. Schweißtreibend, harntreibend, «blutreinigend», antirheumatisch wirken Zubereitungen aus dem «Mädesüß», insbesondere aus dessen Blüten.

Rosa canina, die Heckenrose

Die häufigste Wildrose unserer Gegenden bringt Anmut und Lebensfülle, ob sie vor dem Waldrand dessen Geheimnisse verkündet oder mit Hecken freundlich Flursäume umgrenzt, Steinhaufen und Felsgeröll gefällig verhüllt oder den Wanderer im Aufstieg über magere Halden begleitet, immer ein Röslein für ihn bereit hat, bis sie ihn den frischen Lüften der höheren, der hohen Regionen übergibt, wohin sie freilich nicht folgt; es genügt ihr, die Mühsal der Mittelgründe geschmückt zu haben. Das frisch glänzende Grün ihrer Blätter grüßt uns im Frühling, der zarte Purpur und edelste Duft der Blüten verkündet den Beginn der Sommerfreuden, die Scharlachpracht der Hagebutten preist den Herbst, und im Tiefwinter labt die schmiegsame Anmut der Zweige, das Sich-Heben, um sich gefällig zu neigen, den Blick; die Schneeflocken finden nirgends bessere Rast, so daß dem Strauch weißer Blattflaum und glitzernde Kristallblüte zum schönen Schmuck verliehen sind, auch die Weihnacht zu begrüßen.

Die Rose liebt die arme Erde; sie verwurzelt sich kraftvoll mit ihr, durchdringt sie wachsend nach allen Seiten, vermehrt sich durch Wurzelsprosse, unterirdisch kriechende Achsen, und kann darum, von oben durch Frost, Feuer, Beweidung zerstört, immer wieder verjüngt nach oben steigen. Im Zweig zieht sich ihr Leben allerdings dornig zusammen, und damit bewahrt sie sich viele Ätherkräfte, die sie nicht auslebt. Jeder Dorn ist ein zurückgehaltener Zweig, jeder Stachel ein zurückgehaltenes Blatt. Welch beherrschter Reichtum, welche knappe Fülle! Wenn uns der Zweig zuletzt die Rose reicht (erst muß man die Dornenprobe bestehen!), so ist auch sie Beschränkung viel größerer Möglichkeiten; zur Doldenrispe veranlagt, begnügt sich der Blütenstand mit der Ausbildung jeweils weniger, oft einer einzigen Blüte. Die Einzelblüte ist von kurzem Dasein, rasch verliert sie Kelch und Blumenblätter; dies spricht von der mächtig heranwirkenden Astralsphäre, der allerdings die starken Ätherkräfte immer das Gleichgewicht halten, so daß es zu keiner Giftbildung kommt. Der als Kelchbecher tief in den Stiel eingestülpte Fruchtboden trägt – in vollem Gegensatz zur Erdbeere – die Nüßchen feigenartig innen.

Für äußere Einwirkungen ist die Rose außerordentlich empfindlich und antwortet ihr mit einer starken Variabilität der Erscheinungsformen, wie denn eine große, schier nicht zu ordnende Fülle von Spielarten von dem plastischen, vielbestimmbaren Wesen der Grundform spricht. Volles Licht, reine klare Luft, mäßige Feuchte, durchlässiger, lehmig-sandiger, aber doch kalkhaltiger Boden mit etwas – ja nicht zuviel – Eisengehalt behagen ihr allerdings am meisten.

Viele Insekten finden sich als Gäste in der Blüte, obwohl diese die Fähigkeit hat, unbefruchtet die Samen zu bilden. Viele Gallenbildungen finden sich auch, besonders die berühmten «Schlafgallen». All dies spricht von den starken Beziehungen der Rose zum Astralisch-Wesenhaften, dem sie ihre große Lebensfülle schenkt.

An Stofflichem hat man in der Rose gefunden: Gerbstoffe in Blatt, Blüte, Frucht; ätherische Öle in der Blüte, etwas auch in Frucht und Blatt; Anthocyane im Blütenfarbstoff. Die Frucht, die Hagebutte, enthält Karotin, jenen Farbstoff der Lichtdynamik, von dem bei Betrachtung der Karotte bereits die Rede war; ferner Zuckerarten (Dextrose), Pektin, Fruchtsäuren, wie Apfel- und Zitronen- sowie Askorbinsäure (Vitamin C), von letzterer besonders viel. Die «Hagebuttenkerne» enthalten Vanillin, fettes Öl und Kieselsäure. Dieses ganze «Stoffkonzert» mit seiner reichen «Instrumentation» kann zum Ausgangspunkt des Verständnisses der therapeutischen Wirkungen genommen werden, da dieses oder jenes «Instrument» jeweils auf andere Weise diesem oder jenem Wesensgliederzusammenhang, dieser oder jener Partie des Organismus «hörbar» wird. Jedoch ist das Erklingen jedweden Instrumentes ja von Wesen und Absicht der Symphonie-Ganzheit her bestimmt und allein verständlich. Unter dieser Voraussetzung kann man von der Durchfall und innere Blutungen stillenden Wirkung der Blumenblätter in Zusammenhang mit den Gerbstoffen, den erfrischenden, die Sinnessphäre belebenden, stockenden Stoffwechsel anregenden Wirkungen diätetischer Präparate aus der Hagebutte im Zusammenhang mit Fruchtsäuren, dem Provitamin A (Karotin) und Vitamin C sprechen (für das die Hagebutte einer der reichsten Träger ist). Das besondere Verhältnis zum Zuckerprozeß macht die Mitverwendung der (entkernten) Früchte bei Behandlung des Diabetes begreiflich. Der Tee aus den «Kernen» mit ihrem hohen Kieselsäuregehalt aber verdankt letzterem die die Diurese anregenden, Steinbildungen in Niere und den Harnwegen bekämpfenden Wirkungen. Man beachte, wie der nach außen gerichtete Frucht-Samen-Prozeß der Erdbeere mittels seines Kieselsäureprozesses den Blutprozeß von innen nach außen schickt, während der durch die Einstülpung der Hagebutte eine andere Richtung einnehmende Kieselsäureprozeß die Niere zur Ausscheidung anregt.

Prunus spinosa, der Schlehdorn

Wenn der Schlehdorn, der den ganzen Winter über so knochendürr am steinigen Waldrand, an den Wegen der trockenen Kalkberge stand, an Zweigen und

Dornen über und über mit Blüten schimmert, ist das österliche Auferstehen der Erde wieder nahe. Rasch verweht der Blütenschnee, verhaucht der süßherbe Duft; doch nun brechen aus den winzigen Knospen, die so tief in das Schwarz der Rinde eingesargt waren, Tausende grüner Spitzen und weben einen Schleier von wunderbarer Frische um das Gestrüpp. Ein zarter Bittermandelduft wohnt wie ein Nachhauch der Blütezeit in diesen jungen Trieben, die ihre frühlingshafte Kraft länger als das andere Gesträuch in den Sommer hinein festhalten; denn während dieser schon Kirschen zeitigt und mit reifender Glut Pfirsiche, Aprikosen, Mandeln ergreift, deren Wachstumskräfte staut und in die Rundung und Reifung der Früchte umwandelt, vermag er wenig gegenüber dem Schlehdorn. Unbeirrt steht dieser da, wenn schon überall die fruchtschweren Zweige seiner Verwandten sich neigen: ein grüner Strauch, der ganz verborgen, langsam, langsam die senkrecht nach oben getragenen herben Fruchtkügelchen wachsen läßt. Erst im späten Herbst sind aus diesen blaue Pfläumchen geworden und nicht der scheidende Sommer, sondern der nahende Winter macht sie mit dem ersten Frost süß und reif.

In der nun geschilderten Art, wie der Schlehdorn seinen Lebensablauf vollzieht, in dieser Jahreszeit sich mächtig verwandelt, durch jene scheinbar unberührt hindurchgeht, zeigt er als sein lebendiges Verwandlungsgesetz seine «Zeitgestalt». Diese drückt aus, daß er starke Lebenskräfte in sich trägt, die er aber nicht so sehr nach außen offenbart, sondern in einer gewissen «*Innerlichkeit*» erhält. Die reine, starke Lebendigkeit seiner ersten, frühlingshaften Entwicklungszustände hält er auch dann fest, wenn die auflockernden, auflösenden Sommergewalten alles Pflanzenleben in zentrifugale Lebensentfaltungen locken. Ein beharrliches Widerstreben gegen das Sichauflösen ins Kosmisch-Peripherische verlangsamt so erheblich die Geschwindigkeit der Fruchtbildung gegenüber dem Normalen.

So ist zuletzt eine Frucht gezeitigt, die mit ihrer geringen Fleischhülle, ihrer steinharten Samenschale, ihrem herben Geschmack von zusammenziehenden, lebenkonservierenden Kräften spricht, die in sie hineingeborgen sind. Sie hält in sich fest, was Aprikose und Pfirsich so reich verschenken und verschwenden.

An solche, nicht in das Physische der äußeren Erscheinung verschwendeten Kräfte kann man sich aber als an Heilkräfte wenden. Gerade vom «Unnormalen» ihrer Wachstumsrhythmen und Gestaltungskräfte hat sie ihre Heiltugend. Die Blüten mit dem energischen Eingriff der Astralsphäre regen den Stoffwechsel an, erhöhen die Ausscheidung, wirken «blutreinigend», das heißt, sie helfen dem durch den Winter gegangenen Organismus die Verhärtungstendenzen zu überwinden und den Stoffwechsel «frühlingshaft» zu gestalten. Ist doch auch die Blütenanlage der Schlehe nicht durch den Sommer, sondern durch den Winter getragen. Während der Winter die Prozesse der Hauptes-Sinnes-Nervenregion, die selbst ein Winterliches innerhalb der Organisation darstellt, verstärkt, ist der Frühling als ein Rhythmisches anzusehen (der Sommer als ein Stoffwechselhaftes). Der Stoffwechsel wird den rhythmischen Prozessen besser koordiniert, darum auch die Herztätigkeit unterstützt, etwa in Richtung der Crataeguswirkung, von der anschließend die Rede sein soll. – Aus den jungen Triebspitzen kann man aber Heilmittel gewinnen, die Anreger der ätherischen Prozesse überhaupt sind, den Ätherleib stärken. Die Früchte werden ein Ähnliches, aber mehr von der Ernährungsseite, als diätetische Mittel, bewirken können; kräftigend bei Erschöpfungszuständen, hilfreich in der Rekonvaleszenz.

Prunus Laurocerasus, der Kirschlorbeer

Dieses Bäumchen Vorderasiens und Südeuropas hat sich die Ausbildung der schlanken, großen, derben, glänzend immergrünen Blätter besonders angelegen sein lassen; die grünlichweißen, zum schmalen Bürstenzylinder zusammengezogenen, aufrechten Blütentrauben, die sehr kleinen, schwarzen Fruchtkirschen wirken unbedeutend. Feuchte Bergwälder sind ein Lieblingsstandort. – Der bei den sonstigen Prunusarten, besonders der Bittermandel, in den Samen eingeschlossene Zyanprozeß hat sich bei Laurocerasus in Knospe, Rinde, Blätter ergossen, besonders letztere enthalten gegen 1% Blausäureglykoside; aus ihnen destilliert man ein Bittermandelwasser, die Aqua Laurocerasi. Dieses aus dem Blatthaften gewonnene Präparat wirkt auf Atmung und Herz, wenn das rhythmische Zusammenspiel von Ätherleib und Astralleib in dieser Region gestört, eine gewisse Reizbarkeit eingetreten ist, was zu Heiserkeit, Katarrhen, Kitzelhusten, krampfartigen Zuständen der Lunge, zu Herzirregularitäten führen kann.

Crataegus Oxyacantha, der Weißdorn

Der kleine, zähe, aber hartholzige Baum mit seinen dornigen Zweigen und in sich zusammengezogenen, nur den Ansatz zur dreigliedrigen Lappung zeigenden Blättern ist wie die Schlehe ein Ausdruck in sich gehaltener Vitalität. Hecken, Waldränder, steinige Berghänge besiedelt er, besonders wenn der Grund Lehm enthält. Rosen und Schlehen sind oft seine Nachbarn. Mäßig feuchte, ausgeglichen warme Gegenden bevorzugt er.

Seine kräftige Äthernatur muß im Frühjahr einem mächtigen Ansturm astralischer Kräfte standhalten; wie in weißem Feuer steht das ganze Gewächs, wenn aus den Zweig-Enden die weißen

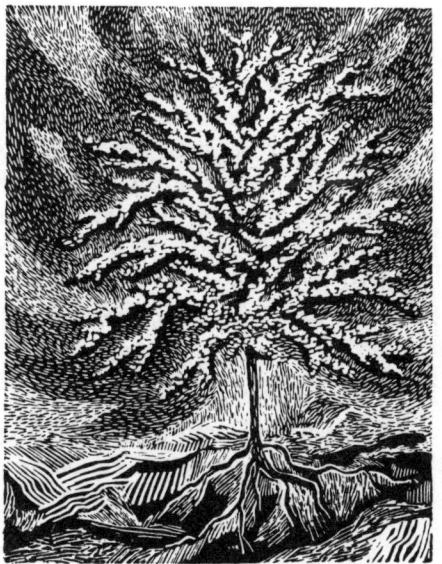

Doldentrauben der Blüten hervorquellen. Ihr schwerer, betäubender Duft bekommt rasch einen faulig-fischigen Beigeruch. Der Sommer reift, der Herbst zeitigt die nach oben getragenen gelbroten «Mehlbeeren», deren reiche Fülle den Baum ein zweites Mal weit sichtbar macht. Die Frucht enthält unter der dünnen, mehlig schmeckenden, beim Zerreiben schwach fischig riechenden, fleischigen Außenschicht zwei, auch drei sehr harte Samen. Blüten und Früchte ziehen Fliegen, Käfer, Vögel an. Blätter und Zweige finden eine große Artenzahl von Insekten, die an ihnen in der mannigfachsten Art schmarotzen; auch hierin verbindet sich Astralisches gar vielfältig mit den starken, überschüssigen Ätherkräften der Pflanze.

Die chemische Analyse hat in Blatt, Blüte, Frucht Flavone gefunden, vor allem Quercitrin, Quercetin; ferner «Crataeguslactone» (Ursol- und Oleanolsäure) sowie β-Sitosterine, sodann viel Pektin in der Frucht. Die Rinde enthält etwas Aesculin. Man wird die Flavone mit Lichtprozessen, die Crataeguslactone, besonders die Oleanolsäure, die ein Sapogenin ist, mit dem rhythmischen Zusammenwirken von Ätherischem und Astralischem in Zusammenhang sehen können. Das Trimethylamin ist aus einem besonders tiefgehenden Eiweißabbau zu begreifen, der durch den starken Eingriff der Astralsphäre im Blüteprozeß zustande kommt. Der fischige Geruch ist an das flüchtige Trimethylamin gebunden. Diese Stoffe sind aber alle Ergebnisse des Weißdornlebensprozesses und von daher zu verstehen. Das Ringen seiner Ätherkräfte mit Verhärtung und Verdornung wird wie bei der Schlehe in Heilmittel aus dem Weißdorn übergehen, den menschlichen Ätherleib anregen, Verhärtungstendenzen, die vom Nervensinnespol ausgehen und das rhythmische System mit Erstarrung bedrohen, zu bekämpfen; die starke Spannung zwischen ätherischen und astralischen Wirkungen wird den zu stark abbauenden, im Rhythmischen sich verkrampfenden Astralleib herauszulösen imstande sein; Entkrampfung, Belebung wird Vertrocknungs-, Verhärtungsprozesse überwinden können, insbesondere im Gebiet des Herzens. Crataegus ist als wichtiges Herzheilmittel im letzten Jahrzehnt sehr bekannt geworden, zur Behandlung von Herz und Kreislauf; insbesondere fördert er die bessere Durchblutung (und damit Ernährung) des Herzens und befreit es aus seiner «Bedrängung» durch eine abnorm eingreifende astralische Organisation. Früchte wirken überhaupt, nach einem Hinweis Rudolf Steiners (in der Vortragsreihe «Die Welt der Sinne und die Welt des Geistes»), mehr auf das Blutsystem, Samen mehr auf das Herz selbst.

Cydonia oblonga*, die Quitte

Das ausladende, mit breiten Blättern, großen Blüten, großen Früchten üppig wachsende, trotzdem zierliche Quittenbäumchen zeigt als echtes Rosengewächs durch auch auf kargem Boden reich quellendes Leben eine starke ätherische

* = Cydonia vulgaris.

Organisation, die sich gerade an der Grenze des Wucherns hält. Dieser zentrifugalen Pflanzenschwellkraft wird aber zentripetal das Einwirken des dazugehörigen astralischen Wesensbereiches entgegengetragen. Dadurch wird das Ätherisch-Vegetative zu intensiver Metamorphose des Blatthaften umgestimmt, und es erscheint die rosarote Blütenfülle, die das Bäumchen über und über einhüllt.

Ein schönes Gleichgewicht zwischen ätherischen und astralischen Kräften herrscht in diesem Blütenprozeß; davon zeugen Duft, Farbe, Form der Blüten. Das Vegetative wird nicht entflammt, verzehrt, ausgedörrt, wie es bei Pflanzen mit übermäßigem astralischem Einwirken und dadurch übermäßigen Blüteprozessen geschieht, sondern es kann in die schwellende, goldene Fruchtfülle der «Äpfel der Hesperiden» (so bezeichneten die Alten die Quitte) sich umwandeln.

In den Früchten drückt sich das »Quittenhafte« besonders deutlich aus. Die derbe, flaumhaarige, stark duftende Haut umspannt das konsistente herbe Fruchtfleisch, das, von säuerlich zusammenziehendem Geschmack, von den kosmischen Wärmekräften des Sommers nicht zu Birnensüße oder Apfelschmackhaftigkeit herangereift wird. Unverwandelt, vegetative Prozesse festhaltend, zeigt sich an der Frucht der grün und laubig bleibende Kelch. Beim Zerbeißen fühlt man viele kleine, harte Körner, von verholzten Steinzellen herrührend, die als eine beginnende Verhärtung das Fruchtfleisch durchsetzen. Jedoch stellt sich diesem Verhärtungsprozeß als ein Gegenprozeß die Pektinbildung entgegen; sie verleiht dem Saft die starke Gelierfähigkeit, wodurch er in einen Zustand zwischen Flüssig und Fest gebracht werden kann, verdichtet, aber nicht verhärtet. Noch deutlicher zeigt sich dieser Prozeß um die Orte höchster Konzentration des Wachstums, die Samen. Diese, im Kerngehäuse zu einer Masse zusammengeklebt, bergen in der Samenschale den so charakteristischen Schleimstoff, der, die fünfzigfache Menge des Samens an Wasser aufnehmend, dieses immer noch in einen dicken Schleim verwandelt. Dieser Schleim enthält auch viel Kalzium; dieses wird vom Lebendigen überall da gehandhabt, wo Ätherisch-Vegetatives gedämpft werden soll, um dem astralischen Wesenswirken Zutritt oder Übergewicht zu ermöglichen. Die zentripetalen Bildetendenzen können sich dann gegenüber den zentrifugalen, auflockernden, besser durchsetzen.

Ist im Menschen der Ätherleib im Flüssigen unbeherrscht tätig, so daß sich ihm gegenüber die höheren Wesensglieder, Astralleib und Ich, nicht durchsetzen können, so ist dadurch eine krankhafte Konstitution gegeben; man hat diese als «exsudative Diathese» bezeichnet. Der nach innen in gewisser Weise «ohnmächtige» Astralleib wird sich in Überempfindlichkeit äußern können, z. B. im Nasengebiet, in dem Luftiges und Flüssiges und damit Ätherisches und Astralisches sich in besonderer Weise begegnen und die normale Empfindlichkeit des Astralleibes sich z. B. im gesunden Riechen zeigt. Das Krankheitsbild des

Heuschnupfens kann entstehen. Hier wird die harmonisch verbindende, Ätherisches und Astralisches, Schwellendes und Zusammendrängendes so schön im Gleichgewicht haltende Kräftekonfiguration des Quittensamenschleimes mit seiner sanft einhüllenden, entzündungswidrigen Natur heilsam wirken können, besonders wenn sie mit einem anderen Pflanzenprozeß, dem der Zitrone, zusammengebracht wird. Ein solches Heilmittel hat Rudolf Steiner angegeben.

KORBBLÜTLER (COMPOSITAE)

Bildemotiv und Heilkräfte

Wenn auf einer Bergwanderung, bei der die Wege sich hin und wieder wenden, im Aufstieg bald dieser, bald jener Teil der umgebenden Landschaft dem Blick bedeutend entgegengebracht wird, schließlich aber der Gipfel erreicht ist, so kann *ein* großer Überblick die stückweise eroberten Vor- und Teilanschauungen in eine Ganzheit zusammenfassen. So geht es dem Pflanzenforscher, der nach dem Studium vieler Pflanzenfamilien sich der größten, höchst organisierten, den Korbblütlern, nähert. Sie fassen gleichsam die ganze Welt der Blütenpflanzen noch einmal, aber auf höhere Art zusammen und machen dadurch einen neuen Anfang sichtbar. Stellt die Baumgestalt (um welche die Pflanzenwelt in vier Stufen – Farnbäume, Palmen, Nadelbäume, dikotyle Bäume – gerungen hat) die Zusammenfassung vieler Einzelpflanzen zu *einem* Gewächs dar, so ist die Korbblüte der Zusammenschluß vieler Blüten eines ganzen Blütenstandes zur höchsten Einheit des Blütenkorbes als einer Blüte aller Blüten. Der Blütenboden ist dabei das dem Baumstamm Entsprechende, nur natürlich gemäß dem Ort seiner Bildung (innerhalb der Blütenprozesse eben) bis ins Substantielle Umgebildete; man könnte ihn Blütenstamm heißen. (Auch dieser Hinweis ist Rudolf Steiner verdankt.)

Ein einfaches Grundmotiv also – doch solch reicher Abwandlung fähig, daß aus ihm die etwa 800 Gattungen der Familie mit ihren 13 000 Arten hervorgehen konnten. Diesem Reichtum an Gestaltungsfähigkeit läßt sich nur – unter den Einkeimblättrigen (Monokotylen) – die Familie der Orchideen an die Seite stellen, bei der jeder künstlerische Sinn aufs höchste bewundern muß, wie aus sechs Blumenblättern viele Tausend Blütenformen als Zeugen einer zwar bizarren, aber unerschöpflichen Phantasie entstanden sind. Nur bleibt die Orchidee als Einzelpflanze selten, die Kompositen haben sich in großen Gemeinschaften die ganze Erde erobert.

Im Huflattich wacht in unseren Gegenden die Familie für das Jahr auf, erfüllt im Frühjahr mit dem Löwenzahn alle Wiesen; dieser macht Bocksbart und Margeriten Platz, der Sommeranfang findet auf den Bergwiesen die Arnika, an den Wegen und Straßen die Wegewarte; und nun stellen sich Kamillen, Schafgarbe, die Distelarten, Wasserdost, Goldrute, Jakobskraut und die Fülle ihrer Geschwister als Geschenke des Hochsommers ein, je nachdem man den Blick auf die Wiesen, Auen, Bach- und Seeufer, Weiden, Waldlichtungen lenkt.

Mit Astern und Georginen steigt das Jahr ab; bis in den Winter leuchten noch die Chrysanthemen, denen erst der Frost das Ende setzt.

Die Kompositen haben sich alle Erdzonen erobert und alle Erdteile; nur fliehen sie den hohen Norden und die Tropenwälder. Die offenen, weit dem Licht geöffneten Formationen lieben sie am meisten, seien es unsere Wiesen oder die Savannen Amerikas, die Graslandschaften und Steppen Afrikas, Asiens, Australiens, Neuseelands; sie klettern hoch in die Gebirge (Edelweiß, Edelgarbe), dringen sogar in Wüsten vor, fliehen selbst das Wasser, den Meeresstrand, den salzigen Boden nicht, wenn nur des Lichtes Fülle geboten wird. In allen diesen Gebieten bleiben sie vor allem Kräuter, allenfalls Stauden. Zum Bäumchen, zur schlingenden Liane werden nur wenige, Schmarotzertum ist ihnen gänzlich fremd; Giftpflanzen finden sich kaum. Daß ein Gewächs, das so sehr zur Bildung eines «Blütenstammes» strebt, sich nicht unterwegs mit der Bildung eines eigenen Baumstammes aufhalten oder einen fremden lianenhaft umschweifend seine Blütenbildung verzögern wird, läßt sich wohl begreifen, wenn man erst das Hauptstück des ganzen Kompositenprozesses, die kunstvolle Bildung des Blütenkorbes begriffen hat.

Im Blütenhaften zu leben ist also eine Hauptangelegenheit des Kompositendaseins, und die einzelnen Stämme (Tribus) und Gattungen, in die der Botaniker die Familie gliedert, ergeben sich ihm ausschließlich aus dem Studium des Blütenbaues. Zwei Hauptgruppierungen, Röhrenblütler (Tubuliflorae) und Zungenblütler (Liguliflorae) unterscheidet man; in zwölf Hauptstämme gliedert man die ersteren.

Wir erwähnten schon, wie ein ganzer Blütenstand zu einer Blüte höherer Ordnung in der Kompositenkorbblüte zusammengefaßt ist. Die Hochblätter werden dabei zum «Kelch», die Sproß-Enden zum Blütenboden, der waagrecht oder aufgewölbt, selten eingewölbt, sich ausbildet; die Deckblätter werden zu den Spreublättern, die Kelchblätter zum federigen oder borstigen Pappus, welcher die unterständigen Früchte bekrönt und ihnen Flugfähigkeit verleiht. Die Innen-(Scheiben-)blüten stehen für Staubgefäße und Stempel einer gewöhnlichen, einfachen Blüte; die Außen-(Rand-)blüten für die Blumenblätter. Nach der Art und dem Grade, wie die Blatt- und Stengelbildungen unterhalb der Korbblüte in diese hinein fortwirken, mehr oder weniger verwandelt sind oder sogar gänzlich verschwinden, je nach der Art und Weise also, wie die Korbhülle sich laubig, schuppig, ein- oder mehrreihig gestaltet, wie Spreublätter auftreten oder fehlen, wie der Pappus zipfelig, federig oder borstig geformt ist, gewinnt man die Merkmale der Untergliederung der unüberschaubaren Fülle der Familie in überschaubare Gruppierungen. Im Grunde wird hiermit verfolgt, wie vollkommen die «Idee der Kompositen» sich in der einzelnen Art durchsetzt.

*

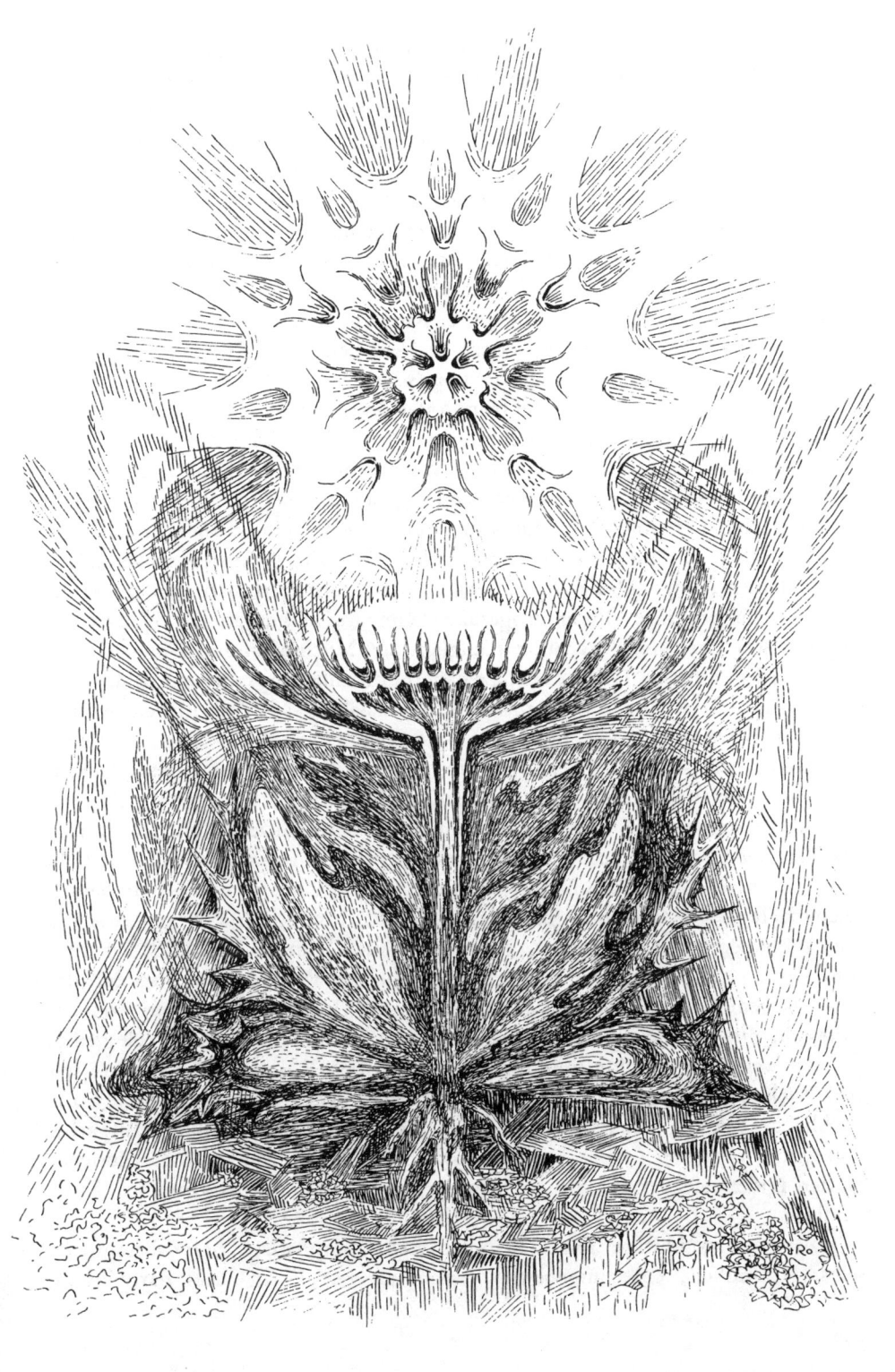

Die «vollkommen durchkomponierte» Korbblüte trägt innen die röhrenförmigen Scheibenblüten und umgibt diese außen mit einem Kranz blumenblattartig wirkender, durch Aufschlitzen der Kronenröhre und waagrechtes Sichausbreiten übermäßig zur «Zunge» entwickelter Randblüten. Dabei werden die Scheiben-(also Röhren-)blüten meist zwitterig (mit Staubgefäßen und Stempel), die Rand-(Zungen-)blüten weiblich (mit Stempel) ausgebildet. Besteht jedoch der ganze Blütenkorb nur aus Zungenblüten, so sind diese zwitterig. Es kann aber der Blütenkorb auch nur Röhrenblüten enthalten. Die Distelarten bringen z. B. nur Röhrenblüten hervor, Wegewarte und Löwenzahn nur Zungenblüten; Sonnenblume, Margerite, Ringelblume, Arnika aber erscheinen vollkommen in dieser Hinsicht, indem sie Peripherie und Zentrum, Rand und Scheibe deutlich und im Gleichgewicht ausbilden.

Mit der Ausbildung von Zentrum oder Peripherie ist ein verschiedenes Sichverhalten zu den Raumesrichtungen verbunden. Die Zungenblüte des Umfanges streckt aufgeblüht sich in die Waagrechte und bildet sich demgemäß zweiseitig symmetrisch aus; die der Schwere, den Erdenwirkungen ausgesetzte Unterseite hypertrophiert, die Oberseite bildet sich klein, zurückhaltend. Die Röhrenblüte strebt aufwärts. Sie ist beziehungslos zur Welt der Schwere.

Die reinen Zungenblütler (Liguliflorae) charakterisieren sich aber nicht nur dadurch, daß sie ihre Blüten insgesamt beim Aufblühen in die Waagrechte bringen, sondern auch durch ihre Fähigkeit zur Milchsaftbildung, die sich vor allem in den unteren Organen konzentriert, oft allerdings bis zur Blüte aufsteigt. Milchsaftbildung und horizontale Blüte haben sich aber in den vorhergehenden Betrachtungen schon oft als Symptome eines Mondhaften, als Reminiszenzen eines tierpflanzlichen Urdaseins dargestellt. Diese Seite des Pflanzenseins, die so vielfältig durch alle Familien des Pflanzenreiches geistert, darf bei einer so zusammenfassenden Familie, dem Finale der Pflanzenbildung, nicht fehlen. Hier finden wir auch die einzigen, wirklich giftigen Arten, wie den Giftlattich.

Die Röhrenblütler (Tubuliflorae) sind milchsaftfrei. Sie bilden aber im Samen reichlich fette Öle aus; wir finden unter ihnen wichtige Ölpflanzen, wie die Sonnenblume, Ölmadie, Safflor, Nigersaat. Auch von den ölbildenden Prozessen ist in dem vorliegenden Buch genügend die Rede gewesen, so daß der Hinweis genügen mag, daß in ihnen kosmische Wärmeprozesse, ein Sonnenhaftes, in die Substanzbildung eingehen. Die Ölbildung ist wie ein Gegenpol zu der wäßrigen Milchsaftbildung. Innerhalb der Röhrenblütler finden wir auch viele aromatische und gewürzhafte Pflanzen, die also die Fähigkeit zur reichlichen Bildung ätherischer Öle haben; wir erwähnen Kamille, Schafgarbe, Estragon, Eberraute, Arnika, um nur einige zu nennen. – Innerhalb der Zungenblütler finden sich mehr die Nahrungspflanzen – wie Schwarzwurzel, Salat, Endivie.

Daß eine so blütige Pflanzenfamilie viele Zierpflanzen hervorbringt, ist selbstverständlich; eine ungeheure Variabilität der Form- und Farbbildung ermöglicht dies. Auch wichtige Farbpflanzen wie Safflor, Färberkamille finden sich und sprechen von den Lichtprozessen, die solche Pflanzen besonders intensiv durchkraften.

Ferner muß hier vom Inulin die Rede sein, jenem merkwürdigen, zwischen Zucker- und Stärkebildung stehenden, an die «Leberstärke» (Glykogen) erinnernden Stoff, der anstatt der sonst im Pflanzenreich gebildeten Reservestärken sich herbstlich-winterlich in den unterirdischen Organen der Kompositen ablagert, um im Frühjahr wieder in Zucker überzugehen und in die sprießende Pflanze aufzusteigen. Dabei bildet sich die (vom Zuckerkranken vertragene) l-Fruktose, Fruchtzucker; nicht Frucht- und Traubenzucker, wie bei der Umwandlung gewöhnlicher Stärke.

Alles in allem: Der Typus stellt sich als etwas sehr Plastisches, Variables, Unverhärtetes dar, das mit dem Kosmischen, der Welt des Lichtes aufs intensivste verbunden, das Dunkle, Feucht-Wuchernde flieht. Ein urgesundes, starkes *Ätherisches* vermag überall auf der Erde Wurzel zu schlagen, wo sie dem Kosmos offen ist. Die *astralische Sphäre* wirkt mächtig heran und lenkt die Bildekräfte in die Richtung der Entfaltung intensiver Blühprozesse; sie überwältigt aber nicht, durchbricht nicht den Bereich der Bildekräfte, und so kommt es nicht zur Ausgestaltung vieler Giftpflanzen. Auch die meist lichten, klaren Farben, die zarten, trocken-süßen, niemals aggressiven oder sehnsüchtig-flüchtigen, sondern immer gehaltenen Düfte kennzeichnen die Eigenart dieser Astralität. Ein höheres, ordnend-gestaltendes Prinzip verbindet sich mit diesem Astralischen, dem es nicht genügt, das Organ, in dem das Wesenhafte der Pflanze am vollkommensten nach *außen*, im Sinnenfälligen, der Welt der Sinne, in Form, Farbe, Duft etc. sich offenbart, die Blüte nämlich, zu höchster Kunst und Vollendung zu bringen – wie wir es etwa in der Orchideenblüte gewahren. Es wird vielmehr die *Gesamtheit* aller Blüten unter ein höheres Gesetz gerufen. Die Orchidee ist ganz Einzelblüte, die Komposite gleichsam Blüte im Quadrat, jene Blüte in erster, diese in zweiter Potenz. Unbändig im Blütenhaften erscheinen erstere, aufs höchste gebändigt und gestaltet letztere.

Wie sich das alles als Heilpflanzenwesen auslebt, sei nun im einzelnen ausgeführt.

Heilpflanzen der Kompositen

1. Wundkräuter

Arnica montana, Bergwolferlei

Unter dem 24. Februar 1823 berichtet Eckermann das Folgende: «Der heutige Tag war in bezug auf Goethe noch sehr beunruhigend, indem diesen Mittag die Besserung nicht erfolgte wie gestern. In einem Anfall von Schwäche sagte er zu seiner Schwiegertochter: ‚Ich fühle, daß der Moment gekommen, wo in mir der Kampf zwischen Leben und Tod beginnt.'

Doch hatte der Kranke am Abend sein volles geistiges Bewußtsein und zeigte schon wieder einigen scherzhaften Übermut. ‚Ihr seid zu furchtsam mit Euren Mitteln‘, sagte er zu Rehbein, ‚Ihr schonet mich zu sehr! Wenn man einen Kranken vor sich hat, wie ich es bin, so muß man ein wenig napoleontisch mit ihm zu Werke gehen.‘ Er trank darauf eine Tasse eines Dekokts von Arnika, welche gestern, im gefährlichsten Moment von Huschke angewendet, die glückliche Krisis bewirkt hatte. Goethe machte eine graziöse Beschreibung dieser Pflanze und erhob ihre energischen Wirkungen in den Himmel.» –

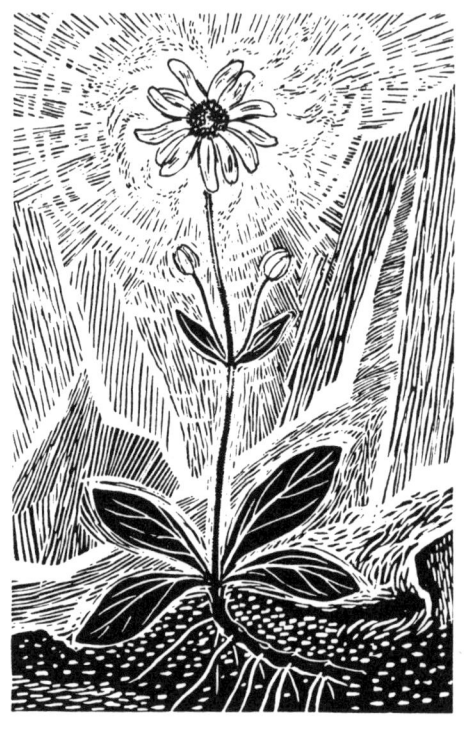

In Anknüpfung an diese Äußerungen Goethes fragte ein Freund den Verfasser, wie wohl denn die Goethesche Beschreibung ausgesehen haben könnte, worauf dieser, Goethes Äußerungen über die Arnika in dessen Denkweise fortsetzend, folgendes niederschrieb:

«‚Ihr mögt wohl beachten‘ – rief der Kranke aus – ‚daß diese herrliche Pflanze den freien Höhen des Urgesteins angehört, daß sie an den Stufen von Götterthronen steht! In quellende Frische würziger Almwiesen ist sie eingewurzelt, dem Frühjahr, dem Frühsommer gehört sie durchaus zu, der reinen Luft, den morgendlichen Kräften. Goldengrün umzirkelt sie ihre Blattrosette, zieht ihren ersten Lebenskreis, der aber schon einen zweiten, den des Kelches, vordeutet, und eilig bereitet sie den dritten, den Blütenkreis vor. Da steigt dann stracks der zarte Schaft in die Höhe, von Blattspirale, von laubigem Entfalten ist seit jenem ersten Kreise nicht mehr die Rede, allenfalls mag noch ein kleines Blättchenpaar mit hinaufgenommen werden; schon ist die Blütenknospe oben angelangt, schon sprengt sie die Enge, gelbrote Feuerwirbel stehen im Lichte der Johannisonne. Welche Würze, welcher Duft! Was ist es, was da schon im Blatt wob, in der Blüte sich vollendete? Die Elemente der Großartigkeit, die in jenen Höhen walten, hier finden sie das mitlebende Wesen, ganz aus ihnen gebildet, sie auf Pflanzenart empfangend und höhergebildet, als Farbe, als Duft offenbarend. Was da duftet, wie spreche ich mir es aus? Heilsame Gewalt möchte ich es nennen. Möge aber bald der geistvolle Mann kommen, der mit deutlicheren Worten die sinnliche, die sittliche Wirkung ausspricht‘ – fuhr Goethe sinnend fort –, ‚der für das Reich der Düfte vollbringt, was ich für das

Farbwesen versucht, und uns aufschließt, was die Pflanzenheit sich derart im Luftbereiche offenbaren läßt.

In jeder Art ist Energie in die Arnika hineingedrängt. Schon die Erinnerung an sie gießt mir Feuerströme ums Herz. Aber hier ist Kraft mit zarter Gestalt gepaart. Nichts Sprödes, Hartes stellt sich der bildenden Himmelskraft entgegen, jung und lebensfrisch erwählte sie der Sonnengott. Seht die Blüte doch an, wie sie sich öffnet, wie sie sich in Licht, in Sonnenglut auflöst. Der Bergwind ist ihr Sämann, in seine Hand legt sie die Federkrone der Früchte. Mit breitem Wurf sät er die Samen in die torfigen Matten aus. So folgen Lichtfunken im Herbst Persephone in den Erdenschoß. Aber die Sonnenwärme dringt nach, erwärmt das Dunkelfeuchte; die Wurzel unserer Blume fühlt das eindringende Leben, kräftig fängt sie an zu treiben und zu wachsen, und während in der ersten Jahreshälfte die Pflanze sich im Sonnenbereiche entfaltete, folgt sie in der zweiten: Sonnenwegen im Irdischen.

So eigne ich die Arnika dem Helios zu unter den Göttern. Wem aber unter den Menschen? Dem Schüler des Asklepios, der die einsamen Höhen durchstreift. Hier ist die Pflanze der raschen Heilung, der kräftigen Entscheidung. Sei dir von außen gewaltsam Schaden getan, Stoß, Hieb, schneidende Wunde – in ihr ist dir wunderbare Hilfe nahe. Die Lebenskräfte strömen, der Puls kräftigt, das Herz ermutigt sich; was als blutiger Erguß, als Blutgeschwulst sich verlor, besinnt sich auf die richtige Bahn. Muskeln und Sehnen straffen sich, die Gestalt, verletzt und beschädigt, stellt sich her; durchaus aber auch das Nervensystem, das schwer zu heilende. Die organische Empörung über den erlittenen Schaden, die wir Schmerz heißen, lindert sich, verebbt. In wahrhaft napoleonischem Stil wird die Krankheit angefaßt, groß die Entscheidung erzwungen. Fühlte ich doch, als Leben und Tod in mir den Kampf begannen, daß die Lebensscharen mit dieser Blume auf ihrem Panier den Durchbruch erzwungen und dem Feindlich-Stockenden, Tödlich-Bedrückenden sein Austerlitz bereitet wurde. In der Genesung verjüngt, preise ich sie höchlichst, und es ist doch nur sie selbst, die sich preist, die wahrhaft unerschöpfliche Natur, die jene Blume erzeugt und die Heilung, in der sie sich als die ewig Hervorbringende abermals ankündigen will.'

Der Dichter verstummte; doch sein mächtiger Blick, der die alte, sonnenhafte Kraft wiedergewonnen hatte, schweifte sinnend, schauend, wie über weite Fluren, in denen er Unsagbares gewahrte.»

In der Tat ist die Arnika eine rechte Bergpflanze; sie wählt die freie Flur, die mächtigen Lichtströme der Höhensonne; sie wird immer aromatischer, je höher sie wächst. Aber sie liebt die frische Feuchte der Almwiesen, auch das Moor, durchaus jedoch das Urgestein, den kieseligen Boden. Kalk*

---

* Findet man sie je auf sonst kalkhaltigem Gebiet (etwa im Jura), so handelt es sich um moorige Böden, aus denen innerhalb der Wurzelzone jeder Kalk ausgewaschen ist.

flieht sie, er ist ihr selbst in geringen Mengen schädlich; Kunstdünger tötet sie.

Dem wäßrigen Element entsprechend, bildet sie die wegerichartigen, länglichen, ungeteilten, also recht einfach gebildeten Blätter, die milchigsilberig und goldiggrün zugleich aussehen; meist nur zwei oder drei gegenständige Blattpaare, die als Rosette flach an den Boden sich schmiegen. Energisch und entschieden steigt daraus der Blütenstengel mit der kräftigen Blütenknospe auf, der höchstens ein winzig gewordenes Blattpaar mitnimmt, aus dessen Achseln zwei Nebenstengel mit Endblüten zunächst verharren. Oft ist aber nur der eine Blütenstand da. Von Johanni an, wenn die Sonne am höchsten steht, blüht der Korb mit feurig rötlichem Gelb auf, ein Kern von Röhrenblüten, umgeben von etwas wirbelig – jede eigenen Impulsen folgend – ausstrahlenden Zungenblüten. Nach dem Abblühen stehen die luftigen, aschig-silberigen Fruchtstände für eine Weile, bis sie der Wind verweht. Nun steigt die Sonne auf ihrer Bahn ab, ihre Wirkungen verbinden sich mit der Erde, sinken in die Tiefe; und die Arnika beginnt, nachdem das oberirdische Leben abgeschlossen ist, ein unterirdisches zu entfalten. Der Wurzelstock treibt waagrecht unterirdische Ausläufer, die mit einer Knospe abschließen, die sich wieder zur Blattrosette entfaltet. Aus ihr kann dann in einem kommenden Jahr ein neuer Blütensproß austreiben. So wechseln sich rhythmisch senkrechte und waagrechte Wachstumsrichtung ab, erstere für Pflanze und Mensch so charakteristisch, letztere dem tierischen Rückgrat eigen. Der alte Sproß aber stirbt bis auf den Boden ab, der unterirdische Teil allerdings bleibt lange erhalten; man kann Wurzelstöcke ausgraben, an denen sechs, sieben «alte Triebe» mit dem neuen aneinanderhängen, alle kräftig bewurzelt und lebendig. Dies bringt eine starke, lebenerhaltende Kraft im Wurzelprozeß und eine besondere Struktur und Konsistenz zum Ausdruck; man wird vom Arnikarhizom besondere Heilwirkungen im Nervengebiet erwarten dürfen.

In der Arnika ist ein großartiger «Chemikator» am Werk, man hat eine Fülle interessanter Stoffe in ihr gefunden: in der Blüte Arnikaflavon, ferner karotinartige Farbstoffe, Cholin, «Pressorstoff», herzwirksame Substanzen, Phytosterine; in der ganzen Pflanze Gerbstoffe; im Rhizom Inulin, Stärke, reichlich gummiartige Stoffe, Bitterstoffe; und ätherische Öle, die in Blüte, Blatt, Wurzelstock in recht verschiedenen Qualitäten sich bilden. Ersteres hat z. B. entzündungshemmende, letzteres stark hautreizende Eigenschaften. (Die Haut gehört zum Sinnes-Nervengebiet, das der Wurzelwirkung zugeordnet ist.) An Mineralstoffen ist ein feiner Kieselsäuregehalt interessant.

Über die Bedeutung des Kieselsäureprozesses für das Pflanzenleben ist in diesem Buche schon oftmals die Rede gewesen. Die Beziehung der Kieselsäure zum Lichtstoffwechsel und zu den Formprozessen ist evident. Sie kann – als Kolloid – die plastische Natur des Flüssigen annehmen, strebt aber zu höchster kristalliner Formbestimmtheit; Opal, Achat, Bergkristall sind Stufen dieses Strebens. Im Organischen kann sie darum die Wege der Eiweißbildung vom

Plastisch-Ungestalteten zur geprägten Form mitmachen, kann Träger und Werkzeug dieser Formkräfte sein. Sie «trägt ihre Wirkungen durch die Stoffwechselwege bis in diejenigen Partien des Organismus, in denen das Lebendige zum Leblosen wird», in denen aber der Formpol sich ausdrückt: Organhüllen, Haut, Knochen. «Kieselpflanzen» offenbaren oft eine bis ins kleinste gehende Gestaltungskraft; man denke an die im Mikroskop wie herrliches Geschmeide erscheinenden Kieselalgen, an Gräser, Palmen, Schachtelhalme. –

Dieses kieselige Formelement ist aber in der Arnika gleichsam im status nascendi, im Entstehungszustand; es lebt sich nicht in der Bildung starrer, zu Ende geformter, physischer *Gebilde* aus; es bleibt im Bereich der Bilde*kräfte*, eingebettet in ein Lebendig-Plastisches, wenig Geformtes, gleichsam Kindlichbleibendes. Es ist außerdem von den blütigen Aromatisierungs- und Feuerprozessen durchdrungen, die sich in den ätherischen Ölen, welche die ganze Pflanze tingieren, äußern. Formprozesse in das Stoffwechselgebiet, aufbauende Stoffwechselprozesse in das Nervengebiet zu tragen, dies werden die besonderen Heilmöglichkeiten der Arnika sein.

Eingangs wurde skizziert, wie weit eine goetheanistische Betrachtungsart in das Wesen dieser Heilpflanze einzudringen vermöge; dies sei nun ergänzt und erweitert durch einige Ergebnisse anthroposophischen Forschens. In einer Vortragsreihe vor Ärzten* führte Rudolf Steiner ungefähr das Folgende aus:

Es sei im Zusammenhang mit den Heilwirkungen der Arnika besonders über die Nervenerkrankungen und Rückenmarkserkrankungen zu sprechen. Besonders letztere seien ja sehr schwer beeinflußbar. Um den Nervenerkrankungen beizukommen sei es wichtig, zu verstehen, wie im Nerv die Tendenz zum Zerfall, zur Zerbröckelung vorliege; die aufbauenden, sprießenden Lebenskräfte treten sehr zurück. Der Nerv kann der Ich-Organisation, dem geistigen Wesensprinzip gerade dadurch dienen, daß in ihm die Vitalität sehr herabgemindert ist. Er hat die Tendenz, zu zerbröckeln, und muß von der Ich-Organisation – und auch der astralischen Organisation – an diesem Zerbröckeln gehindert werden. Sind Ich-Organisation oder astralische Organisation nicht stark genug, diese Zerfallstendenzen im Nervensystem zu meistern, so entstehen die verschiedenen Neuralgien oder Nervenstörungen mit halb psychischen Symptomen usw.

Ist aber Ich-Organisation oder astralische Organisation zu schwach, diese ausgleichende Tätigkeit auszuführen, so muß man versuchen, dem Nervensystem durch ein entsprechendes Heilmittel das zu geben, was ihm durch dieses Zuschwachsein mangelt. Das Heilmittel soll gleichsam ein «Phantom» ins Nervensystem hineinbauen, das die Zerfallstendenzen ebenso aufhält wie dies normalerweise die genannten zwei Organisationen tun. Eine Substanz, die dazu in der Lage ist, haben wir in der Kieselsäure. Jedoch muß diese Kieselsäure in

---

* Rudolf Steiner: Besprechung mit praktizierenden Ärzten. Drei Ansprachen. Dornach, 31. Dezember 1923 bis 2. Januar 1924; dritte Ansprache.

einer solchen Form vorliegen, durch die sie eine Affinität zum menschlichen Nervensystem hat. In solcher Form liegt sie in der Arnikapflanze vor. Die gewöhnliche, mineralische Kieselsäure wäre dazu nicht imstande. «Und wenn Sie, eben in hoher Potenz natürlich, fünfzehnte, fünfundzwanzigste, selbst dreißigste Potenz, Arnikainjektionen geben, so werden Sie in den meisten Fällen finden, daß die Arnikainjektion wirkt, so wirkt, daß der Kranke dann von sich aus sogar den Drang und Trieb bekommt, etwas gegen seine Nervenzustände zu tun.» Es ist wichtig, daß der Kranke soweit kommt, daß er merkt: die krankhaften Zustände im Nervensystem nimmt ihm das Heilmittel ab, und jetzt wird die in dem Krankheitsprozeß gebundene astralische oder Ich-Organisation frei. Das Heilmittel nimmt diesen zwei Wesensgliedern den Krankheitsprozeß ab. «Bei einem Nervenkranken sind der Ich-Organismus und astralische Organismus mit dem Nervenprozeß intensiv beschäftigt. Man muß dann etwas hineinbekommen in den Nervenprozeß, was die Ich-Organisation und die astralische Organisation nachahmt. Und das tut gerade jene merkwürdige Konfiguration, die in der Arnika ist, die ja tatsächlich ein Mixtum compositum von allem Möglichen ist, wirklich auch eine Art mikrokosmischer Nachahmung von allem möglichen Makrokosmischen...»

Kieselsäure ist ein ungeheuer feines Reagens für die verschiedensten Einflüsse aus dem äußeren Weltenall. (Es wurde in diesem Buche wiederholt darauf hingewiesen, wie die Kieselsäure mit der Wahrnehmungsfähigkeit der Pflanze für das Licht zusammenhängt. Kieselsäureverarbeitende Pflanzen lassen sich stärker von den kosmischen Strahlungen ergreifen als andere Pflanzen.) Kieselsäure ermöglicht, daß der Kosmos in der Pflanze ein feines, ihn wahrnehmendes – man möchte fast sagen – Sinnesorgan findet. Die Arnika – die nur auf kieseligen Böden gedeiht – überträgt aber diese Lichtwirkungen auf die anderen mineralischen Salze, die sie aufnimmt, insbesondere auf die Kali- und Kalksalze. Das Mineralische in der Arnika wird dadurch etwas wie ein plastischer Abdruck der durch die Kieselsäure «wahrgenommenen» kosmischen Wirkungen. Die Arnika enthält aber weiterhin auch in feiner Verarbeitung Gerbstoffe, durch die – der Leser vergleiche hier mit den zahlreichen Hinweisen auf die Rolle der Gerbstoffbildung bei anderen Pflanzen – diese feine, den mineralischen Bestandteilen eingeprägte Licht-Kräftestruktur vom Organismus besonders gut ergriffen werden kann; die zu heilenden Organe bekommen dadurch den nötigen «Appetit» auf das Heilmittel.

Die Arnika tut aber noch ein Weiteres; sie entwickelt in sich kampferartige Stoffe. Diese wirken beruhigend, so daß das Eindringen der Heilsubstanz in das Nervengebiet auf diese Substanz, die ja Empfindungsträger, Empfindungsvermittler für den Astralleib ist, nicht als störendes Einwirken eines Körperfremden erlebt wird. – Die in gummiartige Stoffe in wunderbarer Weise eingebettete Eiweißsubstanz gibt dem Heilmittel nun noch etwas Besonderes, eine Affinität zum Ätherleib – der ja der Beleber alles Eiweißes ist. Dadurch werden in dieses an ätherischen Kräften ohnehin arme Gebiet den Zerbröckelungsten-

denzen entgegenwirkende Belebungskräfte mobilisiert. Die ätherischen Öle aber
– man lese auch hier das an vielen Stellen, z. B. beim Rosmarin über die ätherischen Öle Ausgeführte – geben eine besondere Beziehung zur Ich-Organisation.
Man kann also zu Recht sagen, die Arnika trage in den Menschen ein «Phantom
des menschlichen Ich-Organismus»:

«Bringen Sie daher in der richtigen Dosierung in den menschlichen Organismus hinein – aber durch Injektion, die anderen Anwendungsarten werden nicht so stark wirken – eine Substanz von Arnica montana, so werden Sie in der Regel sehen, daß mindestens zunächst eine starke Beeinflussung des Nervensystems da ist. Der richtige Vorgang wird da sein, wenn Sie bemerken können, wie der Kranke nun sich stärker fühlt, wie er glaubt, er wird jetzt die Sache von sich aus bezwingen können.»

Weitere Heilwirkungen dieser ganz universalen Heilpflanze wären zu erwähnen, doch habe es mit dem bisher Dargestellten sein Bewenden. Jedenfalls: Wenn einem Arzt aus irgendeinem Grunde die Forderung gestellt würde: wähle aus der ganzen Fülle der Heilpflanzen, aber du darfst nur eine einzige wählen – er ließe alle anderen fahren und griffe nach der Arnika, der Besiegerin der «Wolfskräfte» (Wolferlei, Wolfstöterin hieß sie im Volksmund), welche die reinen Lebenswirkungen der Sonne bedrohen, das Sonnenhafte in uns verfinstern möchten, wie es der alte germanische Mythos vom Fenriswolf darstellt.

Calendula officinalis, die Ringelblume

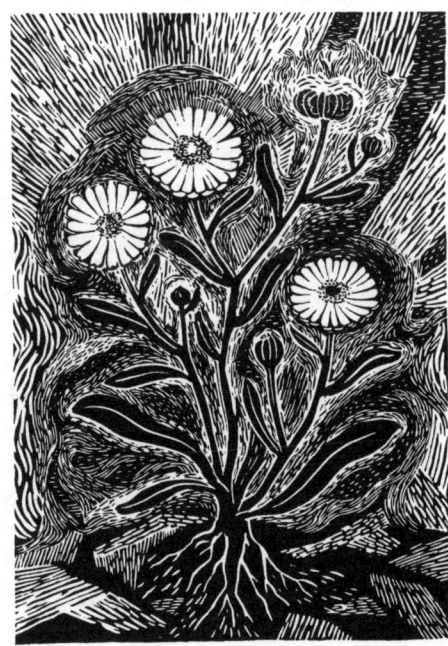

Dem Mittelmeergebiet verdankt man auch dieses starke Heilkraut, das aber, seit dem Mittelalter in unseren Gegenden überall heimisch geworden, jeden Bauerngarten schmückt und von da aus in die Dorfumgegend verwildert, wobei es Schuttplätze, Steinhaufen und dergleichen bevorzugt.

Aus dem Samen keimt es sehr leicht und schnell, treibt sodann mit vielen Blättern rasch ein Kraut empor, das starke, unbändige Schwell- und Wucherkräfte verrät, stengelig-ästig in den Blütenstand geht und aus den dicken, plumpen Blütenknospen die wunderbar geordnete, zu geometrischer Klarheit gesammelte Korbblüte hervorgehen läßt, die in starkem Rotgelb strahlt. Diese Blüte blüht rasch ab, macht neuen Platz. Wuchernde Eile also auch hier. Der Übergang aus dem Gebiet wäßriger Wucherkräfte in das sonnenhafter Licht-Wärmekräfte ist das Auffälligste an der Pflanze. Spreublatt, Pappus sucht man vergebens, das «Untere» ist in die Korbblüte nicht mehr eingelassen, die nur in ihren Zungenblüten Früchte hervorbringt, während die Scheibenblüten unfruchtbar sind. Der Hochsommer zeitigt diese Blüten; in einem Jahr vollendet sich der Lebenskreis der Ringelblume.

Streift man über das Kraut, so bleibt ein teils aromatischer, teils aber an Verwesung und Gräber erinnernder Geruch an den Händen, der auch den Blütenduft kennzeichnet und von einem harzigen Stoff herrührt. Es ist, als ob dieses starke Wucherkraut, fortwährend von wucherndem Zerfall bedroht, sich vor diesem schütze, indem es sich gleichsam bei lebendigem Leibe einbalsamiert. Aufwuchern, das aber von oben her, aus der Blütenregion zusammengehalten und geordnet ist.

Die Analyse hat ätherische Öle, viele karotinverwandte Farbstoffe (β-Karotin, Lycopin, Xanthophylle), Bitterstoffe in Blüte und Kraut, Saponine, Phytosterin, etwas Salizylsäure, Schleimstoffe im Kraut gefunden; alles sind Stoffe, die weniger als «Wirkstoffe», sondern als Symptome für die sie bildenden Prozesse angesehen sein wollen. Die ätherischen Öle weisen auch hier auf Wärme- und kosmische Ichsphäre, die Karotine auf Licht- und Kieselprozesse, die Bitterstoffe auf die Kraft, mit der der Ätherleib die Astralsphäre an sich zieht; die Harze sprechen von der Wirkung dieser Prozesse bis ins Physische, die Schleimstoffe von dem Bewahren der Pflanzenbildung vor zu großer Verhärtung und Verphysizierung.

Die Hauptdomäne der Calendula ist die Wundbehandlung, besonders die schlecht heilender, entzündeter, eiternder Wunden (wo eine Arnika-Anwendung nur Schaden brächte). Bei der Verletzung eines Muskels wird den höheren Wesensgliedern, Ich und Astralleib, der Zutritt zu ihrem Werkzeug vorübergehend genommen, sie werden teilweise abgetrennt und versuchen nun um so intensiver, wieder einzugreifen. Dies wird im Schmerz, in der Entzündung erlebt. Das zertrümmerte Gewebe aber zerfällt, fällt aus dem Wirken des Ätherleibes heraus, droht in Verwesung überzugehen, wird ein Fremdkörper, der im Eiterprozeß ausgeschieden werden soll. Die freigewordenen Ätherkräfte regen den Bildekräfteleib zu starker Tätigkeit an, der zu substanzerneuerndem, restituierendem Wachstum die umgebenden Gewebe aufruft. Dieses Wachstum darf aber nicht planlos wuchernd erfolgen; die Ätherbildekräfte müssen Vorbild und Lenkung von Astralleib und Ich beziehen, um ins Ganze der menschlichen Organisation sich wieder einzuordnen. Wie ein Gegenbild dieser ganzen Kräftesituation im Pflanzlichen steht die Ringelblume vor uns, und ihre heilende Wirkung als Wundspülung, Salbe, wird begreiflich. Auch bei Magengeschwür, Venenentzündung hat man sie angewendet, sowie bei entzündlichen Schwellungen drüsiger Organe, was aus vorstehend Geschildertem ebenfalls verständlich ist.

Solidago Virga-aurea, Goldrute

Heftkraut, heidnisch Wundkraut, nannten die mittelalterlichen Heilkünstler das schlanke goldblütige Gewächs, das «Solidum agere», das in der Verwundung Getrenntes wieder fest zusammenfügen und die Wundentzündung vermeiden sollte. Am Saum und in Lichtungen trockener Wälder unserer Zone findet sich diese bis meterhohe, zierliche Pflanze, die gerader Wuchs – mit seinen dem Aufstreben zugeordneten, länglichen, ungeteilten Blättern – und die schöne endständige Rispe strahlender, gelber Korbblüten auszeichnet: wirklich eine goldene Rute des Sommerwaldes.

Außer als Wundkraut wurde der Auszug des blühenden Krautes bei Blutspeien, schwerer innerer Verwundung mit geronnenem Blut, eiternden Wunden, bei Entzündungen der Mund- und Rachenhöhle, lockeren Zähnen (hier zusammen mit dem Löffelkraut) verwendet. Gegenüber den bisher genannten Wundkräutern der Korbblütlerfamilie ist aber die Goldrute saponinhaltig. Saponine – dies ist an anderer Stelle dieses Buches bereits ausgeführt – deuten durch ihre Eigenschaften auf das Ineinanderwirken von Luft- und Flüssigkeitsprozessen, bzw. astralischer Impulse in ätherische Bereiche. Begegnungsgebiete dieser zwei Wesensbereiche liegen in Lunge und Blut, in den Drüsen, der Haut, aber auch der Niere; überall dort kann man Saponinwirkungen beobachten; im Falle der Goldrute möchte der Verfasser ihnen die harntreibenden, Nierenstein- und -Grieß bekämpfenden Eigenschaften, die gegen Schrumpfniere, urämisches Asthma, Albuminurie, ferner Wassersucht zuschreiben.

2. Feuchtigkeitsliebende Korbblütler

Eupatorium cannabinum, Wasserdost, Kunigundenkraut

Vom Wäßrigen ins Luftige wenden sich die Gestaltungskräfte dieses ausdauernden Krautes, das Seegestade, Bach- und Flußufer, feuchte Gebüsche, durchwässertes Geröll in Süd-, Mitteleuropa und Westasien als Standorte liebt. Im Sommer wuchert es bis zu anderthalb Meter Höhe empor, mit am Sproß gehaltenen, handförmig drei- bis fünffach geteilten, spitzen, gegenständigen Blättern, strebt aber oben in einer reichblütigen Blütenrispe auseinander, von zartem, flüchtigem Violettrot, zu dem die fädig fein sich auflösenden Köpfchenblüten auch in ihrer Form zusammenstimmen. Die dem Wäßrigen gegenüber gestraffte Form «zerluftet» sich nach oben, wozu auch der flüchtige Duft – zart durchwürzter Wasserhauch – gut paßt, ebenso die pappusfedrigen Flugfrüchte. Die Analyse hat Bitterstoff, etwas ätherisches Öl, Harz in dem bitter und scharf schmeckenden Kraut gefunden, in dem der Typus sich in besonderem Grade mit dem Schattig-Wäßrigen auseinandersetzt.

Die therapeutischen Wirkungen gehen auf die Flüssigkeitsorganisation und das mit ihr so mannigfach verbundene Leberorgan; sie helfen, die Flüssigkeitsprozesse den Impulsen der höheren Wesensglieder unterzuordnen. Steigerung der Diurese, Ausscheidung «toten» Wassers bei Hydrops, Ascites, Ödemen der Beine ergibt sich. Die Lebertätigkeit wird angeregt. Wenn aber bei Grippe oder Erkältungen der Atmungsorgane die obere Organisation geschwächt ist, die Prozesse der unteren Organisation nicht in ihren Grenzen gehalten sind und sich in die obere Organisation hinaufschieben, kann eine Pflanze mit der Dynamik des Wasserdosts, indem sie in den Flüssigkeitsprozessen der unteren Organisation «Ordnung schafft», sie mit den Impulsen der «Luftorganisation» und des darin tätigen Astralleibes gemäß der Kräftesignatur der Pflanze verbindet, die obere Organisation wieder entlasten und für das normale Eingreifen der höheren Wesensglieder in der dort gemäßen Art freimachen.

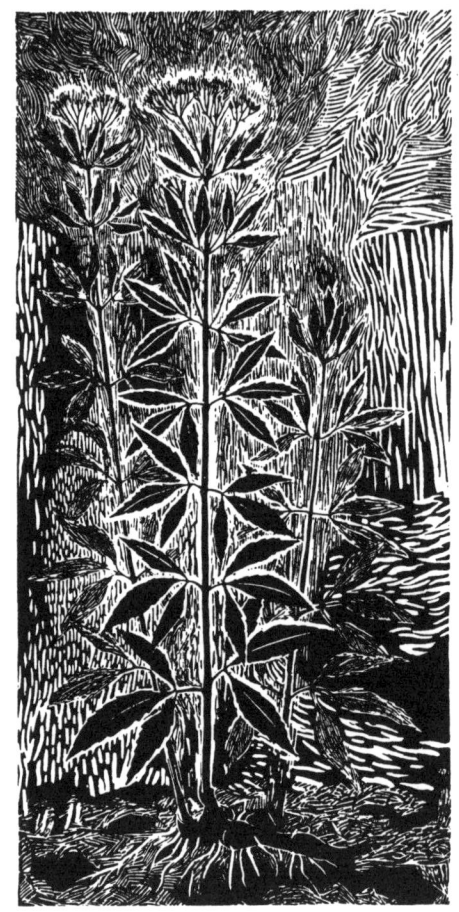

Noch stärker in dieser Art wirksam ist

Eupatorium perfoliatum, durchwachsener Wasserhanf,

ein Bewohner ähnlicher feuchter, ja sumpfiger Gegenden des mittleren Nordamerika, der obiger Art sehr ähnelt, nur noch gedrungener, in sich zusammengefaßter wirkt, mit seinen am Grund verwachsenen Blattpaaren (die ungeteilt und spießartig sind) und den auseinandergehenden weißen Blütentrauben. Er ist bitterer und aromatischer als unsere Art. Grippe, Rippenfellentzündung, Lungenentzündung, von Fieber mit starkem Zerschlagenheitsgefühl und Brustschmerzen begleitet, sind die Domäne dieser starken Heilpflanze; Choleocystopathien andererseits.

Tussilago Farfara, der Huflattich

Aus ausdauerndem, in wurzelnde Ausläufer sich fortsetzendem Wurzelstock steigt im ersten Frühjahr der etwas sukkulente, beschuppte Stengel, der die kleine fröhliche Blütensonne des Huflattichs trägt. Er hat den Blütenprozeß durch den Winter getragen und hebt ihn nun unmittelbar aus der Wurzelregion ins Licht der Märzsonne. Die Blüten suchen die Sonne, schließen sich bei Nacht und schlechtem Wetter. Erst nach der Blüte kommen die langgestielten, rundlich-fünfeckigen, unten weißlichen Blätter und bilden eine Rosette am Boden; der Sproß bleibt ja als Wurzelstock unter der Erde.

Feucht und besonnt zugleich, lehmig und kalkhaltig muß der Boden sein, den der Huflattich liebt, und so finden wir ihn an feuchten Gräben, Wegrändern, Dämmen etc., durch ganz Europa, Asien, Nordafrika.

Die Pflanze bildet Inulin, Gerbstoffe, etwas ätherisches Öl, Xanthophyll in der Blüte aus, enthält in der Asche viel Salpeter und bettet dies alles in eine reichliche Schleimbildung ein. Sind Metalle, z. B. Zink, im Boden, so nimmt sie auch diese in sich auf und verdichtet sie in ihrer Leiblichkeit.

Huflattichblätter sind ob ihrer hustenlindernden, schleimlösenden Wirkung geschätzt und ein Bestandteil der species pectorales, des Brusttees. (Tussilago, Tussim agere – Husten vertreiben.)

Petasites hybridus*, die Pestwurz

Die Pestwurz gehört mit ihren riesigen, rundlich-nierenförmigen Blättern zum Wasser; Ränder der Bach- und Flußläufe, Uferschotter deckt sie dicht, durchwühlt mit den lang hinkriechenden Wurzelausläufern die feuchte Erde, fließt gleichsam vegetativ parallel zum Wasserlauf dahin. Im Winter schwindet alles Oberirdische, aber im März stoßen gedrungene fleischrötliche Kolben aus der Erde, die sich rasch strecken, in männliche und weibliche Blütenstände getrennt, zusehends sich ganz auflockern und aus dem Wäßrigen des Bodens wie ein rötlicher Dunst ausgeatmet werden, schließlich sich, als luftig gefiederte Flugschirme, im Winde zerstreuen.

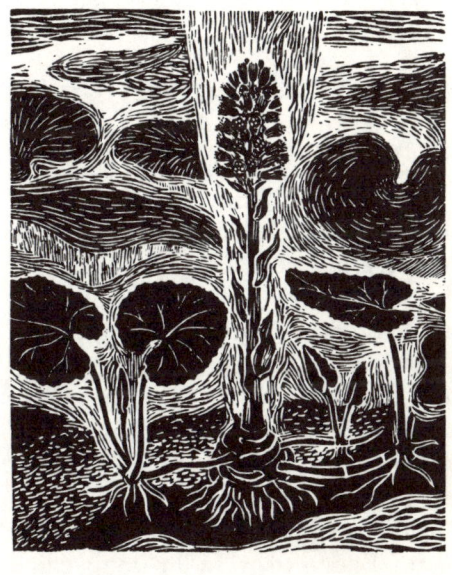

Erst nachdem der Wurzelstock das Blütige, das durch den Winter hindurchgetragen wurde, ganz ausgeatmet hat, entfalten sich die Riesenblätter.

Blatt und Wurzel sind als Heilmittel altbekannt. Man hat in ihnen, als man sie zu analysieren begann, um dem Geheimnis ihrer Heilwirkung auf die Spur zu

* = Petasites officinalis.

kommen, etwas ätherisches Öl, Bitterstoff, Harze, Pectin, Inulin und verwandte Kohlehydrate (Helianthenin, Synanthrin) sowie einen Stoff gefunden, der Papaverin an Wirksamkeit bedeutend übertrifft (Papaverin ist ein Mohnalkaloid und wirkt krampflösend auf die glatte Muskulatur), aber kein Alkaloid ist. Die homöopathische Essenz aus der Pflanze ist bei Kopf- und Halsschmerzen gebraucht worden. Eine Pflanze mit einem so intensiven Wurzelprozeß zielt auf die obere Organisation beim Menschen. Sonst hat sie in der Wirkung auf das Lungengebiet – bei Bronchitis etc. – gewisse Ähnlichkeiten mit dem Huflattich, was bei der mächtigen Blattbildung nicht wundernimmt. Sie ist auch ein ausgezeichnetes Diaphoreticum. Das aus dem Wäßrig-Vegetativen sich so gewaltig ausbreitende Rhythmisch-Blatthafte, die Zurückstauung der Sommerprozesse, die der Pflanze nicht im gleichen Jahr die Blütenbildung abzwingen können, das Hindurchtragen dieser Blütenbildung durch winterliche Lebenslähmung und Kälte, und nun die explosive Blütenausatmung, ehe aus der davon befreiten Wurzelregion die Blattbildung sich entfaltet – diese ganze, in sich gegenüber dem Normalen verschobene Dynamik gibt die Möglichkeit, daß Heilmittel aus dieser Pflanze auf die bei Erkältung mit darauffolgender Entzündung und Verschleimung der Atmungsorgane sich ergebenden inneren Kräfte- und Wesensgliederverschiebungen mit ihrer pathologischen Dynamik wirken.

3. Hochgebirgs-, Berg- und Waldkompositen

Leontopodium alpinum, Edelweiß

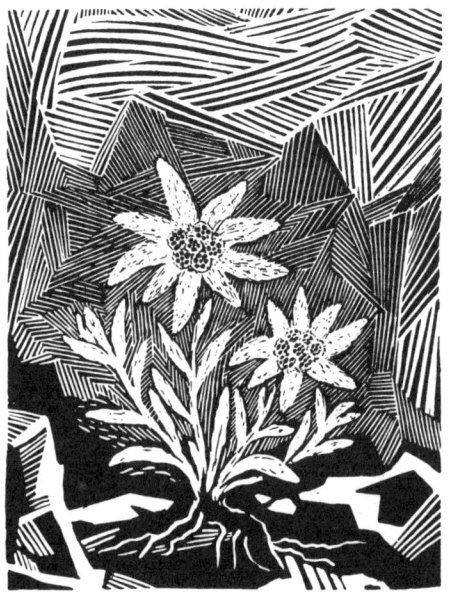

Wer kennt nicht die edle Pflanze, das krönende Zeichen großer Höhen der Gebirge der alten Welt von den Pyrenäen bis Ostasien – und doch: wer hat sie sich schon deutlich gemacht?

Aus dem walzigen, mit vielen Fasern den dürren Felsboden abtastenden Wurzelstock hebt sich ein kleiner, mit nadelschmalen, wolligen, weichen Blättern spiralig umstandener Sproß, der nach fingerhohem Wachstum die wunderbare «Blüte» trägt. In ihr sind wenige zartgelbe Köpfchen zu einer (Trug-) Dolde so zusammengezogen, daß sie wie der Staubgefäße und Stempel tragende «Kern» einer Blüte wirken. Was sie aber wie Blumenblätter schneesilbrig umstrahlt, ist eine Hochblattrosette breiter gewordener, in spitze Dreiecke umgeformter, dicht schneefilzig behaarter Blätter. Jeder Korb trägt nur Röhrenblüten, die äußeren sind «weiblich», die inneren «männlich», innerste als Honigblüten mit verkümmerten Staub- und Stempelorganen gebildet.

Was liegt hier vor? Was sich sonst als Folge des Anpralls kosmischer Höhenlichtkräfte auf das aus trocken-felsigem Boden aufquellende Sprießen als Rosette am Boden bildet und dort verharrt, um den Blütensproß mit großen farbigen Blüten aus seiner Mitte aufsteigen zu lassen und so den *Typus der Hochgebirgspflanze* darstellt, geschieht hier ganz anders. Viel stärker treiben die Wurzelkräfte nach oben, stoßen die Rosettenbildung in die Blütenregion hinauf, wo sie mit dem Blütenstand zu einer höchst einzigartigen Einheit höherer Art verschmilzt. Die eigentlichen Blüten sind dabei klein, verkümmert; selbst ihre «zweite Potenz», die Körbchen, klein und unvollkommen gebildet. (Man erinnere sich: Ist die gewöhnliche Blüte «Blüte in erster Potenz», so kann man die – viele Blüten zu einer höheren, blütengleichen Einheit zusammenfassende – Korbblüte «Blüte in zweiter Potenz» nennen.) Die gesamte «Edelweißblüte» muß dann «Blüte in dritter Potenz» genannt werden, und sie, die auf höchsten Gipfeln erblüht, stellt in dieser Hinsicht selbst einen höchsten Gipfel dar, den das Pflanzenreich verwirklichen konnte. Der oberste Blattkreis tritt ganz in den Form- und Funktionsbereich der Blüte, er ersetzt den strahlenden Zungenblütenkreis, welcher der eigentlichen Korbblüte dieser Pflanze fehlt. Das Untere, der Blatt-Wurzelprozeß, ist hinaufgenommen in das Obere, den Blütenprozeß, und mit ihm zu einer Einheit höchster Art verschmolzen.

Das eisige Gefels, das zwei Drittel des Jahres unter Schnee liegt, und im Sommer die Lichtgewalt der durch eine klarste Atmosphäre ungetrübten Höhensonne – beide sind das Lebenselement des Edelweiß. Es entartet, wenn man es in die Tiefe pflanzt. Den Kalk sucht es, wächst in den trockeneren Ostalpen zwar auch auf Urgestein (das in seinen Feldspaten immer noch Kalk enthält), in den luftfeuchten Westalpen aber nurmehr auf Kalk. Die wollfilzigen Blätter halten den Morgentau in sich fest, nehmen das Wäßrige aus der Luft.

Rudolf Steiner hat die Pflanze als Heilmittel bei Otosklerose angegeben. Das Ohr, an und für sich ein «trockenes» Organ, in das felsigste Gebein des Körpers gelagert, ist gleichsam ein ganzer Mensch für sich; es zeigt auf besonders schöne Weise, daß im Lebendigen jeder Teil aus der Kraft des Ganzen gebildet ist. Es hat einen dem Fuß und Bein vergleichbaren Gliedmaßenteil (Trommelfell, Gehörknöchelchen), ein Eingeweideartiges im Innenohr mit Labyrinth und flüssigem Inhalt und Cortischem Organ, das Kopf-Nervenhafte ist ins Gehirn hineingelagert*. Bei der Otosklerose ergreifen Verhärtungs-, Erstarrungs- und Degenerationsprozesse Labyrinthkapsel, Cortisches Organ,

---

* Kein anderes Sinnesorgan zeigt so deutlich den – wenn auch geschrumpften und verfestigten – Bauplan des unteren, des Stoffwechsel-Gliedmaßen-Menschen, wie dieses «Tonverdauungsorgan».

Hörnerv; die Steigbügelplatte wird am ovalen Fenster fixiert. Das Ohr, in so hohem Grad ein Organ des Luftigen, des Astralischen, von ätherischen Kräften nur schwach durchdrungen, muß in besonderem Maße vor einem Überwältigtwerden der schwachen ätherischen Grundlage durch die Sklerotisierungstendenzen der oberen Organisation, die im Altern leicht Überhand gewinnen, behütet werden. Dazu können Heilmittel aus einer Pflanze beitragen, die so in die Erstarrungsregion der Erde (sowohl dem Festen wie dem Flüssigen nach erstarrt) ragt, Blüten- und Wurzelhaftes in so vollkommener Weise im silbrigen Edelweißstern verschmilzt, sich das Wäßrige aus der Luft holt und im Trocken-Kalten Form und Leben, wenn auch sehr gedämpftes Leben, sich in eigenartigem Zusammenklang wahrt. Sie wird als Blüte auf den Stoffwechsel wirken, aber als Hochgebirgspflanze mit den starken Wurzeltendenzen auf den Stoffwechsel des oberen, des Sinnes-Nerven-Gebietes in seinem verfestigten Sinnesorgan, dem Ohr. Dieser Stoffwechsel wird angeregt werden, zu starke Mineralisierungstendenzen nicht aufkommen zu lassen und in einem wenig durchlebten Organ die geistig-organische Form nicht den bloß physischen Formgewalten auszuliefern.

Daß in der Pflanze starke Kräfte am Werk sind, zeigt auch die Bildung kürzlich entdeckter giftiger Glykoside in der Blüte, die an Tieren Lähmung, Krämpfe, diastolischen Herzstillstand bewirken.

Senecio vulgaris, gemeines Kreuzkraut

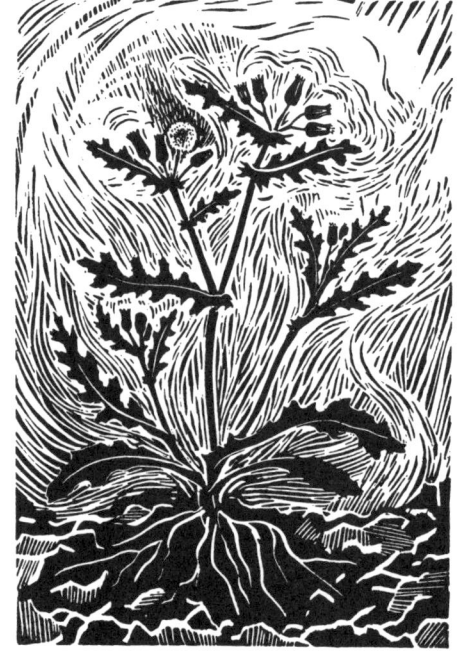

Eine der zwölf Gruppen der Röhrenblütler sind die Senecioneae, die ihrerseits in 40 Gattungen gegliedert werden, wovon die kreuzkrautartigen mit 1300 Arten die größte sind. Hier hat sich der Typus besonders gestaltungsreich erhalten, Kräuter, Sträucher, kletternde Gewächse, sogar einige Bäumchen, ferner Sukkulente hervorgebracht, Steppe und Gebirge besiedelt; besonders Afrika ist reich an ihnen. Unter jenen stellt Senecio vulgaris das «Unkraut» in Reinkultur dar. Schön ist es nicht, aber mit einer ungeheuren Lebens- und Vermehrungskraft begabt, die es über den ganzen Erdball verbreitet hat. Souverän über Ort und Zeit blüht und fruchtet es vom frühesten Frühjahr bis zum spätesten Herbst, in milden Wintern an geschützten Stellen sogar das ganze Jahr. Eine Generation folgt der anderen. Tief wurzelt es nicht, mit rötlichem Stengel hebt es sich, rasch gekeimt, eilig vom Grund, gliedert wenige längliche, buchtigfiederige, fleischige Blätter aus, die aus dem Stengelig-Rippigen sich kaum in ihrer Form entfernen, so eilig strebt der Sproß in den ästigen Blütenstand; die unscheinbaren, nur Röhrenblüten enthaltenden, auf alles Scheinende, Strahlende verzichtenden Korbblüten streben zum pappusgekrönten Samen, der sogleich seinen Flug beginnt.

Man hat in der Pflanze viel Phosphor und einige Alkaloide (Senecionin, Senecin) gefunden – was bei einer so hypertrophisch ins Blütige sich ergießenden Gestaltung nicht wundernimmt. Dementsprechend hat man Wirkungen auf die untere, insbesondere die Sexualregion gefunden, mutterkornähnliche auf den Uterus, menstruationsfördernde, dazu im polaren Gegensatz blutstillende bei Nasenbluten und sogar Lungenblutungen.

Senecio Jacobaea, das Jakobskraut

Nicht als bodenvages, derbes Unkraut wie die vorige Art, sondern als zwar viel- aber schönblütige Sommerzierde trockener Weg- und Waldränder, sonniger Hügelhänge tritt uns das Jakobskraut entgegen, im trockenen Europa und Nordwestasien verbreitet. Auch hier strebt die – zweijährige – Pflanze mit schlankem Stiel und an diesen gehaltenen fiederigen Blättern energisch in den doldenartig sich verteilenden und doch schirmartig zusammengehaltenen reichen Blütenstand, der in sonnenhaftem Goldgelb strahlt. Ein Alkaloid hat man auch in dieser Pflanze (Jacobin, vor allem in der Wurzel) gefunden, im Kraut aber Flavonglykoside, Quercetin, Farbstoffe der Lichtdynamik. Die uteruserregende, blutstillende Wirkung findet sich auch bei dieser Senecio-Art, darüber hinaus ist sie in der Volksheilkunde zur äußerlichen Wundbehandlung, als erweichendes, Eiterungen zeitigendes Mittel verwendet worden.

Helianthus annuus, die Sonnenblume

Aus Mexiko kommt dieses in einem Jahr aus dem Samen bis zu doppelter Mannshöhe aufschießende Riesenkraut, das in Gärten, Weinbergen, Schuttplätzen längst heimisch geworden ist, auf letzteren allerdings viel kleiner gerät. Das warme Mitteleuropa und Südrußland sind richtige Anbauländer dieser wichtigen Ölpflanze geworden, die jedoch vom Humusgehalt des Bodens stark zehrt und zu starker Besonnung viel Feuchtigkeit fordert.

Auf die Riesenblüte hin steigert sich das ganze Wachstum des die Senkrechte so mächtig betonenden Stengels, der die langgestielten, rauhen, herzförmigen Blätter so um sich kreisen läßt, daß eine weite Spirale sich nach oben zusammendrängt, um den Blütenkorb mit mächtigem Laubkreis zu umgeben und sich im Hüllenkreis der «Kelchblätter» des Blütenkorbes verkleinert wiederzufinden, in diesem zu Spreublättern zu werden und in der Fülle sich durchkreuzender

Spiralen der Röhrenblüten auf der weiten Blütenscheibe verwandelt auszuklingen. Seltsam, auf diesem Wege von unten nach oben werden die Blätter nicht immer feiner, kleiner, zierlicher, um zuletzt die Blüte als das Allerfeinste und Zierlichste zu empfangen, sondern die Blätter werden nach oben hin immer größer und massiger. Die Spreite neigt sich, hängt nach abwärts. Die Blüte zuletzt ist das Massigste, Schwerste geworden, das sich wohl leidenschaftlich zur Sonne wendet, dabei aber schwer, ja plump nach unten sinkt und ebenso selbstzufrieden an sich herab wie zur Sonne sieht. Mit der Blüte tritt die Sonnenblume zwar in den kosmischen Licht- und Wärmebereich ein; dies zeigt die strahlende Form, die leuchtende Farbe, die starke Ölbildung, aber sie gipfelt zugleich in der Manifestation recht erdenhafter Kräfte der Masse, des Gewichtes. Licht und Schwere sind in eigenartigem Kampf, das Untere wird ins Obere eingesogen. Darum ist die Peripherie des Blütenkopfes sonnenhaft strahlend, der mächtige Kern aber erdenhaft dunkel. Geflügelte Samen kann man von dieser Pflanze nicht verlangen.

Der Stengel, der so hoch und kraftvoll sich streckt, ist im Inneren nicht verhärtet, auch nicht saftig, sondern das weiße trockene Mark ist ganz zellig durchluftet. Der Blütenboden zeigt auf merkwürdige Art, daß er etwas Stammartiges im Blütenbereich ist: Er schwitzt ein terpentinartig duftendes Harz aus. Das Flüssige träuft als reiche Nektarbildung der Bienenwelt entgegen.

Der das wesenhafte Schaffen des Pflanzenhaften in der Stoffbildung verfolgende Chemiker hat in der Blüte von Helianthus vielartige Farbstoffe gefunden, Flavonglykoside (Quercimeritin nebst Quercitin), Anthocyanglykoside, ein mit dem Eidottergelbstoff Lutein identisches Xanthophyll; ferner Cholin, Betain und einen violett fluoreszierenden Stoff. Ferner fanden sich Gerbstoffe. Die Samen enthalten im Öl außer Ölsäure reichlich ungesättigte Fettsäuren, vor allem Linolsäure. Sie sind außerdem sehr eiweißreich.

Die Essenz aus der Blüte ist, ähnlich wie die aus Arnika und Calendula, als Wundheilmittel verwendet worden; die in der vielseitigen Farbstoffbildung sich ausdrückende Lichtdynamik kann auf solche Weise wirksam gemacht werden – warum, lese man bei den Ausführungen über genannte Pflanzen nach. Interessant ist die aus der russischen Völkerheilkunde geholte Anwendung des Blütenauszuges bei Malaria. Die Anlage zu dieser Krankheit beruht – nach den Ergebnissen geistiger Forschung Rudolf Steiners – auf den Auswirkungen und dem schicksalshaften Ausgleich einer zu egoistischen, starken Ich-Entwicklung, wobei das Leibesinstrument des Ich, das Blut, eine solche Veränderung (Blutverdünnung) erfährt, daß es dem Ich keinen rechten Angriffspunkt mehr bietet; es kann sich dadurch die Korrektur für jene zu egoistische Ichkraft bilden. Die in der kosmischen Ichlinie so stark aufstrebende, aber das Materiell-Physische so abnorm nach oben zunehmend manifestierende und in der Blüte Erdenhaftes, Schweres so stark in die Licht- und Wärmesphäre aufnehmende Sonnenblume kann in der Tat als ein Gegenprozeß gegen eine solche abnorme

Ichbetätigung und die in ihr wurzelnde Konstitution angesehen werden. In dieser ist ja das in Aufrichte- und Wärmedynamik sich am Leibe betätigende Ich zu stark den Egoismus verleihenden, vom Kosmos des Geistigen abschließenden Erdenkräften verfallen.

Inula Helenium, der Alant

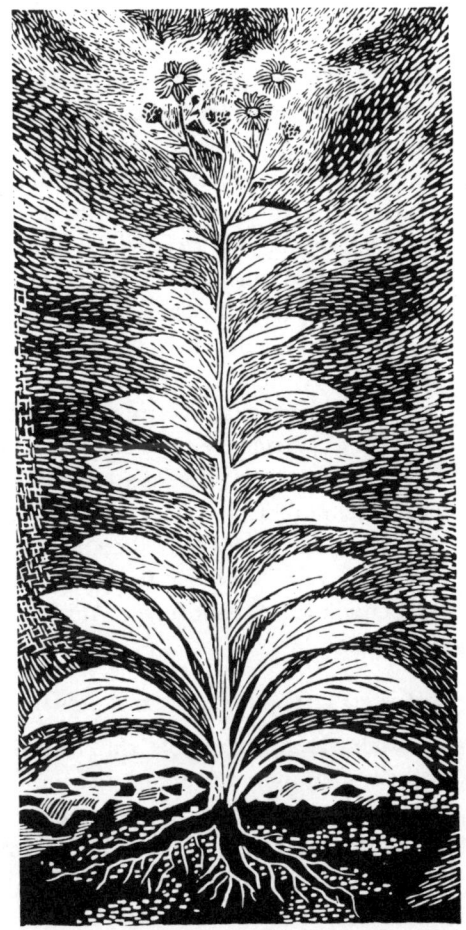

Im Alant haben wir einen Korbblütler vor uns, der den Typus besonders in der Bildung *ungewöhnlich großer und zahlreicher Blätter* auslebt. Aus dem ästigen Wurzelstock erhebt sich bis zur Brusthöhe der kräftige, senkrechtsteife Stengel, von den langen, breiten, eiförmig zugespitzten, ungeteilten, grob gesägten Blättern umgeben, die er nach oben zu an sich rafft, um sich dann ästig zu verteilen und schließlich in den großen Blütenkörben zu enden. Diese tragen auf flachem Blütenboden die hellgelben Röhrenblüten und die gleichfarbigen, sehr schmal und lang herauszüngelnden Randblüten. Ein langhaariger Pappus krönt die Frucht. Spreublätter finden sich nicht. Die im südlichen Europa heimische, bei uns in feuchten Gräben und Wiesen gelegentlich gefundene, auffallende Staude ist eine geschätzte alte Heilpflanze. Sie blüht im Hochsommer.

Der Wurzelstock enthält (im Herbst) sehr viel Inulin, er riecht aromatisch und schmeckt bitter-scharf. Das in ihm befindliche ätherische Öl (bis 3%), in dem man dem Santonin (siehe Chrysanthemum) verwandtes Alantholacton, Alantkampfer, etwas Azulen (siehe Kamille) gefunden hat, wirkt wurmfeindlich. Es spricht die reichliche Bildung solcher aromatischer Substanzen von einem Durchdringen der ganzen Pflanze, bis in die Wurzel hinab, mit Blütenprozessen.

Dementsprechend geht die Heilwirkung der Wurzelabkochung auf die Anregung der äußeren Verdauung, Bekämpfung von Schwächezuständen, Entzündungen in diesem Gebiet, aber auch Förderung des Gallenflusses. Aber diese stoffwechselregulierende Wirkung setzt sich – gemäß einer Pflanze, die so stark in die rhythmisch gegliederte Blattbildung geht – ins rhythmische System, und zwar ins Lungengebiet fort, sodaß Bronchialkatarrhe mit starker Verschleimung, Reiz- und Kitzelhusten, selbst gewisse Formen der Tuberkulose mit ihr behandelt worden sind.

4. Heilsame Bitterkräuter, die Wermut-(Artemisia-)Arten

Die 200 Arten der Gattung Artemisia sind im Zusammentreffen des Typus mit dem Trocken-Warmen der ums Mittelmeer in den vorderen Orient sich dehnenden Steppenländer als dem Luftigen sich verbindende Steppenkräuter hervorgebracht. Die Gebärde des krautigen Schwellens verbindet sich mit der des luftigen Sichverstrahlens; windbestäubt, ist die Blüte aus der Berührung der (das Werkzeug der trockenen, heißen, stark durchhellten Luft benützenden) Astralsphäre mit den sie anziehenden Ätherkräften der Pflanze gebildet und tief an und in diese hineingenommen. Dies kommt in der großen Fülle ganz kleiner, zungenblütenloser, unscheinbarer Blüten, aber auch in der aromatischen Durchbitterung, einer seltsamen *Synthese der Bildung flüchtiger ätherischer Öle mit Bitterstoffen* zum Ausdruck. Die Blütezeit ist der Spätsommer. Erwärmend (Wermut heißt wohl eigentlich Warmwurz) und durch das starke Anziehen des Astralleibes den ganzen Verdauungstrakt anregend und kräftigend: dies ist die Hauptwirkung von Absuden oder Auszügen dieser Kräuter. Sie fördern ferner den Gallenfluß. Eine zu starke und dann giftige Wirkung kann statt auf den «unteren», im Stoffwechselgeschehen wirksamen Teil des Astralleibes auf den «oberen», mit Nervensystem und Gehirn verbundenen Teil so wirken, daß sich Schwindel, epileptiforme Anfälle, von da ausgehend Muskelkrämpfe usw. entwickeln.

Artemisia vulgaris, der Beifuß

Durch ganz Europa bis zum Nordkap wächst unkrautartig an Wegrändern, Hecken, Gebüsch, auf Schuttplätzen, in Ruinenecken diese wohlgestaltete Wermutart. Aus kräftigem Wurzelstock vieltriebig aufsteigend, beblättert sich die Staude mit reichem, in spitze Fiedern wohlgegliedertem, oben mattgrünem, unten weißfilzigem Blattwerk, teilt sich hierauf vielästig in Erwartung des Blütenstandes und lockert sich luftig in die Blütenrispen mit ihren vielen kleinen graugelben Blütenköpfchen. Das den Altvorderen wohlbekannte Heil- und Zauberkraut hat der modernen Stoffesforschung einen Gehalt von Inulin, Gerbstoff, cineolhaltigem ätherischem Öl, Harz, Bitterstoff geoffenbart, doch ist es mehr herb als bitter und aromatisch. Man verwendet Beifuß gegen Magenschwäche mit Appetitlosigkeit, Sodbrennen, Übersäuerung, Krämpfe der Verdauungsorgane, Amenorrhoe; der Wurzelstock ist eines der vielen alten Epilepsiemittel.

Artemisia Absinthium, der echte Wermut

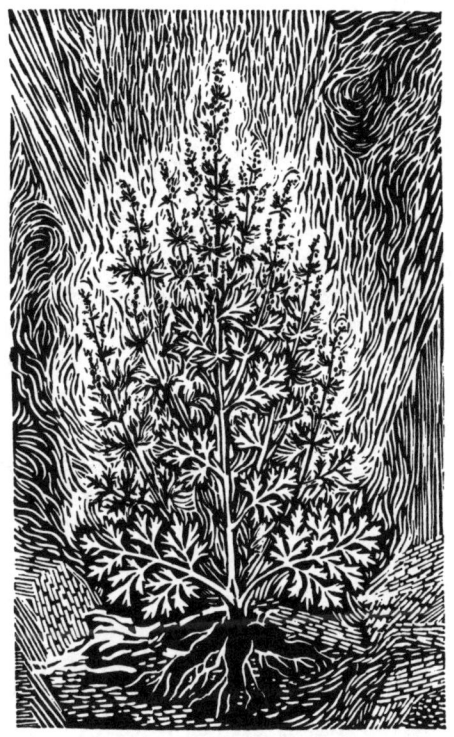

Lockersteinige, stickstoffreiche, warme besonnte Böden, Ruinenstätten, Weinberge, durch ganz Europa und Asien bis zum südlichen Norwegen hinauf wählt sich der echte Wermut, wenn auch die Steppenländer um das Mittelmeer seine eigentliche Heimat sind. Der ausdauernde Wurzelstock treibt viele Sprosse buschig empor, die sich mit silberig-dunkelgrünen, in rundliche Zipfel reich gefiederten, zart seidig behaarten Blättern stattlich, jedoch nicht üppig belauben, um nach oben in die aufrechten, reich verzweigten, luftigen Rispen mit ihren zahlreichen nickenden, kleinen gelben Blütenköpfchen sich aufzulösen. Diese blühen im Spätsommer.

Das hochberühmte Heilkraut war schon den alten Ägyptern wohlbekannt; als das beste galt das von den Küsten des Schwarzen Meeres. Man hat später darin Bitterstoffe (das Glykosid Absinthin und Anabsinthin), Gerbstoff (vor allem im Frühling), Harze, ätherisches Öl (0,5 bis 1%, mit Gehalten von Thujon, Thujol, Pinen, Phellandren, Azulen), Vitamine (C und B_6), ferner in der Asche salpetersaures Salz und Kieselsäure gefunden. Das Kraut ist außerordentlich bitter, und sein strenger Duft verrät sogleich etwas von den Kräften, *die das Bittere und das stark Aromatische* zu einer einzigartigen Zusammenwirkung komponierten.

Heilmittel aus dem blühenden Wermutkraut regulieren das Eingreifen von Astralleib und Ich in das Verdauungssystem; Appetitlosigkeit, Dyspepsie, zuviel oder zu wenig Magensäurebildung, mangelhafte Beteiligung von Leber und Galle an Verdauung bis zur Blutbildung werden oft damit behandelt. Schmerz und Verkrampfung werden gelindert. Mit der Fähigkeit zum stärkeren Ergreifen dieses Teils der Leiblichkeit steigt Energie und Lebensfreude. Die Widerstandskraft gegen Erkrankung wächst. Die Nahrung wird besser ausgenutzt. In gewissen Zügen wird man an die Arsenwirkung erinnert, deren Wesen auch auf einem *Energisieren des Astralleibes* beruht. Das aus dem Kraut destillierte, dem «Absinth» zugesetzte ätherische Öl ist stark giftig und führt bei chronischem Gebrauch zu Wirkungen, die Rudolf Steiner folgendermaßen charakterisiert hat*: «...Wermut macht das Flüssige (der menschlichen Organisation) rebellisch dagegen, daß es in richtiger Weise das Luftförmige aufnimmt. So daß ich, wenn ich Absinth in den Leib bekomme, das Luftförmige nicht mehr in alle meine Teile in der richtigen Weise hineinbringen kann. ... Dann kollert die Luft in dem Organismus überall herum. Statt daß sie ordentlich in die Organe hineingeht und den Körper überall ausfüllt, bleibt sie separat da und dort, stockt überall. ... Sie macht überall Wohlgefühl, weil sie keine Arbeit zu leisten braucht. Wenn die Luft ordentlich in die Flüssigkeit hineingeht, dann muß sie ihre Arbeit verrichten, weil sie sonst den Körper nicht ordentlich versorgt. Wenn aber der Absinth die Luft absperrt, da kollert sie überall herum. Der Mensch fühlt sich nach und nach so wohl wie ein Schwein. Beim Schwein ist das das Eigentümliche, daß es sich fortwährend mit Luft anfüllt, die nicht recht aufgenommen wird. Das Schwein ist am allerleichtesten kurzatmig. Nun, gerade so wie der Äther überall im Flüssigen ist, so ist in der Luft überall das Seelische, ... das Astralische. Der Mensch nimmt überall das Seelische, in der Luft da oder dort auf. ... Wenn der Mensch nun die Luft so in sich kollern hat, so bleibt das so hübsch (für sich), und er fühlt sich durch und durch wohl. Ja, aber das Seelische ist im menschlichen Körper nicht dazu da, daß es überall dem Menschen zum Wohlgefallen dienen soll, sondern es soll an den Organen arbeiten, soll arbeiten in der richtigen Weise, daß das Herz, daß alle Organe richtig versorgt werden. Wenn aber der Mensch das Seelische absperrt, so daß es ihn im Körper amüsiert, dann tritt eben das ein, daß er sich zwar – man möchte sagen – ‚sauwohl' fühlt, aber seine Organe werden nicht in ordentlicher Weise versorgt.» Rudolf Steiner führt dann im einzelnen aus, daß die Fortpflanzungsorgane in besonderer Weise durch den Absinthgenuß geschädigt werden und daß es ein Zeichen besonderer Dekadenz ist, dem Absinthgenuß zu verfallen. Die Kinder solcher «Genießer» sind dann anfällig für alle möglichen Krankheiten.

Artemisia Abrotanum, die Eberraute

Am stärksten durchluftet und durcharomatisiert von den Artemisiaarten ist die Eberraute, die, im südlichen Europa und in Kleinasien heimisch, sich bei uns auf nährstoffreichen, lockeren, sandigen, warmen Böden findet. Die Fiedern der luftig zerteilten Blätter sind in ein feines Fadenwerk aufgelöst, ein starker, erfrischend-salzig-aromatischer, eine Zitronenbeinote enthaltender, doch auch scharf-säuerlicher Duft wohnt dem buschigen Federwerk inne. Aus ihm erheben sich die luftigen Rispen der Blütenstände mit den sehr zusammengezogenen, nickenden, in Träubchen stehenden Blütenköpfchen. Die unten verholzende Pflanze blüht vom Hochsommer durch den Herbst, also mit der von ihrem Höhepunkt absteigenden Sonne.

Sichtlich greift das astralische Element in dieser Pflanze noch stärker in das Physisch-Ätherische ein als in den bisher beschriebenen Artemisien. Das durch-

---

* Vortrag für die Arbeiter am Goetheanum, Dornach, 3. Februar 1923.

atmend-durchwärmende Element ist stärker, das bittere Prinzip tritt etwas zurück. Außer Bitterstoff und reichlich ätherischem Öl hat man ein Alkaloid Abrotin gefunden. Weniger die verdauungsfördernde als die durchwärmende, harntreibende, die Aussonderungskräfte des Astralleibes anregende Wirkung bei exsudativen Prozessen, Ascites, ferner bei Tuberkulose des Peritoneums und Mesenteriums steht im Vordergrunde; Verkrampfungen des Astralleibes im Atemorganismus, Atemnot, Asthma können günstig beeinflußt werden. *Äußerlich* angewendet kann die Pflanze zur Mitbehandlung von Frostbeulen Vorzügliches leisten.

Artemisia Cina

Nicht nur die Steppe, sondern die *Salz*steppen (zwischen Kaspi- und Aralsee) müssen wir aufsuchen, um Artemisia cina zu finden – und zu begreifen. Trokkene, stark durchhellte und durchwärmte Luft wirkt mit den Salzprozessen im Boden zusammen, um dieser Pflanze das zusagende Milieu zu bilden. Ein von unten an verholzender, kniehoher Halbstrauch mit sehr zusammengezogenen, kleinen, unten doppelt fiederschnittigen, oben einfachen, graubehaarten Blättern wächst empor, der bald rispig auseinander- und in die Blütenstände strebt. Die gelblichen Blütenkörbe sind nur wenige Millimeter groß, aber in Fülle da. Der Gehalt an ätherischem Öl (darin «Santonin», ein bizyklisches Terpenlacton) ist gegenüber den bisher genannten Arten noch gesteigert. Zur starken, ja giftigen Darm-Gallenwirkung (die Galle wird nach innen, ins Blut getrieben, wodurch Violett- und Gelbsehen auftritt) und der ebenfalls gesteigerten Wirkung auf die obere Organisation (epileptiforme Krämpfe, Gehirnhyperämie, Schwindel, Pupillenerweiterung, Halluzinationen, Delirien) kommt die starke darmparasitenfeindliche Wirkung hinzu; die getrockneten Blütenköpfchen («Zitwersamen») sind eines der wirksamsten Wurmmittel.

Artemisia Dracunculus, der Estragon

Hier ist das Bittere sehr gemildert, das Aromatische zum mild Gewürzhaften, Anisartigen gelindert; nicht mehr ein Heil-, sondern ein Würzkraut steht in der schlanken Pflanze mit den schmalen, unzerteilten Blättern vor uns. Wir erwähnen den Estragon hier nur deshalb, um auf die Fülle der Möglichkeiten hinzuweisen, die in der Gattung ruht.

5. Disteln als Heilpflanzen

Eine besondere Ausgestaltung erfährt der Kompositentypus in der Distelgestalt. Stattliche Pflanzen stehen in den Distelarten vor uns, die besonders den kargen, trockenen Steppenlandschaften um das Mittelmeer gegen den vorderen Orient, Südrußland, dem mittleren Asien zugehören. «Kakteen des Ostens» könnte man die bewehrten Gestalten nennen, und es wird in der Tat etwas von den Bildekräften der Erdzonen sichtbar, wenn man Amerika in seinen Kakteen, Afrika in seinen Euphorbien, Asien in den Disteln anschaut. Der wäßrigen Schwellung des Kakteentyps, der Sproß und Blatt im Kugelstengel verschluckt und nur ihre äußersten Enden dornig-stachelig freigibt, stellt sich die peripherische Erstarrung am Licht-Luft-Organ, am ausgebildeten Blatt, als Disteltyp entgegen. Der Kaktus staut sich und erstarrt im Bereich des Lebens- und des chemischen Äthers; die Distel verhärtet im Bereich des Lichtäthers.

Im Pflanzenblatt begegnen einander rhythmisch Flüssiges und Luftförmiges, es weben ineinander ihre Tätigkeiten chemischer und Lichtäther. Das normale Pflanzenblatt wächst aus dem Blattgrund, es ist an der Basis vitaler als in der Spitze; eine leise Entvitalisierung geschieht von der Basis an gegen Rand und Spitze. Das Distelblatt übertreibt gleichsam diesen Prozeß; die Spitze, die Peripherie *verhärten*, und je gegliederter die oft sehr großen Blätter sind, desto stacheliger zeigen sie sich. Da eine verhärtende Peripherie dem von innen nach außen quellenden Wachstum des Blattes eine unnachgiebige Grenze setzt, nimmt dieses oft eine wellige, nach oben und unten sich rhythmisch aufwerfende Form an; jeder Seitenzipfel, ja selbst die Blattrippen starren hornig aus der von außen nach innen zurückgedrängten, weichen und plastischen Blattsubstanz. Der Strom flüssigen Lebens trocknet in den Enden seiner Verzweigungen aus, indem er in die dürre, luftige Helle austritt.

Das *Blatt* macht also die Distel; doch strebt sie aus der Blattregion mit mächtiger Stengelbildung hinauf in die Blütenregion, reißt das Blättrige auf diesem Wege mit, so daß es geflügelt mit dem Stengeligen verschmilzt und auch dieses nach alle Seiten stachelig macht. Aber die Blüte, die große, wohlgeformte, in Vielzahl erscheinende Korbblüte, ist das Hauptziel des so kraftvoll nach oben steigenden, sich ästig verzweigenden Stengels. Da die Hüllblätter sich stachelig nach allen Seiten ausbilden, gleicht der Blütenkorb einem kleinen Kugelkaktus. Der Blütenkorb schnürt sich oben zusammen, und aus engem Hals treten die langen, schlanken Röhrenblüten; das Element der Zungenblüten ist unterdrückt. Die Blütenfarbe, meist ein rötliches Violett, hat etwas Reines, Geläutertes, Leidenschaftsloses, wie etwa im Reich der Edelsteine der Turmalin. Der Duft ist zart, süß, trocken, edel. Eine naive Natur, die eine starke Empfindung für Pflanzenwesenhaftes hatte, rief beim Anblick einer blühenden großen Onopordondistel aus: Ein sich läuternder Büßer! Und es mag dieser Ausspruch hier seinen Platz haben, so ungerechtfertigt sonst Anthropomorphismen im Naturbetrachten sind. Doch spricht die Natur zu allen Sinnen, denen man nach Goethe zu trauen hat, seien es bekannte oder verkannte, noch unbekannte. – Die Früchte sind durch die kurzen Pappushaare und ihre eigene relative Größe und Schwere nur zu kurzem Fluge fähig.

Das Kompositen-Kohlehydrat Inulin findet sich auch reichlich in den Disteln, außerdem aromatische Bitterstoffe. Die therapeutische Wirkung werden wir zwischen Stoffwechsel- und rhythmischer Organisation suchen müssen und dort im Auflösen und Beleben stockender, verhärteter Rhythmen. Mars, Jupiter,

Sonne sind in ihnen besonders wirksam, und auf die entsprechenden Organe wird die Wirkung gehen. Die Betrachtung der einzelnen Arten, die als Cirsium mehr im Feuchten, als Onopordon in Wüsten, Carduus in Steppen, als Carlina in den Bergen, als Cynara im Fruchtland, die Urform variierend, erscheinen, folge nun.

Cynara Scolymus, Artischocke

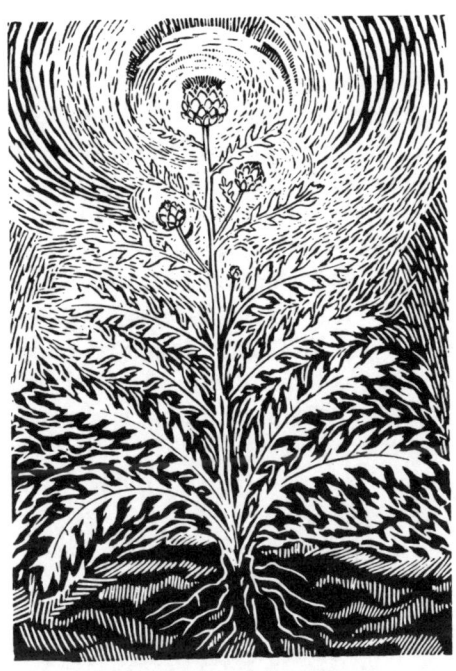

Ums warme Mittelmeer heimisch und dort als Nähr- und Diätpflanze seit dem Altertum gebaut, ist diese schöne große Distel in neuester Zeit auch als Leberheilmittel bekannt geworden. Erst bildet sich aus dem Samen eine Rosetten-Wurzelpflanze; aus dem ausdauernden Wurzelstock steigen dann und beugen sich bogenförmig die großen, langen, tief und mehrfach gefiederten, in Spitzen dornig endenden Blätter. Aus ihrer Mitte erhebt sich zu Sommerbeginn der stämmige, im Verhältnis zur Größe der übrigen Pflanze etwas kurze Blütenstengel, der das mächtige Dornenhaupt der großen, blauen oder rötlich-blauen Blütenkörbe trägt. Die schlanken Röhrenblüten haben einen feinen, kräftigzarten, trocken-süßen Duft. Die Basis der Hüllblätter, der Fruchtböden sind fleischig angeschwollen. (Die verwandte, das «Cardygemüse» liefernde Abart entwickelt, gleichsam ein Stockwerk tiefer, angeschwollene fleischige Blattrippen.)

In Blatt und Wurzel findet sich Bitterstoff (Cynarin), schwach Aromatisches, Schleim, Gerbstoffe, ziemlich viel Provitamin A, etwas B_1, ein energisch die Milch labendes (wie Labferment wirkendes) Enzym Cynarase, das diesen ersten Schritt der Milcheiweißverdauung noch in Verdünnung von 1 : 150 000 vollzieht und darum in südlichen Ländern zu der Käsezubereitung verwendet wird. Darüber hinaus regt die Pflanze – das Vehikel dazu sind Bitterstoffe und Kohlehydrate – Ich und Astralleib zu intensiverem Eingreifen in die Verdauungsorgane, besonders die Leber an, fördert Gallenbildung und Gallenfluß, aber auch die Aufbauprozesse der Leber, regt die entgiftende Wirkung dieses Organs an, wirkt blutzuckersenkend. Auch die Diurese wird gesteigert. Das stärkere Ergreifen der Eiweißverdauung läßt kein Fremdeiweiß in das Innere der Organisation eintreten, was zur Albuminurie führen würde. So kann die Pflanze auch bei letzteren Zuständen hilfreich sein.

Zwiebel, Kohl und Artischocke läßt Goethe im «Märchen von der grünen Schlange und der schönen Lilie» den Fährmann als Lohn fordern, also gestautes, knospenhaft angeschwollenes Blatthaftes unter, an und über der Erde, im Wurzel-, Stengel- und Blütengebiet, als «Früchte der Erde». Die angestauten, nicht in äußerer Entfaltung verbrauchten Lebenskräfte sind es, auf die es hierbei ankommt. Sie regen bei der Artischocke Ernährung und Ernährungsorgane an.

Cnicus benedictus*, Kardobenediktenkraut

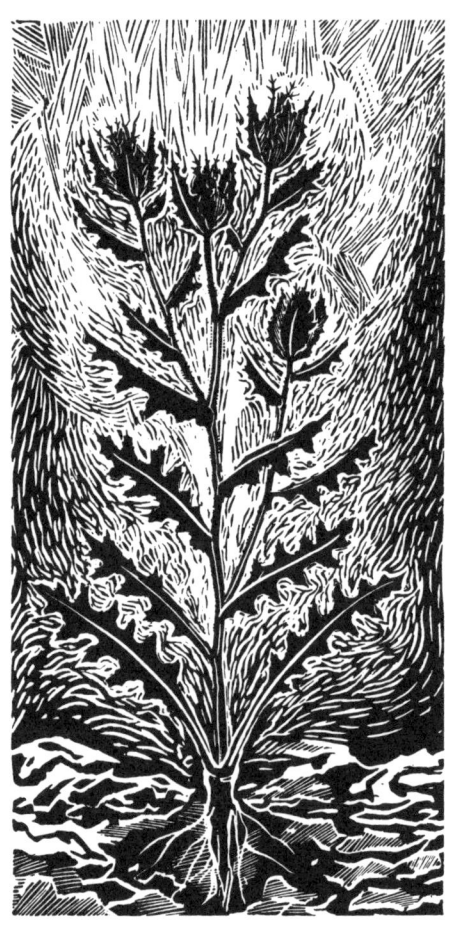

Dem Mittelmeergebiet gehört auch diese Heildistel an, die im Mittelalter über die Alpen wie soviele andere Heilkräuter nach dem Norden gebracht worden ist. Einjährig ist sie, etwa kniehoch kann sie werden. Aus borstig-stacheligen Blattschöpfen mit spitz zerteilten, länglichen Blättern werden kaum die *gelblichen* Blütenköpfchen sichtbar, so vom Blattartigen umhüllt, tief in seine Region hineingezogen sind sie. Spinnwebig-stachelig umstrahlen sie die inneren Hüllblätter. Stark zusammenziehende Kräfte werden dem Auge sichtbar, die Zunge erlebt sie im außerordentlich bitteren Geschmack. Außer dem glykosidischen Bitterstoff (Cnicin) findet sich Gerbstoff, etwas ätherisches Öl, Harz, viel Schleim in der Pflanze. Auch hier geht die Hauptwirkung des blühenden Krautes auf den Verdauungsstoffwechsel, Magen, Darm, Leber, Galle. Stauungen im Lebergebiet, Gelbsucht, Hämorrhoiden, Hydrops gehören zu den Heilanzeigen auch dieser Distel. Rudolf Steiner empfahl ihre Anwendung, zusammen mit Pfingstrosenwurzel in bestimmter Verarbeitung, bei gewissen Formen der Wassersucht unter Beteiligung gestörter Nieren-Leberfunktionen. Die Hineinpressung des etwas atrophischen Blütenprozesses in das wuchernde Blattsystem läßt Wirkungen zwischen Stoffwechsel und Rhythmus suchen.

* = Carduus benedictus.

Silybum Marianum, die Mariendistel

Eine der schönsten ist diese stattliche Distel mit ihren großen, stark gewellten, breit und spitz gelappten, weiß marmorierten Blättern, die so außerordentlich plastisch wirken. Hat sich im ersten Jahr das Blatthafte über dem Kopf der spindeligen Wurzel als flache Halbkugel rundlich-schwellend gewölbt, so hebt es sich im nächsten Jahr etwas nach oben, läßt aber die aufschießenden Blütentriebe weit und frei über sich hinaus aufstreben, die sich zuletzt mit je einem großen, dornigen Blütenkorb voll violetter Röhrenblüten krönen. Sonnige, trockene Steinhänge und Steppen des Mittelmeeres und Kleinasiens sind die Heimat der Mariendistel, sie kann dort dicht weite Flächen überwachsen, dabei über Mannshöhe erreichen. Bei uns hat sie sich durch Anbau und als Zierpflanze eingebürgert, doch verlangt sie warme Lagen. – Nach dem Samentragen stirbt die Pflanze ab.

Die Samen sind – entsprechend verarbeitet – ein wichtiges Heilmittel bei Leberstauungen, Blutstockungen im Unterleib, zur Anregung des Pfortaderkreislaufes, des Gallenflusses, bei Ascites, Gelbsucht, Gallensteinen; sie wirken auf das venöse System der unteren Organisation bei Varicen, Hämorrhoiden, Ulcus cruris. Und zwar ist die eiweißreiche Randschicht mit ihrem Gehalt an Bitterstoffen, etwas ätherischem Öl, Aminosäuren (Tyramin, Histamin) das Wirksame. Wieder wirkt das aus einer so betonten Blütenregion Stammende überwiegend auf den Stoffwechsel der unteren Organisation.

Arctium Lappa, die große Klette

Mit starker, halbmeterlanger Wurzel bohrt sich die Klette tief in feuchtschuttigen Boden, den sie an Zäunen, Steinhaufen, Eisenbahndämmen, Wegrändern zugleich mit reichlichem Licht findet, das sie sehr liebt. Große, unbewehrte, herzförmige untere Blätter werden im Aufsteigen des stark sich verästelnden Sprosses von an die Stengel sich drängenden Blättern abgelöst; sparrig vielblütig steht im Sommer die Pflanze da, die das Distelige nur in den kleinen hakenstacheligen, zusammengezogenen Blütenkörben auslebt. Die Blätter sind davon befreit, ihr Kampf gegen die dornige Verhärtung zeigt sich in einem starken Schleimgehalt.

Mit starker Vitalität bezwingt die Klette den kargen Untergrund, aber auch das Erstarren im Lichtbereich. Sie läßt die Disteltendenz nur in der Blüte walten. Altbekannte Heilmittel waren Wurzel und Blatt, in denen man später etwas ätherisches Öl, Gerbstoff, Bitterstoffe, Schleimstoff gefunden hat. Die Wurzel, Radix Bardanae, ist heute noch Bestandteil des «Holztees» (Spec. Lignorum); die potenzierte Wurzelessenz wurde bei Hauterkrankungen (Akne, Furunkulose, Ekzem der Kopfhaut), außerdem bei Stoffwechselstockungen verwendet.

Onopordon Acanthium, die Eselsdistel

Die stattlichste, eine wahre Königsdistel ist Onopordon. Ursprünglich wohl in denselben Gebieten heimisch wie die bisher behandelten Disteln, hat sich Onopordon von England und Schottland über ganz Mitteleuropa, Südrußland, bis nach dem westlichen Asien ausgebreitet, wenngleich nach dem feuchteren Westen zerstreut und seltener. Die Sanddünen am Neusiedler See, die ungarische Ebene, die Ukraine, alles Gebiete mit kurzen Frühjahrsregen und langen, hellen, trockenen Sommern, geben Onopordon das beste und reichlichste Gedeihen; ganze «Distelwälder» finden sich dort.

Onopordon kommt dem Urbild der Distel am nächsten. Aus dem im Herbst ausgefallenen Samen erwächst zuerst eine kräftige Blattrosette, die das Wachstum einer starken, langen Pfahlwurzel speist; Horizontale und Tiefe werden zunächst erobert. Lang und breit strecken sich die einzelnen Blätter hin, rhythmisch in breite, dreieckige Zipfel am Rande gegliedert, rhythmisch auf- und abgewellt; die kräftigen Rippen durchstoßen den Blattrand und erstarren dabei dornig. Das silbrig grüne Blatt ist auf solche Weise umsprüht von Lichtäther-Dreiecksformen. Das nächste 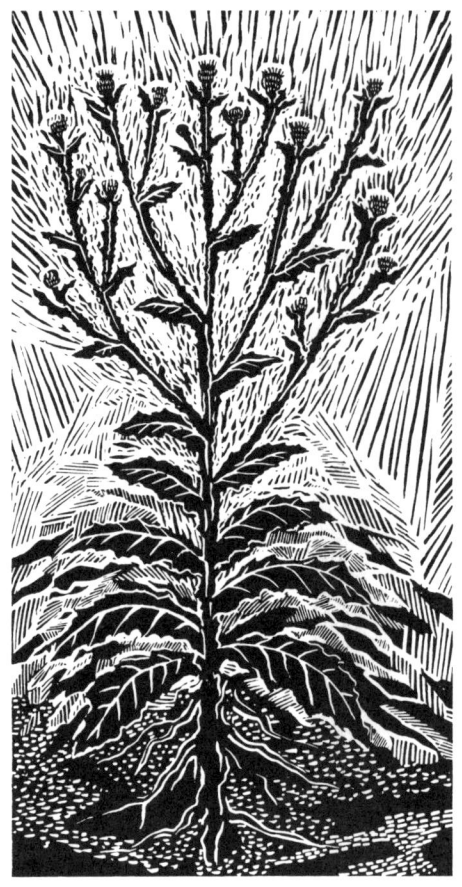 Frühjahr gibt dieser Rosette zunächst noch breitere Fülle, bis im Frühsommer ein mächtiger Wachstumsstrom die Pflanzenbildung in die Höhe reißt. Was sich in Tiefe und Breite systolisch gesammelt hatte, wird jetzt diastolisch ausgeatmet, die Senkrechte, das Stengelige herrscht nun, kräftige Nebenäste gesellen sich hinzu; mit mächtigen Strahlen fährt die Gestalt über Mannslänge zur Höhe und auseinander, bis jeder Strahl in einem großen, kugeligen, igelstacheligen Blütenkopf endet. In diese Verteilung und Versprühung wird aber das uns schon so bedeutsam entgegengetretene Blatthafte mitgenommen, es wird dabei zwar immer mehr in das Stengelige hineingezogen, wird zur breiten, buchtig schwingenden, dornigen, zweiseitigen Flügelung; immer mehr von der Spreite verschwindet, verwandelt sich in Flügelung, bis zuletzt oben sich nurmehr die letzten Blattspitzen vom Stengel ablösen; aber das Blatt ist bis in das oberste Ende jedes Stengelstrahls sichtbar da, läuft bis in den Blütenkorb mit. Dieser läßt aus engem Hals die Fülle tiefschlundiger, schmaler, rosavioletter Röhrenblüten treten. Ein feiner, zarter, edler Duft eignet ihnen.

Der starke Zusammenklang des reichen Blattwerks mit der großen Blütenfülle, das rhythmische Hineinschwingen und Ausschwingen des Unteren in das Obere, die Synthese ätherischer (blatthafter) und astralischer (blütenhafter) Rhythmen macht die Distel zum Onopordon, das die *rhythmischste* Distel ist. Rudolf Steiner lehrte, die Blüte (zusammen mit Primelblüte und Bilsenkraut) zum wichtigen Heilmittel des gestörten urrhythmischen Organes, des Herzens, zu bereiten. Als Blüte wirkt sie auf den Stoffwechsel, durch ihre aromatischen Bitterstoffe zieht sie Astralleib und Ich in die ätherischen Prozesse der Stoffwechselregion hinein; als derart von dem Blattrhythmus getragene Blüte wird sie den durch sie angeregten Stoffwechselprozessen die Richtung ins rhythmische System weisen und Formkräfte in den Rhythmus hineintragen, letzteres, weil der Kampf zwischen plastisch-flüssigen und formhaft-lichthaften Kräften so offensichtlich die ganze Pflanze geprägt hat.

Die menschliche Leibesorganisation ist nichts endgültig Festgelegtes, sie geht nicht nur mit dem Entwicklungsgang der Einzelindividualität durch fortwährende Verwandlungen von der Kindheit bis zum Alter hindurch, sondern auch von Jahrhundert zu Jahrhundert ändert sie sich, entsprechend dem Entwicklungsgange der ganzen Menschheit. Sie wird als Werkzeug dem immer bewußter werdenden Menschengeiste angepaßt. Immer mehr an diesem Menschenleibe dient der Entwicklung bewußter Seelenkräfte. Was heute für das Gehirn gilt – daß es vor allem Organ des Denkens und damit des selbstbewußtesten Lebens ist –, wird für weitere Partien des Organismus eintreten. Wir denken mit dem Gehirn entzogenen Wachstums- und Lebenskräften, die aus dem schöpferischen Meer der Weltenweisheit dieses Gehirn zu höchster Vollkommenheit gebildet, dann aber in seiner Geformtheit sich selbst überlassen haben. Nun *lebt* es nicht mehr im Strom der Weltgedanken, sondern es *spiegelt* nurmehr die menschlichen Gedanken – die dem Ich dadurch bewußt werden. Mit dem vom Gehirn freigewordenen Teil des Ätherleibes denkt der Mensch nun seine eigenen Gedanken. Im Gehirn beginnen aber dadurch gewisse physische, mineralische Prozesse eine bedeutende Rolle zu spielen. Sie bilden den «Spiegelbelag» des «Gehirnspiegels». Wir haben dadurch gewisse Verhärtungs-, Vergreisungstendenzen in unser Gehirn aufgenommen, die von da aus den ganzen Körper durchdringen. Entwickeln sich diese Tendenzen über ihr Maß, so werden sie zur Ursache sklerotisierender Krankheitsprozesse. Rudolf Steiner hat diese Zusammenhänge aufgedeckt.

Dieser Prozeß – auch darauf hat er hingewiesen – schreitet aber fort. Wieder beginnt sich ein Teil des Ätherleibes aus der physischen Organisation herauszulösen, diesmal aber aus der rhythmischen Organisation, dem Herzen, um dem Ich einen neuen Grad von Selbstbewußtsein – und Freiheit – zu ermöglichen. Es muß dafür die Möglichkeit in Kauf genommen werden, daß Rhythmus-Erstarrung, Rhythmus-Verhärtung sich ergibt. Die Menschheit wird nunmehr gewisse, bisher an das Herzorgan gebundene Kräfte der «Herzlichkeit» und

«Herzhaftigkeit» frei zur Verfügung des Ich bekommen; diese frei gewordenen Herzkräfte werden ebenso ein «freies, schöpferisches Fühlen» ermöglichen, wie die frei gewordenen Gehirnkräfte das freie, schöpferische Denken. Allerdings, so wie man heute gedankenleer ist, wenn man nicht aus eigenem freiem Wollen die Gedanken erzeugt, so wird man bald völlig gefühlsleer sein, wenn man – aus dem gleichen freien Wollen – nicht ein Erschaffer seiner Gefühle sein wird. Die Anzeichen dafür mehren sich schon von Jahrzehnt zu Jahrzehnt. Die Hygiene der nächsten Zukunft erfordert darum gebieterisch einerseits Gefühlspflege, andererseits Rhythmuspflege. Erstere wird durch das Künstlerische und Religiöse, letztere durch eine bewußte Lebensordnung, beides durch die neue rhythmische Bewegungskunst der Eurythmie seine Pflege erfahren. Neuartige Rhythmusstörungen werden aber neuartige Heilmittel fordern. Ein solches ist von Rudolf Steiner angegeben, und die Onopordonpflanze spielt – warum, wird dem Leser nun aufgegangen sein – dabei eine wichtige Rolle.

6. Stark aromatische Kompositen

*Chrysanthemum vulgare**, der Rainfarn

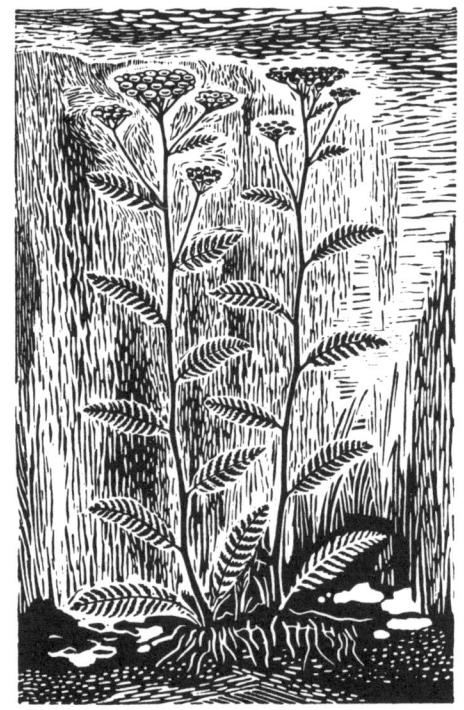

Im Bereich der größeren Flußtäler mit ihrem feuchtwarmen Klima, an Ufern und Wiesenrändern, Dämmen, Ödland, auf sandig-lehmigem Boden kann man die Pflanze finden, die aus schwarzbraunem Wurzelstock mit kräftigem Stengel bis zu Brusthöhe aufsteigt und mit den reich gefiederten Blättern wohl farnähnlich wirkte, wenn nicht nach oben alles so stark auseinanderstrahlte in den viele goldgelbe Knöpfe tragenden Blütenstand. Knopfartig sehen die Blütenkörbe aus, da ihnen nur Röhrenblüten eignen. Ein starker, strenger und doch feuriger Duft wohnt in Blatt und Blüte, ersteres enthält etwa 1%, letztere 1½% ätherischen Öls, wovon 70% Thujon, der Rest l-Kampfer, Borneol, Terpen sind; – dies erinnert an Thuja. Außerdem ist die Pflanze kräftig bitter.

* = Tanacetum vulgare.

Wurmfeindliche, emmenagoge Wirkungen, befeuernde Anregung der ganzen Stoffwechselregion sind dieser Pflanze zuzuschreiben, die sehr vorsichtig gehandhabt werden muß.

Mit ihr sind in ähnlichem Sinne zu nennen Chrysanthemum Parthenium, das Mutterkraut, und Tanacetum Balsamita. Beiden sind Bitterstoffe und scharfaromatische ätherische Öle eigen, beiden die starke, bis zum Entzündlichen gehende Anregung der Stoffwechsel- und Sexualorgane.

Anacyclus officinarum, deutscher Bertram

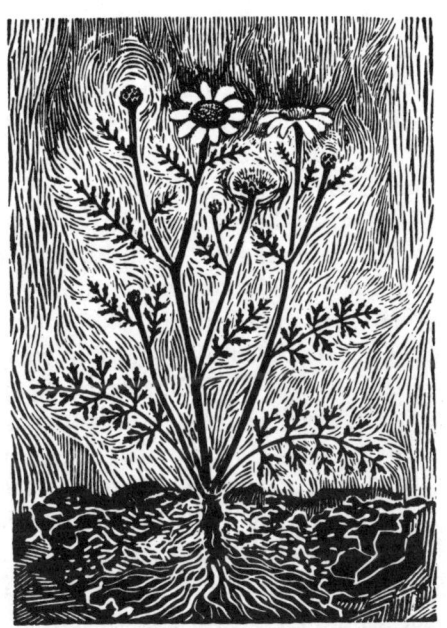

Wie eine vergröberte Kamille, aber mit breitgedrücktem Blütenboden, sieht das Bertramskraut aus. Auch fehlt die starke Verzweigung des Blütenstandes, die Blüten stehen einzeln. Diese Pflanze hat ihre Kraft viel mehr in der Wurzel, die außer Inulin ätherisches Öl, ein scharfes Harz und das für Kaltblütler und Würmer sehr giftige Pyrethein enthält. Die Wirkung der Wurzel geht auf die obere Organisation, sie wirkt speichelflußerhöhend, schweißtreibend und wurde gegen Zahnschmerz, bei Zungenlähmung, rheumatischen und neuralgischen Beschwerden der Kopfgegend, Gliederkrämpfen, Lähmungserscheinungen, bei Ischias verwendet.

Chrysanthemum Marschallii*,

ein Alpenkraut trockener Felshänge des Kaukasus, mit fiederschnittigem Laub und einzelstehenden, schönen, großen Blütenkörben mit rosaroten Zungenblüten und schwarz geränderten Hüllblättern, sei hier nur wegen der stark aromatischen Blütenköpfe erwähnt, deren ätherische Öle, Harze und Pyrethrin sehr giftig für Insekten und niedere Tiere sind. Man hat die Pflanze gegen Haut- und Darmparasiten, ferner zur Reifung eiternder Geschwüre, auch bei Erisypel, verwendet. Die Art, wie diese Pflanze sich durchwärmt und durchluftet, kosmische Ich- und Astraleinflüsse in sich hineinzieht, bringt diese Wirkungen hervor. Die niederen Tiere, vor allem die Insekten, vermögen sich Wärme- und Luftorganisation ja nicht vollgültig einzuverleiben; beide Sphären bleiben ihnen ein Äußeres.

* = Pyrethrum roseum.

Chamomilla Matricaria, die Kamille

Das in der Kamille bildend sich Offenbarende näher kennenzulernen, versuchen wir, ihren Lebenskreis zu überblicken. Unserem Streben kommt ihr rasches Wachstum entgegen, das vom Samen an energisch in die Blatt-Sproß-Blütenentfaltung drängt und nach wenigen Monaten in neuer Samenbildung den Kreisumlauf vollendet hat.

Aus dem im Herbst ausgefallenen *Samen* wird zunächst die zartfiederige Blattrosette, die überwintert, in der Frühjahrswärme den Sproß hinauftreibt, der sich kurze Zeit in vielen Knoten zusammengedrängt zeigt, bald aber im buschig-krausen, linienfeinen, goldgrünen Federgewirk der Blätter, in den vielen langgestielten Blütenköpfchen sich ausbreitet und zerteilt. Luftig, durchsichtig bis zum Boden, aufgelockert, nach oben aufgelöst erscheint nun die Pflanze, strahlig versprühend; doch trägt jeder Strahl am Ende die gesammelte Form der weißgoldenen Blüte und umschließt mit dem aufgewölbten Blütenboden einen Luftraum, jeder Blütenkorb einen «Lufttropfen».

Wer das Blatt näher anschaut, ist überrascht; so fadenförmig fein der Länge nach, so dicklich, gedunsen, mit nach unten zusammengerollten Blatträndern erscheint es im Querschnitt. Etwas Sukkulentes, Fettblattartiges zeigt sich, wie wir es z. B. bei manchen Salzpflanzen (Halophyten), etwa den Chenopodiaceen, kennengelernt haben. Die Kamille liebt auch salzhaltige Böden, sie gedeiht besonders gut in den «Szik-Böden» Ungarns, sodahaltigen, steppenartigen Gegenden der Theißniederung; die geruchlose Kamille (Matricaria inodora) ist sogar eine richtige Salzpflanze des Meeresstrandes. Salzpflanzen stauen gerne ihr Wachstum in dicklich-fleischigen, wassergedunsenen Blättern und bilden nur unscheinbare farb- und duftlose, verkümmerte Blüten. Man denke an den in diesem Buch geschilderten Queller (Salicornia). Die Beziehung zu solchen Salzprozessen deutet die Kamille im Blattquerschnitt an, überwindet sie aber und führt sie in ein Entgegengesetztes über in der feinen luftigen Fiederung und der sanften, aber doch kräftigen Aromatisierung. Sal und Sulfur, im Merkuriellen sich begegnend! Was aus solcher Grundlage erblüht, zeigt gedämpfte, milde *beruhigte Entflammung.* Das ätherische Kamillenöl, aus solchen Blüten herausdestilliert und dunkelblau, nicht hellgelblich, wie sonst ätherische Öle, hat eine stark entzündungshemmende Wirkung. (Azulene hat man die Stoffe genannt, die sich aus solcher Lebenstätigkeit in dieser Blüte vorbilden).

Unsere Pflanze liebt das Licht; Äcker, Wegränder, kargen, sandig-lehmigen Boden sucht sie, flieht Schatten und Feuchte. Ein feiner Kieselsäureprozeß durchzieht auch diese Pflanze, auf den Rudolf Steiner besonders hingewiesen hat; doch hat sie auch starke Beziehungen zum Kalk. Manchmal ist der Sproß bis zu den Blütenkörben hinauf dicht mit schwarzen Blattläusen besetzt, die von einem Zuckerbildungsprozeß profitieren, der ebenfalls die Pflanze durchzieht.

Auf der Hinneigung zum Luftartigen (Lufttropfen im Blütenboden!), die bis zum Anfang seiner Eingliederung geht und eine besondere Beziehung zur

Astralsphäre darlebt, beruht die starke Heilwirkung der Kamille auf abnorme Astralprozesse im Menschen: Verkrampfungen, Koliken in den Verdauungsorganen, Menstruations-, Schwangerschaftsbeschwerden, ferner Nervenschmerzen, Überempfindlichkeiten. Hinzu tritt die entzündungswidrige, heilende Eigenschaft, die vorzügliche Wirkung von Kamillenspülungen bei eiternden Wunden, überhaupt die Wundheilung-fördernde. Aber auch Hautentzündungen, Schleimhautentzündungen hilft sie überwinden. Ist doch die ganze Kamillenpflanze beherrschte Entzündung, gebändigte Auflösung, sal-gezügelter Sulfur, und dieses ihr Wesenhaftes wird sich in jeden Stoff hinein abprägen, den sie in ihrem Lebensprozeß bildet. Die in solche Stofflichkeit verdichtete Wesensart wird in der Heildynamik wieder frei.

Achillea Millefolium, die Schafgarbe

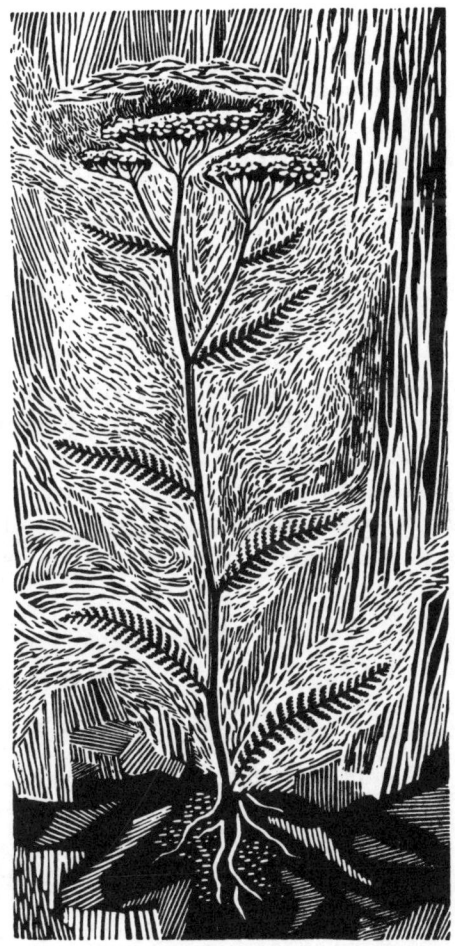

Die Schafgarbe löst schon die untersten, sonst dem plastisch-rundenden Gestalten der Bildekräfte des Flüssigen überlassenen Blätter ganz ins luftig Gefiederte auf, läßt also Bildetendenzen aufleben, die sonst der oberen Region pflanzlicher Bildung mit dem Übergang in den Blüteprozeß überlassen sind; sie durchdringt dabei auch diese untersten Blätter bereits mit ätherischen Ölen. Das Blütenhafte verkündet sich damit so früh, daß man wie bei der Kamille das schnelle Erscheinen der Blüte erwarten müßte. Eine solche dramatische Erwartung wird aber durch epische Breite enttäuscht, Blatt auf Blatt, Knoten auf Knoten baut sich zum zähen, stämmigen Stengel auf, *die Blüte wird retardiert*, bis schließlich der Höhepunkt des Jahres erreicht und mit breitem Schirm die aufsteigende Strebelinie des Sprosses waagrecht abgeschlossen ist. Gemächlich schreitet die Pflanze nun in die absteigende Jahreshälfte, dehnt ihre Blütezeit bis in den Winteranfang, ein Bild von Dauer und Beständigkeit, das man als Trockenstrauß durch den Winter bewahren kann.

Der früh angekündigte Blüteprozeß gliedert sich also bedächtig, in sanften Stufen, ein; er entflammt, entzündet nicht im geringsten, naht, ohne etwa einen Giftprozeß zu erzeugen, wie die den Blüteprozeß allzufrüh in Blatt und Sproß aufsaugenden Alkaloidpflanzen. Der dumpf-würzige Blattgeruch steigert sich in der Blüte zum Mild-Würzigen. Ein blaugrünes ätherisches Öl ist dessen Träger. Eine würzige Bitterkeit durchzieht die ganze Pflanze.

Die Schafgarbe liebt Helle, Trockenheit, Berghöhen, deren Kräfte sie in ihrer Erscheinung zum Ausdruck bringt. In diesem Milieu entwickelt sie ihre starke Vitalität, widerstandsfähig gegen Hitze, Dürre und Kälte; rasch nach dem Abweiden wieder aufschießend. Ihre meisten Verwandten sind Bergpflanzen, in denen das Luftig-Aromatische, mild Durchwärmte den Gipfel erreicht, der dieser Pflanzenart möglich ist.

In der Asche unserer Pflanze finden wir – außer einem beträchtlichen Kieselgehalt – einen außerordentlich hohen Kaligehalt, 48%. Dieser bringt sich im Stämmigen, Feststengeligen sichtbar zum Ausdruck. Da wird ein intensiver Salzprozeß belebt mitgenommen von unten nach oben. Diesem wird aber, bereits von unten an, der sanfte Aromatisierungsprozeß eingewoben. Diese beiden Prozesse halten sich in einem wunderbaren Gleichgewicht. Weiter ist für die Pflanze charakteristisch der Schwefelprozeß, der besonders harmonisch und fest dem Eiweiß eingegliedert ist; frische Preßsäfte der Pflanze halten sich ohne Zersetzung bemerkenswert lange. In der Eiweißsphäre begegnen sich Kalisalz und Schwefelprozesse, Blüten- und Wurzeltendenzen in so harmonischer Art, daß Rudolf Steiner Achillea als ein besonderes pflanzliches Wunderwerk bezeichnet hat.

Die Heilwirkung der Schafgarbe beginnt mit einer Anregung des Stoffwechsels, magenkräftigend, appetitsteigernd; weiterhin fördert sie die Lebertätigkeit und den Blutaufbau. Damit verbindet sich eine Blutungen stillende Wirkung; sie hilft schließlich, die Aufbauprozesse in gesunde Formung auslaufen zu lassen, fördert die Wundheilung – wozu der Kieselgehalt mithilft*. Die bittern Extraktivstoffe stärken den Verdauungsprozeß. Schließlich wirkt die Pflanze, zu Umschlägen verwendet, schmerzstillend bei Krämpfen, Koliken, wozu der Gehalt an ätherischen Ölen und kampferartigen Stoffen beiträgt.

7. Heilpflanzen aus der Untergruppe der milchsaftführenden Zungenblütler (Liguliflorae)

Lactuca virosa, der Giftlattich

Die im Flüssigen wirksamen Bildekräfte (der «Chemische Äther») haben an dieser milchsaftstrotzenden Pflanze starken Anteil, die im ersten Jahr mit kräftiger Pfahlwurzel und löwenzahnähnlicher Blattrosette sich dem Erdig-Wäßrigen zuwendet. Doch möchte das eiförmig-längliche Blatt sich gliedern, nimmt

---
* Vgl. auch die Ausführungen über Arnika.

distelartige Form mit krausen Spitzen an oder lappt sich ein wenig, bedornt sich unten an der Rippe. Das am Boden Gestaute entspannt sich im folgenden Jahr in einen mannshoch aufschießenden hohlen Blütensproß, der zerstreute, waagrecht abstehende, stengelumfassende Blätter mitnimmt und in einer doch recht luftigen, vielblütigen Rispe endet. Aus den kleinen Körbchen strahlen im Frühsommer die blaßgelben, wäßrig-matt schimmernden Zungenblütenkreise. Mit gestielten Federschirmchen segeln zuletzt die Samen davon.

Der Giftlattich lebt zerstreut an felsigen, steinigen, jedoch etwas feuchten Plätzen in Europa, Westasien, Nordafrika. Ein eigenartiger mohnähnlich-narkotischer Geruch ist um die Pflanze, aus deren Milchsaft durch Anschneiden und Trocknen an der Luft man das «Lactucarium», das «kalte Opium» von altersher gewinnt. Dieses enthält etwa 3% kristallisierbarer, stickstofffreier Bitterstoffe (Lactucin, Lactopikrin), ferner Spuren eines Alkaloides, Kautschuk, Mannit, Asparagin, Oxal-Apfel-Zitronensäure, etwas ätherisches Öl, Kampfer. Ein mohnverwandter Prozeß lebt sich auf kompositenartige Weise in Lactuca virosa aus. Die Bildekräfte des chemischen Äthers haben starke Einschläge aus der astralischen Region erfahren, und es ist zur Giftbildung gekommen. Eine atropinartige Wirkung ist dem Lactucarium eigen, es wirkt beruhigend, krampflösend, hustenreizlindernd, aber nicht abschleimend und schmerzlindernd; löst auch Verkrampfungen im Darm- und Blasengebiet. Die gestaute Flüssigkeitsorganisation wird zur Ausscheidung angeregt (Leberschwellung, Hydrops), überhaupt das Eingreifen des Astralleibes in die Flüssigkeitsorganisation reguliert; Lactucarium hilft Opiate sparen, es erzeugt keine Sucht; es ist wohl Gift, aber nicht Rauschgift. Es dämpft Erregungszustände. Ob dieser Wirkungen hat man es Opium frigidum genannt. Es diente einst, zusammen mit Schieriings- und Bilsenkrautsaft, als Narkotikum bei Operationen.

Taraxacum officinale, der Löwenzahn

Ein jeder meint, den Löwenzahn zu kennen, begegnet uns doch jeder Frühling auf Anger, Wiese, Hecke, am Wegrand und im Garten mit der goldenen Maiblume in solcher Fülle und Allgegenwart, daß der ahnende Sinn die Pflanze nicht nur für sich, sondern im Zusammenhang mit dem ganzen Naturleben betrachten möchte, in dem er eine wichtige Funktion darzustellen scheint – welche? Was bedeutet das Löwenzahnorgan im Gesamtorganismus des Erdenlebens?

Mit tiefem, starkem, pfahlförmigem Wurzelstock bohrt er sich in den Boden, eine schier unvertilgbare Vitalität läßt aus den «Köpfen» dieses Wurzelstockes Blatt nach Blatt herausquellen, doch bleibt das Blattwerk als Rosette an den Boden gedrückt, die aufsteigenwollende Blattspirale ist zum Kreis zusammengepreßt. Am Blatt vor allem meint man Taraxacum sofort zu kennen, und doch ist keines gleich dem anderen; jeder Wuchsort, jedes Klima, jede Jahreszeit, jede Landschaft, Höhe und Bodenart spielt auf der Grundform und bringt unzählige Varianten hervor. Zwei Bildetendenzen ringen in dieser Grundform miteinander; im Schattig-Feuchten wird das Blatt ungeteilt als nach außen immer breiter werdende, lanzettlich-eiförmige Gestalt gebildet, im Lichten, Trockenen gliedert sich die Spreite in die bekannte, tief eingesägte Form rhythmisch aneinander gesetzter, von rückwärtsschwingenden Bögen begrenzter Dreiecke oder Sicheln, die im Gebirge, bis an die Rippe einschneidend, zu schmalen Zipfeln sich zusammenziehen können. An dem Löwenzahnblatt kann man direkt ablesen, wie stark oder schwach der Lichtäther in einer Gegend wirksam ist und sich gegenüber dem chemischen Äther durchsetzt.

Aus dieser Blattrosette steigt stracks, von jedem Blatt frei, der hohle Blütenstengel, der den sonnenhaft aufstrahlenden Blütenkorb wie eine Krone trägt, die aber nur bei unverhüllter Sonne leuchtet, bei schlechtem Wetter, vom Hüllkelch umschlossen, mit dem himmlischen Gestirn zugleich verschwindet. Eine Fülle von Nektar bieten die Blüten der Bienenwelt; der Bestäubung aber bedürfen sie nicht, parthenogenetisch erfolgt die Samenbildung. War die Blüte sonnenhaft, so ist der bei schönem Wetter sich als luftig schimmernde Kugel darbietende Fruchtstand ein Abbild der ganzen Sternensphäre – ehe ihn der nächste Windstoß fortnimmt.

Der Löwenzahn ist mit mächtigem Wurzelstock, Blattrosette und frei aufsteigender, großer, leuchtender, fein duftender Blüte das Bild einer Hochgebirgspflanze – und doch wächst er in Tal und Tiefe! Er muß offenbar aus dem kosmischen Höhenbereich Kräfte mit großer Macht an sich ziehen, die anderen Pflanzen erst im Hochgebirge zukommen. Seine hohe Lichtempfindlichkeit, das sofortige Antworten seiner Gestalt auf die Licht- und Schattenverhältnisse seines Wuchsortes zeigen, daß er ein Organ für die kosmische Welt haben muß.

Dieses Organ ist sein Umgehen mit den Kieselsäureprozessen – von denen in diesem Buch schon so oft die Rede war. Sie vermitteln im Pflanzenleben in besonderem Grade die kosmischen Licht- und Wärmekräfte, ferner die Wirkungen der «obersonnigen» Planeten Saturn, Jupiter, Mars. Der Löwenzahn ist durch diesen Kieselsäureprozeß in hohem Maße empfindlich für diese Kräfte, er hat wirklich einen besonderen Sinn für sie. Und er vermittelt sogar diese dem Pflanzenleben so wichtigen Wirkungen seiner ganzen näheren und ferneren Umgebung – besonders, wenn er entsprechend behandelt zur Kompost- und Mistbereitung verwendet wird, wie dies Rudolf Steiner in Vorträgen ausgeführt hat, aus denen die «Biologisch-Dynamische Wirtschaftsweise» in Land- und Gartenbau entstanden ist. – Von diesen Kieselsäure-Licht-Prozessen künden auch die Vitamin A verwandten, gelben Farbstoffe (Xanthophylle) in Blatt und Blüte. – Diese Kieselwirkungen sind nach Rudolf Steiner im Löwenzahn besonders harmonisch mit Kaliumprozessen verbunden, und so findet man bei Analyse der Asche 7% Kieselsäure, 40% Kaliumoxyd (daneben noch ziemlich viel, 8%, Magnesiumoxyd, auch ein «Lichtmetall», sodann Kupfer und Zink in Spuren).

Die Licht-Kiesel-Seite ist aber nur der halbe Löwenzahn; die andere Seite ist seine intensive Milchsaftbildung. Der Milchsaft wurde früher sogar zu Heilzwecken, als «Leontopodium» gewonnen. Im Frühling findet sich am meisten davon in den Blättern, im Sommer in der Wurzel. Die anwachsende Sonnenmacht drängt also die Milchsaftprozesse zurück. Man hat im Milchsaft Zuckerartiges (Inosit, Mannit), Fette, Kautschuk, Bitterstoffe, Inulin, Wachse gefunden.

Man erinnere sich, was über den Prozeß der Pflanzenmilchbildung bei den Mohngewächsen bereits dargestellt wurde. Die Licht-Wärmewirkung taucht also tief in die Flüssigkeitsorganisation der Pflanze ein, ergreift ihre Plastik, ihren Chemismus, prägt sich in den Milchsaftprozeß ein.

Verwendet man den Löwenzahn, gar die Milch, als Heilmittel, so wird die Flüssigkeitsorganisation stark angesprochen; die Harnausscheidung wird gesteigert, leberbedingte Wasserstauungen werden überwunden. Insbesondere aber die Leber, das große Wärme- und Wasserorgan, wird ergriffen, der Gallenfluß gesteigert, Pfortaderstauung aufgelöst. Leberleiden jeder Art, Schwellungen, Ikterus, Cholecystopathien gehören zum Heilgebiet von Taraxacum, das aber – durch seine Bitterstoffe – auch schon am Magen-Darmtrakt angreift, Magen-Darmkatarrhe, Gastritis bekämpft, andererseits über die Leber auch normalisierend in die Blutbildung eingreift und darum auch in der Volksmedizin zu Frühjahrskuren in Gebrauch ist.

Cichorium Intybus, die Wegewarte

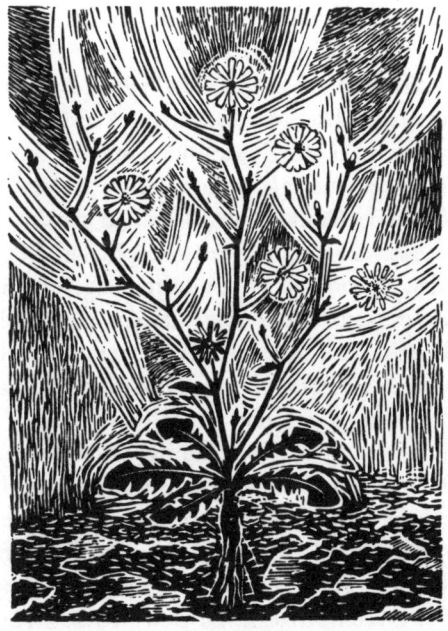

Mit starker, langer, «kosmischer» Wurzel bohrt sich die Wegewarte tief in den Boden, entfaltet sich mit kräftiger Blattrosette, ganz löwenzahnähnlich, nur daß die Blätter derber, in sich zusammengezogener sind. Nun aber treibt zäh, sparrig verästelt, mit kleinen, sitzenden Blättern, ins Stengelige zusammengezogen, der Blütenstand empor, ein rechter Gegensatz zum Löwenzahn. Vom Bildebereich des Erdig-Feuchten sprechen die rhythmisch «fließenden» Blätter, von einem luftig-trockenen Bereich die distelknappen Stengelgeweihe. Nach Osten entfalten sich strahlend die flach an den Stengel gedrückten, zartblauen «Blüten» mit der aufsteigenden, der morgendlichen Sonne und welken und verbleichen schon nachmittags; der nächste Tag sieht neue Blüten, eine schier unerschöpfliche Blütenkraft äußert sich den Sommer hindurch, sie klingt mit den Kräften der «aufbauenden» ersten Tageshälfte zusammen. Berichtet jemand, er habe wandernd durch lange Weg-Zeile das innige Blau der Wegewarteblüten als Wegbegleiter gehabt, so mag man flugs entgegnen: «*Begegnet* bist du, nicht begleitet worden; die Sonne war dir im Rücken, vormittags war es, du wandertest von Ost nach West.» Die Stimmung geduldiger, immer neu erfrischter Erwartung, ein fruchtbares Sich-Eins-Fühlen mit seinem Schicksal, trotz dessen Bitterkeiten, webt als «sittlicher Eindruck» um diese Pflanze, der die Sage entsprießen konnte: In die Blüte sei die Jungfrau verzaubert, die auf den Geliebten warte, der ins Heilige Land gezogen war und einst mit der Morgensonne vom Osten wiederkehren werde.

Die nur Zungenblüten tragenden Köpfchen sind ganz kurz gestielt; die Samen, von kurzen Pappushaaren gekrönt, aber nicht befiedert, sind zu weiterem Fluge unfähig. Milchsaft erfüllt die ganze Pflanze, am meisten die Wurzel. Wege, Ackerränder sind der Lieblingswachstumsort, das Trockene, Lichte wird gesucht durch Europa und das gemäßigte Asien. Die Blütezeit: Juli bis September.

Im Milchsaft hat man Bitterstoffe (Lactucopikrin), Fette, Mannit, Kautschuk, Lactucocirol gefunden, die Wurzel enthält viel Inulin, die Blüte ein Glykosid Cichoriin, ein Gluko-dioxycumarin. Die Asche der Pflanze enthält 20 bis 30% Kaliumoxyd, an die 7% Kieselsäure, 6 bis 12% Magnesiumoxyd, außerdem 8 bis 16% Natriumoxyd, 1 bis 2% Eisenoxyd. Insbesondere käme es, so hat Rudolf Steiner ausgeführt, auf die Art des Zusammenwirkens von Kieselsäure mit alkalischen Salzen bei dieser Pflanze an, sodann auf die bitteren Extraktivstoffe und auf die merkwürdige Art, wie Cichorium mit dem Kohlenstoffprozeß umgeht. Die Milchsaftnatur wird nicht zu vergessen sein, die wir nun schon wiederholt im Zusammenhang mit Ernährungsprozessen, mit der menschlichen Flüssigkeitsorganisation, dem Leber- und Gallenorgan gesehen haben. Umfassende Heilwirkungen gehen darum von Cichorium aus, die den Ernährungsprozeß in seinen Metamorphosen begleiten. Magen und Darm haben die als eine Fremdwelt aufgenommenen Nahrungsmittel wahrzunehmen, abzuschmecken, zu ergreifen, des Eigenlebens zu entkleiden, bis zum fast Mineralischen abzubauen; hier greifen die Bitterstoffe unserer Heilpflanze ein, ziehen Astralleib und Ich heran, diesen Abbau richtig zu leisten, das Abgebaute dem Ätherleib zu übergeben, daß er es neu belebe. Appetitlosigkeit, Magenschwäche, Verschleimung der Verdauungsorgane werden bekämpft, die in einem zu schwachen Eingreifen dieser Wesensglieder ihre Ursache haben. Ergießt doch Cichorium diesen Bitterstoffprozeß zusammen mit der Milchsaftbildung – bis in den ungeheuer regen, so rasch vom Aufbau in den Abbau übergehenden, sich immer wieder erneuernden Blütenprozeß. Auch hier werden wieder die Beziehungen der Blütenprozesse zu den menschlichen Stoffwechselprozessen deutlich.

Auch in die nächste Phase des Stoffwechsels, die aufbauende, blutbildende, an der das Leberorgan so sehr beteiligt ist, wirkt Cichorium; durch die Alkalien, die es durchvitalisiert in sich trägt und in seiner zähen Stengeligkeit zum Ausdruck bringt. Ein mächtiges Leberheilmittel ist die Wegewarte, die bei Leberstauungen, Gallenleiden (zu stark nach innen, zu schwach nach außen gerichteter Gallentätigkeit, Ikterus, aber auch mangelhaftem Gallenfluß, Steinbildung) hilfreich ist. Der intensive Kieselsäureprozeß aber, der sich in der starken Lichtempfindlichkeit, dem Sich-zum-Licht-wenden der Blüte, aber auch der Form der Blätter, bis in die Gestaltung, ausdrückt, läßt die letzte Phase und Metamorphose des Stoffwechsels, die Knochen-, Muskel-, Nerven-Substanzbildung, bis in die Peripherie sich richtig vollziehen. Die Blutgefäße der Schleimhäute, Augennetzhaut, Knochenhaut werden tonisiert, die Ernährung dieser Organe verbessert. - Als wichtiges Heilmittel hat sich Cichorium auch bei Entzündungen im Bauchraum, bei Blinddarm- und Bauchfellentzündung (zusammen mit Grauspießglanz) erwiesen.

ENZIANGEWÄCHSE (GENTIANACEAE)

HEILSAME BITTERKRÄUTER

Hochgebirgspflanzen in allen Kontinenten sind die Enziangewächse; sie steigen zu den größten Höhen, die der Pflanzennatur erreichbar sind. Was sich von ihnen an Arten im Mittelgebirge, in moorigen Hügelländern findet, mutet nur wie Ausklänge des Grundmotivs an, das in voller Reinheit doch nur in Alpenländern erklingt. Je mehr sich die Erde dem Kosmos entgegenhebt, je mächtiger und unmittelbarer dieser seine einstrahlenden Mächte entfaltet, desto lieber faßt der Typus Fuß. Er ergreift den Boden mit verdickten Wurzelstöcken, kräftigen, langlebigen Wurzeln*, ein knappes, als Rosette, Polster oder Rasen gestautes Blatthaftes folgt mit einfachen, ungeteilten, den Keim- oder Kelchblättern ähnlichen Formen, aus denen unmittelbar als ein imponierendes Hauptorgan auf ziemlich kurzen Stielen sich die tief eingestülpten Blüten erheben. An sie wird die Vielfalt der Bildungsmöglichkeiten verschwendet, die sich an den anderen Organen dieser Pflanzenfamilie nicht auslebt. In sehr verschiedener Art, weiter oder knapper, geteilt oder geschlossen, mit Anhängseln versehen etc. umfassen die Kelchblätter die Blüte, die schmal- oder weitröhrig, glockig, bauchig, mit mehr oder weniger tief eingeschnittener Krone, in Zipfel, Fransen, Schlundklappen oder bärtige Haare auslaufenden Blumenblättern eine große Mannigfaltigkeit an Gestaltung auslebt. Zarter, flüchtiger, z. B. zimtartiger Duft tritt auf, vor allem aber fordert die *Farbe* zur Betrachtung auf, die vom Violett durch alle Möglichkeiten des Blau, den schönsten tiefen Tönen über reinstes Azur zum Hellblau übergeht, sich verweißlichen kann und nur bei wenigen Arten rötliche, purpurne, bräunliche oder gar gelbe Farben zeigt. Vom schwärzlichen Violettblau bis zum weißlichen Hellblau, mit allem, was an Blau zwischen Schwarz und Weiß denkbar ist, zeigen sich Enzianblüten. Es sind dies aber zugleich Variationen des himmlischen Blau selbst, das sich in den höchsten Höhen der Hochgebirge fast schwarzblau offenbart, indem der kosmische Raum mit seiner Dunkelheit durch die reinste «Trübung» der ganz dunstbefreiten Atmosphäre hindurchscheint; und das sich langsam aufhellt und allmählich verweißlicht, wenn unsere Schritte uns von der Höhe in die Täler zurücktragen, auf welchem Wege die Luft-Trübung immer stärker wird. In dieser Skala von Him-

---

* Diese Wurzeln benötigen vielfach eines Zusammenlebens mit bestimmten Bodenpilzen (Mykorrhiza), um sich überhaupt mit der Erde verbinden zu können.

melsbläue lebt auch das Blau der Enziane, fein abgestuft von Art zu Art. Je reiner, je ungetrübter der Himmel sich über der Hochflur rundet, desto schöner antwortet das Enzianwesen mit seinem Blütenblau, das schließlich unsagbar rein, innig und tief erscheint. Zieht ein Wölkchen über den Himmel und verdunkelt es die Sonne, wenn auch nur für kurze Zeit, so schließen sich sogleich die Blüten, um sich sofort wieder zu entfalten, wenn das himmlische Gestirn freigeworden ist. Der Enzian kann gleichsam das Geheimnis des Himmelsblau zur Inkarnation bringen.

Im Himmelsblau offenbart sich die aus dem kosmischem Umkreis einstrahlende Sphäre, die Welt der ätherischen Umkreiskräfte; es ist das Phänomen, durch das diese, die sonst Unsichtbaren, als eine Grenz-Erscheinung aufleuchten. Diese aus der Weltenperipherie heranflutenden Ätherkräfte haben am Enzian besonderen Anteil. Lebenschaffend offenbaren sie sich zunächst an Wurzel und Kraut; zuletzt aber dürfen sie in der verfeinertsten, der Blütenmaterie, in der gleichen Farbigkeit aufleuchten, mit der sie ins Erdenreich hineinstrahlen. Der Blütenstern aber ist der Ort, in dem im pflanzlichen Sein das Ätherische, der pflanzliche Ätherleib, berührt wird von dem astralen Wesensbereich. Die tief eingestülpte Enzianblüte spricht von einem besonders intensiven Eingreifen des Astralischen.

Die Samen sind winzig, so daß sie ohne besondere Flugeinrichtungen vom Winde vertragen werden. Sie keimen nur, wenn sie dem Frost und vollem Licht, also starken kosmischen Wirkungen ausgesetzt waren.

Die Art des Zusammenwirkens astralisch-wesenhafter Bereiche mit dem Ätherischen offenbart sich in den Enziangewächsen aber noch auf besondere Weise: in der Durchbitterung der ganzen Pflanze von der Wurzelspitze bis zur Blüte. Das Ätherische gibt sich hier besonders an die astralischen Impulse hin, es ist dadurch abgedämpft im Bereich des Sprießenden. An Stelle der Blatt-Sproß-Spirale tritt der gestauchte Rosettenkreis. Alle Kraft wird darauf konzentriert, die wunderbare Blüte zu bilden.

Von diesem Wesen des Bitterstoffprozesses zeigt sich noch mehr, wenn man seine Wirkung in den Menschen hinein verfolgt. Bitterstoffe machen nach Rudolf Steiner «den Ätherleib geneigt, den Astralleib in sich aufzunehmen». Wenn etwa die Organe des Stoffwechsels nicht genügend vom Astralleib durchdrungen sind und dadurch zu wenig «Appetit» entwickeln, also der Außenwelt, die sie in sich aufnehmen und umwandeln sollen, zu wenig Sympathie entgegenbringen, können Bitterstoffe den Ätherleib in den betreffenden Organen wieder zu einer intensiven Durchdringung mit dem Astralischen bringen. Die nötigen Appetite werden sich entfalten, zugleich eine Tonisierung des Flüssigkeitsorganismus sich ergeben, eine Bewußtseinserkraftung sich hinzufügen. (Von allen Geschmacksqualitäten ist das Bittere an die kleinste Substanzmenge gebunden; wir erfassen es am bewußtesten.) – Die stoffliche Zusammensetzung des Enzian-Bitterstoffes ist in letzter Zeit aufgefunden worden; er ist ein Glykosid und der zuckerfreie Anteil eine Substanz, für welche folgende Formel aufgestellt wurde:

$$\begin{array}{c}
\overset{\displaystyle H}{\underset{\|}{C}}\\
\diagup\diagdown\\
HCC=C-O-\text{Glukose}\\
|||\\
CH_2CCC=O\\
\diagdown C\diagup^H\diagdown C\diagup\diagdown C\diagup\\
|\|\|\\
CH_3OO
\end{array}$$

Drei der wichtigsten Heilpflanzen der Familie seien noch kurz geschildert. Sie sind allerdings charakteristische «Deformationen» des Typus, sowohl der Form als der Farbe nach und stellen «Abgesandte» dieser Höhenfamilie in die tieferen Regionen, stellen eine besondere Auseinandersetzung des kosmischblütenhaften Prinzips mit den Erdenkräften der Wurzelregion dar.

*Centaurium minus**, Tausendguldenkraut

Dieses nach dem heilkundigen Kentauren benannte, edel geformte, ein- bis zweijährige Kraut stellt eine Metamorphose des Typus nach dem Stengelhaften dar; fast hielte man es für ein Nelkengewächs, doch fehlt ihm dessen «Leidenschaftliches», es wirkt freundlich und licht, aber zurückhaltend. Schön und schmal steigt aus der Blattrosette der ein bis zwei Spannen lange Sproß mit den kleinen, zierlichen, zugespitzten eiförmigen Blättern, er verzweigt sich oben in die steile Doldenrispe mit den langröhrigen, edelgeformten rosafarbenen Blüten. Diese sind sehr empfindlich, sie schließen sich bei Abkühlung, Verdunkelung, Berührung. Tausenguldenkraut ist heimisch in ganz Europa mit Ausnahme des Nordens, von der Ebene bis zu den mittleren Berghöhen, es hat sich aber über die ganze Erde in den gemäßigten Klimaten ausgebreitet. Lichte, warme, etwas feuchte, lehmig-sandige, kalkige Plätze liebt es. Das ganze Kraut ist stark bitter.

Der «Ort» der therapeutischen Wirkung wird – gemäß der ganzen Bildungsart unserer Pflanze – das Rhythmische im Stoffwechselgeschehen sein, in das der Astralleib, durch die Bitterstoffe, zu richtigem Eingreifen eingeladen wird; es werden sich dadurch die nötigen «Organappetite» entwickeln. Tausendguldenkraut wird dementsprechend bei Appetitlosigkeit, Magenschwäche, Magenkatarrh, Sodbrennen, ferner zur Anregung der Leber-Gallentätigkeit, bei Gelbsucht verwendet. Die richtige Durchführung der äußeren Verdauung läßt keine Fremdprozesse in die innere aufbauende Verdauung eintreten, und dies erklärt die günstige Wirkung bei Hauterkrankungen, sogar Rheuma und Diabetes.

---

* = Centaurium umbellatum = Erythraea Centaurium.

Gentiana lutea, der gelbe Enzian

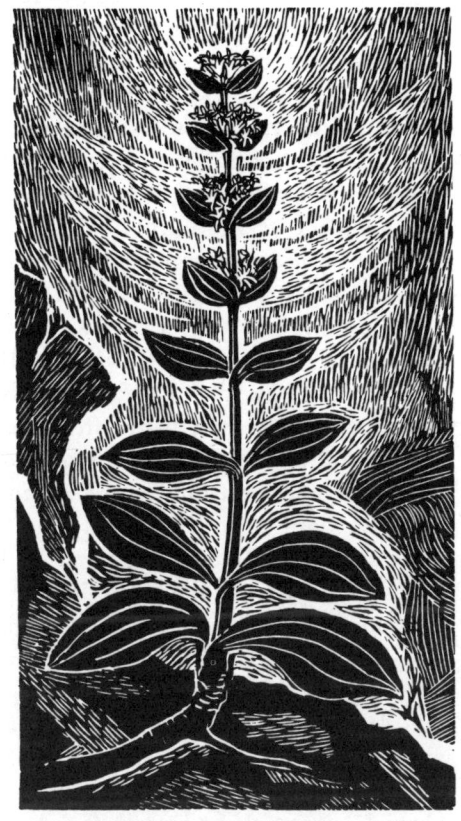

Die feuchten, hellen Bergwiesen mittlerer Höhe Mittel- und Südeuropas bis Kleinasien, vor allem auf kalkhaltigen Böden, tragen diese stattlichste unserer Enzianarten. In ihr lebt der Typus sich vor allem wurzel-, stamm- und blatthaft aus. Ein mächtiger Wurzelstock wird aufgebaut, der viele Jahrzehnte alt werden kann, tief in den Boden greift und aus einer kräftigen Rosette breiter, langer, ungeteilter Blätter gespeist wird, die kohlkopfartig zusammenstehend im Frühjahr herauftreiben, im darauf folgenden Ausbreiten etwas von ihrem Eingewölbten bewahren. Sehr krautig wirkt der gelbe Enzian in diesem Stadium, in dem er dem Blatt- und Wurzelleben so intensiv hingegeben ist. Nach sieben Jahren etwa ändert sich aber das Bild. Schmal und steil steigt der Blütensproß auf, nimmt die bisher an den Boden gefesselten Blätter als kahnförmig eingewölbte Paare in vielen Knoten-Stockwerken nach oben mit und läßt das oberste Drittel zum Blütenstand werden, der ebenfalls stockwerkförmig aufgebaut erscheint. Die – kleiner werdenden – Blattpaare umfassen hierbei wie hohle Hände die als kurzstielige Trugdolde angeordneten, um den Knoten gehäuften Blüten. Diese sind sattgelb, mit hellgelbem Kelch, sie schließen sich nicht zur Glocke, sondern sind fast bis zum Grund in dünne Zipfel aufgespalten und radförmig ausgebreitet. Längs des hohlen Stengels wiederholt sich also rhythmisch, ohne entschiedene Steigerung oder Metamorphose, das Rosettenmotiv des Wurzelstock-Endes; es ist nur emporgetrieben, auseinandergezogen zum Blattstengel; das Blütenhafte ist ihm bei- und untergeordnet. So blütenhaft, so goldleuchtend der Blattstab auch erscheint, er ist vom Wurzelhaften bis oben durchkraftet, das bis zur Spitze keine andere Bildung zuläßt, als sie sich schon am Boden entfaltete. Das Motiv des – allerdings ins große ausgezogenen – Keimblattpaares ist nicht zu überwinden. Die Blüte hat auch die den Enziangewächsen so charakteristische Empfindlichkeit für kosmische Einwirkungen weitgehend verloren. – Die Frucht ist eine zugespitzte Kapsel, sie enthält viele kleine Samen.

Wenn der gelbe Enzian seine Blatt- und Blütenbildung so kräftig in die Frühlings- und Sommerwelt hinauf ausgeatmet hat, so folgt im Herbst eine Einatmung, ein sich Zusammenziehen in die Wurzelprozesse. Heilmittel aus der Enzianwurzel werden mehr auf den Kopf wirken, wenn man die sich in sich konzentrierende Herbstwurzel verwendet; sie werden mehr auf das, was vom Kopf in den mittleren und Stoffwechselmenschen hinunterkraftet, wirken, wenn man die Frühjahrswurzel gebraucht, die sich ja anschickt, in die rhythmische Blatt-, Stengel-, Blütenbildung sich hineinzuverwandeln. Rudolf Steiner hat darüber etwa folgendes ausgeführt*:

Gentiana lutea, der gelbe Enzian, ist besonders durch seine Wurzelbildung auffällig. Er ist zwar eine Pflanze, die sich nach außen als sehr blütenhaft darstellt, jedoch das Wurzelhafte als Kraft hinaufträgt bis in die Blütenbildung. Die Wurzel gibt sich stark nach der Bildung des Blatthaften und Blütenhaften aus. Dadurch sind die Wurzelkräfte als solche, gerade durch die Tendenz, sich nach dem Blüten- und Blatthaften auszugeben, etwas geschwächt. Die Enzianwurzel wird darum nicht unbedingt auf das wirken, was das Kopfmäßige in der Hauptesorganisation mit den damit zusammenhängenden physischen Prozessen darstellt, sondern die Enzianwirkung wird mehr auf das gehen, was zwischen Kopf und rhythmischer Organisation liegt; sie wird atmungsfördernd wirken, insbesondere die Atmungstätigkeit in den unterhalb des Hauptes gelegenen Organen anregen. Die Verdauungsorgane, Magen, Darm, werden besser durchatmet werden, wenn man die Enzianwurzel entsprechend verarbeitet als Heilmittel anwendet. Dies wird besonders dann eintreten, wenn die Wurzel gekocht und damit eine Weiterführung der in der Pflanze veranlagten Prozesse bewirkt wird. Die Enzianwurzel wirkt aber auch stark auf die astralische Organisation innerhalb der Verdauungsorgane. Darauf weist schon ihr bitterer Geschmack, ihr starker Geruch. Geschmack und Geruch werden vom Astralleib erlebt, der ja der Träger der Sinnesempfindungen ist. Außerdem ist aber die Enzianwurzel zuckerhaltig**. «Sie werden sich erinnern», fährt Rudolf Steiner fort, «daß ich wiederholt bei verschiedenen Anlässen darauf hingewiesen habe, wie in der Zuckerverarbeitung beim menschlichen Organisationsprozeß eine starke Anregung der Ich-Tätigkeit liegt.»

Als ein Weiteres wird der Reichtum der Enzianwurzel an fettem Öl erwähnt; dies sei wichtig, denn fettes Öl stärke die innere Beweglichkeit von Magen- und Darmorganen. Der astralische Leib könne in die besser durchatmeten, beweglicher gewordenen Verdauungsorgane besser eingreifen. Der natürliche Zuckergehalt der Wurzelabkochung ermögliche darüber hinaus auch dem Ich die

---

* Rudolf Steiner: Zweiter Kurs für Ärzte und Medizinstudierende. Acht Vorträge, Dornach, 11. bis 18. April 1921.

** Es ist sogar eine ganz besondere Zuckerart, eine «Triose», die Gentianose, die sich nur in den Enziangewächsen findet.

genannten Organe mit feinen Mineralisierungsprozessen zu durchdringen, welche diese Organe verfestigen, stärker machen. Allerdings könne dieses stärkere Engagement des Ich in den Organen der unteren Leibessphäre polarisch eine Reaktion im Kopfe hervorrufen, als Nebenwirkung einer solchen Enzianbehandlung könnte Kopfschmerz auftreten. «Aber es ist dennoch etwas, was durchaus nach allen diesen Richtungen wirkt, wie ich gesagt habe. So haben wir da eine im wesentlichen treibende, anregende Darmtätigkeit, und wir werden daher solch ein Mittel verwenden entweder für sich oder in irgendeiner Kombination, wenn wir merken, daß die Krankheitserscheinungen zusammenhängen mit Appetitlosigkeit, Dyspepsie zum Beispiel, namentlich aber dann, wenn Unterleibsstockungen da sind. Wir können auch durchschauen, wie durch diese Tätigkeit von Magen und Darm der Stoffwechsel überhaupt angeregt wird. So daß also der Stoffwechsel innerlich gewissermaßen angeregt und ein regsamer wird. Und wir können dadurch noch wirken auf die Tendenzen nach Gicht und Rheumatismus. Außerdem werden wir in der Enzianwurzel sachgemäß etwas verwendet haben, was sich, wenn auch in einem nicht sehr starken Grad, aber dennoch fieberfeindlich erweist. Denn dadurch, daß die Darmtätigkeit untergraben ist, wird die Reaktion im oberen Menschen hervorgerufen, und vom oberen Menschen geht dann die Fiebertätigkeit aus. Wenn wir also den unteren Menschen stärken, ein Gegengebilde dem oberen Menschen schaffen, so haben wir ihm etwas Fieberfeindliches zugeführt.»

Menyanthes trifoliata, der Fieberklee

Das Element des Wassers bestimmt den Typus zum Fieberklee, läßt das fingerstarke Rhizom meterlang den sumpfigen Grund durchwühlen, aus den Knoten die fetten, wachsüberzogenen, kleeartig dreiteiligen Blätter üppig aufsprießen. Flache Seeufer, Wassergräben in Mooren, in mittleren Höhen kieseliger Gesteine in Mittel- und Nordeuropa bringen das «fließende» Wachstum dieser Pflanze hervor. Im Frühjahr steigt die dichte Blütentraube, schimmernd weißes, rötlich überhauchtes Spitzengewirk, aus dem Wasser; was wir bei den anderen Enzianarten als haar-, faden- oder klappenartige Auswüchse um den Eingang der Blütenröhre kennen, hat hier die Blumenblätter in ein Spitzengewebe ausgesponnen. Auch hier dringen also Wachstums-Sprießekräfte bis in die Blütenregion vor, werden allerdings auf das Zierlichste abgewandelt. In herzförmiger Kapsel reifen die – gegenüber anderen Arten der Familie ziemlich großen – Samen, die durch das Wasser verbreitet werden.

Das Wasser als Lebenselement begünstigt das Vegetative und gibt der Pflanze ihren «fließenden», merkuriellen Habitus; die starke Durchbitterung aber entwickelt im Ätherischen die intensiven Anziehungskräfte für das Astralische und ist im Zusammenhang mit dem schönen, reichen Blütenprozeß zu sehen, der für eine Wasserpflanze ungewöhnlich ist.

Auch dieses Enziangewächs hat seine Hauptwirkung auf das Magen-Darm-Gebiet. Magenschwäche, nervöse Dyspepsie, Sodbrennen, Gastritis, mit Krämpfen in diesem Gebiet werden mit Heilmitteln aus dieser Pflanze, der man auch eine gewisse fieberwidrige Wirkung zuschrieb, seit altersher behandelt.

BORETSCH-, RAUHBLATT-GEWÄCHSE (BORRAGINACEAE)

EIN IM PLASTISCHEN GEHALTENER KIESELSÄUREPROZESS

Die etwa 1600 Arten dieser Familie lassen einen Typus erkennen, der, durch derbe Wurzeln, kräftige Wurzelstöcke mit dem Erdenhaften wohl verbunden, kieseligen, sandigen Boden bevorzugend, es auf die Verarbeitung der Kieselsäure besonders angelegt hat. Diese wichtige Substanz hat zwei Seiten in ihrem Wesen: Sie kann, indem sie reichlich Wasser in sich aufnimmt, als plastische, schleimige, kolloidale Stofflichkeit zwischen Fest und Flüssig stehend, sich formenden Impulsen völlig fügen. Sie kann, der Kohlenstoffplastik des Eiweißes ähnlich, sich dem fremden Gestaltungswillen hingeben, dem gestaltend-umgestaltenden Leben. Sie strebt aber immer, des Wassers sich wieder entledigend, zur höchsten, bestimmtesten Form, die sie als Bergkristall zeigt, auch hierin dem Kohlenstoff ähnlich, der das Diamantsein als seine andere Möglichkeit hat.

Mit solchen Substanzen spielt das Leben, bedient sich dieser oder jener ihrer Möglichkeiten. Kaum hat der Typus der Boretschgewächse sich den Kieselstoff zugeeignet, so nimmt er, dem Plastisch-Schleimigen hingegeben, das derbe, saftige, ungegliederte Blätter erfüllt, dessen plastische Möglichkeiten in Anspruch. Aber an der Peripherie des Lebenerfüllten strahlt das Kieselige überall als rauhe, borstige Haargebilde, etwas von seiner kristallinen, mineralischen Natur verratend, heraus. *Peripherisches* Wachstum wird durch die Kieselsäure an allen Organen angeregt. Haarig-rauhstachelig sind die Kelchblätter, die Blumenblätter gefallen sich mit allerlei zipfeligen, hohlschuppigen, quer- und längsfaltigen, haarbüscheligen Auswüchsen; widerhakige Borsten können die Früchte besetzen, stachelige Auswüchse, kammartige Rippen die Kelchblätter, die nicht nach der Blüte, an deren Kurzlebigkeit beteiligt, abfallen, sondern ihre derbe Vitalität bewahrend weiterwachsen, zu Flügeln oder dergleichen werden. Dieses Streben nach der Peripherie ist dem Kieselsäureprozeß im Organischen durchaus eigen, und das Leben bedient sich schöpferisch solcher Tendenzen.

Aus dem Plastisch-Flüssigen heraus ergibt sich in der Blütenregion eine reichliche Nektarbildung, und dadurch sind die Boretschgewächse wichtige Bienenpflanzen, die einen mit Kieselsäureprozessen tingierten Nektar bilden, der der Bienennatur besonders entgegenkommt. Denn die Kraft, das Gehäuse des zu Honig umgewandelten Nektars, die sechseckige Wabe, so kunstvoll zu bilden, kommt aus dem feinen Miterleben der sechseckigen Gestaltungskräfte der hexagonal kristallisierenden Kieselsäure durch das Bienenwesen. (Das Boretschgewächs gibt seinem Nektar diese Kraft mit, so wie die Labiaten ihrem Nektar etwas von ihrer *Wärme*natur mitgeben und darum dem Bienen*wärme*wesen entgegenkommen.)

Damit wären wir beim Blütenprozeß angelangt, der bei den Borraginaceen eine besondere Form annimmt. Die Blütenstände sind sich aufwickelnde, oft recht komplizierte Gebilde, sich aufwickelnden Farnblättern nicht unähnlich. Aus einem eingerollten Inneren quillt Blüte um Blüte hervor, beschreibt im Sichentwickeln einen Kreisbogen, erblüht in bestimmter, meist senkrechter Lage, die ziemlich kurzlebige Blüte fällt ab, und indem die nun zur Linie gestreckte Bewegung erstarrt, verhärtet sich der Fruchtknoten zum Nüßchen. In spiraligen Bewegungen offenbaren sich Bewegungstendenzen des Astralischen*. Der Bau der Schnecke, des Ammoniten ist eine tierische Entfaltungsbewegung, eine Ausrollung, die Gestaltung mancher Gehörne, der Ohrschnecke, eine spiralige Gegenbewegung – Einrollung. Ebenso wird der Bienen-, der Schmetterlingsrüssel ein- und ausgerollt. Es sind dies Organe, die ja zur Blütenregion mit dazu gehören. Das tief eingestülpte Nektargefäß und der nektarsuchende ausgestülpte Saugrüssel bewegen sich in der Begegnung von Boretschblütenprozeß und Insekt in gleichen spiraligen Bewegungsformen gegeneinander.

Ferner ist vielen Borraginaceenblüten eigen, daß sie in rötlichen Farbtönen aufblühen, um sich nach dem Bläulichen zu verfärben, indem sie abblühen. Das feine Umschlagen des Chemismus vom Säuerlichen zum Alkalischen, wie es sich im der Blüte eigenen Übergang der Vitalität zum Eiweißabbau mit seinen alkalischen Abbauprodukten ergibt, findet eine Blütenfarbigkeit vor, die dafür empfindlich ist. Die Region des Flüssig-Chemischen (des «chemischen Äthers») greift hier in die der Wirksamkeit von Licht- und Wärmeäther vorbehaltene Blütenregion hinein. Auch dieses zeigt, wie die Kräfte des Plastisch-Flüssigen in die Licht- (und Wärme-)Region der Blüte hinauffluten. Anthozyane heißen solche Pflanzenfarbstoffe. – Im Gegenprozeß bilden die Wurzeln der Boretschgewächse gerne rote, öllösliche Farbstoffe, z. B. das Alkannarot. Hier fluten die kieselgetragenen Lichtprozesse im Gegenprozeß herab in die Region des Lebendig-Flüssigen und Erdigen (chemischer Äther und Lebens-Äther).

Das Umgehen mit dem Kieselprozeß gibt Pflanzen immer eine besondere Beziehung zum Licht. Das Plastisch-Wäßrige, das zur Konstitution des Typus gehört, läßt feuchte Standorte bevorzugen; so finden wir, daß die Boretschgewächse in Wiesen, lichten Frühlingswäldern, an Grabenrissen, feuchtsandigen Stellen, sogar am Meeresstrand häufig gefunden werden, aber keine Wasserpflanzen, keine starken Giftpflanzen, keine Schmarotzerpflanze, keine Pflanze der Polargebiete aufweisen, nur im Himmelsherold große Höhe erklimmen; helle, genügend feuchte, wärmere Regionen, etwa das Mittelmeer, am meisten

---

* Nach einem Hinweis Rudolf Steiners.

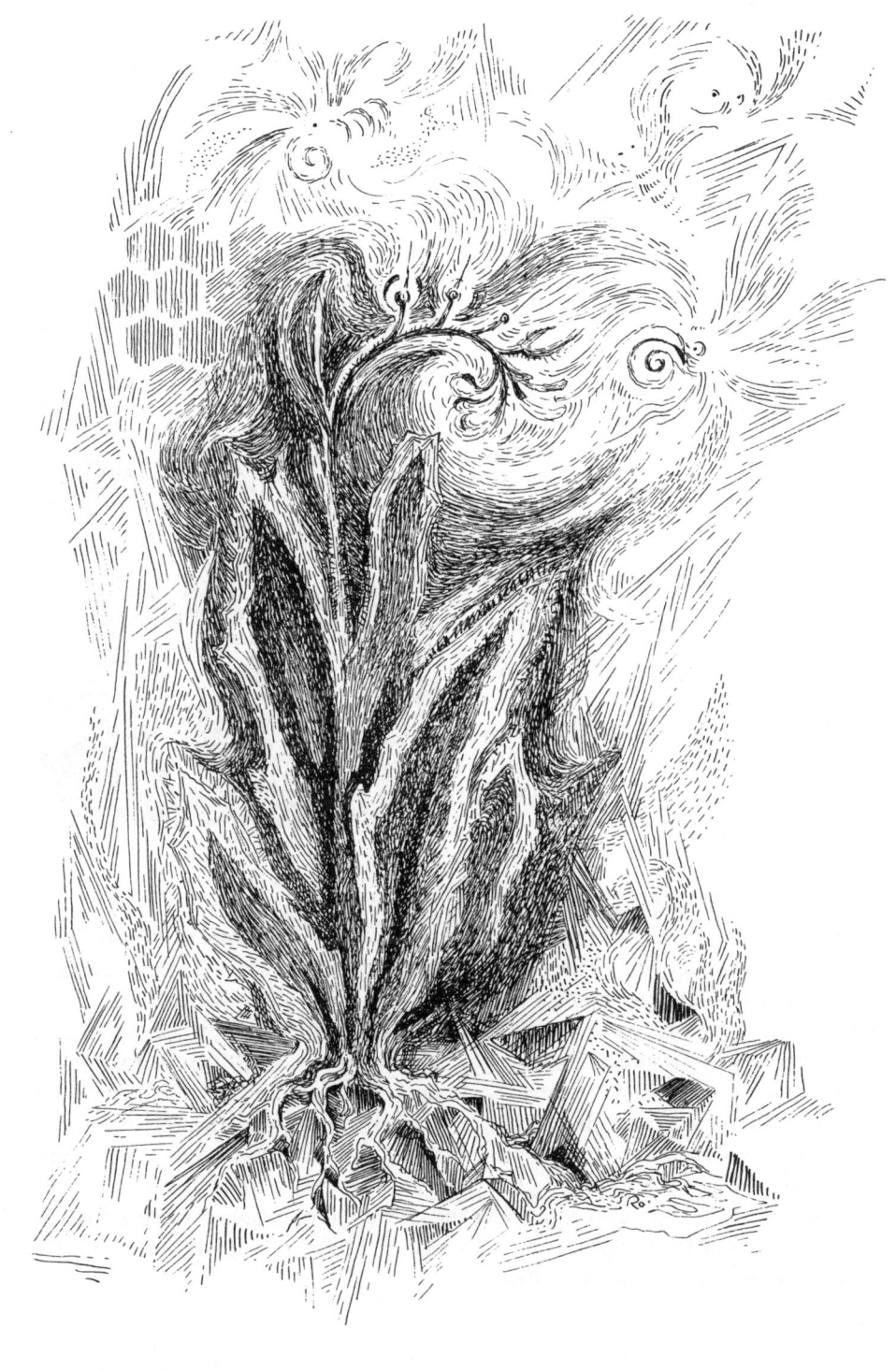

bevorzugen. Gegen die Tropen zu können sie Gesträuche, selbst Bäume – mit schleimigen Beeren – bilden.

Die Heilmöglichkeiten dieser Familie beruhen weitgehend auf dem eigenartigen, bildsam und flüssig erhaltenen Kieselprozeß, auf der Zusammenwirkung von Schleim- und Kieselprozessen.

Pulmonaria officinalis, das Lungenkraut

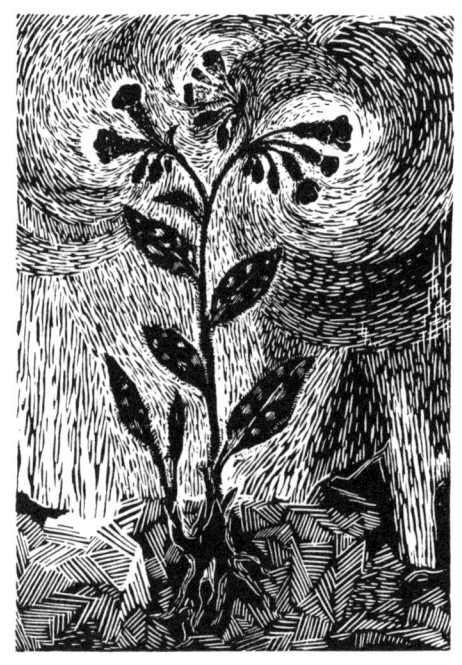

Im ersten Frühjahr, wenn das Licht noch frei durch die Stämme bis an den Waldboden spielt, sprießt und erblüht das Lungenkraut. Das Spiel der Lichtflecken über den schattigen Grund scheint sich auf den weißlich gefleckten Blättern fortzusetzen; der Blütenform halber aber möchte man das ausdauernde Kraut Waldhimmelschlüssel nennen, nur erblüht es hellrot und verblüht blau.

Das Kraut enthält reichlich Schleimstoffe, Kieselsäure, Gerbstoffe, Saponine. Dies, zusammen mit seiner Erscheinungsform, läßt wohl begreifen, daß man die Pflanze bei Erkrankungen der Lunge (eitriger Bronchitis, Bluthusten) verwendet hat, aber auch bei Hämaturie, Incontinent. urinae. (Siehe auch bei Myosotis.)

Myosotis arvensis, das Ackervergißmeinnicht:

Das spätere Frühjahr bringt auf Äckern, Rainen, Wiesenrändern die zierliche, ins Kleine zusammengezogene Vergißmeinnicht-Variante des Typus. Geliebte Blumen unserer Kinderzeit sind sie, das Gefühl mit der himmlischen Heimat verbindend, die der Heranwachsende doch so leicht vergißt! Zweijährig, bildet das Vergißmeinnicht zuerst Rosette und büschelige Wurzel, dann den spannenhohen Blüten- und Fruchtstengel. Kieselig-Schleimiges, in durchlichteter Flur gebildet, findet der Heilkundige in ihm; gegen chronische Bronchialkatarrhe, Lungentuberkulose mit Abmagerung, Nachtschweiß, Blutung hat man es mit verwendet, auch bei Darmtuberkulose; Tuberkulose ist ja die Krankheit des darniederliegenden Lichtstoffwechsels, der ins mittlere Organgebiet übergreifenden, auflösenden Stoffwechselprozesse – zu denen Pflanzen wie die zwei zuletzt genannten Gegenprozesse darstellen.

Borago officinalis, der Boretsch

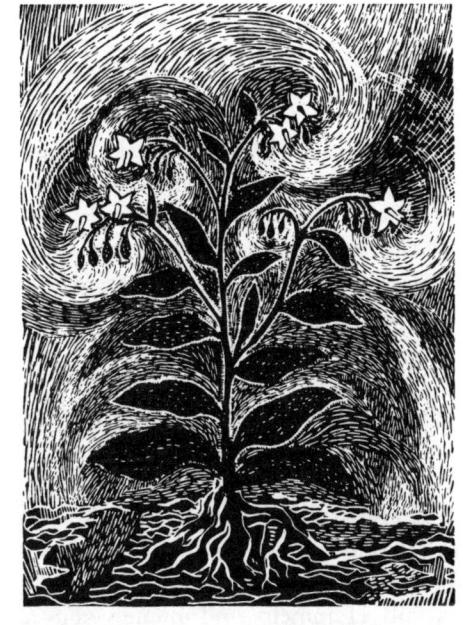

Der Sommer zeitigt das einjährige, aus dem Samen rasch aufwuchernde, rauhhaarige Unkraut, das üppiges Blattwerk mit den schönen blauen, im Aufblühen zur Erde nickenden Blüten krönt. Heimisch ist es im Mittelmeergebiet; bei uns als «Gurkenkraut» gezogen, verwildert es leicht auf Schuttplätzen, Komposthaufen, feuchten, aber hellen humusreichen Plätzen. Sehr viel Schleimstoffe, Gerbstoffe, Saponine, Kieselsäure, apfelsauren Kalk und Kaliumnitrat findet die chemische Analyse in der Pflanze. Die Blüten bilden Nektar in Fülle und sind reiche Bienenweide, wie die meisten Boretschgewächse. Ameisen verschleppen die Samen und besorgen weite Aussaat.

Einhüllend, entzündungslindernd, Formkräfte heranrufend wirkt auch diese Pflanze; man hat sie bei Schleimhautentzündungen, Venenentzündungen mit Neigung zu Thrombose als kühlend-erweichendes Mittel, ferner bei Blutwallungen der Wechseljahre verwendet. In der Tat: In der Sommerglut zu flammenden Blüten «entzündet» hat sich diese Pflanze wahrlich nicht! Vitales Aufsprießen wendet sich still, beruhigt und geformt, den Schwerekräften wieder zu. In diesem Augenblick greift die astrale Sphäre durch Bienen- und Ameisenwelt ein, holt den Nektar aus der Schwere in das auf dem Wärmeniveau menschlichen Blutes gehaltene sechseckige Wachsgehäuse, stellt die sonst den Schwerelinien folgenden Samen in die Bewegungslinien der Ameisenwege. Der Schwere, Entzündung und Verhärtung droht das Venenblut zu verfallen bei der Venenentzündung; diesem kann, aus der Kraft seiner Lebensprozesse, entgegenwirken Borago officinalis.

Lithospermum officinale, Steinsame, Steinhirse

Ins Stengelige zieht sich der Typus bei dieser Pflanze kiesig-sandiger Flußtäler zusammen, führt über die klein und unscheinbar werdenden grünlich-weißen Blüten den Samenprozeß ins Mineralische, Steinharte. Die gerbstoffreichen Blätter sind als Tee gebraucht worden, die steinharten, sowohl kalk- als auch kieselsäurereichen Samen bei Nierensteinleiden.

Symphytum officinale, Beinwell

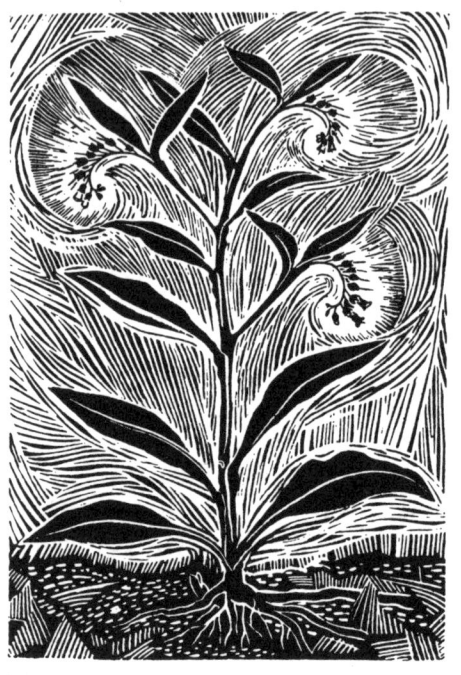

Mit kräftigem, fleischigem Rhizom und langer, außen schwarzer Wurzel erobert die ausdauernde Pflanze Bachufer, feuchte Gräben in ganz Mitteleuropa; des Lichtes bedarf sie ebenso wie des Wassers. Aus der Rosette langer, spitz auslaufender, rauhbehaarter Blätter steigen bis zu Meterhöhe die kräftigen, hohlen, ästigen Sprosse, ziehen die an ihnen herablaufenden Blätter an und mit sich hinauf, lassen aus den oberen Blattachseln die spiraligen Blütenstände (überhängende Doppelwikkel), deren Stiele ebenfalls mit ihnen verwachsen, sich allmählich entrollen. Abwärts geneigt öffnen sich die tief eingestülpten, violetten, seltener gelblichweißen Glocken, deren reicher Nektarfluß Hummeln und Bienen zugute kommt. Eine sehr vitale Pflanze ist der Beinwell, die einen kräftigen Blütenprozeß mühelos ertragen kann, obwohl er eine leichte Durchgiftung der Pflanze mit sich bringt, die indessen nicht Rhizom und Wurzel erreicht. (Man hat geringe Mengen Alkaloide, Consolidin, Symphito-Cynoglossin mit lähmender Wirkung auf das Zentralnervensystem in den oberirdischen Teilen gefunden.) Lebensstark, jedoch etwas dunkel und «schwerblütig» offenbart sich diese Pflanze; sind die Blüten abgefallen, so sprühen die Stempel strahlig linienhaft nach allen Seiten. Blütezeit ist Mai bis September.

Die ganze Pflanze ist sehr schleimreich, das Rhizom enthält außerdem viel Stärke, Inulin, Gummi, Harze, etwas ätherisches Öl, etwa 9% Gerbstoff, 20% Kieselsäure in der Asche, ferner Asparagin, Allantoin.

Als Heilpflanze regt sie stark den Ätherleib zu regenerativer Tätigkeit an, entsprechend ihrer eigenen vital-plastischen Natur, hilft aber dabei, diese Tätigkeit mit gesunden Formkräften zu durchdringen, dank ihrer Kieselnatur. Die Wurzel, sichtlich ein Hauptorgan der Pflanze, läßt diese Wirkungen vom Kopf und Sinnes-Nerven-Organismus ausgehen. So erklärt sich die wund- und geschwürheilende, innere Blutung stillende Wirkung, ferner die gute Wirkung bei Magen- und Darmgeschwüren, die Anregung des Periosts, die Knochenerkrankungen, Knochenbrüchen (Beinwell!) zugute kommt. Paradentose, Alveolarpyorrhoe gehören ebenfalls zu ihren Heilanzeigen. Äußerlich wendet man

Symphytum bei Quetschungen, Überbein, schlecht granulierenden Wunden, auch bei gewissen Ekzemformen an. Die leise Durchgiftung, die Folge der «Durchastralisierung» der Pflanze – von der auch der eigenartige Blütenprozeß kündet – äußert sich in schmerzstillenden Wirkungen; da diese Astralisierung aber von den starken Ätherkräften abgefangen wird, gehen diese Wirkungen auch auf gewisse Gebiete des Zusammengehens astralischer und ätherischer Tätigkeit: Narben- und Phantomschmerzen. Hier «schmerzen» ja Glieder, die physisch gar nicht mehr vorhanden sind, wohl aber ätherisch, und die auch von Astralleib und Ich durchdrungen werden müssen.

*

DIE «EIWEISSKERNSTOFFE» ALS «INKARNATIONSSTOFFE» HÖHERER WESENSBEREICHE
(Die Rolle von Kohlenstoff, Stickstoff, Sauerstoff, Wasserstoff, Schwefel)

Wenn man von den Eiweiß-Grundstoffen, Kohlenstoff, Stickstoff, Sauerstoff, Wasserstoff und dem nie dabei fehlenden Schwefel spricht, hat man meist vor sich, wie diese Elemente sich im Unorganischen darleben. Von den Eigenschaften, die sie, für sich allein betrachtet, gleichsam nackt, besitzen, sucht man abzuleiten, was durch ihr Zusammenfügen zustandekommen kann, und denkt, am Ende solchen Zusammenfügens stünde das Eiweiß. Man denkt hierbei atomistisch, von den Teilen, sogar den Letztteilen der Analyse (den Elementen) ins Ganze. Als ob durch Umkehrung der Analyse jemals die Synthese, durch Umkehrung der Zerstückelung je das Ganze entstünde!

Jedoch im Leben geht es immer umgekehrt; aus dem Ganzen gliedert es sich in Teile. Niemals wird das Ganze aus Teilen zusammengesetzt. Fremder Stoff ist einem Lebewesen nur soviel nütze, als er bereit ist, seine Eigenschaften aufzugeben, bereit ist, sich ergreifen und umformen zu lassen. Nicht die Eigenschaften, durch die ein Stoff etwas für sich selbst ist, sondern die «Un-Eigenschaften», durch die er bestimmbar, von fremder Ganzheit gestaltbar ist, sind solcher Ganzheit wichtig. Nicht in dem, was Kohlenstoff, Stickstoff etc. *sind*, sondern in dem, was sie *nicht sind*, findet das Leben die Handhabe, sie einzugliedern. Dieses im Unorganischen Nicht-Seiende kann seiend werden im Bereich des Organischen. Durch es kann wesenhafte Ganzheit sich verkörpern im stofflichen Bereiche.

Man muß sich doch fragen: Wie ist es Leben, Seele und Geist überhaupt möglich, in einer Welt von Kohlenstoff, Sauerstoff etc. Fuß zu fassen? Es muß in der Eigenart dieser Stoffe offenbar etwas liegen, was dies möglich macht. Es muß in ihrem Wesen liegen, offen für solche Eingriffe zu sein.

Rudolf Steiner hat als Erster die «Urphänomene» aufgedeckt, die an Kohlenstoff, Wasserstoff etc. zu entdecken sind, um zu begreifen, wieso sie «Inkarnationsstoffe» für Leben, Seele, Geist sind. Wir folgen hier seiner Darstellung aus einer Vortragsreihe vor Landwirten sowie einer solchen vor Ärzten*. In diesen Urphänomenen liegt das wahre Geheimnis der «Eiweißbaustoffe».

Der *Kohlenstoff* ist «der Träger aller Gestaltungsprozesse in der Natur, ... der große Plastiker ..., der, wenn er in voller Beweglichkeit ist, die gestaltenden Weltenbilder, die großen Welten-Imaginationen überall in sich trägt, aus denen alles dasjenige, was in der Natur gestaltet wird, eben hervorgehen muß». Gestaltende Weltengeistigkeit kann in den sich gestaltenden und sich wieder auflösenden organischen Kohlenstoff eingreifen. Dazu ist dieser befähigt durch seine wunderbare plastische Natur, die einerseits höchste Bestimmbarkeit von außen, andererseits schlummernde Formgewalt stärkster Potenz darstellt. Die Kohlenstoffchemie, die in ihrer Reichhaltigkeit die aller anderen Elemente zusammen weit übertrifft, ist ein Beweis für diese Fähigkeit, sich von anderem ergreifen und wieder ergreifen zu lassen, von allem «ansprechbar» zu sein, die entgegengesetztesten Polaritäten auf sich wirken zu lassen, die unvorstellbarste Vielseitigkeit in sich als Inneres zu tragen und darum auf die mannigfaltigste Weise der vielseitigen Außenwelt sich öffnen zu können. Wenn die Verbindungskraft anderer Stoffe längst erlahmt ist, bietet der Kohlenstoff sich in unerschöpflicher Frische immer neuer Verbindung dar. Als Kohlensäuregas durchdringt er Wasser und Luft, als Karbonate bildet er ganze Gebirge, ist weich und metallähnlich im «Rabensilber», dem Graphit; höchst verdichtet und als das Allerhärteste tritt er aber auf, das die Erde überhaupt kennt, im Diamant. Das Formbarste ist zugleich der höchsten Form fähig; aber es verzichtet so gut wie völlig darauf, zeigt diese nur als eine große Ausnahme, denn Diamant ist eine kostbare Seltenheit. Welcher Stoff «versteht» besser, was das Geistgeheimnis der Gestalt ist als dieser: Gestaltbarstes und höchste Gestalt zugleich? Man verkohle einen Zweig, eine Blüte, ein tierisches Gewebe; Kohle bleibt zuletzt zurück. Aber man kann die Form noch jeder Zelle und das Gerüst des Ganzen im Kohlenstoff bewahrt finden, während alle anderen «Eiweißbaustoffe» sich längst empfohlen und diese Form abgestreift haben. Vor allem die Pflanze «versteift» den Kohlenstoff zu den Kohlehydraten, zur Gerüstsubstanz ihres Leibes, am vielseitigsten und vollkommensten die Palmen; Tier und Mensch lösen diese Kohlenstoffverfestigung immer wieder auf, werden nicht pflanzenhaft, palmenhaft steif. Die belebten Naturreiche verhalten sich eben entgegengesetzt zum Kohlensäureprozeß.

Dies führt unmittelbar zum *Sauerstoff*, dem zweiten «Eiweißbaustein». Es muß das Kohlenstoffartige eines lebenden Organismus mit einem Ätherischen durchdrungen werden, von einem Ätherleib ergriffen sein. «Dieses Ätherische würde ... etwas sein, was zunächst als Ätherisches innerhalb unserer physischen Erdenwelt nicht existieren könnte ... sozusagen wie ein Nichts überall hindurchschlüpfen, nicht angreifen könnte dasjenige, was es anzugreifen hat ...

---

* Rudolf Steiner: «Geisteswissenschaft und Medizin».

wenn es nicht einen physischen Träger hätte.» Dieser Inkarnationsstoff des Ätherischen ist der *Sauerstoff* (der ebenfalls vom Schwefel Unterstützung findet). Wir begreifen daraus die lebenswichtige Rolle des Sauerstoffs. Je mehr Leben, desto mehr Sauerstoffverbrauch. Junge, vitale Gewebe atmen stärker als alte. Wiederum ist der Sauerstoff durch seine Beschaffenheit die allergeeignetste Erdensubstanz, sich von dem Ätherischen ergreifen zu lassen, es zu tragen und zu übermitteln. Seinem Wirken ist die Existenz des Wassers verdankt, des Urbildestoffes alles Lebendigen, des «Schoßes», der die Einschläge des Kosmisch-Ätherischen jederzeit bereit ist in sich aufzunehmen durch seine Allbestimmbarkeit. Auf der Sauerstoffwirksamkeit baut sich alle irdische Chemie auf; aus der Verbrennung entstehen Wasser, Säuren, Basen, Salze. Entfernte man den Sauerstoff aus der Welt, so würden alle Stoffe tot und gleichgültig gegeneinander in ihrem Sondersein erstarren. Daß «Eins im Andern wirkt und lebt», ist physisch nur durch einen Stoff möglich, der allem anderen restlos offen, der fortwährend Umkreis und niemals Mittelpunkt ist. Besonders schön zeigt der Sauerstoff diese seine wesentliche Wesensseite durch das einzigartige Phänomen der Ozonbildung. Jeder andere Stoff, der sich in sich zusammenzieht, «polymerisiert», indem er seine inneren Polaritäten nicht nach außen, sondern in sich selbst absättigt, verhärtet dabei, schließt sich ab, wird inaktiv. Der Sauerstoff aber, O_2, der sich zu Ozon, O_3, verdichtet, wird dadurch um so aktiver und aggressiver. Indem er sich in sich zusammenzieht, tut er dies nur, um desto stärker mit der Außenwelt, den anderen Stofflichkeiten, sich verbinden zu können. Im Aufheben des «punktuellen» Eigen- und Sonderseins des Erdenstofflichen kann auf den Wellen der Sauerstoffaktivitäten das «Umkreiswesen» der ätherischen Lebensbildekräfte hereinströmen in die Erdensubstanz, und an die Stelle von Zentralkräften können Universalkräfte treten.

Der *Stickstoff* wird von Rudolf Steiner als das vermittelnde Element zwischen den im Kohlenstoff sich verkörpernden Gestaltungskräften und den sauerstoffgetragenen Lebenskräften geschildert. Er ist der Inkarnationsstoff des Astralischen, der «Träger einer geheimnisvollen Empfindlichkeit, die über das ganze Erdenleben ausgegossen ist, ... ist der empfindende Vermittler ... für das, was von den Sternen ausgeht und im Leben der Pflanzen und im Leben der Erde weiter wirkt ... im menschlichen Nerven-Sinnessystem dasjenige, was die Empfindung vermittelt». Den Spuren des Stickstoffes im Lebendigen folgen heißt: der Wirksamkeit des Astralischen nachspüren. Pflanzen mit auffälligem Auftreten des Stickstoffhaften: Leguminosen, Rubiaceen, Alkaloidpflanzen z. B. zeigen immer auch eine besonders intensive Durchastralisierung ihres Wesens. – Wieder ist der Stickstoff durch seine ganze Beschaffenheit wohl ausgerüstet für seine Aufgabe, Träger des Astralischen zu sein. Im Unorganischen finden wir ihn nicht im Reich des Erdigen, Mineralischen, kein Gestein enthält ihn; auch im Reich des Flüssigen ist er nicht zu Hause, sein Reich ist das des Luftigen, das er zu vier Fünfteln bildet, unwillig sich mit anderem, mit Totem zu verbinden. Aber in der lebendigen Substanz ist er überall anwesend. Hat man ihn widerwillig unter bedeutendem Energieaufwand in Verbindungen gezwungen, so sind solche oft sehr explosiv, das heißt, sie streben mit aller Macht, den Stickstoff wieder ins Luftbereich zu entlassen (dessen besonderen Zusammenhang mit dem Astralischen wir in den einleitenden Kapiteln schilderten). Die Grundkräfte des Seelischen (Astralen) sind Antipathie und Sympathie. Der Stickstoff zeigt deren Abglanz im Stoffbereich. Er kann in «Stoffes-Antipathie» in sich abgeschlossen verharren, aber auch in «Stoffes-Sympathie» sich äußerst beweglich mit vielem verbinden. Die Stickstoffchemie pendelt zwischen beiden Extremen.

Der Stoff aber, der «so nahe es nur möglich ist, verwandt ist mit dem Physischen, und wiederum, so nahe es nur möglich ist, verwandt ist dem Geistigen», der *Wasserstoff*, der das Physische darstellt, in dem die geringste Massenhaftigkeit, das geringste Hingegebensein an die irdischen Schwerekräfte, das größte an die kosmischen Leichtekräfte herrscht, trägt – kraft seiner Eigenschaften – eine Lebensaufgabe besonderer Art. Es muß sich im Lebensprozeß nicht nur das Geistige verstofflichen, das Kosmische einkörpern, sondern auch das Stoffliche vergeistigen, wieder ins Kosmische auflösen können. Es muß ein echter Kreislauf möglich sein, der nicht nur vom Kosmischen zum Irdischen, sondern auch vom Irdischen zum Kosmischen schwingt. Der Wasserstoffprozeß löst das Pflanzenleben ins Kosmische wieder auf, er bildet die Stoffe entweder ins Flüchtige um (z. B. ätherische Öle) oder treibt sie ins Chaotische der Samenbildung, in der das Eiweiß wieder ganz geöffnet ist den kosmischen Wesensbereichen, so daß neues Leben wieder beginnen kann. Bilden und Entbilden: beide gehören zum Leben, beides sind schöpferische Tätigkeiten, und in diesem Sinne sind Kohlenstoff und Wasserstoff Urpolaritäten, der eine das Gestaltende, der andere das Entgestaltende tragend; der eine das Geformteste, Härteste, der andere das Formloseste, Wärmehafteste, Wärmeverwandteste darstellend, das die Stoffeswelt kennt.

Begreift man in solcher Art die Stoffe, die wir im Eiweiß finden, als Kräfteträger, so findet man den Weg, dem Verwandlungs- und Umwandlungsweben dieses proteushaften Lebensurstoffes wirklich zu folgen. Es wird uns sogleich etwas sagen, wenn wir finden, wie eine solche Stoffumwandlung sich mehr nach dem Kohlenstoffhaften oder Sauerstoffhaften, Stickstoffhaften, Wasserstoffhaften bewegt.

Nun ist noch der *Schwefel* zu nennen, dem Rudolf Steiner eine besonders bedeutsame Aufgabe zuschreibt, nämlich die des Vermittlers zwischen der Gestaltungskraft des Geistigen und dem Physischen. Auf den Wegen des Schwefels wirkt der Geist ins Physische der Natur. Sulfur, einen Träger sonnenhafter Lichtkräfte, nannten ihn darum die Alten. Das an der Pflanze vorwiegend als Plastiker tätige Geistige bedient sich des Schwefels, wie der plastische Künstler des Wassers, mit dem er die Finger befeuchtet, um den Ton formen zu können: als einer Vermittlersubstanz zwischen Formendem und Material. Wiederum ist der Schwefel durch seine ganze Beschaffenheit hervorragend geeignet zu einer solchen Aufgabe. Er kann sich verdichten, plastisch werden, sich verflüchtigen. Er hat eine außerordentliche Fähigkeit, sich vielseitigst zu verbinden, aber auch sich zu isolieren. Mineral-, ja gesteinsbildend, in allen Gewässern, im Luftbereich – überall ist er zu finden, proteusartig sich im Naturgeschehen fortwährend verwandelnd. An die Eigenschaften des «Materials», Kohlenstoff, Stickstoff, Sauerstoff, Wasserstoff, schmiegt er sich also hervorragend an. Er kann sauerstoffähnlich agieren, mit dem Wasserstoff sich verflüchtigen, ähnlich dem Stickstoff sich isolieren in Stoff-Antipathie und ihn in seiner Aktivität begleiten in Stoff-Sympathie (beide Eigenschaften sind dem Stickstoff eigen wie keinem). Er kommt der Verbrennung entgegen, vergeht in ihr – und erscheint wieder aus der Feuersphäre des Vulkanischen. Man wird den rechten Zugang zu seiner Natur – die gleichsam verstofflichtes Licht- und Wärmehaftes ist – aber erst dann finden, wenn man die geisteswissenschaftlichen Einsichten über die Materie-Genese, insbesondere die Eiweißgenese, berücksichtigt. Im Erdenentwicklungsgang ist das Eiweiß nicht aus Kohlenstoff, Wasserstoff etc. *aufgebaut* worden, sondern Eiweiß ist die *ursprünglichere* Substanz, das wahre «Wasser des Lebens». Und wie nicht das Lebendige aus dem Toten, sondern das Tote aus dem Lebendigen hervorgegangen ist, so haben erst bestimmte Welten-Differenzierungsprozesse es bewirkt, daß aus lebendigem Eiweiß toter Kohlenstoff, Sauerstoff etc. herausgeschieden werden konnten. Von der lebendigen Eiweiß-Uratmosphäre der alten Lemuria, die «schwefeliger» war als heutiges Eiweiß, war in diesem Buche schon die Rede. Auf den «Embryonalprozeß» des Erdenwerdens schauen wir da zurück, von dem alle Genesis – aller Völker – kündet, in dem die schöpferische Weltengeistigkeit ihre Gestaltungsimpulse zu Stoff gerinnen ließ. Materie, Ur-Eiweißmaterie ist aus Geist geworden, der sich «veräußerlichte» im Sinne des Novalis-Ausspruches: «Alles Äußere ist ein in den Geheimniszustand erhobenes Innere.» Sulfur, Merkur, Sal: das sind die drei Stufen des Abstieges des Geistigen in die Materie. Schwefelige Pflanzen, wie wir sie vor allem in den zwei Pflanzenfamilien der Cruciferen und Liliaceen finden, haben immer etwas sehr Plastisch-Vitales; aber sie offenbaren auch ihre Wesensart stark im Physischen: nämlich in intensiven Blütenprozessen. Die Lilie ist die Blume des Inkarnations-Erzengels Gabriel.

Eine echte «Vitalchemie» wird von den nun skizzierten Wesensbeziehungen der «Eiweißkernstoffe» ausgehen müssen; sie stößt in die wahren «Nukleargeheimnisse» der Materie vor. Mit solcher Vitalchemie wird man den Stoffmetamorphosen der lebendigen Substanz – die sich alle aus dem Eiweiß ergeben – folgen können, ohne, wie bei der heutigen chemischen Betrachtungsweise, dabei gänzlich aus dem Auge zu verlieren das Wichtigste: das Leben selbst. «Antichemie» hat Rudolf Steiner gelegentlich eine solche Vitalchemie genannt, da in ihr sich deutlich zeigt, wie die gewöhnlichen chemischen Gesetze aufgehoben und in einen höheren Dienst gestellt sind.

HÜLSENFRÜCHTLER (LEGUMINOSAE)

STICKSTOFF UND PFLANZEN-ASTRALITÄT

Ein Hauptmotiv pflanzlicher Daseinsart tritt uns in den Hülsenfrüchtlern, der nach den Korbblütlern und Orchideen an Artenzahl größten Blütenpflanzenfamilie, entgegen: über 12 000 Arten gehören dazu. Als rankende, windende oder aufrechte Kräuter und Halbsträucher, als Sträucher und kleine Bäume in unseren Klimaten, als Sträucher und Bäume in den subtropischen Steppen- und Wüstenländern, als Lianen und riesige Bäume in den Tropen verwirklicht sich der Typus in allen Kontinenten. Leguminosen finden sich in den offenen Grasfluren der Ebene, im Wald, an Wasser und Meeresstrand, in der Salzsteppe, in Bergland und auf Gebirgshöhe; nur die kalte Zone fliehen sie. Wie die Erde auch beschaffen sei, überall haben sie Fuß gefaßt, überall hat der Typus auf diese Beschaffenheit mit eigenen Ausgestaltungen und Sonderformen geantwortet.

Mit kräftigen Wurzeln, recht erdgemäß, verbinden sich diese Gewächse mit dem Boden, verschmähen Parasiten- oder Halbschmarotzertum. Aber sie schalten zwischen Wurzel und mineralische Erde eine lebendige Zwischenwelt, nämlich Stickstoffbakterien, die, in feinen Wurzelknöllchen behaust, unmittelbar den in der Bodenluft enthaltenen Stickstoff aufsaugen und ihn in eine der Wurzel aufnehmbare Form überzuführen vermögen. Der Stickstoff, dieser «Inkarnationsstoff astralischer Wesensbereiche», reicht bei den Leguminosen in besonders intensiver Weise in das Pflanzensein hinein. Wir gewahren hierin etwas tief innerlich Tierzugeneigtes, das sich allerdings auch sonst auf vielfältige Weise an ihnen zeigt, z. B. in der eigentümlichen Beschaffenheit des Leguminosen-Eiweißes.

Wenn auch alle Pflanzen-Bildung, so gut wie die tierische, aus dem lebendigen Eiweiß hervorgeht, so ist doch der Pflanzenleib überwiegend ein Gebilde aus Kohlehydraten, der Tierleib aber eines aus Eiweißstoffen. Stickstoffreich ist dieser, stickstoffarm jener. Es hängt dies damit zusammen, daß die Pflanze die astralen Wesensbereiche nicht in sich hineinnimmt, sondern aus dem Umkreis von außen ihre Einwirkungen empfängt; sie «inkarniert» das Astralische nicht und bedarf darum des Stickstoffes in viel geringerem Maße, sie geht anders mit ihm um. Das Tier einverleibt sich das Astrale als Astralleib; es muß mit ihm sich auch den Stickstoff ganz anders zueignen. In dem anderen Verhältnis zum Stickstoff liegt überhaupt einer der wesentlichen Unterschiede zwischen tierischem und pflanzlichem Eiweiß. Die Leguminosen eignen sich aber nicht nur

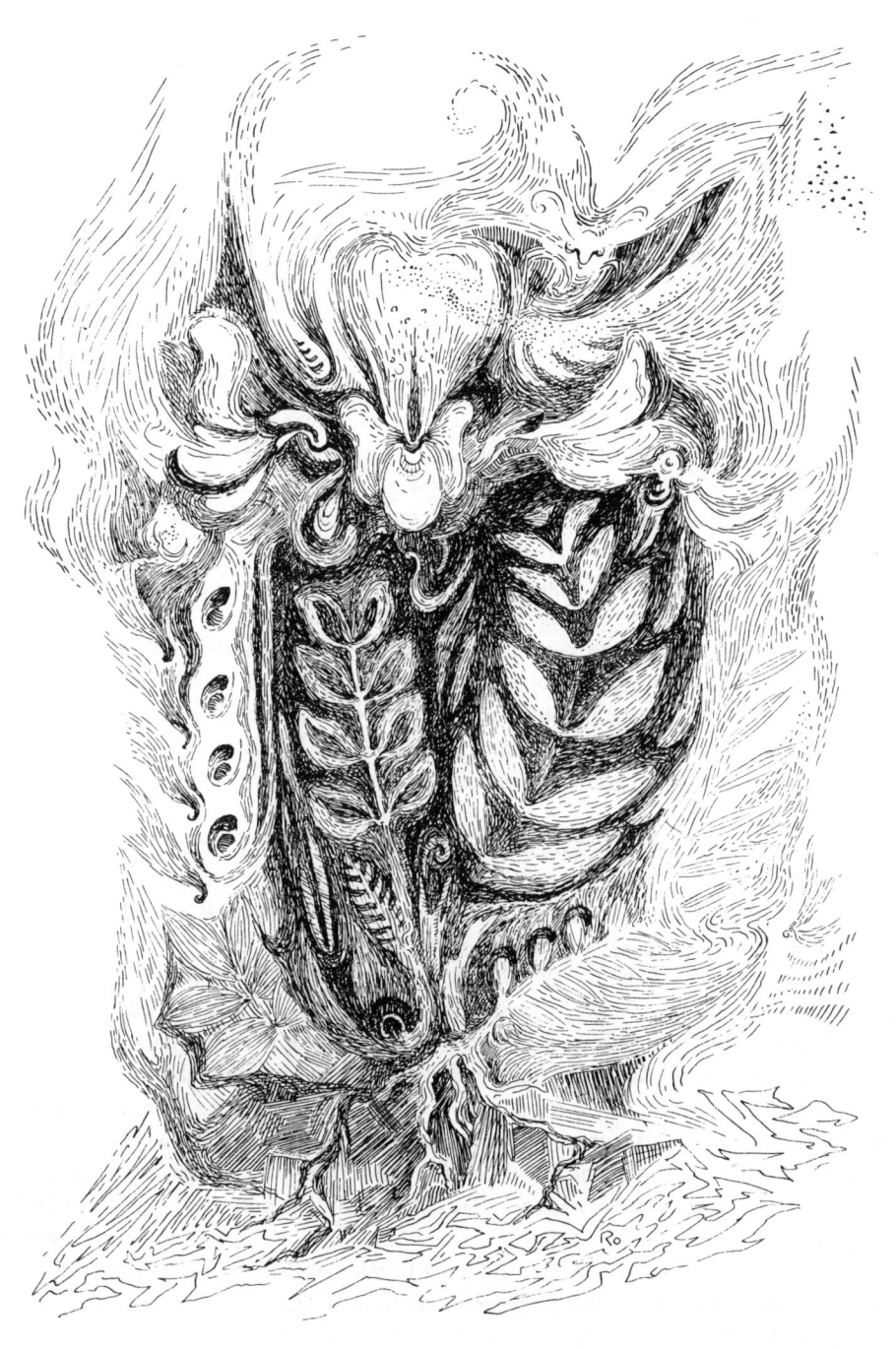

den Stickstoff direkt an, sondern sie bilden und konzentrieren auch *Eiweiß* über das normale pflanzliche Maß hinaus; Erbsen, Linsen, Bohnen, Soja sind durch ihren Eiweißgehalt darum wichtigste menschliche Nahrungsmittel geworden, die in gewissem Sinne tierischem Eiweiß nahekommen, Fleischnahrung ersetzen. Nicht nur das, einige Schmetterlingsblütler, Bohnenarten, sind auch imstande, in ihren Wurzelknollen nicht nur Stickstoff direkt aufzunehmen – sondern auch roten Blutfarbstoff zu bilden! So nahe steht das Tierhafte dem Leguminosenhaften!

Aus dem so in Stickstoffbeziehungen lebenden Wurzelhaften strebt nun aber die Leguminose mit aller Macht in das Reich des *Luftig-Lichten* empor; wie um eins mit ihm zu sein entfaltet sie gefiederte, doppelt gefiederte, feine lichte Blätter. Dem Wäßrig-Vegetativen gibt sie keine sonderliche Gewalt über sich; sukkulente Stauung liegt ihr gar nicht, Fettgewächse kakteenartiger Beschaffenheit bildet sie nicht. Mit luftig gefiedertem Blattwerk ganz im Luftweben zu urständen strebt sie; für das atmosphärische Leben, das Spiel von Feuchte und Trockenheit, Durchsonnung und Verschattung, Leichte und Schwere, Wärme und Kälte, kosmischen und irdischen Kräften ist das Leguminosenblatt besonders offen. Gelenkartige Polster am Ansatz der Blattstiele ermöglichen die mannigfachsten Blattbewegungen: die Tag-Nacht-Bewegungen etwa der Bohnenblätter; das Ausbreiten, Auf- oder Niederklappen der Robinien- und Akazienfiederblättchen, je nach der Stärke oder Schwäche des Lichteinfalls; das zuckende Kreisen der Desmodium-gyrans-Blätter im Einklang mit dem Wärmegrad der Umgebung; das Zusammenfallen und Sinken der Fiedern der Sinnpflanze (Mimosa pudica). Die Blätter reagieren also in besonderem Grade auf die Beschaffenheit des atmosphärischen Umkreises, aus dem ja die astralische Natur des Pflanzlichen heranwirkt.

Dieses luftige, astralverwandte Wesen ist aber von der Schwere ergriffen und an das Erdenhafte gebunden worden. Ein Kampf zwischen beiden so gegensätzlichen Prinzipien läßt in den verschiedenen Arten das Kräftegleichgewicht bald nach diesem, bald nach jenem Pol ausschlagen.

Der «astralische Einschlag» der Leguminosen zeigt sich ferner darin, daß sich zahlreiche *Ameisen*pflanzen unter ihnen finden, die luftige Hohlräume in Stengelgliedern oder aufgeblasene Hohldorne mit Löchern oder Spalten bilden, welche sich bestimmte Ameisenarten zunutze machen, um ihre Nester hineinzubauen. Manche dieser «Ameisenpflanzen» bringen sogar eigene nährstoffreiche Blattauswüchse hervor, die zu «Futterkörpern» für ihre Siedler werden. (Bei den ebenfalls Stickstoff aus der Luft verarbeitenden und ebenfalls stark, wenn auch auf andere Art, «astralisierten» Rubiaceen finden sich ähnliche Verhältnisse.) Eine Geste auf das Luftartige zu, dessen wirkliche Aneignung dem Tierreich vorbehalten ist, wird hier im Pflanzenbereich sichtbar; sie kommt auch sonst – z. B. in der Bildung lufterfüllter, manchmal sogar aufgeblasener Hülsen zum Ausdruck – (Erbse, Bohne, Blasenstrauch).

Vor allem ist aber die Blütenbildung, der Ort der «normalen» Berührung ätherisch-pflanzlicher Bildekräfte mit den astralen Wesensbereichen, das Gebiet, durch das Pflanzen eine besonders starke Astralisierung sichtbar machen. Die Leguminosen sind außerordentlich «blütige» Pflanzen. Sie blühen reich, mit sehr farbigen, oft duftenden, «fröhlichen» Blüten; man kann von vielen sagen, sie hätten einen «sanguinischen» Blüteprozeß. Durch die Art der Blütenbildung unterscheiden sich die Leguminosen in drei Gruppen.

Die *Mimosengewächse* strahlen in gelben Sprühsonnen, da ihre Blüten das Luftig-Staubgefäßhafte überstark ausbilden. Sie sind – in den Akazienarten – vor allem Bäume; ihr feines, zart gefiedertes, oft doppelt gefiedertes Laubwerk ist für die trockenhelle Luft der Steppenlandschaften der Subtropen gebildet; weniger finden sich hohe Urwaldbäume und einige Tropenkräuter unter ihnen.

Die *Caesalpinien*gewächse neigen ihre Blüten schon in die Waagrechte; bizarre Formen, bunte, grelle, aufgeregt-fröhliche Farben erscheinen. Riesige Urwaldbäume der heißen Zone gehören zu ihnen, mit sehr harten, dunklen, manchmal «leidenschaftlich» geflammten Hölzern. Außerdem bringen sie, wenn auch seltener, Sträucher hervor. Die Art der Blütenbildung zeigt schon einen Übergang zu der dritten, der bedeutendsten Gruppe.

Diese ist die der *Schmetterlingsblütler*, Papilionaten, die an Artenzahl und Verbreitung die vorher genannten Gruppen weit überwiegt und den Schwerpunkt der Familie darstellt. Ihre Blüten bilden sich waagrecht und darum zweiseitig-symmetrisch; denn bei solcher Lage ist nur rechts und links gleichwertig; das Oben und das Unten sind aber in die Polarität Licht-Schwere, Kosmos-Erde gestellt. Die Stellung zum Raum wird eingenommen, die dem Tierreich, nicht aber dem Pflanzenreich charakteristisch und wesenshaft eigentümlich ist. Die Staubgefäße bilden sich zur stempelumhüllenden Röhre – nur ein oberstes löst sich gelegentlich, der Blütenfahne folgend, los. Die zwei untersten Blumenblätter wachsen zum die Staubgefäßröhre umhüllenden «Schiffchen» zusammen, die zwei nächsten umhüllen halb, halb öffnen sie sich als «Flügel», das oberste aber öffnet dem Blick die Blüte als «Fahne». So bewahrt sich die Blüte in ihrer Form vor dem Unteren, öffnet sich dem Oberen – bildet ein Inneres und tut sich doch nach außen auf. Als gefesselten Schmetterling kann man manche, vor allem aber diese Blüten empfinden, und zu Recht hat man darum der Unterfamilie den Namen Schmetterlingsblütler gegeben, der Nachbild und Anklang von Beseeltem ausspricht, das man so deutlich empfinden kann. Die Region des Astralischen scheint durch die Welt ätherischer Bildekräfte, durch das vegetative Prinzip hier überall hindurch. Von der Eigenart dieses Astralischen künden die meist fröhlichen, weißen, purpurnen, gelben, roten, seltener violetten oder blauen Blüten, die bunt, manchmal harlekinhaft, sogar schreiend, aufgeregt, im ganzen aber leicht, schwebend sich offenbaren. In den Papilionaten ergreift die Familie die ganze Erde, sie bevölkert alle Zonen und Klimaten, nur die zu starken kosmischen Kräfte der Polargebiete lähmen ihre Kraft. Der Löwenanteil der Leguminosen gehört den Papilionaten an, viele Kräuter, manche Sträucher, Schlinggewächse zählen zu ihnen; die Baumbildung tritt stark zurück gegenüber den Mimosen und Caesalpiniengewächsen. Wichtigste Nahrungspflanzen sind unter ihnen, die eine eiweißreiche, wenn auch beschwerende, erdenhafte Kost liefern, z. B. Erbse, Linse, Bohne, Soja, Erdbohne. Nicht umsonst schwankt die Wachstumslinie dieser Pflanzen im Kampf zwischen Leichte und Schwere; dies prägt auch die stoffliche Natur der aus ihnen gewonnenen Nahrung. Ihr Wachstum ist ein etwas mühseliges Steigen, ein Ranken, Winden oder ein in innerlichem Hinaufstemmen etwas unsicher die Senkrechte Suchen. Zwischen Leichte und Schwere, auf und ab, bewegen sich rhythmisch die Blätter. Die Blüte neigt sich in die Waagrechte. Die Hülse, obwohl luftig die Samen umhüllend, sinkt, ja hängt. Die schweren, niemals geflügelten Samen werden vollends in senkrechtem Fall der Schwere ausgeliefert. Manchmal wird sogar bei Erdnuß, Erdbohne, Erderbse die Frucht zur Reifezeit *unter* die Erde hinuntergezogen. Es sind dies alles deutliche Wesens-Gesten.

Ferner drücken intensive, charakteristische Düfte, luftig-flüchtig, süß, sehnsüchtig, verschwebend zu nennen, das Wesen der durch solche Blütenhaftigkeit sich offenbarenden Astralität aus. Solche Düfte sind auch den sich flügelhaft öffnenden Blütenformen gemäß. In ihnen fließt gleichsam die physische Pflanze in ihren Astralraum – der ja um sie herum ist – hinaus. Dieser schöne, reiche, starke Blütenprozeß ergreift aber bei den Schmetterlingsblütlern, den Leguminosen überhaupt, nicht nur die Region der Blüte; er preßt sich tief in die ganze Pflanze hinein und bewirkt Duft-Harz-Balsambildung, aber auch Farbstoffbildung im Blatt und sogar im Holz. Melilotus mit seinem Waldmeisterduft, nach Rosen, Veilchen, Himbeeren *duftende* tropische Leguminosenhölzer, ferner der Indigo, die vielen *Farb*hölzer dieser Familie wie Fernambuk-, Brasil-, Campecheholz und andere Rot- und Blauhölzer tun dies kund. Ein anderes Ergebnis dieses abnormen Hineinpressens astralischer Impulse ist die zahlreichen Leguminosen eigene Giftbildung. Alkaloide finden sich bei Goldregen, Lathyrus, Rotwasserbaum, Derrisrinde, Calabarbohne; giftige Eiweißarten, Eiweißgifte bei Abrus und anderen. Wesentlich ist aber, daß diese Gifte keine Rauschgifte sind wie wir sie bei Mohn, Tollkirsche, Mezcalkaktus kennengelernt haben; sie haben einen entzündlich-lähmenden Charakter. Nicht in der Sinnes-, sondern in der Stoffwechselsphäre wird der menschliche Astralleib durch die Leguminosenalkaloide angesprochen. Nicht immer wird jedoch die Astralsphäre in lebenslähmender Wirkung bis ins Physische hineingepreßt, was zur Alkaloidbildung führt; es kann dieser abnorme Eingriff des Astralischen in der Region der ätherischen Bildekräfte abgefangen werden; dann kommt es zur Bildung glykosidischer Gifte, die wir ebenfalls häufig bei Leguminosen antreffen.

Die Saponine sind in diesem Zusammenhange zu nennen, deren die Leguminosen gleichfalls nicht entbehren. Auch die Saponine sind das Ergebnis eines solchen Ergreifens ätherischer Bildekräfte durch die Astralsphäre. Sie haben darum die Fähigkeit, Luftiges (das Verkörperungselement des Astralischen) und Wäßriges (den Bildestoff des Ätherischen) in inniger Durchdringung als starke Schaumbildung zu vereinigen, aber auch auf den Lungen- und den Blutprozeß zu wirken. Sie sind darum auch Fischgifte, da sie das Organ ergreifen, durch das der Fisch dem Wasser die darin enthaltene Luft – die er zum Atmen braucht – entreißt. Der Saponinprozeß ist eben ein Gegenprozeß zu diesem Fisch-Atmungsprozeß.

Aber auch ein starker Gerbstoffprozeß ist für viele Leguminosen charakteristisch. Sie sind in Holz, Rinde, Blättern, Früchten, Hülsen oft sehr gerbstoffreich. Wir erwähnten bereits bei anderer Gelegenheit in diesem Buche, daß Rudolf Steiner der Hinweis zu verdanken ist, daß der Gerbstoffprozeß ein wichtiges Pflanzenorgan – aber ein ganz funktionelles Organ – darstellt, in dem die Astralsphäre der Pflanze sich zusammenzieht und in das physisch-ätherische Pflanzliche hineinkraftet. Der herbe Geschmack der Gerbstoffe offenbart, wie auf den menschlichen Astralleib der Impuls übertragen wird, sich stärker mit dem eigenen Ätherleib zu verbinden.

Dieses stärkere Eingreifen des Astralischen ermöglicht auch den schönen und starken Blüteprozeß der Leguminosen. Der Gerbstoffprozeß wirkt andererseits dem zu starken bis zur Giftbildung gehenden Astralisieren entgegen, da er ja die Astralsphäre vor allem mit dem Ätherischen verbindet. Immerhin dämpft dieses intensiver als normal erfolgende Astralisieren das im Flüssigen waltende Ätherische in seiner Wirkung auf das Physische. Gewisse Verhärtungs- und Austrocknungsprozesse ergreifen darum leicht diese Pflanzen. Dorn-Stachelbildung, hartes Holz, trockene Früchte sind die Folge; aber auch das Hereinnehmen des Luftelementes und die vielen Beziehungen zum Tierreich. Man könnte diese Art des Astralisierens auch Arsenisieren nennen, da unter den mineralischen Stoffen das Arsen diesen Astralisierungsprozeß besonders deutlich darlebt. Arsen ist einerseits ein flüchtiges, «sulfurisches» Element, überspringt aber andererseits den flüssigen Zustand, geht aus dem Dampf unmittelbar in den festen Zustand über. Es verhärtet das Merkurielle; die Metalle verlieren im Legieren mit Arsen ihre Weichheit und Geschmeidigkeit, ihre «innere Flüssigkeit». – So betrachtet versteht man auch die dem Arsen ähnliche, vertrocknende, mumifizierende Eigenschaft der Gerbstoffe, aus der ihre praktische Nutzung hervorgeht, die ihnen den Namen gab.

Doch darf solche Verhärtung wieder nicht zu weit gehen, und sie wird bei vielen Leguminosen durch einen eigenen Prozeß abgefangen. Das intensive Ergreifen des Ätherischen vom Astralischen, des Wäßrigen vom Luftigen wird nach der anderen Seite ausgeglichen durch Prozesse, die nun zwischen Flüssig und Fest vermitteln und welche das vom Ätherischen nicht mehr so stark durchdrungene, ins Bereich des Fest-Mineralischen etwas absinkende Pflanzensubstantielle vor zu starker Verhärtung und Verholzung bewahren. Es sind dies die Prozesse der *Schleim- und Gummibildung*. Die Traganthsträucher, die den arabischen Gummi liefernden Akazienarten sind Beispiele dafür. Treibt also der Leguminosenprozeß einerseits in die harte, feste Holzbildung als einen Endpunkt des im Blatt begonnenen Kohlenstoffverdichtungsprozesses, so hat er in der Schleimbildung einen regulierenden Gegenprozeß bereit. Im Festen überwiegt das Physische, das Tote, das wohl die Form des Lebens an sich hat, aber nicht mehr das Leben selbst. Im Flüssigen waltet der Ätherleib, das Lebensprinzip selbst. Pflanzenschleime, die ihrer Stofflichkeit nach umgewandelte Zellulosen (nämlich Methylzellulosen) sind, vermitteln zwischen Fest und Flüssig und helfen, daß das Feste, Starre dem Leben nicht zu sehr entfalle. Im Heißen, Trockenen, Wasserarmen, in Steppe und Wüste lebende Pflanzen, wie gerade die Gummi-Akazien, die dornigen Traganthsträucher, aber auch die Kakteen, die sukkulenten Liliengewächse, Mesembrianthemumarten etc. – alles Pflanzen, die das Feste nicht zu mächtig in sich werden lassen dürfen und an deren Ätherisch-Flüssigem die Umwelt mächtig saugt – wehren sich mit Schleim- und Gummibildung gegen Verhärtung und Austrocknung.

Balsame sind ein weiteres Heilgeschenk der Leguminosen; Peru- und Tolubalsam sind die bekanntesten. Die «Balsamküste» längs der pazifisch-tropischen Küstenzone des nördlichen Südamerika bringt die Bäume hervor, die sie liefern: Bergwälder des schmalen Küstenstreifens von San Salvador den Perubalsambaum, der untere Stromlauf des Magdalenenstroms den Tolubalsambaum. Der Balsam fließt aus Rindeneinschnitten, auch die Früchte enthalten ihn. Bei der Balsambildung dringen starke Wärmeprozesse tief in die Region der Verfestigung und Zusammenziehung, der Stamm- und Holzbildung vor. Die Stoffe, die sich im Balsam finden – Benzoesäure, Zimtsäure, Vanillin, Coniferylalkohol – sind Stoffe, die sich auf dem Wege der Lignin- und damit Holzbildung befinden, andererseits doch flüchtig-aromatische Stoffe darstellen. Was auf dem Wege der Verflüchtigung im Blütenprozeß sich zentrifugal zerstreuen würde, ist hier in zentripetale Verdichtungsprozesse eingefangen. Man könnte darum Balsame wie gefrorene, erstarrte, zäh gewordene Düfte ansehen. Wiederum ist ein Heilstoff dadurch entstanden, daß auf abnorme Art Prozesse zusammengeschoben sind, die sich normal an getrennten Polen entwickeln.

*

In vielen Einzelheiten, die nun darzustellen versucht worden sind, drückt sich das Ganze, der Typus, doch recht deutlich aus. Ein entwicklungsgeschichtlicher Rückblick beschließe darum diese Wesensbild-Skizze, ehe an die Schilderung einzelner Heilpflanzen dieser Familie gegangen wird.

Die Leguminosen stellen eine wichtige Station im Werdeprozeß der irdischen Pflanzenwelt dar. Diese Erdenpflanzenwelt hat, wie bereits dargestellt (siehe frühere Kapitel), ihre Vorläufer gehabt in der Tierpflanzenwelt des «alten Mondes», jener früheren Werdestufe unseres Erdendaseins, aus deren drei Naturreichen durch einen neuen Schöpfungseinschlag unsere vier Naturreiche hervorgegangen sind. Auf diesem Entwicklungswege hat die erwähnte Tierpflanzenwelt sich gleichsam aufgespalten in ein rein Pflanzliches und ein rein Tierisches. Tausend Beziehungen sind aber geblieben, Tausende von Zuordnungen, die man fälschlich als «Anpassungen» ansieht. Auf diesem Wege aber vom alten Monden-Tierpflanzlichen zum reinen Erdenpflanzlichen gibt es alle Arten von Zwischenstationen, die in verschiedenen Pflanzenfamilien festgehalten sind als Reminiszenzen eines Weges aus der Urvergangenheit in die Gegenwart. Abnorme «Astralisierungserscheinungen» des Pflanzlich-Ätherischen zeigen sich hierbei in Fülle. Die Leguminosen geben eine besonders eindrucksvolle Darstellung für dieses Hineinkraften der alten Mondenwelt in die Erdenwelt hinein. Sie zeigen noch an allen Ecken und Enden dieses alte Tierpflanzliche in seinen Nachklängen und sind doch ganz in die Erde mit ihrer Schwere, ihrer Mineralnatur eingezogen, sie intensiv betretend, aber nicht ganz bewältigend. Mit ihren 12 000 Arten sind die Leguminosen ein Hauptstrom dieses Einzuges einer alten Welt in alle Verzweigungen und Möglichkeiten der neuen, der Erdenwelt. (Nur darf man sich dieses Einziehen nicht zu physisch vorstellen.) Zugleich stellt sich uns in dem Vorgebrachten ein wichtiges Kapitel Pflanzengeschichte dar.

Heilpflanzen der Leguminosen

1. Caesalpiniaceen

Cassia alexandrina*, Sennesstrauch

Die den Caesalpiniaceen zuzurechnende Gattung Cassia gehört mit ihren über 400 Arten den Subtropen an, und darunter finden sich viele als Abführmittel seit Jahrhunderten verwendete Heilpflanzen. Cassia acutifolia ist eine der wichtigsten. Der ausdauernde, in Ostafrika, Arabien, Indien heimische und gebaute Strauch steigt aus kräftiger, senkrechter Wurzel mit zahlreichen, unten verholzten, halbmeterhohen Stengeln, die paarig schlank und spitz gefiederte, schön geformte Blätter tragen; aus deren Achseln sprießt die gelbfarbige Blütentraube. Die Früchte sind flache, papierartige Hülsen, breit, kurz, etwas schief geschnitten. Die getrocknete Pflanze hat einen eigenartigen, würzig-aromatischen, etwas tabakartigen Duft. Sie enthält drastische Harze, Antrachinone (die sich auch in anderen stark abführenden Pflanzen, z. B. Faulbaum, Rhabarber, finden) und wirkt auf die Verdauung rhythmisierend, die Darmperistaltik stark anregend, aber auch diuretisch, galletreibend – wie es von einem so intensiv im Blattrhythmischen lebenden, in dieses einen so intensiven, das Blatt durcharomatisierenden Blütenprozeß einbettenden Pflanzenwesen wohl zu begreifen ist. Die in das rhythmisch-merkurielle Bereich gepreßten sulfurischen Qualitäten dieser Tropenpflanze bewirken dies.

* = Cassia acutifolia.

Krameria triandra, Ratanhiawurzel

Eine rechte Hochgebirgspflanze ist die ebenfalls den Caesalpiniengewächsen zuzuzählende «Zahnwurz». Mit starker, rotbrauner, reich verzweigter Wurzel bohrt sie sich tief in den felsigen Boden der Andenabhänge Boliviens und Perus; nach oben wächst nur ein kniehoher Strauch mit niederliegenden behaarten Ästen, silberseidig behaarten Blättern und roten Blüten, die nur vier Kelch- und Blumenblätter aufweisen. Die Frucht ist kugelig, mit stacheligen Widerhaken. Eine Abwandlung des Typus, wie wir sie ähnlich bei den Rosengewächsen als Blutwurz kennengelernt haben. Ein sehr starker Gerbstoff- und Farbstoffbildeprozeß ergreift auch hier die als Leguminose ohnehin astralischen Einwirkungen besonders geöffnete Pflanze und drängt sich mächtig in die Wurzelregion.

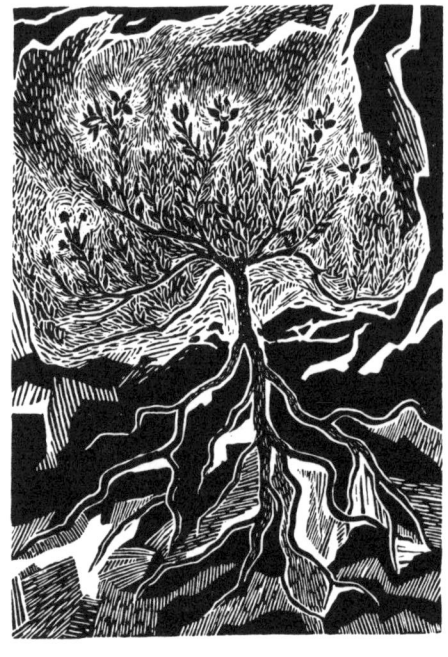

Daß die Heilwirkung in das Sinnes-Nerven-Gebiet, die Hauptesregion, geht und zu starken, krankhaften Abbau- und Zerfallsprozessen entgegenwirken muß, geht aus der «Signatur» der Pflanze nun zur Genüge hervor. Erkrankungen der Mund- und Rachenhöhle, Wundentzündungen, Gingivitis, Paradentose, Angina und die damit verbundenen Schmerzen finden Linderung und Heilung in dieser schon den Indianern als Zahn-Erhaltungsmittel wohlbekannten Wurzeldroge. Die Tätigkeit des Astralleibes im ganzen Mundgebiet wird eben geordnet, Blutungen werden gestillt, die Gewebe und feinen Adern gestrafft, die Nerven beruhigt. Das Zusammenwirken von Nerven- und Blutprozessen mit dem in äußerste Verhärtung, ins «Felsige» getriebenen Zahnprozeß wird, wenn dieser dem Leben allzu sehr zu entfallen droht und Zerfall, Entzündung, Eiterung hervorgerufen werden, wieder normalisiert von der Pflanze, die ihre stärkste Entfaltungskraft, ihre Astralisierungsprozesse in die Wurzel getrieben hat, die sich mit dem Gebirgsfelsen so intensiv auseinandersetzt.

2. Papilionaceen

Balsambäume

Als Repräsentanten der innerhalb der Leguminosen nicht seltenen und für sie charakteristischen Balsambildung erwähnten wir bereits im allgemeinen

Überblick den Peru- und den Tolubalsambaum, beide Schmetterlingsblütler, Varietäten der Art Myroxylon Balsamum. Es sind mittelhohe Waldbäume heißfeuchter Tropen des nördlichen Süd- und Mittelamerika, die bei Verwundung der Stämme, ähnlich unseren Fichten, Harzfluß entwickeln. Die beiden Balsame sind altberühmte Heilmittel bei Verwundungen, äußeren und inneren Entzündungen: Hautkrankheiten, Geschwüren, Furunkeln, Knocheneiterungen, Flechten, Krätze – und bei Entzündungen der Atem- und Harnwege. In den Balsamen hat man ätherische Öle (Cinnamein), Benzoesäure, Zimtsäure-benzyl-ester, Vanillin, Harze, Resinotannol gefunden, Stoffe, die verraten, wie blütenhafte Wärmeprozesse in die Region der Holz- und Rindenbildung vorgestoßen sind, wie flüchtig-entzündliche Prozesse sich verlagert haben in die Gebiete verphysizierender Verfestigung. Die in solche Stoffe erstarrte prozessuale Dynamik stellt sich im Heilmittel einer Krankheits-Dynamik entgegen, die mit in die Sinnes-Nerven-Hautregion hineinschlagenden Stoffwechselprozessen sich auslebt. – Kurz sei hier noch auf den Copaivabalsambaum hingewiesen, eine Caesalpiniacee, einen bis 10 m hohen Baum der Amazonaswälder, mit paarig gefiederten, punktierten Blättern und zu vierklappigen Kelchen reduzierten kleinen Blüten, aus denen ledrige Hülsen werden. Bei Einschnitten läßt der Baum reichlich Balsam fließen, er hat gleichsam die Blütenkraft vor allem ins Holz gewendet; sie kommt darum an ihrem «richtigen» Ort weniger zur Geltung. Der Copaivabalsam wird bei eitrig-entzündlichen Schleimhauterkrankungen der Harn- und Sexualorgane, bei chronischer Gonorrhoe, Fluor, Zystitis, aber auch als Wundmittel und bei eitriger Bronchitis verwendet.

Pflanzen mit Toxalbuminen

Abrus precatorius, die Paternoster-Erbse

Diese Pflanze ist in Hinterindien heimisch, ein kleiner Strauch mit langer, süßholzartig schmeckender Wurzel, paarig gefiederten Blättern, langgestielten Blütentrauben, feuerroten, mit einem schwarzen Fleck versehenen harten Samen. Diese wie ein entzündetes Auge aussehenden Gebilde sind – frisch gesammelt – von einem flüchtigen ätherischen Öl durchdrungen und enthalten Abrin, ein giftiges Toxalbumin, das entzündlich und thrombenbildend wirkt, im Auge eitrige Entzündung der Bindehäute erzeugt, Granulome zerstört; das ätherische Öl immunisiert bis zu einem gewissen Grade gegen die entzündlichen Giftwirkungen des Eiweißgiftes. In solchen Toxalbuminen kommt die Pflanzenwelt den Giftprinzipien im Tierreich nahe, z. B. dem Schlangengift und den Insektengiften.

Lathyrus sativus, Platterbse

Als Futter- und Nährpflanze ist die Platterbse, wohl aus südöstlichen Gegenden, früh zu uns gekommen und wird gelegentlich, im Rheinland z. B., auf kalkig-lehmigen Böden gebaut. Die Pflanze drängt Stengel- und Blattbildung ineinander; die dem Bauplan nach unpaarig gefiederten Blätter bilden die langen Stiele *breit geflügelt* (also blattartig) aus; dann geht das erste Fiederpaar lang und schlank ab, der Rest des Blattes ist aber zur mehrteiligen Ranke geschrumpft. Die windend nach außen drängende Spiraltendenz hat auch die rosa-bläulich überlaufenen, einzelstehenden Blüten ergriffen; der Griffel dreht sich stark nach links und nimmt in dieser Drehung das Schiffchen mit. Die gerade Hülse ist kurz und breit und enthält wenige beilförmige Samen. Diese enthalten – ungekocht – Saponine, Toxalbumine, ein Alkaloid; der Genuß roher Samen kann zu einer als Lathyrismus bezeichneten Krankheit führen, die sich in einer degenerativen Zerstörung gewisser Teile des Rückenmarks zeigt und zu einem der multiplen Sklerose ähnelnden Krankheitsbilde führt. Gegen diese und andere mit Lähmungen einhergehende Erkrankungen hat die Homöopathie den Samenauszug verwendet.

Physostigma venenosum, die Calabarbohne

Den Waldgebieten des tropischen Westafrika eignet diese gleichsam durch die Tropenwärme ins Riesige geratene, die Baumkronen erkletternde Bohnenart, die – wie unsere Feuerbohnen – zur Gattung Phaseolus zählt. Durchaus bohnenartig wirkt der windende Stamm, die breit eiförmig-zugespitzt gefiederten Blätter und die hängenden Trauben großer purpurroter Blüten, die das spiralige Windeprinzip ergreift und schneckenförmig einrollt. Sehr stark erfaßt das Astralprinzip den Eiweißprozeß dieses Schmetterlingsblütlers, durchgiftet die Samen mit mehreren Alkaloiden, wie denn überhaupt ein gewisser Gifteinschlag in der ganzen Gattung Phaseolus sich zeigt, blausäurehaltige Arten erzeugt. Auch in der Schwerverdaulichkeit unserer Nahrungs-Hülsenfrüchte, ihren blähenden Eigenschaften kommt die starke Astralisierung, die die menschliche «Luftorganisation» stört (in der ja unser Astralleib lebt) zum Ausdruck. – Der Auszug der schokoladefarbenen Calabarbohne läßt Magen- und Darmmuskulatur sich übermäßig zusammenziehen, preßt Tränen, Speichel, Schweiß aus, bewirkt Erbrechen und Durchfall, beschleunigt die Atmung, verengt die Pupille. Der Stoffwechselorganismus produziert im Übermaß Stoffe, die Ausdruck astralischer Wirksamkeit sind, z. B. Acetylcholin. – Man hat die Calabarbohne hauptsächlich in der Augenheilkunde, dann bei Neuralgien, Epilepsie, Chorea verwendet; die Wirkung geht auf den pathologisch in Zuckungen, Krämpfen sich betätigenden Astralleib.

Robinia Pseudacacia, falsche Akazie

Dieser bei uns in Wäldern, Parks, Alleen, auf sandigen Böden heimisch gewordene Baum entstammt dem atlantischen Nordamerika. Etwas knorrig im Stamm, dornig im Gezweig, ist er schön durch das fein gefiederte Laub, durch die schlanke Krone und die im Spätfrühjahr aus dem Blattwerk in reicher Fülle rieselnden weißen Blütentrauben mit ihrem süßen sehnsüchtigen Duft. An der Luft für die Luft gebildet, lichtliebend, erscheint die ganze Gestalt zäh und zart zugleich. Dabei sind die Blätter sehr widerstandsfähig, bleiben bis spät in den Herbst grün, halten der durch saure Industriegase verunreinigten Stadtluft stand.

Man ist verwundert zu hören, daß Holzstaub, Samen, Wurzel, Stammrinde giftig sind. Besonders letztere enthält ein giftiges Toxalbumin, das Darmblutungen erzeugt, die roten Blutkörperchen agglutiniert; ferner hat man darin ein Alkaloid gefunden, Eiweißiges (Globuline, Albumin), Fett, Sterine, Gerbstoff, Amygdalin und Harnstoff und Harnsäure spaltende Enzyme. Das Blatt ist ebenfalls giftig, Auszüge rufen Fieber, entzündliche Schwellungen der Lider, Zunge, Haut hervor; ein Syrup aus den Hülsen wirkt leicht narkotisch. In all diesen Erscheinungen offenbart sich die astralisierte Leguminose, die bis in Holz und Rinde diesen Eiweiß-Astralisierungsprozeß getrieben hat. Man kann die Abnormität dieses Prozesses im Heilmittel nutzbar machen, wenn der menschliche Astralleib in den oberen Verdauungswegen zu stark tätig wird, was in zu starke Magensäurebildung, bis zum Magengeschwür führen und sich in bittersaurem Aufstoßen zuerst ankündigen kann. Auch gastrische Kopfschmerzen hat man damit behandelt.

Alkaloidbildende Schmetterlingsblütler

Baptisia tinctoria, Färberhülse, wilder Indigo

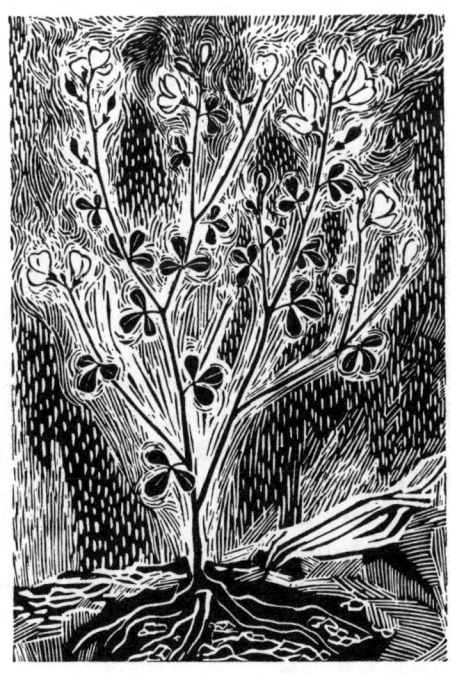

Dieses dem gemäßigten Nordamerika entstammende Kraut wächst aus kräftiger Wurzel zu einem etwa meterhohen ästigen, mit dreizähligen kleegrünen Blättern versehenen Gewächs auf, das sich im Hochsommer mit lupinenartigen, gelben Blütenständen ziert. Die stark aufgetriebenen, kurzen, ledrigen Hülsen umhüllen kleine nierenförmige Samen widrig-scharfen Geschmackes. Die Pflanze enthält indigobildende Substanz, ein abführendes, Koliken erzeugendes Harz, «Baptisin», ein abführendes Glykosid, «Baptin», und das uns bei Leguminosen wiederholt begegnende Alkaloid Cytisin. Dementsprechend wirken kleine Dosen der Pflanze – von der meist die frische Wurzel verwendet wird – die Stoffwechselorgane anreizend, abführend; große erzeugen schwere Magen-Darm-Entzündung. Die Pflanze hat fäulniswidrige Eigenschaften. Sie ist hilfreich gegen eitrigen Gewebezerfall; man hat sie mit Vorteil bei septischen Prozessen, Angina, Diphtherie, Scharlach, Ruhr, Cholera, Typhus, Grippe, Magen-Darm-Entzündungen, Blinddarm- und Bauchfellentzündung zu Hilfe gerufen.

*Laburnum anagyroides**, der Goldregen

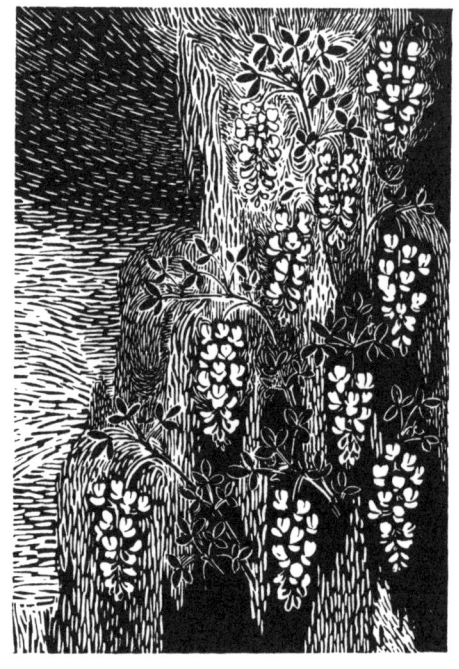

Der kleine Baum mit dem durch zarte Behaarung bald silbrig, bald goldig schimmernden dunkelgrünen Laub, dem erst aufstrebenden, bald aber gefällig die Zweige neigenden Wuchs, wächst gerne auf trockenen, sonnigen, eisenschüssigen Böden des südlichen und mittleren Europa; vor allem eignet ihm, nach einem Hinweis Rudof Steiners, das *Rotliegende*, jene geologische Schicht des Erd-Altertums, die Abdruck des Entwicklungseinschlages des Erden-Werdens ist, welcher der Erde die Eisenwirksamkeit, dem Menschenwesen der damaligen Zeit aber die Fähigkeit brachte, das rote, eisenhaltige Blut zu bilden. Ein gewaltiges kosmisch-irdisches Geschehen bewirkte beides: der Durchgang der Marssphäre durch die damalige Erdensphäre.

Eine starke Blühkraft steckt in dem Goldregen, die, durch den Winter knospenhaft durchgetragen, sich im Frühjahr in den Blütenkaskaden äußert, die von der Spitze bis fast zum Boden herab das Bäumchen umrieseln. Die aufsprießenden Blütentrauben neigen sich, fallen in die Schwere; die Einzelblüte dreht aber, dem Sinken zu begegnen, den Blütenstiel um 180 Grad zurück, so daß die «normale» Lage der Schmetterlingsblüte (Fahne oben, Schiffchen unten) wieder erreicht wird. Ein süß-schwerer Duft eignet diesen Blüten und spricht von den Auflockerungs- und Verflüchtigungsprozessen, die in diesem Bäumchen aufflammen, wenn das Astralische es mächtig ergreift. Wie schwarzbraune Asche, unerfreulich anzusehen, bleibt die dunkle Hülsenmenge reifend im Gezweige hängen. – Im Gegenprozeß zu dem so «sulfurischen» Blüteprozeß steht die Bildung sehr

* = Cytisus Laburnum.

harten Holzes. Die langstieligen, dreiteiligen, kleeartigen Blätter schmecken bitterlich-salzig, die Wurzel süßholzähnlich.

Dem starken Astralisierungsprozeß entspricht eine intensive Durchgiftung der ganzen Pflanze, besonders der grünen Früchte, Samen und Rinde, weniger der Blätter und Blüten. Das in ihnen gefundene Alkaloid Cytisin ähnelt in seinen Giftwirkungen dem Nikotin; sein Genuß führt zu Erbrechen, Speichelfluß, Krämpfen; es treten Blutüberfüllung des Kopfes, Blutleere und Entzündung der Verdauungsorgane, Harnsperre, Nierenbluten ein, der Blutdruck erhöht sich. Aufregungs- und Verwirrungszustände können auftreten mit Halluzinationen, auch Muskelzucken und Krämpfe. Der Astralleib *greift in abnormer Weise in den Blutprozeß ein.*

Rudolf Steiner hat an dieser Pflanze eine besonders wichtige Seite der Heilpflanzennatur auseinandergesetzt. Der in eine bestimmte Gegend geborene Mensch hat sich mit den physisch-ätherischen Bedingungen dieser Gegend auseinanderzusetzen. Aus diesen kann sich eine gewisse generelle Anlage zu Krankheiten ergeben – man denke an den Kropf, der ja in gewissen Gegenden endemisch auftritt. Der Arzt, der im Paracelsus'schen Sinne durch der Natur Examen gehen will, soll sich darum klar werden, welches die «Hauptpflanze» seiner Gegend ist. In dieser setzt sich nämlich die Pflanzenwelt in besonderem Grade mit den Erdenkräften der Gegend auseinander, in unserem Falle die Leguminosennatur mit dem Rotliegenden. Heilmittel aus solchen Pflanzen werden dem Arzt helfen können, die pathologische, *gegendbedingte* Grundkonstitution der Patienten zu bekämpfen.

Genista tinctoria, der Färbeginster

Sich unter Verkümmerung des Blatthaften bis zum völligen Schwund, Flügelung oder Verdornung in das Zweigartige zusammenzuziehen, aber in einem reichen, oft wohlduftenden Blütenprozeß golden zu entflammen, ist die Natur der Ginsterarten. Solche Pflanzen lieben karge, steinige, kalkreiche Böden, Steppen, Heideland und ein starkes Wirken von Licht und Wärme. Winterfrost ist ihnen schädlich. Aus starker Pfahlwurzel steigen besenförmig die Ruten des Färbeginsters, die mit den sehr schlanken, schon fast nadelschmalen, aber weichen, dunkelgrünen Blättern sich locker umkleiden. Die Ruten enden in langen Traubenrispen schöner sommerlich aufbrechender Blüten. Bei der Bestäubung entledigen sich die Blüten explosiv ihrer Pollen.

Die Wirkung der so blütigen Pflanze geht auf die Stoffwechselorganisation. Die Diurese wird stark angeregt, Hydrops, Nieren- und Blasenkrankheiten, Grieß- und Steinleiden, Bright'sche Krankheit, Schrumpfniere gehören zu ihrem Anwendungsgebiet. Die (cytisinhaltigen) Samen führen stark ab. Die starke Stoffwechselanregung fördert die Rekonvaleszenz.

Sarothamnus scoparius, Besenginster

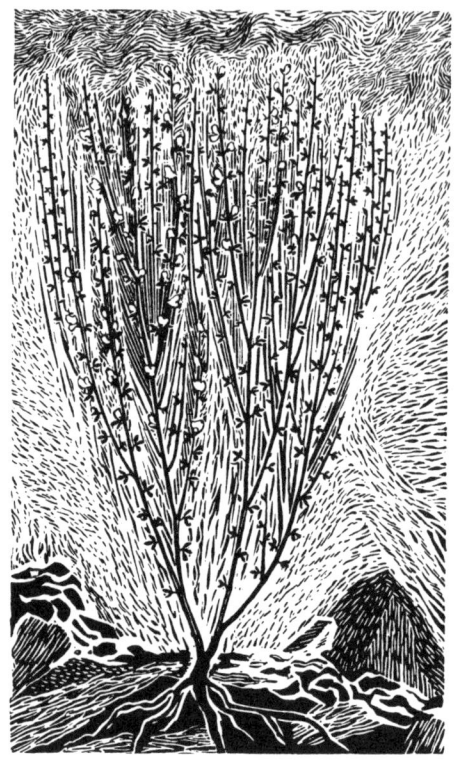

Heidekraut- oder schachtelhalmähnlich bildet sich der Typus in dieser kieselliebenden, trockene, sandige Böden, Waldränder etc. im wärmeren und feuchteren Westeuropa, England, Italien, Deutschland bis Polen bevorzugenden Pflanze. Sie enthält reichlich Kiesel in der Asche, jedoch auch Kalk, obwohl sie Kalk im Boden flieht. Sie will den Kalkprozeß selbst durchführen und reichert kalkarme Böden durch ihr Wachstum an. Aus kräftiger, holziger Pfahlwurzel wachsen die grünen Ruten rasch bis zu Mannshöhe auf; die dreizähligen Blättchen sind klein und hinfällig. Im Frühsommer entflammt die ganze Länge dieser Ruten mit goldener Fülle großer Schmetterlingsblüten, ein mächtiger, herzerwärmender Eindruck! So trocken der Strauch aussieht, so wärmeliebend er auch ist, so wenig verträgt er wirkliche Trockenheit; er muß Feuchte aus dem Boden saugen und in die Luft veratmen können. – Die blütebesuchenden Insekten lösen explosiv die gespannten Staub- und Stempelfäden aus, mit heftiger Bewegung schleudert auch die im Reifezustand plötzlich sich öffnende, spiralig sich verdrehende Hülse die schwärzlichen kleinen Samen fort, die ob ihrer nahrhaft-öligen Anhängsel von den Ameisen längs ihrer Straßen verschleppt und damit verbreitet werden. Die Pflanze ist gerb- und farbstoffreich, der in rutenhafter Länge sich auslebende Wuchs begünstigt die Bildung langer, spinnbarer Fasern. Die im starken Blütenprozeß so augenfällig werdende Astralisierung «durchgiftet» die ganze Pflanze. Es bildet sich als Ausdruck dieser Astralisierung in ihr ein flüssiges, flüchtiges, isoliert dem Coniin ähnliches Alkaloid Spartein, das zum Vergiftungbild Erbrechen, Durchfall, Somnolenz, Konvulsionen, Pulsbeschleunigung, Blutdrucksenkung hat und ein Gegengift gegen Schlangengift darstellt. In den Heilwirkungen der Pflanze kommt das Zusammenwirken dieser «Astralisierung» der Pflanze mit Kieselsäure-Licht-Prozessen zum Ausdruck. Bei Stauungen der Flüssigkeitsorganisation, Nieren-, Blasenleiden, Wassersucht, Ascites hat man sich ihrer diuretischen, steinlösenden Wirkungen bedient, wobei Auszüge aus Blüte, Kraut und die Asche zur Anwendung kamen. Ein zu stark in die Stoffwechselprozesse eingreifender, sie beschleunigender Astralleib, wie er in Schilddrüsenübertätigkeit, Kongestionen nach Kopf, Hals, Brust sich ausdrücken kann, findet im Besenginster einen Gegenprozeß. Da eine solche abnorme Stoffwechseltätigkeit sich auch störend ins rhythmische System schiebt, werden bestimmte Herzrhythmusstörungen gelegentlich mit Besenginsterpräparaten behandelt.

Saponinhaltige und sonstige

Astragalus exscapus, der Erdtraganth

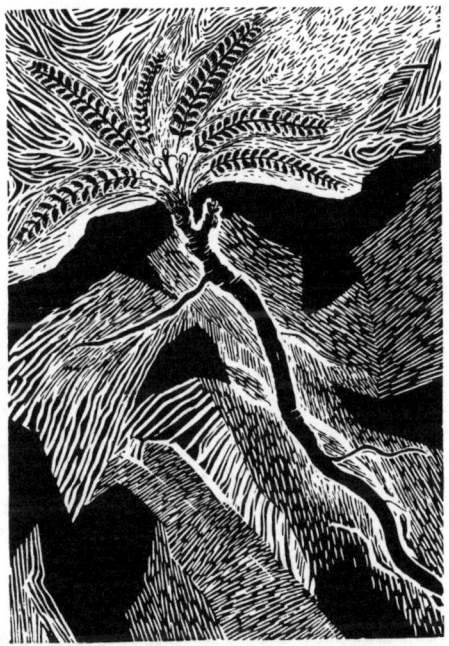

In den Astragalusarten hat der Leguminosentypus einen besonderen Variationsreichtum entfaltet, denn es gibt davon gegen 1600 Arten. Meist sind es Steppenpflanzen Vorderasiens. Unter der starken Wirkung von Sonne und Trockenheit ziehen sich die Ätherkräfte solcher Pflanzen in sich zusammen, die Blätter werden feinfiederig, die Blattspindeln verdornen, die Zweige werden hartholzig, ebenso werden die Samen sehr hart, ihr Eiweiß verhornt fast. Im Gegenprozeß gegen diese Verhärtung und Austrocknung von außen bilden sich reichlich Schleim- und Gummistoffe, die fähig sind, Flüssiges hartnäckig festzuhalten; Astragalus gummifer aus Syrien liefert so den echten Traganth.

Astragalus exscapus, eine Pflanze des pannonischen Florenbereiches, ist bei uns sehr selten; auf trockenen Kalkhügeln des Saaletales kann man ihn gelegentlich finden. Sonst kommt er noch in Böhmen, Österreich, der Schweiz (Wallis), Ungarn, Siebenbürgen, der Ukraine auf ähnlich beschaffenen Fundorten, auch an Rändern lichter, trockener Wälder vor. Mit mächtiger, fingerstarker Wurzel greift die Pflanze sehr tief in den Boden, entfaltet an der Oberfläche eine Rosette grausilbrig behaarter, robinienartig gefiederter Blätter, unter denen die grundständigen, äußerst kurzstieligen Blütentrauben in ihrer hell schwefelgelben Farbe ziemlich verborgen sind. Die Blüten öffnen sich im Frühsommer, sie duften robinienähnlich. Die kurze, dicke, rötlich gedunsene Hülse birgt die nierenförmigen, zahlreichen kleinen, steinharten Samen. Astragalus exscapus, eigentlich vom Ansehen einer Hochgebirgspflanze, erträgt große Kälte und Trockenheit; Nässe und humusreiche Böden flieht sie.

Rudof Steiner hat angegeben, wie man aus den Samen – unter Mitverwendung von Blatt und Blüte – ein Heilmittel gegen die Syphilis bereiten kann. Bei dieser Erkrankung verlagere sich die dem Haupt und Nervensystem eigene Tätigkeit der Ich-Organisation zu stark in den Unterleib, besonders den Sexualtrakt. Nun haben wir schon öfter dargestellt, wie Pflanzen mit starker, insbesondere verholzter Wurzelbildung auf das Haupt mit der darin überwiegend tätigen Ich-Organisation wirken. Sie ahmen diese gleichsam – in ihren Mineralisierungstendenzen etc. – nach. Pflanzen aber, die – wie dies bei unserem Astragalus so sichtbar der Fall ist – ihre Blatt-, Blüten- und Fruchtbildung so nahe an die Wurzel herandrängen, so daß die Wurzelorganisation mächtig ist bis in den Samen hinaus (was sich in starken Verhärtungsprozessen zeigt), haben in diesen Samen die Kraft, die nach unten geglittene Ich-Organisation wieder freizusetzen.

Galega officinalis, Geißklee

Aus rübiger Pfahlwurzel mit vielköpfigem Wurzelstock wächst die üppige, feuchte und warme Böden, nasse Wiesen z. B., liebende Staude mit den unpaarig schlank befiederten blaugrünen Blättern, den im Hochsommer blühenden weißbläulichen Blütentrauben, die blattachselständig sich schlank und wie etwas Verflüchtigendes aus dem üppigen Krautwerk erheben. Der Geißklee ist in Südost- und Mitteleuropa heimisch, sein starkes Vegetatives ermöglicht bis zu sechsfachen Schnitt. Er enthält in allen Organen Galegin (Iso-amylen-guanidin), im Kraut ein Flavonglykosid, Saponin, Bitterstoffe, Gerbstoffe.

Die harn-, schweiß-, vor allem milchtreibende Pflanze ist seit dem Mittelalter als Heilpflanze bekannt. In neuerer Zeit hat man *Glukokinine* in ihr entdeckt, Stoffe, die den Zuckergehalt im Blute herabsetzen, und ein Unterstützungsmittel bei Diabetes damit zu finden gemeint. Doch kann der Diabetiker die Fremdnatur des Nahrungszuckers nicht überwinden und muß ihn darum durch den Harn ausscheiden. Zur Heilung ist die Kraft der Ich-Organisation zu stärken; sich dazu des Rosmarins zu bedienen hat Rudolf Steiner gelehrt. Galega wirkt aber – wie die meisten Leguminosen – durch die mit ihr verbundenen Astralimpulse, die kräftig in die Flüssigkeitsorganisation, ausscheidungsanregend, eingreifen.

Glycyrrhiza glabra, Süßholz

Mit schier endlos und weit herum den Grund durchwühlenden Bodenausläufern ein großes Stück Land sich erobernd, gedeiht das Süßholz in warmen, sandig-feuchten Böden; es ist eine Steppenpflanze des Mittelmeergebietes und Südosteuropas, seit dem Mittelalter aber auch in unseren Klimaten angebaut. Schlank und zierlich steigen etwa meterhoch die oberirdischen Triebe mit kräftig grünen, unpaarig gefiederten Blättern und aus deren Achseln die in zartem, flüchtigem Blauviolett aufschwebenden, langgestielten Blütentrauben. Im flüchtigen Blüteprozeß sich nach oben zu wenden und dann wuchernd die Erde zu durchwühlen, wechselt der Lebensrhythmus dieser Pflanze.

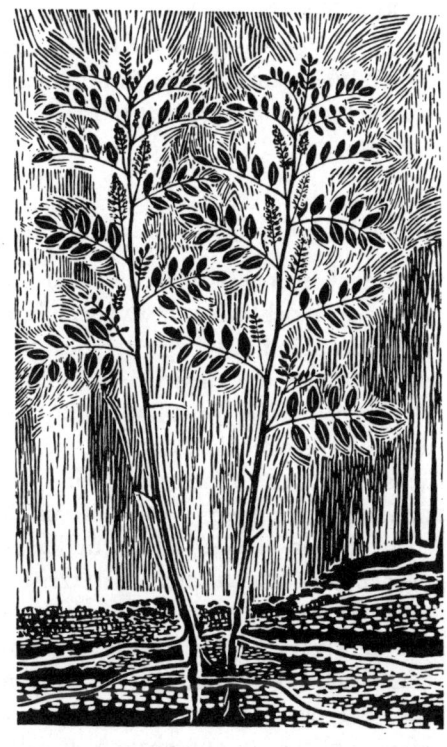

Das Heilsame ist der holzige Wurzelstock, der außer etwas Gerb- und Bitterstoffen, Harzen, einer Spur ätherischen Öles, Fett, Stärke und Zuckerarten das saponinartige Glykosid Glyzyrrhizin enthält. Diese Stoffe verraten, wieviel von Prozessen, die andere Pflanzen der Frucht- und Samenbildung schenken, hier in die Wurzelregion verlagert ist.

Das Süßholz wird als Expektorans – in «Brustpulvern» und ähnlichem – seit dem Altertum verwendet; eine ins Lungengebiet verlagerte Stoffwechseltätigkeit wird durch die eigenartige Dynamik dieser Pflanze ins Normale zurückgebracht. Saponine wirken ja, wie nun schon oftmals dargestellt, in dieses Gebiet. Eine Zeitlang versprach man sich viel vom Süßholzextrakt zur Behandlung des Magengeschwürs, doch können bei seiner Anwendung gefährliche Stauungen der Flüssigkeitsorganisation sich ergeben. – Der in diesen Fällen in Lunge oder Magen abnorm eingreifende Astralleib wird aus seiner pathologischen Situation gelöst.

Melilotus officinalis, Steinklee

Schlank, luftig beblättert und in steilen, fahlgelben Pyramidentrauben im Sommer reich erblühend, begegnet uns der Steinklee an Wegen und Rainen, auf Schuttplätzen, auf steinigen, kalkreichen Böden. Die zweijährige Pflanze streckt eine kräftige Pfahlwurzel in die Tiefe und wird meterhoch. Nicht nur die Blüte, sondern *das ganze Kraut duftet* (durch Cumaringehalt) waldmeisterartig. Es verteilen sich also gewisse astralische Prozesse, die sonst der Blüte angehören, über das rhythmische Blattsystem. Außerdem enthält die Pflanze Schleimstoffe.

Äußerlich angewendet wirkt die Pflanze erweichend, entzündungsdämpfend, schmerzstillend; innerlich, entsprechend zubereitet, schlaffördernd, beruhigend, kopfschmerzstillend, harn- und schweißtreibend.

Rudolf Steiner gab für Melilotus an, dieser wirke auf den Astralleib so, daß er in der Verteilung seiner Kräfte eine Ausgleichung erfahre, wenn er in krankhafter Weise einseitig, z. B. im rhythmischen System konzentriert und im Stoffwechselsystem mangelhaft tätig sei. Es erklären sich daraus die angeführten Heilwirkungen.

Ononis spinosa, Hauhechel

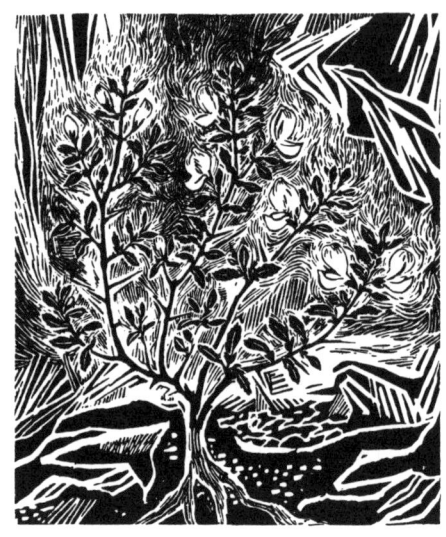

Wenn man im Sommer über die mageren Hochfluren etwa der Juraberge streifend als Begleiter des steinigen Weges die niedrigen, dornigen Hauhechelbüsche in Blüte sieht, hat man den Eindruck eines zäh die Lebenskräfte als Dornstaude in sich zusammenhaltenden, zwar freundlichen, aber in seinen großen und zahlreichen, die Ruten dicht besetzenden rosafarbenen Blüten wäßrig-entzündeten Gewächses. Mit kräftiger Pfahlwurzel greift es so stark in den Boden, daß der an Ackerrainen wendende Pflug unliebsam aufgehalten werden kann; Pflughalter, arrête-bœuf hat man es genannt wegen des schwierigen Jätens, auch Weiberzorn. Die Wurzel riecht frisch bocksartig. Fetter Boden, üppige Düngung vertreiben die Pflanze; schlechte, sandige Böden verbessert sie, nicht nur als Stickstoffsammlerin, sondern auch durch hohen Kali- und Kalkgehalt.

In der süßholzartig schmeckenden Wurzel hat man ein glyzyrrhizinartiges «Ononid», ferner Saponine, Gerbstoffe, Zucker, etwas fettes und ätherisches Öl gefunden; auch bei dieser Pflanze ist viel des «Oberen», der Blütenregion, ins «Untere», die mächtige Wurzel gedrängt. Dazu kommt die in der Dornbildung sich ausdrückende Stauung der ätherischen Kräfte.

Die Abkochung der Wurzel regt den Ätherleib an, die Herrschaft über den Flüssigkeitsorganismus wieder zu ergreifen, der in wäßriger Stauung, ödematöser Schwellung zu stark physisch geworden ist; gleichzeitig greift der Astralleib, kräftig die Ausscheidung anregend, über die Nierenfunktion ein; Hydrops, Ascites, Dysurie und Stein- und Grießbildung in Blase und Niere sind wichtige Anwendungsgebiete dieses mächtigen Diuretikums, ferner überhaupt Harnsäure-Überladung des Organismus mit all ihren Folgeerscheinungen in Muskel und Haut.

Trigonella Foenum graecum, Bockshornklee

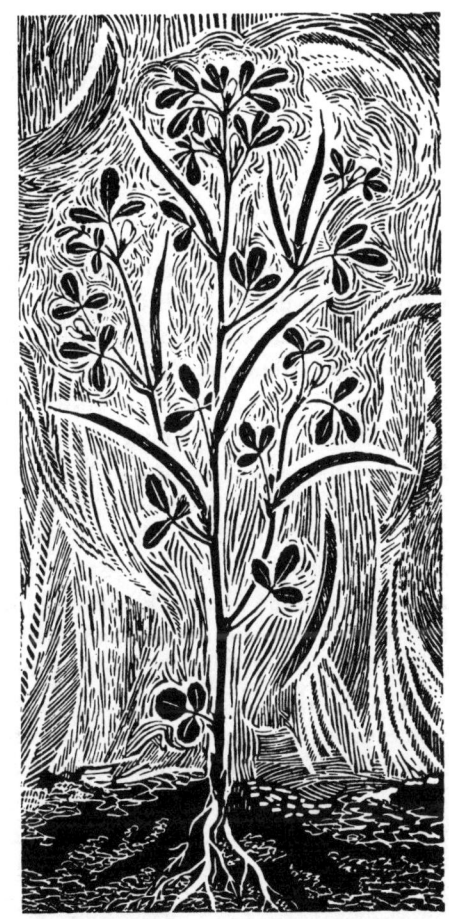

Aus Südwest-Asien stammt das würzige Kraut, es ist im Mittelmeergebiet heimisch, nördlich der Alpen durch Anbau verbreitet worden. Verwildert kann man es an warmen trockenen Orten gelegentlich finden. Einjährig treibt es eine lange, spindelförmige Pfahlwurzel nach unten, nach oben aber aufrechte, halbmeterhohe, wenig verästelte Stengel mit kleeartig dreiteiligen Blättern und den sommers erscheinenden, einzeln oder zu zweit in die Blattachseln geduckten weißgelblichen Blüten, die – da das Schiffchen sehr klein – dreiblättrig scheinen (Trigonella).

Die Frucht wächst zur langen, bockshornähnlichen Hülse aus; der ganzen Pflanze ist der charakteristische, entfernt bocksartige Geruch eigen, der sich dem mit ihr bereiteten grünen Kräuterkäse mitteilt. Die Eiweiß, Fett und schleimartige Kohlehydrate bergenden Samen sind ein gutes Kräftigungsmittel für Rekonvaleszenten; die zu 30% vorhandenen Schleimstoffe wirken verdauungregelnd, die wärmehaften Würzstoffe appetitanregend. Heiße Breiumschläge daraus zeitigen Furunkel und Eiterungen. Ferner enthält die Pflanze Vitamin C und das dem Antipellagrafaktor verwandte Trigonellin; sie wirkt auch ebenso wie der Geißklee blutzuckersenkend.

KRAPP-GEWÄCHSE (RUBIACEAE)

Der Typus

Diese sehr große Pflanzenfamilie ist mit 4500 Arten die größte nach den Korbblütlern unter den Blütenpflanzen mit verwachsen-blättriger Blumenkrone. Sie entsendet in die gemäßigten Zonen nur wenige Ausläufer, die Labkräuter und Waldmeisterarten. Zart und flüchtig wirken diese Feuchtigkeit und Schatten liebenden Kräuter, die es hauptsächlich auf die Entwicklung des Stengelhaften angelegt zu haben scheinen, an das die Quirle einfacher, kleiner Blätter dicht herangezogen sind. Knoten und Blattquirle türmen sich aufeinander, es kommt zu keiner fortschreitenden Verwandlung der Gestaltbildung – bis zuletzt doch alles in einen reichen Blütenprozeß einläuft. Gar nicht enden will dieser Stengelprozeß im *Klebkraut*, das sich meterhoch an aufrichtekräftigeren Pflanzen mit borstigen Haaren kletternd hinaufhebt. Sehr schnell strömt bei *Labkraut* und *Waldmeister* die aufsprießende Blattstengelgestalt in die Blütenbildung ein, die sie wie eine duftige Wolke umgibt.

Nähert sich unsere Betrachtung aber den Tropen, insbesondere deren Regenwäldern, so kommen wir zum Schwerpunkt der Familie. Eine reiche Fülle von Schattenkräutern des Bodens, Sträuchern des Unterwuchses, kletternden Lianen und auch hohe Bäume finden sich da; sie zeigen uns gleichsam im Riesenhaften, was bei uns als Waldmeister und Klebkraut nur bescheiden erscheint. Nebelwälder der Tropengebirge bringen die Chinarindenbäume hervor. Andere Arten finden wir in den sumpfigen Mangrovewäldern tropischer Meeresküsten. Manche Arten wagen sich mehr ins Offene, Lichte, in Savannen, sogar Steppen, manche in die tropischen Gebirge, die ja der Feuchte nicht entbehren. Doch gehört vielmehr zu ihnen die brütende, schattige Feuchte der Niederungen.

Mit dem Mineralisch-Erdhaften ist der Typus nicht allzu gut verbunden, dies zeigt die große Zahl von Epiphyten, welche er hervorbringt; ein *Lebendiges* als Untergrund steht ihm mehr an. Hingegen rückt er dem Tierhaften, der Region astraler Bereiche auf vielfache Art entgegen. Hohle Zweige, blasige Auftreibungen am Ansatz der Blattstiele, luftige Durchkammerungen im Wurzelgebiet findet man, die sich mit Spalten oder Löchern gegen die äußere Luft öffnen können. Solche Pflanzen sind intensiv «durchpneumatisiert» und damit dem Element geöffnet, welches doch erst das Tier – kraft seines Astralleibes – sich wirklich einverleiben kann: der Luft. Solche Pflanzen werden aber trotzdem von einem tierischen Element ergriffen, das als Astralisches in sie eindringt;

es ziehen nämlich Ameisenarten in diese lebendigen Behausungen und machen sie zu «pflanzlichen Ameisenhaufen». Manche Arten solcher Ameisenpflanzen finden sich unter den Rubiaceen; besonders interessant sind darunter die «Ameisen*epiphyten*», die im starken Hinstreben zur Tierregion die mineralische Erde fliehen und nur auf Pflanzlichem wurzeln. Bei den nicht epiphytischen Ameisenpflanzen rutscht dieser Durchluftungsprozeß hinauf gegen die Blütenregion und mit ihm auch die Ameisenbesiedlung. Die Blüte ist ja das dem Astralischen am nächsten stehende Pflanzenglied. Epiphyten aber sind durch die Schwächung ihrer Wurzelprozesse als *Ganzes* blütenhafter.

*

AMEISENSÄURE- UND HARNSÄUREPROZESSE

Gegen die Tropen nimmt die Entfaltung des Rubiaceenwesens zu. Aber auch die Entfaltung des Ameisenwesens. Die Tätigkeit der Ameisen ist eine wichtige Funktion im Erdensein, die Ameisen sind wirklich etwas wie ein Organ des ganzen Erdenlebens mit ganz bestimmten Aufgaben. Darauf hat Rudolf Steiner vielfach (besonders ausführlich im «Bienenkurs») hingewiesen. Nach seinen Darstellungen ist es ihnen zu danken, daß das aus dem Leben abfallende Tote, das Leichnamartige, nicht als ständig anwachsende Mumienwelt schließlich die ganze Erde ausfüllt und daß der Goethe'sche Satz Geltung hat: die Natur habe den Tod erfunden, um viel Leben zu haben. Der Ameisenprozeß bringt das Tote immer wieder ins Lebendige zurück. Der feine Ameisensäureprozeß aber, der durch die Lebenstätigkeit der Ameisen fortwährend in die Atmosphäre übergeht, *er ermöglicht es der Weltengeistigkeit, in die irdischen Lebensprozesse einzugreifen.* Es ist charakteristisch, daß diese Ameisentätigkeit immer intensiver werden muß, je weiter man sich den Tropen nähert, den Zonen ohne Winter, ohne rein kosmische Jahreszeit. Die Ameisensäure muß dort etwas von dem ersetzen, was anderen Zonen an kosmischem Wirken der Winter gibt. – Im menschlichen Organismus gehört ebenfalls ein feiner Ameisensäurebildungsprozeß mit zum Wesen der Gesundheit. Er ist mit dem so wichtigen Prozeß der Auflösung und Ausscheidung der durch die Tätigkeit des Astralleibes entstehenden, und zwar mit seiner Bewußtseinsentfaltung verbundenen Abbautätigkeiten und ihrer Produkte verbunden. Wir wissen ja, wo der Astralleib Bewußtsein-entfaltend wirkt, wird das Leben, die ätherische Tätigkeit zurückgedrängt und die lebendige Substanz in feiner Weise zerstört.

Unter diesen Abbauprodukten nimmt aber die *Harnsäure* eine besondere Stelle ein. Sie ist eigentlich eine salzartig-mineralische Substanz, aber ein «Mineral», das aus der Eiweißsphäre heraus entsteht, und zwar in Zurückdrängung der ätherischen Bildekräfte durch die in die Leiblichkeit eingreifenden, Bewußtsein-vorbereitenden Prozesse der höheren menschlichen Wesensglieder, nämlich des Ich und des Astralleibes. Rudolf Steiner hat dargestellt*, wie dieser harnsäurebildende Prozeß, wenn er unter voller Kontrolle der höheren Wesensglieder vor sich geht, die «Bewußtseinsorgane», Gehirn und Nervensystem, in feiner Art durchsetzt und ihnen etwas wie einen Spiegelbelag einprägt, an dem die genannten höheren Wesensglieder sich «spiegeln», das heißt sich selbst erfassen können. Das gesunde Wachbewußtsein und sein natürlicher Gegenpol, der gesunde Schlaf, hängen sehr von der Beschaffenheit dieses Harnsäureprozesses ab. Zur Regulierung dieses Mineralisierungsprozesses bedienen sich aber Ich und Astralleib gerade des Ameisensäureprozesses, der daher im gesunden Organismus immer in genügender Stärke verlaufen muß. Ist dieser Ameisensäureprozeß zu schwach, geschieht dadurch in weiterer Folge eine Überladung des Organismus mit Harnsäureprozessen, so kann Ameisengift in richtiger Zubereitung ein wichtiges Heilmittel werden.

Der Pflanzenprozeß bringt es durch sich selbst nicht – von ganz seltenen Ausnahmefällen abgesehen – zur reichlichen Bildung von Ameisensäure, da ihm ja auch der Astralleib fehlt. Er vollzieht nur eine Vorstufe dieser Bildung, gleichsam die Transformation dieses astralischen Prozesses auf die ätherische Ebene; er bildet reichlich *Klee(Oxal)-Säure*. (Näheres darüber zeigt die Betrachtung der Oxalisgewächse.) Da muß der Tierprozeß selbst (die Bienen-, die Ameisenwelt etc.) eingreifen und den pflanzlichen Oxalsäureprozeß in den tierischen Ameisensäureprozeß, in die Ameisensäure überführen, welche die flüchtigste Säure der organischen Chemie, eine richtige «Luftsäure» ist. (Man denke an die Luftbeziehungen des Astralischen!) Durch den Ameisensäureprozeß kann die Geistigkeit des Weltalls in die Lebensprozesse der Erde eingreifen – ähnlich wie die Geistigkeit des Menschen in seine Leiblichkeit eingreifen kann mit Hilfe des Ameisensäureprozesses.

Wenn nun eine Pflanzenfamilie in solcher Art nach dem Astralischen strebt, daß sie eigentlich tierische Stoffwechselorgane, z. B. eine Niere, bekommen möchte, und wenn sie dies durch die Bildung harnsäureverwandter Substanzen zeigt, wie dies bei Rubiaceen stattfindet, so wird nicht wundernehmen, wenn wir zugleich in einer solchen Familie eine merkwürdige Hinneigung zum Ameisenwesen finden.

Hiermit drückt sich auch in dieser Pflanzenfamilie besonders deutlich aus, wie das Pflanzensein *innerlich* mit dem Tiersein zusammenhängt, wie die Naturreiche *innerlich* miteinander verwoben sind, und man wird von da ausgehend manches des *äußeren* Verwobenseins besser begreifen. Es streben eben die Pflanzen auf vielfältige Weise den über ihnen stehenden Reichen entgegen. Dies konnte nun bereits an einer ganzen Reihe von Pflanzenfamilien gezeigt werden. Die Rubiaceen haben dieses Hinstreben zur astralischen Sphäre darin, daß sie eigent-

---

* «Grundlegendes für eine Erweiterung der Heilkunst nach geisteswissenschaftlichen Erkenntnissen», Dornach 1925.

lich so etwas wie einen tierischen Stoffwechsel bekommen möchten, eine Verdauungs- und eine Nierenorganisation etc. Der Saft der Labkräuter vermag den Anfang der Milcheiweißverdauung zu leisten, er erzeugt ein Enzym wie der Kälbermagen. Eine ganze Reihe von Rubiaceen geht mit ihrem Eiweiß so um, daß hierbei Abbauprodukte entstehen, wie sie im Enddarm entstehen; ihre Blätter, Zweige, Rinden entwickeln zerrieben einen starken Geruch nach menschlichen Exkrementen. Diese Rubiaceen werden in ihrer Heimat als Heilmittel für die Verdauungsorgane geschätzt.

Die besondere Beziehung zur Astralsphäre zeigt sich bei den Rubiaceen auch noch in einem Phänomen, das wir bereits bei den Leguminosen anschauen konnten: in der Fähigkeit, sich den «Inkarnationsstoff für das Astralische», den Stickstoff nämlich, zuzueignen. Wie die Leguminosen gehen die Rubiaceen Symbiosen mit Stickstoffbakterien ein, anderen zwar, z. B. dem Mycobacterium Rubiacearium. Diese Bakterienkolonien werden aber nicht in der Erd-Wurzel-Region behaust, sondern in den Blättern, der rhythmischen Region.

Ist auch ein Gestaltungs-Hauptmoment der Rubiaceen das Blatt- und Stengelhafte, so ist doch der Blütenprozeß dieser Gewächse intensiv; die Einzelblüten sind tief eingestülpt, sie duften oft sehr stark. Viele sind weiß und Nachtblüher. Doch manche sind intensiv rot und vogelbestäubt – wie viele Tropenpflanzen. Der Fruchtknoten ist unterständig, die Frucht wird eine saftige Beere oder Steinfrucht oder trockene Kapsel. Der Kelch wächst oft mit der Frucht, dient ihr dann als Flügel, oder die Samen selbst können geflügelt sein. Manche Arten bilden auch intensive Farbstoffe, rote, gelbe, aus. Hat doch die Familie ihren Namen von Rubia tinctorum, dem Krapp, dessen roter Wurzelfarbstoff eines der wichtigsten Färbemittel – bis vor 100 Jahren – war, bis mit seiner Nachahmung durch die Alizarinsynthese der Mensch in die Laboratorien verlegte, was ihm bisher an Substanzbildung aus der lebendigen Natur geboten worden war.

Aus den Kräften des Stoffwechselsystems, des Stoffwechsels überhaupt, ergibt sich die Wärmeentwicklung des menschlichen Organismus; aus der Stoffwechselsphäre steigt auch die abnorme Wärmekraft des Fiebers. Jede Mahlzeit schon führt zu einer – wenn auch geringfügigen und nur kurz andauernden – Temperaturerhöhung. Nur bringt die «abkühlende» Tendenz des Sinnes-Nervensystems diese Stoffwechselübertätigkeit schnell wieder zur Norm zurück. Man kann begreifen, daß sich unter den Rubiaceen auch manche finden, die auf die Blutwärme – als wichtige Fiebermittel – aber auch auf die ganze Blutbildung und Blutbeschaffenheit wirken. Die Chinarindenbäume sind dafür Beispiele.

Sonst findet sich unter den Heilwirkungen innerhalb dieser interessanten Familie häufig eine solche auf den Nierenprozeß, auf Nieren- und Blasentätigkeit. Auch dies erscheint nach dem Vorausgegangenen durchaus verständlich.

Es folgt nun die Einzeldarstellung einiger typischer Heilpflanzen aus dieser Familie.

Heilpflanzen der Rubiaceen

Asperula odorata, der Waldmeister

Der Buchengrund mit seinem milden Humus, seinen sanft durchhellten Schatten ist besonders in seinen lichteren Stellen der Wuchsort vieler Heilpflanzen, wie des Frühlingsbingelkrautes, Bärenlauchs, Maiglöckchens, Salomonssiegels, Aronstabes, Buschwindröschens, der Einbeere – und eben des Waldmeisters. Aus kriechendem Wurzelstock steigt stracks und gerade ein-zwei Spannen hoch das frische Grün der zierlichen Blattquirle, atmet fünf, sechs, sieben solcher Quirle nacheinander aus dem Stengel und endet das schöne rhythmische Gebilde mit der luftigen Trugdolde weißer, kurzröhriger Blütensterne. Der zarte Waldduft der frisch gepflückten Pflanze verstärkt sich außerordentlich beim Welken, er ist eine eigenartige Mischung von Schatten und Frische. Die ganze Pflanze wird hier, wenn sie welkt, wenn also mit dem veratmeten Wasser die ätherischen Kräfte sich zurückziehen, zum Duft-Offenbarer und enthüllt damit das astrale Element in luftiger Flüchtigkeit. Es wirkt hier im Kraut ein Prozeß, der sich sonst in Pflanzen*blüten* abspielt, wo das ätherische Wirken immer stark zurücktritt und dadurch die astralen Einflüsse hervortreten läßt, die in Duft und Farbe wahrnehmbar werden.

Stofflich betrachtet ist der Waldmeisterduft ein Kumaringlykosid, wie wir es schon bei Melilotus kennengelernt haben.

Man hat Auszüge aus dem blühenden Kraut bei Schlaflosigkeit (Äther- und Astralleib wollen sich im Bereich der oberen Organisation nicht genügend voneinander lösen, was zum Einschlafen nötig ist) verwendet, ferner bei Stauungen des Flüssigkeitsorganismus, Hydrops, Neigung zu Grieß- und Steinbildung, aber auch bei Leberstauungen, Rückstauung der Galle. Man achte, wie der rhythmische Fluß ätherisch bedingter Gestaltbildung sich mit astralisch bedingter Duftstoffbildung tingiert und zuletzt den Blüteprozeß aus sich herausstrahlt. In jeder Duftstoffbildung geht Substanz aus dem flüssigen (oder gar festen) Zustand in den Luftbereich über. Ätherische Öle, die Duftträger, wirken immer stark auf den Nierenprozeß; denn in diesem vollzieht sich die Eingliederung des Astralleibes in die ätherischen Prozesse der Flüssigkeitsorganisation.

Galium Aparine, das Klebkraut

Beim Klebkraut ist das rhythmisch fortfließende Aufeinander der durch lange Zwischenglieder getrennten Blattquirle gleichsam außer Rand und Band geraten. Über Mannshöhe klettert es, an höheren aufgerichteten Gewächsen, Gebüsch, Zäunen, am Saum von Getreidefeldern mit seinen rückgekrümmten Borstenhaaren haftend, empor. Dem gegenüber ist der Blütenimpuls schwach geworden, kleine, armblütige Trugdolden weißgrünlicher Blütchen verschwinden in den Blattachseln. Die kugeligen Früchtchen haften wie Kletten an den Kleidern.

Das Klebkraut enthält – wie das echte Labkraut – ein die Milch zum Gerinnen bringendes Labferment, Saponin, in der Asche Kieselsäure. Dieser Kieselsäuregehalt kommt verstärkend zu den bereits beim Waldmeister genannten Prozessen hinzu und macht die Doppelwirkung – auf Niere und Haut – begreiflich; denn die Pflanze wurde bei Hydrops, Neigung zu Nierengrieß- und Steinbildung, Harnverhaltung, aber auch bei Pleuritis und äußerlich bei chronischen Hautausschlägen verwendet.

Rubia tinctorum, der Färberkrapp

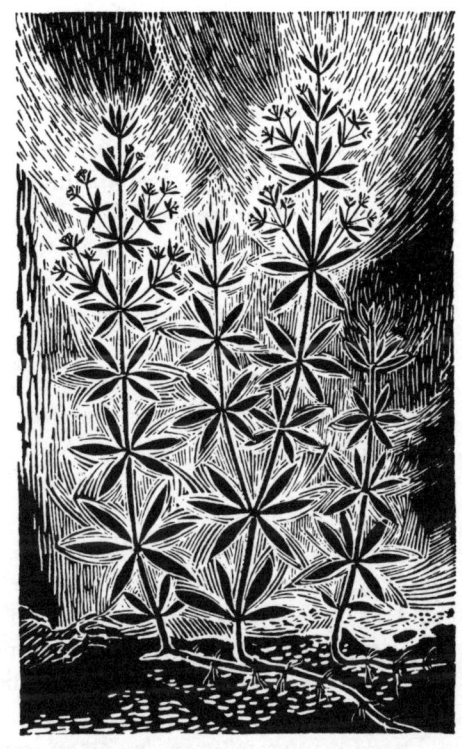

Eine der wichtigsten Farbpflanzen Europas war vom Altertum bis ins letzte Drittel des vorigen Jahrhunderts der Krapp; erst die synthetische Herstellung seines Farbstoffs, des Alizarinrots, vertrieb ihn von den Äckern. Viele Rubiaceen bilden übrigens mehr oder weniger solche roten Farbstoffe in den Wurzeln, auch die vorher besprochenen Arten und ihre Verwandten, Asperula- und Galiumarten. Die aus meterlang unter dem Boden kriechendem Wurzelstock kräftig aufwuchernde Pflanze mit ihren rauhborstigen Blättern und Stielen mutet wie ein Klebkraut mit etwas stärkerer Aufrichtekraft an. Die Sprosse enden in kleinen Trugdolden mit gelblich-grünen Blüten, aus denen erst rote, dann schwarzwerdende Beeren hervorgehen. Die dunkelgrünen Blätter sind größer, zugespitzter als beim Klebkraut und von glänzenderem sattem Grün. In der Asche hat man außer viel Kalzium und Kalium nennenswerte Mengen von Magnesium und Kieselsäure gefunden, worin sich ein starkes Verhältnis zum Licht spiegelt. Starke Bildung von roten Farbstoffen drückt – nach Rudolf Steiner – aus, daß sich die betreffende Pflanze gegen mächtige astralische Einwirkung wehrt. – Außer dem Krappfarbstoff hat man im Wurzelstock Gerbstoffe, Zitronensäure, Pektine, bis 15% Zucker, etwas fettes Öl gefunden. – Ähnlich wie beim Klebkraut geht die Wirkung auf Niere und Haut, man hat die Pflanze bei Erkrankungen der Niere und Blase (Nephro-Cystolithiasis, Pyelitis, Cystitis) verwendet. Sie wirkt in diesem Gebiet entzündungswidrig, entkrampfend,

Steinbildungen bekämpfend, wie dies bei manchen Pflanzen, in denen ein Zusammenwirken von Kalk- und Kieselprozessen stattfindet, der Fall ist. Der Farbstoff färbt den Harn rot, aber auch die Knochen, was auf Kiesel- und Kalkdynamik deutet. – Ferner hat man sich der Pflanze zur Heilung von Hautleiden, Geschwüren, Wunden, Ulzerationen in Rachen- und Kehlkopf, bedient.

Cephaelis Ipecacuanha, die Ruhrwurz

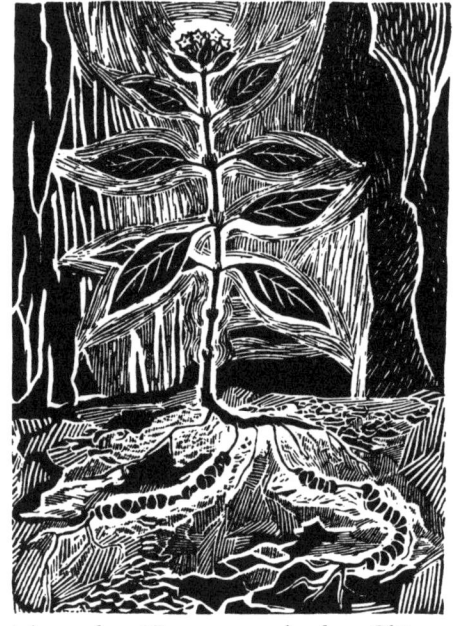

In den feuchten, schattigen Wäldern der Niederungen des subtropischen Südamerika, recht in der «Stoffwechselregion» der Erde, wächst als ein dortiger «Waldmeister» die Ruhr- oder Brechwurz. Der kurze, dünne Wurzelstock entsendet nach unten Wurzeln und Nebenwurzeln; die etwa kniehoch aufsteigenden Sprosse schicken Adventivwurzeln aus. Manche dieser Nebenwurzeln verdicken sich eigenartig, in rhythmisch geringelter Folge bilden sich gegeneinander stehende, umgreifende Wülste – einem von Krämpfen zusammengeschnürten Darm entfernt zu vergleichen. Die oberirdischen Stengel sind unten kahl, etwas verholzt und tragen gegenständige, zugespitzt elliptische Blätter, die sich nach oben etwas zusammendrängen und im Zusammenziehen der Knoten auch den Blütenstand als halbkugeliges Köpfchen in die Mulde der obersten Blattpaare ziehen. Die ein bis zwei Dutzend Blüten sind weiße, bauchige Trichter mit unterständigen Fruchtknoten und lassen aus sich eiförmige, fleischige Steinfrüchte hervorgehen.

Das Hineingepreßtsein des Blütenstandes in die Blattrhythmik, das Fortsetzen dieser Blattrhythmik mit ihrem Wechsel von Ausdehnung (Blatt) und Zusammenziehung (Internodium) in die rhythmische Ringelung der Wurzeln bringt ein Hineinschieben eines Oberen in ein Unteres stark zum Ausdruck. Das Anschwellen der Wurzel hat mit ihrer Ausbildung zu einem Reservestoff-Organ zu tun; diese Pflanze «fruchtet in der Wurzel». Parallel dazu muß man die Durchgiftung, die Alkaloidbildung sehen. Das Blatt enthält etwa 1,5%, der Stengel 1%, die Wurzel 2,7% Alkaloide (Emetin, Cephalein, Psychotrin). Außerdem hat man in der Wurzel gefunden ein Glykosid Ipecacuanhin, Saponin, Gerbstoff, Bitterstoff, Apfel- und Zitronensäure, Pektin, Gummi, etwas ätherisches, etwas fettes Öl, Wachs, Stärke; in der Asche etwas Kalium- und Kalziumoxyd, ziemlich viel Magnesiumoxyd und Kieselsäure.

Die Wurzel ist also schon ein Hauptorgan für diese Pflanze, allerdings mit starken Einschlägen des rhythmischen Systems und der Blüten- und Fruchtkräfte. Ipecacuanha lebt mit ihren Gesamtimpulsen sehr stark in diesem Wurzelhaften, mit dem sie die oft überschwemmten, sumpfigen Böden ihrer Wuchsorte durchzieht. Es ist noch auf die außerordentlich große Vitalität dieser Pflanze hinzusehen; sie kann sich aus jedem kleinen Wurzel- oder Sproßstück, sogar aus den Blattstielen regenerieren.

Die Ipecacuanhawurzel ist – wie schon der deutsche Name ausdrückt – ein starkes Brechmittel. Sie ruft starke Antipathiekräfte des Astralleibes in der Magenregion gegen die normalerweise mit Sympathie aufgenommene, in der Verdauungsrhythmik von oben nach unten bewegte «Außenwelt» der Speise hervor und erweckt die «Antirhythmik» des Erbrechens mit ihrer Bewegungsrichtung von unten nach oben.

Ferner fördert sie, mit Vorsicht verwendet, die Abschleimung der durch nach oben verlagerte Stoffwechselprozesse der unteren Organisation überfluteten, erkälteten Lunge, läßt den Astralleib die Herrschaft über die seinen Impulsen entglittene, übermäßig nach oben andrängende Flüssigkeitsorganisation wieder gewinnen und erweist sich darum hilfreich bei Husten, Bronchialkatarrhen, Keuchhusten, Asthma, Krampfhusten, aber auch Schnupfen, Konjunktivitis. Es spricht sich das Zusammenwirken von Alkaloid- und Saponinprozessen in solchen Effekten aus.

Ein drittes, besonders wichtiges Gebiet der Ipecacuanhawirkung ist der Darm; die Wurzel ist eine der mächtigsten Heildrogen bei Darmentzündung, Durchfällen und – vor allem – Ruhr.

Um derartige Erkrankungen – und ihre Heilmittel – zu begreifen, muß man die ganz verschiedene Rolle erfassen, welche Astralleib und Ich, die höheren Wesensglieder, in der Sinnes-Nerven-Organisation und im Stoffwechselsystem spielen; insbesondere muß man die polare Art ihres Wirkens im Verdauungsprozeß verfolgen. In der oberen Organisation sind sie abbauend, formend, Bewußtsein-entwickelnd tätig; in der unteren aufbauend, das Beleben dirigierend, organbildend. In den Verdauungsprozeß greifen sie derart ein, daß sie die Nahrungssubstanz wahrnehmen, ergreifen, abbauen, ihrer Eigenart völlig entkleiden und dann die richtige Art der Resorption bestimmen. Sind diese Abbautätigkeiten ungenügend, so liegt eine zu schwache Tätigkeit der genannten Wesensglieder und der oberen Organisation vor; die Nahrung trägt die ihr eigenen Fremdprozesse in die untere Organisation, den Darm, der sich ihrer durch Übertätigkeit zu entledigen trachtet, außerdem entzündet er sich. Die von der menschlichen Organisation nicht ergriffenen Fremdstoffe geben den Nährboden für Fremdwesen; die gesunde Mikroflora des Darmes verändert sich, da ihr Lebensmilieu sich verändert hat; allerlei pathologische Lebewesen finden nun ihren

Entwicklungsraum. Ihr massenhaftes Auftreten steigert die Entzündungs- und Auflösungsprozesse. Es kann zu Geschwürbildungen, zu Blähungen kommen. Heilmittel aus dem Wurzelgebiet, insbesondere wenn sie astralische Einschläge und Impulse aus dem Blüte- und Fruchtgebiet in sich aufgenommen haben, fördern vermöge ihrer Beziehungen zur oberen Organisation die richtigen Abbauprozesse; dem abnormen Aufwuchern von Fremdprozessen wird der Boden entzogen, die Verdauungskraft verstärkt. Handelt es sich noch dazu um eine Pflanze, die in den tropischen, den «Stoffwechsel»-Regionen der Erde wächst, in die mächtigen Humusbildungs- und Humusverzehrungsprozesse der tropischen Waldböden ihre Wurzelbildung hineinschickt, so wird man eine in obiger Hinsicht noch verstärkte Wirkung erwarten dürfen.

Coffea arabica, der Kaffeebaum

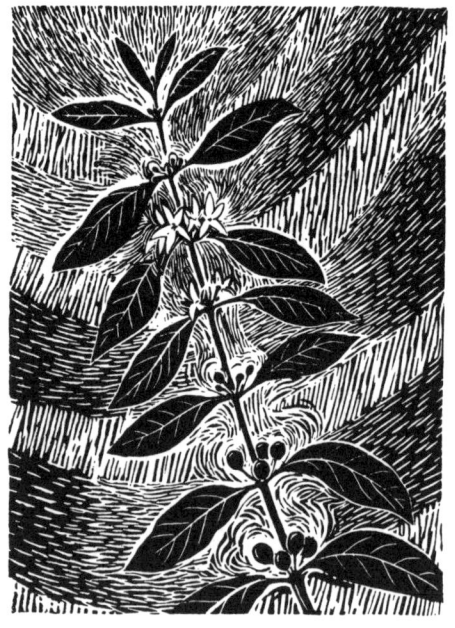

Der Kaffeebaum ist wohl jedermann soweit bekannt, daß es genügt zu erinnern, daß er die subtropischen Bergwälder des abessinischen Tafellandes, die Provinz Kaffa, zur Urheimat hat, wenngleich sein Anbau sich über die ganzen Subtropen – und auch tropische Gebiete – der Erde ausgedehnt hat. Schatten, Wärme, Feuchte, humusreiche tiefgründige Böden benötigt er durchaus, Wind ist ihm schädlich. Aus kräftiger, tiefreichender Wurzel wächst das Bäumchen pyramidenförmig, breitästig auf, trägt harmonisch verzweigt die gegenständigen, zugespitzt-elliptischen, etwa spannenlangen immergrünen Blätter in das gedämpfte Licht, häuft um die Blattachseln die schönen weißen, jasminduftenden, fast das ganze Jahr sich entfaltenden Blüten; Knoten auf Knoten in rhythmischer Folge. Aus diesen gehen die erst grünen, dann gelben, hierauf roten, zuletzt etwas rotvioletten, kirschenartigen, süßen Früchte hervor, welche das Samenpaar (beim Perlkaffee nur einen Samen) bergen. Der intensive Blütenprozeß ist also stark mit dem rhythmischen Blattprozeß verbunden, in ihn hineingezogen bis an den Stamm.

Die ganze Pflanze, Blüte, Frucht, Same, Blatt – Wurzel und Holz aber nur in Spuren – ist mit dem Alkaloidbildeprozeß, der Coffeinbildung, durchdrungen. Außerdem ist der sehr harte Same von hornartigem Eiweiß erfüllt und stark «verholzt», enthält viel Reservezellulose; sodann Zucker sowie ein bei Blutwärme schmelzendes Fett, ferner an der Luft ergrünende Kaffee-Gerbsäure (der die getrocknete Bohne ihre grünliche Farbe verdankt), schließlich etwas ätherisches Öl. Die holzige Verhärtung zeigt, wie die Wurzel-Stamm-Erden-Impulse sich bis in den Samen hinein fortsetzen. Ein schönes Gleichgewicht zwischen Eiweiß, Fett und Kohlehydrat ist aber für die Samenbildung dieser Pflanze charakteristisch. Das der Harnsäure chemisch sehr nahestehende Coffein (jene ist ein Trioxy-purin, dieses Trimethyl-dioxy-purin) ist durch die Gerbsäure neutralisiert.

Durch die Röstung wird die Samensubstanz noch stärker den Luft-Wärmeprozessen unterworfen, die an ihrer Reifung mitgebildet haben; gleichzeitig wird Eiweiß, Fett, Kohlehydrat abgebaut, teilweise zerstört; der Kohleprozeß tritt hervor. Aromatische, sulfurische Qualitäten werden entwickelt, herausgelockert und haften locker an der dem Kohleartigen entgegenstrebenden Grundsubstanz. Dies alles ergibt besondere Wirkungen auf den menschlichen Verdauungs- und Nierenprozeß, und die in die Bohne hineinkomponierte Harmonie zwischen den Hauptnährstoffen Eiweiß, Fett und Kohlehydrat regt ein harmonisches Zusammenwirken der menschlichen Wesensglieder im Verdauungsprozeß an. (Kohlehydrate sprechen die Ichtätigkeit, Eiweiß den Astralleib, Fette den Ätherleib besonders an.) Über die Kaffeewirkung hat Rudolf Steiner sich oftmals geäußert; eine charakteristische Stelle (aus einem Vortrag vom 22. Oktober 1906) sei hier mitgeteilt:

«Was die Verdauung auf einem gewissen niederen Gebiete ist, das ist die Denktätigkeit auf einem höheren Gebiete. Dasselbe, was Sie in dieser Denktätigkeit bewirken, wenn Sie logische Übungen machen, dasselbe wirkt in der Verdauung ein ganz bestimmtes Substrat. Das ist der Kaffee. Was man dem Magen antut mit dem was Kaffee ist, das tut man dem Denken an, indem man praktische logische Übungen macht. Wenn man Kaffee trinkt, so fördert man in gewisser Beziehung gerade die logische Folgerichtigkeit. Die Zuführung des Kaffees bedeutet eine Steigerung derjenigen Tätigkeit, die für die Verdauung der logischen Folgerichtigkeit entspricht.» Wir zitieren noch eine Stelle aus der Vortragsreihe «Geisteswissenschaft und Medizin»: «Der Kaffeegenuß bringt rhythmische Prozesse, wenn der Mensch seelisch nicht stark genug ist sie zu regulieren, in eine gewisse Regulation hinein. ... Kaffee trinken wir eigentlich aus dem Grunde, damit eine fortwährende Rhythmisierung zustande kommt zwischen unseren inneren Organen und dem, was in der Nachbarschaft der Organe geschieht mit den aufgenommenen Nahrungsmitteln.»

Die Kaffeewirkung erstreckt sich also zunächst auf ein Rhythmisieren und Ordnen der Verdauungstätigkeit, Steigern der Peristaltik, sodann eine Anregung von Kreislauf und Atmung, Förderung der Nierentätigkeit; sie drängt sich aber vom Stoffwechselgebiet durch das vermittelnde rhythmische System ins Sinnes-Nerven-Gebiet, wo die Stoffwechseltätigkeit innerhalb dieses Gebietes auch «logisch geordnet wird». Dadurch kann Migräne (die auf einem Überhandnehmen der Stoffwechselprozesse im Kopfe beruht) gedämpft, die des Gehirnes sich bedienende logische Denktätigkeit gefördert werden; andererseits ist eine schlafverscheuchende Wirkung begreiflich. In höherer Potenzierung ist Kaffee allerdings sogar ein Schlafmittel. Man halte das hier Dargestellte mit dem in der Überschau über die Rubiaceen und die Harnsäure Gesagten zusammen, und halte dies zusammen mit der in Wuchs und Lebensrhythmus sich äußernden Dynamik unseres Bäumchens. Das mit dem rhythmischen Blattsystem in gewissem Sinne verschmelzende und noch dazu mit den Kräften der Wurzel- und Holzbildung durchdrungene Blüten- und Fruchthafte spiegelt sich in den Wirkungen im Menschen, vom Stoffwechsel durch das rhythmische System bis ins Kopfsystem hinauf.

Cinchona, der Chinarindenbaum

An der Westküste des tropischen Südamerika steigen die Anden aus den heißen Niederungen jäh in die Regionen der Gletscher, des ewigen Eises empor und schaffen auf engem Raum alle Klimazonen, die auf unserer Erde denkbar sind: Wüstenstreifen längs der Küste mit Kakteenbewuchs, Sumpfniederungen, Regenwälder, Nebelwald, an *unsere* Wälder erinnernden Baumbewuchs, Wiesenmatten, Almen, Hochgebirgsvegetation mit Erika, Enzianarten. Vor allem interessiert hier die Zone des Nebelwaldes, in der es in Mittelgebirgshöhe zur Begegnung der aus der Tiefe heraufbrodelnden Tropenfeuchte mit der von den Firnen und Gipfeln hinabwirkenden Gebirgskühle kommt. In einer mittleren Region begegnen sich gleichsam Tropen- und Pol-Natur der Erde. Ein Gebiet ewiger kühlfeuchter Nebel mit abgedämpftem Licht entsteht; es ist ein Lieblingsgebiet der verschiedenen Arten des Chinarindenbaumes in Bolivia, Peru, Ekuador, Kolumbien.

Die Gattung entfaltet sich in etwa 30 Arten, die durch die Fähigkeit leichter Kreuzung schwierig zu trennen sind, gegen die Tiefe groß- und weichblättrig, gegen die Höhe klein- und hartblättrig werden, mittelhohe bis hohe immergrüne Bäume darstellen und den höchsten Alkaloidgehalt in den nur um 12 Grad Mitteltemperatur aufweisenden Nebelregionen der Kordilleren, zwischen 7 Grad nördlicher und 15 Grad südlicher Breite aufweisen, in Höhen zwischen 1500 und 2500 m. Dort regnet es neun Monate im Jahr; ein Wechsel der Jahreszeiten findet nicht statt, und so tragen die hochwüchsigen Bäume mit ihren dichten Kronen das ganze Jahr Blüte und Frucht. Gegenständig sitzen an den Zweigen die kurzgestielten, ledrigen, ein bis zwei Spannen langen, spitzeiförmigen, unten oft purpurnen, oben glänzend grünen Blätter; die für die Rubiaceen so charakteristischen eiförmigen Nebenblätter fallen bald ab. In endständigen, fliederähnlichen Rispen entfalten sich die langröhrigen, wohlduftenden rötlichen oder weißen Blüten; aus den etwa ein Zentimeter langen Fruchtkapseln werden die winzigen

Samen mit geflügelten Säumen entlassen. Die intensive Rindenbildung ist für unsere Pflanze charakteristisch; in ihr hat man an die 20 Alkaloide (Chinin, Chinidin, Cinchonin, Cinchonidin etc.), ferner Gerbsäuren, Chinarot, Bitterstoffe, Harze, Gummi, Zucker, in der Asche Kalium-, Kalziumoxyd, etwas Kieselsäure, Aluminiumoxyd gefunden. Die Wurzelrinde ist noch alkaloidreicher als die Stammrinde, aber auch Holz, Blätter, Früchte enthalten geringe Mengen.

Chinin greift stark in das Stoffwechselsystem und das Blutorgan ein. Es lähmt – je nach der Dosis – den Stoffwechsel, hemmt die Glykogenbildung in der Leber, senkt das Fieber, kann aber auch wechselfieberähnliche Zustände erzeugen. Es wirkt zerstörend auf die roten Blutkörperchen, kann Blutergüsse in Organe, Gefäßthromben, Blutüberfüllung des Ohres und dadurch «Chinintaubheit», ebenso Blindheit vorübergehend erzeugen, ferner Gesichtsödem. Chinidin greift in den Blutrhythmus ein. Auszüge aus der Rinde, entsprechend dosiert, steigern Appetit mit Verdauungskraft, helfen bei gastrischen Störungen, Dyspepsie mit Durchfall; ein mächtiges Tonikum und Roborans, ein Kräftigungsmittel für die Rekonvaleszenz ist dem Arzt mit der Rinde in die Hand gegeben. Die Blutbeziehung kann bei Anämie und Leukämie ins Treffen geführt werden; Fieberzustände, septische Fieber, Grippe, Lungenentzündung hat man damit behandelt, vor allem aber das Wechselfieber, die Malaria; jahrhundertelang waren hier Chinarinde und Chinin die einzigen als wirksam geltenden Heilmittel.

Rudolf Steiner hat dargestellt, wie bei Malaria durch die dabei auftretende «Blutverdünnung» einem zu starke Egoismus-Kräfte entfaltet habenden Ich die organische Widerlage entzogen wird; es greift gleichsam ins Leere und erfährt durch die Krankheit – und ihre Überwindung – Korrektur und Entwicklungshilfe. Für die geistigen Ursachen eines solchen Krankheitsschicksals weist Rudolf Steiner auf ein voriges Erdenleben.

Die Chinarindenwirkung preßt mächtig die höheren Wesensglieder – Astralleib und Ich – in die Region des Stoffwechsels und der Blutbildung, schwächt aber ihre Aktivität für die obere, Sinnestätigkeit und Bewußtsein entwickelnde Organisation. Diese Dynamik kann der Arzt sich zunutze machen. Sie stammt aus der Dynamik des ganzen «Fieberrindenbaumprozesses», der seinen Lebensraum in der Region chaotischen Zusammenpralls der aufbrodelnden «Stoffwechselregion» und der eisigen Hochgebirgsregion, der «Sinnessphäre» der Erde wählt und hier durch den «überastralisierten», zur Gerbstoffbildung noch die Alkaloidbildung häufenden Rindenprozeß, einen so schönen, reichblütigen Baum bildet, trotz ewigen Regens und lichtarmer Kühle. Hier ordnet der Pflanzenprozeß gleichsam die aufeinanderstoßenden Gegensätze von unten und oben und verwandelt sie in Farbe, Duft, Leichtigkeit, wie es uns Blüte und Samen zeigen.

WOLFSMILCHGEWÄCHSE (EUPHORBIACEAE)

Als Erschaffer vielartiger, plastischer, lebenstrotzender Gestalten tritt der Typus der Wolfsmilchgewächse auf; er lebt sich in 4500 Arten mit großer Erscheinungsmannigfaltigkeit aus. Ein Grundmotiv also, das vieler Variationen fähig ist.

In schnellem, oft wucherndem Wachstum, das saftstrotzend, häufig milchsafterfüllt ist, offenbaren sich starke ätherische Kräfte; im Flüssigen leben sie sich als Plastiker mächtig aus. Da entsteht Lebensfülle mit primitiven, einfachen Blattformen, sie quillt und schwillt als üppiges Kraut, Strauch, wuchernde Liane, weichholziger Baum – vor allem in den Regenwäldern der Tropen, dem Hauptverbreitungsgebiet der Familie – empor. Nicht nur Wasser also, sondern auch brütende Wärme gehört zum Lebenselement des Wolfsmilchgewächses. Wird die Menge lebenspendenden Wassers geringer, schenken nur gelegentliche Regenzeiten mäßige Fülle, so schafft der Typus Formen, die das Blatt in Stengel und Zweig zurückziehen, welch letztere sich dafür blattartig verbreitern; das Wäßrige wird in sich gestaut, schließlich entwickelt sich der gedunsene Stamm, die schwellende Kugel. Die Peripherie verdorrt, verdornt, die Kaktusgestalt entsteht. Als solche finden wir Wolfsmilcharten in Steppen und Wüsten der heißen Klimata. Der Milchsaft, die «bösartiger» wirkenden Stacheln, die unscheinbaren Blüten unterscheiden – bei aller Ähnlichkeit – diese «Kakteen Afrikas» von den echten Kakteen, die für Amerika charakteristisch sind.

Aus dieser wuchernden Vitalität ergibt sich eine eigenartige, primitive Blütenbildung – an der man das Wolfsmilchgewächs sogleich erkennt. Auch in ihr überwuchert der «Stofftrieb» den «Formtrieb». Eine zusammengedrängte Überfülle von oft nur als Fruchtknoten weiblich, daneben als Staubblatt männlich ausgebildeten, der Blumenblätter entbehrenden, unscheinbaren Einzelblüten faßt sich zur Dolde, zum Köpfchen zusammen und möchte die aufgegebene Vollkommenheit der Einzelblüte auf höherer Stufe, als Blütenstand, wieder erlangen. Aber dies mißlingt, mit wenigen Ausnahmen. Was die Korbblütler erreichen, bleibt den Euphorbiaceen versagt. Wohl werden im Versuch, aus dem primitiven Einzelmaterial blütenähnliche Einheiten höherer Art zu bilden, Hochblätter zur Hülle herangezogen und dabei gelb und rot gefärbt; zu halbmondförmigen, nektardrüsenähnlichen Gebilden mögen andere Hochblätter umgeformt werden. Diese so entstehenden Scheinblüten können sich zu Ähren,

Trauben zusammensetzen; aber im ganzen wird doch eine wuchernde Überzahl mehr zusammengeballt, als strenge zur edlen Form höherer Art umgeschmolzen. Mehr bizarr als edel wirkt das Ganze. – Aus den meist dreiteiligen Fruchtknoten gehen die Früchte als dreiteilige Kapseln, häufig mit fleischiger Außenschicht hervor. Viele Arten schleudern bei erreichter Reife die Samen aus den Fruchtkapseln.

In unseren Gebieten bringt der Typus nur Kräuter hervor, die Feuchtigkeit, Schatten, Wärme lieben, Wiesen- und Waldkräuter. Vor den Regionen starken Kältewirkens, den Polgebieten, dem Hochgebirge, weicht er zurück.

Die Samen saugen die Wärmekräfte in reichlicher Ölbildung auf, entzündlich wirkende Harze werden in Arten gebildet, die in trocken-heißen Klimaten sich mächtiger Sonnenwirkung aussetzen. Vor allem aber sind die kautschukhaltigen Milchsäfte wichtig. Starke Giftprozesse durchdringen das Eiweiß und bringen den tierischen Giften ähnliche Eiweißgifte zustande, z. B. Ricin. Sie erinnern an Schlangen- und Insektengifte. Ähnliches haben wir bereits bei den Leguminosen gefunden. Zur Alkaloidbildung kommt es hingegen seltener. Etwas von diesen giftbildenden (astralischen) Prozessen bekommt auch die Öl- und Harzbildung ab; die stark abführende, den Magen- und Darmtrakt entzündende Wirkung des Krotonöls, des Euphorbiumharzes hängt damit zusammen. – Ferner finden sich noch Farb- und Gerbstoffe in der Familie, doch nicht in großem Umfange. Einige stauen in mächtiger Knollenbildung Stärke – wie die Tapioka liefernde Manihot utilissima, und sie werden dadurch wichtige Nahrungspflanzen, doch muß sorgfältig die Blausäure entfernt werden, die sich in der Wurzel entwickelt.

Insektenbestäubt sind die meisten, kolibriblütig manche; einige sind windbestäubt. Auch finden sich Ameisenpflanzen, aber keine Schmarotzerpflanzen.

Auffällig ist die große Anzahl Giftpflanzen. Sie enthalten giftiges Eiweiß, manche Arten Alkaloide, andere Arten Bitterstoffe, Saponine; Pfeilgifte, Fischgifte liefern viele. In den Samen finden sich kohlehydrat-, eiweiß- und fettspaltende Enzyme, was ihnen starke Beziehungen zur Verdauungssphäre des Menschen gibt, in welche Richtung auch ihre Heilwirkung geht.

Das Mondenhafte offenbart sich in dieser Pflanzenfamilie deutlich genug, in der starken Wäßrigkeit, im Milchsaft, im Tierpflanzenhaften. Es steht – wie bei den Kakteen – im Kampf mit dem Sonnenhaften. Im Blatthaften – ausgebreitet oder zum Dorn zusammengezogen – offenbart sich Mars, in der Blütenbildung Merkur. Im Usteri'schen System stehen die Euphorbiaceen in der Hauptgruppe der Ranales, die dem Mond (als Entwicklungszustand) zugeordnet ist; darin in der dem Mars zugeordneten Untergruppe der Rosiflorae. Diese gliedert sich in die sieben Familien der Callitrichineen (Saturn), Tremandraceen (Sonne), Euphorbiaceen (Mond), Pandaceen (Mars), Leguminosae (Merkur), Malpighiaceen (Jupiter), Connaraceen (Venus). Wir müssen uns aber hier versagen, Näheres auszuführen und Weiterforschende auf Usteri selbst verweisen. Es folge die Darstellung der bekanntesten Heilpflanzen aus der Familie.

Croton Tiglium, Purgierbaum

Im östlichen Vorderindien, Ceylon und Hinterindien wächst als Strauch oder kleiner Baum Croton Tiglium, raschwüchsig zur beschattenden Hecke aufwachsend. Die Sprosse belauben sich mit langgestielten, wie langgezogene Fliederblätter aussehenden Blättern und enden in aufrechten, lockeren, weißen Blütentrauben, die unten die gestielten Stempelblüten, oben die Staubblüten tragen. Die Samenkapseln bergen ovale, dunkelfarbige, etwa 1 cm große, sehr ölreiche Samen. Die Pflanze enthält Milchsaft. Die Samen sind sehr giftig, und zwar das Eiweiß, das – wie bei den Euphorbiaceen häufig – den abnormen Astraleinschlag in sich aufgenommen hat. Es finden sich im Samen reichlich Globuline und Albumine, Rizinin und das Eiweißtoxin Crotin. Die Einreibung des Öls verursacht heftige Rötung, Entzündung, Blasen-Pustelbildung, unter der Haut zur Wirksamkeit gebracht (durch nadelige Einstiche und Einreibung, sogenanntes «Baunscheidtieren») eitrige Phlegmone. Innerlich erzeugt es Speichelfluß, Erbrechen, Magen-Darmentzündung, Geschwürbildung im Darm. Eine Neigung zu erhöhter Blutgerinnung tritt auf. Die ableitende Entzündung ist eine Domäne dieser Heilpflanze; in potenzierter Form hat man sie bei hartnäckigen Durchfällen, juckenden Ekzemen verwendet. Die in der Giftigkeit zum Ausdruck kommende, durch das Einpressen der Astralsphäre in den Eiweißprozeß bedingte «Eigenwilligkeit» der Euphorbiaceen-Eiweiße läßt sie durch die Verdauungsorganisation nur schwer überwinden. Der Organismus muß ihnen als Fremdprozessen, wo er sie nicht überwinden kann, mit Entzündungsprozessen begegnen; oder das trotzdem Aufgenommene wird Allergien erregen, es wird zu Ausscheidungsversuchen durch die Haut kommen, was in ekzemartigen Erscheinungen zum Ausdruck kommt. Alles in allem: ein Bild, das viele Euphorbiaceen zeigen.

Jatropha Curcas, die Purgiernuß

An Flußufern des tropischen Südamerika ist dieser etwas über mannshohe Strauch zu finden, wo er rasch aufwuchert und darum als Schatten- und Heckenpflanze, besonders für Vanillekulturen dient. Er hat efeuartige Blätter, kleine grünliche end- oder achselständige Doldentrauben mit Blüten, die sich das ganze Jahr entfalten. Die Pflanze enthält reichlich unangenehm riechenden Milchsaft. Aus runden Kapseln kommen bohnengroße schwarze Samen, die giftiges Eiweiß mit dem Toxin Curcin sowie ein außerordentlich drastisch wirkendes Öl, «Oleum infernalis», enthalten; der Milchsaft ruft heftige Hautentzündungen hervor. Ein Samen soll vielfaches Erbrechen und noch mehr Durchfall herbeirufen, viel stärker als Rizinus. Wäßrige Stauungen, harnsaure Ablagerungen werden durch die mächtige Anregung der Ausscheideprozesse durch entsprechend dosierte Anwendung bekämpft. Die homöopathische Schule bedient sich der Auszüge aus den Samen bei Durchfall, choleraähnlichen Erscheinungen mit Körperkälte, kaltem Schweiß, Kollaps.

Hippomane Mancinella, der Mancinellenbaum

Einen stattlichen Baum der westindischen Inselwelt haben wir nun zu betrachten, voll scharfen Milchsaftes, mit langgezogen eiförmigen, zugespitzten Blättern und zu Blütenständen gewordenen dicken Zweig-Enden, um die dicht die kleinen Blütenknäuel sich anordnen. Die Frucht ist eine Art hölzerner Apfel mit Fächern, welche die silberweißen dreikantigen Samen enthalten. Schon die Ausdünstung des Baumes soll Schwellungen und Fieber erzeugen, vom Baum abtropfende Regennässe heftige Haut- und Augenreizungen verursachen, der Rauch brennenden Holzes zur Erblindung führende Entzündungen veranlassen. Der Milchsaft zieht Blasen auf der Haut. Das gleichsam auf die Spitze getriebene Euphorbiaceenprinzip erscheint auch in der Wirkung auf den Menschen, ihre Region ist einerseits das Stoffwechselgebiet, andererseits die Haut. Durchfall, Erbrechen, Eklampsie, Paresen – Hautausschläge bei Erysipel, Scharlach, Pemphigus, syphilitische Wucherungen hat man damit behandelt.

Euphorbia Cyparissias, die Zypressenwolfsmilch

An sandigen, sonnigen Stellen, auf Weg- und Ackerrand wächst in unseren Klimaten als ein bis zwei Spannen hohes, einjähriges Kraut die zierliche Zypressenwolfsmilch mit ihren wechselständigen, nadelschmalen bläulichgrünen Blättern, in der Tat einem winzigen Nadelbaum ähnelnd. Der aufstrebende, engumblätterte Sproß geht an seinem oberen Ende umbelliferenhaft in Doldenstrahlen auseinander, jeder Strahl endet in den Blütenständen mit ihren gelbrötlichen Hüllblättern, der gestielten Stempelblüte, den nur aus je einem Staubblatt bestehenden Staubblüten. Die Früchte sind dreifächerige Kapseln mit je drei glatten Samen. – Die ganze Pflanze strotzt von Milch in allen Teilen. Im Samen ist viel fettes, drastisch purgierendes Öl. Der sehr giftige, scharf ätzende Milchsaft enthält Kautschuk, Harz, Gummi, Stärke und als Hauptträger der Giftwirkung ein kristallisierfähiges Lakton, das Euphorbon; im Kraut findet sich Gerbstoff, Cholin, in der Scheinblüte der gelbe Farbstoff Luteolin.

Der Milchsaft wirkt stark reizend, kann heftige Hautentzündung, ins Auge geraten Bindehaut- und Hornhautentzündung bis zur Erblindung veranlassen. Innerlich kann die Pflanze den ganzen Verdauungstrakt zur Entzündung bringen, erst zu Erbrechen und Durchfall, schließlich zu schwerer Vergiftung mit Schwindel, Krämpfen, Geschwürbildung, Blutungen, Kollaps. Die Heilwirkung von entsprechend verarbeitenden Kräuterauszügen geht – wie bei den bisher betrachteten Euphorbiaceen – auf Stoffwechsel und Haut.

Euphorbia resinifera

Denken wir uns durch zunehmende Licht- und Wärmekräfte, schwindende Beschattung und Feuchte den üppigen Saftstrom unserer Zypressenwolfsmilch gestaut, die Blätter in das anschwellende Stengelige hineingenommen, den ausstrahlenden Blütenprozeß in diesem Stengeligen weitgehend zurückgehalten, so entsteht so etwas wie die am Südrand des Atlas wachsende kaktusartige, dornige Euphorbia resinifera. Der zur Blütezeit angeritzte Stamm entläßt den beim Austritt erstarrenden Milchsaft, das stechend riechende Gummiharz, «Euphorbium» seit dem Altertum genannt. Dieses wirkt – noch viel schärfer und energischer als unsere Wolfsmilchsäfte – auf den Verdauungstrakt und die Haut, heftig entzündend; es wird zur Erzeugung ableitender Heilentzündungen verwendet.

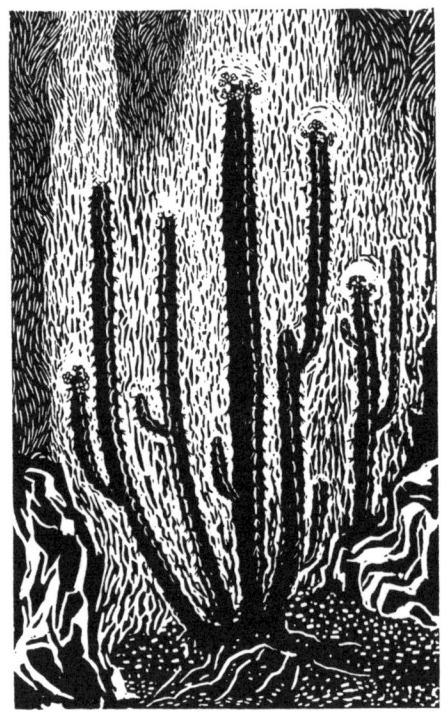

Mercurialis perennis, Frühjahrsbingelkraut, Dog's Mercury, Godeskraut (Wodanskraut)

Dem Heilgott selbst, Merkur im Mittelmeergebiet, Wodan bei den germanischen Völkerschaften, ist das alte Heilkraut zugeordnet worden, das besonders die Buchenwälder, die feuchten Auenwälder Europas, Südwestasiens, Nordafrikas besiedelt, in Gebieten mit trockenem Kontinentalklima aber fehlt. Gesellig zu Hunderten kann man die Staude mit ihrem bläulich glänzenden Grün aus schattiger Waldesfeuchte unter Waldgebüsch, auf steinighumosem Boden finden. Im Rhythmischen, Stengelig-Blatthaften drückt das Bingelkraut sein Wesen am stärksten aus, sendet dieses rhythmisch Stengelhafte als vielverzweigten, knotig gegliederten, ausdauernden Wurzelstock in die Erde, aus dessen Knoten die oberirdischen Teile kniehoch aufstreben. Die fingerlangen, gestielten, gegenständigen, nesselähnlichen, schwach gekerbten Blätter häufen sich gegen das Sproß-Ende etwas an. Die Blütenstände der (kleineren) männlichen Pflanzen steigen April-Mai aus den Blattwinkeln thyrsusstabähnlich auf, in rhythmischen Abständen von den Blütenknäueln umringelt; die Blüten der weiblichen Pflanzen stehen zur gleichen Zeit langgestielt, einzeln oder zu zweit unauffälliger in den Blütenachseln. Die borstigen, erbsengroßen Kapseln enthalten kugelige, hellgraue Samen.

Man hat im Waldbingelkraut etwas ätherisches Öl, Trimethylamin, einen beim Trocknen hervortretenden blauen Farbstoff, hauptsächlich aber Saponin gefunden.

Zur Bereitung von Heilmitteln wird die frische, aufblühende Pflanze verwendet; getrocknet verliert sie die (schwache) Giftigkeit, aber auch die Heilkraft. Die Wirkung entfaltet sich in der bei den Euphorbiaceen bekannten Richtung, doch ist die entzündliche Seite stark gemildert. Stuhl-, harn-, schleimtreibende Wirkung entfaltet sich, alle Drüsenabsonderungen fließen reichlicher, die Darmperistaltik wird intensiver, die Lebertätigkeit wird angeregt. Weiterhin geht die heilsame Wirkung auf das Lungengebiet. Lungen-, Bronchialkatarrhe werden damit behandelt, selbst bei Grippe hat man

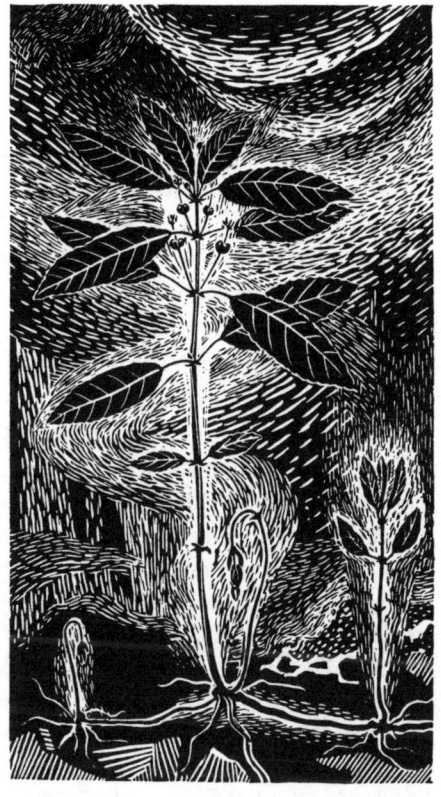

sich der Pflanze bedient. Es kommt somit ein der Quecksilberwirkung ähnliches Bild zustande, so daß die Pflanze den Namen Merkurs zu Recht trägt. (Auch bei Hydrops und Syphilis hat man sich ihrer bedient.) Das Bingelkraut zeigt in seiner rhythmisch-blatthaften Gestaltung, in der Saponinbildung in der Tat den merkuriellen Prozeß besonders betont, der im Ineinanderweben des Flüssigen und Luftigen, Dunkeln und Hellen, Irdischen und Kosmischen sein besonderes Wesen hat. (Siehe die einleitenden Kapitel und die vorangehenden Darstellungen.) Hinzu kommt die allgemein für die Wolfsmilchgewächse charakteristische, entzündliche, «sulfurische» Note. – Die äußere Anwendung zeigt das Bingelkraut als ein vorzügliches Wundkraut, das die Wundheilung beschleunigt, eiternde Wunden sich reinigen läßt, Geschwüre, Furunkeln zeitigt, Entzündungen lindert, Verbrennungen rascher heilen läßt. Man hat sie in dieser Hinsicht mit einem anderen altberühmten Wundkraut, dem Sanikel, verglichen; und der Leser möchte zu dieser Pflanze zurückblicken, um manches Ähnliche zu finden.

Stillingia silvatica, «Queen's delight»

Die nur kurz zu betrachtende Pflanze, in Amerika heimisch, ist gleichsam ein tropisches Waldbingelkraut. Aus kräftiger, dicker, verholzender Wurzel steigen zahlreiche aufrechte, von dichtangedrängten weidenartigen Blättern umgebene Stengel auf, die in ährenförmigen Blütenständen endigen; unten sind die gestielten Stempelblüten, oben die Staubblüten. Ein sich erweiternder Kelch umgibt birnenförmige Früchte. – Die ätherisches Öl, Harz und Gerbstoffe enthaltende Wurzel wird bei Leber- und Hautleiden, außerdem bei Knochenleiden, bei tertiärer Lues verwendet.

Acalypha indica, Brennkraut

Nesselähnlich (aber ohne Brennhaare) sieht dieses stengelig-ästige Kraut mit den langstieligen, spitzförmigen Blättern aus, das die heißen Gebiete Hinterindiens und des östlichen Vorderindien bewohnt. Aus den Blattachseln streben die mit kleinen Deckblättern durchsetzten und daran die unscheinbaren Blüten tragenden Ähren blattlang empor. (Dem Leser ist die buntblättrige Verwandte mit den schön roten, fuchsschwanzartig herabrieselnden Blütenähren als Zierpflanze sicher schon begegnet.) Die Pflanze blüht das ganze Jahr hindurch und ist ähnlich unserem Bingelkraut ein rechtes Unkraut; das Blatthafte ist sehr betont, die Blätter mit weißen Kalkflecken bedeckt (ähnlich einigen Steinbrecharten); Kalk wird kräftig aus dem Boden angesogen, im Saftstrom gelöst ins Blatt hinaufgeströmt, auf die Blattoberfläche ausgeschieden und als Verdunstungsrückstand hinterlassen. Wie das Bingelkraut enthält Acalypha keinen Milchsaft, wohl aber ein Alkaloid, dazu Gerbstoffe, aber auch etwas flüchtiges ätherisches Öl. Das Kraut wirkt, wie alle Euphorbiaceen, purgierend, im Gegenprozeß das Lungengebiet zur Entschleimung kräftig anregend; in beiden Gebieten wirkt es Blutungen stillend, das Blut zur raschen Gerinnung anregend. Daß die von Gerbstoff- und Kalkprozessen durchdrungene Blattnatur in solcher Richtung wirkt, ist begreiflich.

Mallotus phillipinensis, der Kamala-Baum

Vorder-, Hinterindien und die Sundainseln sind die Heimat des kleinen, immergrünen Baumes, dessen jüngere Zweige, spitz-eiförmige Blätter, Blütenstände und Blüten sowie Früchte mit Drüsen und rostfarbigem Haarfilz übersät sind. Endständige, unscheinbare kleine Staub- und Stempelblüten tragende Ähren werden zu Trägern der kirschgroßen Fruchtkapseln, die besonders dicht mit scharlachroten Drüsenhaaren besetzt sind und die Kamala genannte Droge liefern. Der Euphorbiaceenprozeß wird dadurch an seiner Grenze von einem überschießenden Wachstum ergriffen, das sich von Licht- und Wärmeprozessen zu Farbstoff- und Harzbildung anregen läßt. Milchsaft führt die Pflanze nicht. Der rote Farbstoff der Droge hat seit altersher zum Seidenfärben gedient; für die Heilwirkung sind aber wichtig die bis zu 80% darin auftretenden Harze, die als Wurmmittel, vor allem gegen Bandwurm, aber auch Askariden und Oxyuren, verwendet werden. Wenn ein im Darmgebiet zu stark wirksamer Ätherleib, in den zu wenig astralische Impulse eingreifen, einen Nährboden schafft für die Fremdastralität der Parasitendarmfauna, kann man einen Gegenprozeß in der Kamaladroge finden, die ja in der Astral-Blüten- und Fruchtsphäre überschießende Ätherprozesse in Farb- und Harzbildung von Kosmisch-Astralem ergreifen läßt.

Ricinus communis, der Rizinus

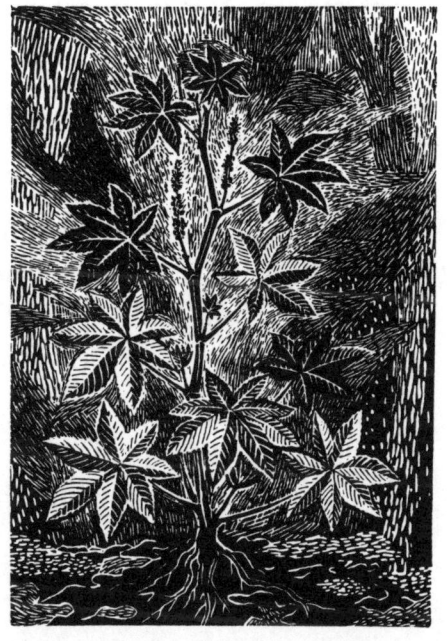

Ins tropische Afrika und Indien haben wir zu gehen, um als die Urgestalt in einem bis zu 12 m hohen Baum wiederzufinden, was wir in unseren Klimaten nur als ein gewaltig aufwucherndes Riesenkraut kennen, dem der erste Frost ein Ende bereitet, dessen explosives Wachstum der Landschaftsgärtner ob der mächtigen Blätterhände, des metallisch glänzenden Grün trotzdem jedes Jahr wieder entfacht, um den Mittelpunkt eines Blumenrondells zu bilden oder eine Wiesenfläche zu beleben, dem Blick in eine Wegflucht einen bedeutenden Abschluß zu gewähren. Bei baumförmigem Wachstum ist der Stamm auffallend dick, bis zu einem halben Meter. Die bis ein Meter Durchmesser aufweisende Blattspreite ist von kreisförmigem Umriß, jedoch tief eingeteilt; sie wird nahe ihrem Mittelpunkt vom langen, hohlen, kräftigen Stiel getragen. Eine so intensive Aufgliederung der Blätter ist bei den Wolfsmilchgewächsen selten, die sonst so stark im Plastisch-Flüssigen leben; hier ist aber dem Luftelement Anteil an der Gestaltung gegeben. Die Sprosse enden in plumpen, traubenförmigen Rispen, die oben die gestielten Stempelblüten, unten die büschelig gehäuften, viel verzweigten Staubblüten, die ihre Pollen explosiv ausschleudern, tragen; doch übergipfelt das Blattwachstum bald die Blütenstände und verbirgt sie in grüner Fülle. Die rundliche, weichstachelige, dreifächerige Fruchtkapsel enthält die ovalen, gesprenkelten, sehr fett- und eiweißreichen Samen. Die Pflanze enthält nirgends Milchsaft. Sie bedarf der Wärme, vor allem aber des Wassers; sie ist ein Bild wäßrigen Aufwucherns, das aber in die Bildekräfteregionen des Luftig-Wärmehaften energisch greift. Die Samen strotzen darum von fettem Öl, mit viel ungesättigten Fettsäuren. Das Öl widersteht der Kälte, bleibt noch bei tiefen Temperaturen flüssig. Das Sameneinweiß enthält zahlreiche Verdauungsenzyme, diastatische, tryptische, fettspaltende; es macht 20% der Samenmasse aus (das Öl bis zu 70%). Im Eiweiß findet sich viel Globulin, wenig Albumin, Glykoprotein. Außerdem enthält der Same Zucker, Gummi, Harze, Lecithin, Bitterstoff. Er ist sehr giftig durch das Ricin (ein Toxalbumin) und das Ricinin (ein Pyridinderivat). Der Giftprozeß hat – wie bei allen Euphorbiaceen – das Eiweiß ergriffen, aber noch keine Alkaloide herausgeschlagen. Dies steht der tierischen Giftbildung näher als der pflanzlichen. (Nur die niederen Tiere, die ihre Astralnatur noch nicht vollständig sich einverleibt, dem Astralen noch nicht alle wegbereitenden Organe entgegengebildet haben, weisen Giftprozesse auf, die immer nur entstehen, wenn sich ein Astralisches von außen den Eintritt in einen Organismus erzwingt. Von der Schlange aufwärts gibt es keine Gifttiere mehr, wohl aber abwärts.) Das Ricin agglutiniert die Blutkörperchen, was zu Gefäßverstopfung, darauffolgenden Entzündungen und Geschwürbildungen mit folgender Selbstverdauung in Magen und Dünndarm führt, begleitet von Hämorrhagien, choleraähnlichen Stühlen. – Diese starke, an das Eiweiß gebundene Giftigkeit teilt sich dem aus dem Samen gepreßten Öl nur in Spuren mit, bleibt im Preßkuchen. Es bleibt dem Öl die bekannte stoffwechselbeschleunigende Wirkung.

LILIENGEWÄCHSE (LILIACEAE)

SULFURISCHE SUKKULENZ, STAUEN UND SCHIESSEN

Die Liliengewächse, in denen die einkeimblättrigen Pflanzen ihre vollkommenste Ausprägung, ihren Gipfel als Blütenpflanzen erreichen, stellen bei all ihrer Mannigfaltigkeit doch ein gut überschaubares, im Grunde einfaches Motiv des Pflanzenwerdens dar. Die ätherische Stauung, die wäßrig-schleimige Schwellung ist die eine Seite, in der der Typus sich charakterisiert; in Zwiebel-Knollen-Wurzelstockbildung drückt sich diese plastische Stauung und Schwellung aus, also im unterirdischen Gebiet; sie greift oft auf den Blattprozeß über, der meist an der Region der unterirdischen Organe festgehalten wird, Rosetten formt. Ist doch die Zwiebelbildung selbst, die bald unter, bald halb in der Erde steckt, ein im Knospenzustand geschlossen zurückgehaltenes, angeschwollenes Blatthaftes um einen aufs Äußerste zusammengestauchten Sproß. Die Wurzelbildung selbst aber ist schwach und sehr primitiv – wie bei so vielen Monocotylen. Die Liliengewächse zeigen dadurch, daß sie einer Frühzeit der Erdenentwicklung und Pflanzenbildung ihr Dasein verdanken, in der noch nicht die mineralische feste Erde von heute, sondern ein weicherer, plastisch-flüssigerer Boden den Wachstumsgrund abgab. Etwas Kindliches, Weiches, Primitives, ja Embryonales mutet einen beim Anblick der Liliaceen an. Sie wollen sich zunächst ganz zum lebendigen Tropfen, zur wäßrigen Kugel bilden.

Aus solch wäßriger Sukkulenz einen an Duft, Farbe, Form doch äußerst intensiven Blütenprozeß herauszuholen, bedarf es einer gewaltigen Anstrengung. Was lange in gerundeter Sphäre verharrte, wird dabei vehement entspannt und schießt pfeilgerade nach oben, den oberen Elementen, Licht, Luft, Wärme, der Farbenwelt sich ganz übergebend. Das Wäßrig-Merkurielle macht einem mächtigen Sulfurprozeß Platz, wozu die Schwefelsubstanz selbst – besonders in der Untergruppe der Allioideen – mithelfen muß. Diese Schwefelsubstanz durchdringt die flüssige Eiweißplastik, gliedert aus ihr die schwefelhaltigen ätherischen Zwiebelöle heraus und führt sie in die flüchtige Region der Blütendüfte über; aus dem Flüssigen steigt dadurch die Liliacee in das Gebiet des Luftartigen auf. Etwas Entzündlich-Scharfes, Zwiebelig-Schwefelhaftes ist auch bei den lieblichsten Blütendüften dieser Familie, etwa beim Maiglöckchen, der Hyazinthe, immer im Hintergrund. Infolge dieser «Durchschwefelung» ihrer Eiweißprozesse kann die Liliacee trotz ihrer wäßrigen Sukkulenz schließlich doch so stark von Licht und Wärme durchdrungen werden.

So pendelt das Liliengewächsdasein zwischen Merkur und Sulfur. Sal, die Erdenprozesse, haben an ihm wenig Anteil. Zur Durchmineralisierung, Verholzung, Baumbildung kommt es kaum. Nicht einmal zur Stärkebildung verfestigt sich der Assimilationsprozeß; es genügt ihm, sich zu einer schleimigzuckerigen Phase verdichtet zu haben, die das Wäßrige zäh festhält, es vor dem Verdunsten ins Luftreich bewahrt.

Der Typus erweist sich als sehr variationsfähig, bei aller Einfachheit des Grundmotivs; er fächert sich in etwa 2600 Arten auseinander. Diese einzelnen Arten sind über die ganze Erde verbreitet; der hohe Norden, die Hochgebirge mit ihren kristallinischen Gesteinskräften, der «Sal»-Pol der Erde, muß ihrer allerdings entbehren, die sulfurischen Klimate, Tropen und Subtropen lieben sie. Sumpf- und Wasserpflanzen finden wir keine unter ihnen, das äußere Wasser würde die in ihrem eigenen Flüssigen sich zusammenschließenden Bildekräfte nur stören. Was als Tropfen darauf harrt, sich vom Licht farbig durchleuchten zu lassen und selbst als Farbengestalt farbig aufzuerstehen, würde durch große Wasserflächen in seiner Tropfenindividualität sofort mit Auflösung bedroht. Die Kälte der Polgegenden ließe dies Flüssige aber zum Eiskristall erstarren.

Das Eiweiß, das «Lebenswasser», bedarf, wie wir an anderer Stelle ausgeführt haben, immer des Schwefels, der Substanz, «mit der sich der Geist die Finger befeuchtet», um den Lebensstoff zu plastizieren. Er hilft bei den Liliengewächsen Merkur zum Übergang in den Blütenprozeß.

Bei diesem Übergang in die Blütenregion schießt aber der Lilienprozeß in ein anderes Formgesetz hinein: in das des Sechssternes – das für die ganzen Monokotylen so charakteristisch ist. Welch ein Übergang, der von der Tropfenform zum Sechseck! Man bedenke aber, wie das Sechseck der Kreisform immanent ist, wie der Kreishalbmesser die Sechseckseite angibt, die ihm eingeschrieben ist; Kreis und Sechseck stehen geometrisch in der innigsten Beziehung, die denkbar ist. Und der Wassertropfen: wenn wir seinen Ursprung verfolgen, dem Sturz des Regentropfens, der der Erde verfällt, entgegensteigen in die dem Kosmos zugeordneten Höhen ... er kann oben ein Eis-, ein Schneekristall gewesen sein, und der Winter läßt ihn als solchen bis auf den Boden herabschweben. Das Wasser hat einerseits die Tropfenform, andererseits aber die Sechseckform des Schneekristalls. Diese innere Natur des Wassers bringt auf lebendige Art die Lilie zum Ausdruck, die tropfenhaft rund in ihren unteren, sechseckig strahlend in ihren oberen Organen gestaltet ist. Man könnte bildhaft auch sagen: Die Lilienurgestalt strömt sechssternhaft von oben zur Erde herab, in kosmischer Reinheit und Kühle; sie zerschmilzt zum wäßrigen Tropfen, indem sie die Erdoberfläche berührt.

*

Die Liliengewächse der gemäßigten Zone, besonders die des Mittelmeeres, zeigen den nun skizzierten Typus am deutlichsten. Sie entfalten im ersten Früh-

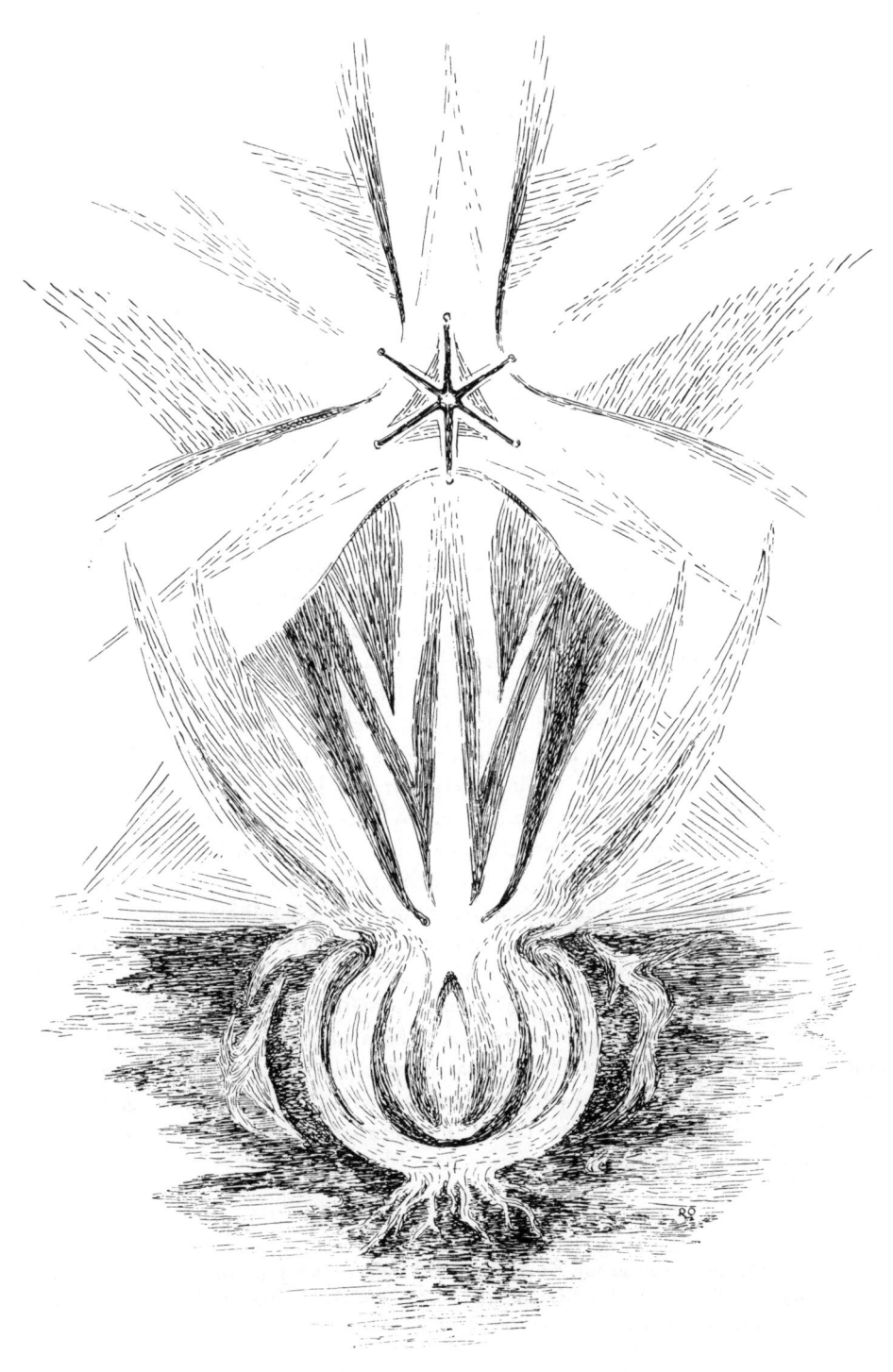

jahr den am gestauten unterirdischen Organ, Wurzelstock, Knolle oder Zwiebel festgehaltenen Blattschopf, der wie eine sich halb aufblätternde Zwiebel oft genug sich ausnimmt. Bei den im Sommer blühenden Arten wird wohl etwas Blatthaftes den Blütensproß spiralig mit hinaufgenommen oder sammelt sich am oberen Ende wieder rosettig zum Blattschopf. Der dreiblättrig veranlagte Kelch verliert die Grünheit, geht zu der dreiblättrigen Blumenkrone gleichfarbig auf. Dadurch erscheint diese sechsblättrig. – Schneeglöcklein* leiten den Winter aus, Scilla, Ährenlilie, Traubenhyacinthe, Narzisse, Tulpe schmücken den Frühling; Lilien, Kaiserkronen gehören dem Sommer, die Herbstzeitlose beendet den Reigen. So fächert sich der Typus in unseren Breiten auseinander; in wärmeren Klimaten offenbart sich der kurze Frühling der verschiedenen Wüsten- und Steppengebiete der Erde durch Liliengewächse, die aus dem unterirdisch wohlbehüteten Knollen- oder Zwiebelleben – kleinen Lebensoasen – eine wunderbare Woche lang farbige, duftende Blütenmeere über den öden Boden fluten lassen. Es kann dabei die Zwiebelbildung auf kurzem, dickem Stamm etwas aus der Erde herausgetrieben werden, mit dicken, grünen, fleischigen, dornigen, spitzen Blättern sich halb oder ganz öffnen; aus dem oft viele Jahre gestauten vegetativen Verharren in solchen sukkulenten Gebilden schießen dann imposante Blütenstände kerzen- oder raketenförmig auf, in ihnen atmet sich oft das Leben der Pflanze aus. Aloegewächse und Drazänen Afrikas, Yucca und Nolina der Steppenwüsten Mexikos, Texas und Kaliforniens, die Sanseverien Indiens und Afrikas, die australischen «Grasbäume» sind so beschaffen. – In den 100 Asparagusarten ist die Zwiebel zum reichverzweigten, unterirdischen Sproßsystem geworden, die Blätter dieser hoch aufschießenden Klettersträucher haben ihr Dasein der Stengelbildung geopfert, die in unendliche Zweigbüschel grün und luftig sich auflöst. In den Asparagen ist das Lilienwesen über sich selbst hinaus in den Luftbereich eingetreten, hat sich «an der Luft für die Luft» gebildet, während z. B. Zwiebeln und Lauche sich Luftiges in hohle fleischige Blätter eingliedern. – In den *Waldtropen* haben die Grünlilien und Smilaxarten (Stechwinden) ihren Ort gefunden; rankend oder mit Nebenblättern, zurückgekrümmten Stacheln oder ähnlichen Mitteln an den Stengeln sich in die Bäume hinaufhebend oder zu mit rosettig gestauten Blättern auf den Ästen nestenden Ampelpflanzen gebildet, lange Luftwurzeln herabsendend, hausen sie gleichsam einen Stock höher als unsere Liliengewächse in einer von aufwuchernden Erdenkräften erfüllten Region und geraten darin etwas «außer Rand und Band». Die wohlduftenden Blüten werden dafür unscheinbar. In den knolligen Wurzelstöcken sammeln sich bei vielen dieser Arten Saponine.

---

* Das Schneeglöckchen gehört zwar botanisch zu den – den Liliaceen äußerst verwandten – Amaryllisgewächsen; doch entspricht auch deren Daseinsform dem hier entwickelten Liliaceenprozeß; es mag also an dieser Stelle ruhig mit erscheinen.

Heilpflanzen der Liliaceen

Die Heilpflanzen unserer Familie sind nach dieser oder jener Richtung einseitig entwickelte Abwandlungen des Typus. Entsprechend ihrer blütigen Natur geht die Wirkung in die Stoffwechselprozesse, vorwiegend der unteren Organisation; sie lehnt sich den Wegen, die der Schwefel im Organismus nimmt, an. Die Verdauungstätigkeit wird angeregt, die verflüssigte Nahrung vom Ätherleib leichter ergriffen und in die Aufbauprozesse übergeführt, dem im Stoffwechsel tätigen Teil des Astralleibes übergeben, der Durchatmung, Durchdringung mit der luftigen Organisation überlassen. Die krankhaft gestaute Flüssigkeitsorganisation wird durchlichtet, durchwärmt, das Übermaß des Flüssigen ausgeschieden. Die entzündliche Schwellung oder wäßrige Ausschwitzung der Gewebe im Kopf-Hals-Brustgebiet findet im Zwiebelprozeß – zwischen Wurzel und Blatt stehend – einen entsprechend polaren Gegenprozeß im Pflanzenreich. Näheres soll bei den Einzeldarstellungen folgen.

Allium sativum, der Knoblauch

Erst in die kleine Hauptzwiebel, die sich ringsum in gleichgroße Tochterzwiebeln (die «Zehen») vegetativ vermehrt hatte, gestaut, dann im Frühjahr dreiviertel Meter hoch in den von vier, fünf grasartigen, kielrippigen Blättern begleiteten Sproß aufschießend, eilig in die Blütendolde strebend, die aus einem unten breiten, oben spitz auslaufenden Hüllblatt tritt und doch in der nun sommerlich geöffneten Dolde unverwandelt und unverändert das Erdenhaft-Zwiebelhafte in zwei Dutzend Brutzwiebelchen zeigt, zwischen denen einige wenige langgestielte Blüten weiß und sechssternig herausragen, ist der Knoblauch eine interessante Variante des Liliengewächswesens. Die ganze Pflanze ist von dem feurig-schwefeligen, lange haftenden Lauchgeruch (Allyl-propyldisulfid) durchdrungen. Sie wächst wild in den trocken-heißen Gebieten des Mittelmeeres und vorderen Orients.

Diese, die Zwiebel bis in die Blüte hinaufstoßende Pflanze hilft der oberen Organisation, richtig in die untere Organisation einzugreifen, vor allem im Verdauungsprozeß. Der Abbau der Nahrung wird unter ihrer Beihilfe durch das Magen-Darmgebiet von Ich und Astralleib energisch und vollständig vollzogen, das Abgebaute – durch die Schwefelprozesse – dem Ätherleib zur Belebung gut vorbearbeitet überreicht. Fremdastralischem, Parasitärem wird dadurch der Boden entzogen, die Darmflora im Normalen gehalten. Die aller Fremdkräfte entledigte Nahrung wird im Organismus keine Ursache zu allergischen Reaktionen, zu rheumatischen Prozessen geben. Eine allgemeine Resistenzsteigerung ergibt sich. Allerdings ist auf richtige Dosierung bei dieser kräftigen Heilpflanze zu achten. Außerdem wirkt die Pflanze darmspasmenlösend, beruhigend – den im Darmgebiet etwa verkrampften Astralleib befreiend.

Eine Folge der «Ordnung» der unteren Prozesse ist die Entlastung der oberen Organisation von pathologischen Stoffwechselprozessen; das starke Leben unserer Heilpflanze im Zwiebeligen ergibt ohnehin die dynamische Beziehung zum Kopf-Brust-Gebiet. Chronischer Bronchialkatarrh, Asthma, Bronchiektasien, Lungenemphysem, sogar Lungengangrän hat man damit behandelt; auch in diesem, als Atmungsorganisation ganz besonders dem Astralleib zugeordneten Gebiet wird dessen richtiges Zusammenwirken mit den Prozessen des Flüssig-Ätherischen bewirkt. Damit im Zusammenhang kann man auch die blutdrucksenkende, antisklerotische Wirkung sehen; der so intensiv durch-«sulfurisierte» Prozeß zwischen Wurzel- und Blattsphäre (Zwiebelbildung) tritt zu starken «Sal»-Prozessen, Mineralisierungs- und Ablagerungstendenzen entgegen. Ebenso läßt sich die heilsame Wirkung bei Gefäßschädigungen durch Nikotin- oder Vitamin-D-Vergiftung verstehen.

Allium ursinum, der Bärenlauch

ist ein richtiger Waldlauch, der aus länglicher Zwiebel zwei grundständige, aber breit eiförmig entfaltete, glänzend grüne Blätter und auf schlankem Stiel die schöne, weißbesternte Dolde treibt; dreifächrige Kapseln mit schwarzen, ameisenverschleppten Samen entwickeln sich daraus. In großer Schar auftretend «durchschwefelt» der Bärenlauch die Waldluft. Die abgeblühte Pflanze verwest rasch. – Auch diese Pflanze zeigt die bekannten, verdauungsfördernden, wurmfeindlichen Wirkungen, sie hindert, daß Stoffwechselprozesse eruptiv in die Nerven-Sinnessphäre hinaufschlagen; andererseits wirkt sie auch in die «obere» Organisation, wobei sie, ihrem wohlausgebildeten Blattprozeß entsprechend, sich mehr im Lungengebiet – bei Verschleimungen etc. – wohltätig erweist.

Allium Cepa, die Küchenzwiebel

Im ersten Jahr staut sich das Wachstum auch dieser Liliacee im Zwiebelig-Wurzelnahen, hält die luftumschließenden Röhrenblätter am Grund, um im nächsten Jahr in die Blütenbildung aufzuschießen, die als sphärische Kugeldolde sich soweit wie möglich vom Boden abgestoßen hat. Auch Allium cepa stammt aus dem Orient. In allen Teilen aromatisch durchschwefelt trägt sie «sulfurische» Stoffe der verschiedensten Art in sich; aber auch solche, die aus der im Plastisch-Flüssigen gestauten Vitalität entstammen: Schleim, Inulin, Zucker, den Zuckerprozeß Beherrschendes (Glykokinine), Biokatalysatoren, Vitamin C (man lese darüber das bei den Cruciferen Gesagte nach). Der zerriebene Zwiebelbrei sendet die Zellteilung stark fördernde Strahlen (Gurwitschstrahlung) aus. Ferner hat man Flavonglykoside und die Herztätigkeit kräftigende Stoffe in der Zwiebel gefunden.

Die verdauungfördernde, stoffwechselbeschleunigende «sulfurische» Wirkung ist auch hier stark betont. Der Gallenfluß wird gefördert. Ferner wird die ganze Flüssigkeitsorganisation stärker dem Einwirken des Astralleibes unterstellt; die Diurese wird kräftig angeregt, wäßrige Stauungen, Ödeme, Ausschwitzungen in die Gewebe überwunden und ausgesondert. Ferner wirkt die Pflanze, entsprechend der Zwiebelbildung, auf das Kopf-Brustgebiet: entzündliche Prozesse dämpfend, Schleimabsonderung fördernd. Äußerlich, als Kataplasma, läßt sie Entzündungen abschwellen (Insektenstiche, Panaritium), bewirkt andererseits ableitende Hautreizungen. Man sieht in diesen polaren Wirkungsgebieten die einerseits wurzelgestaute, andererseits so energisch in den Blütenprozeß schießende Dynamik der Pflanze im Menschen sich darstellen.

Urginea maritima*, die Meerzwiebel

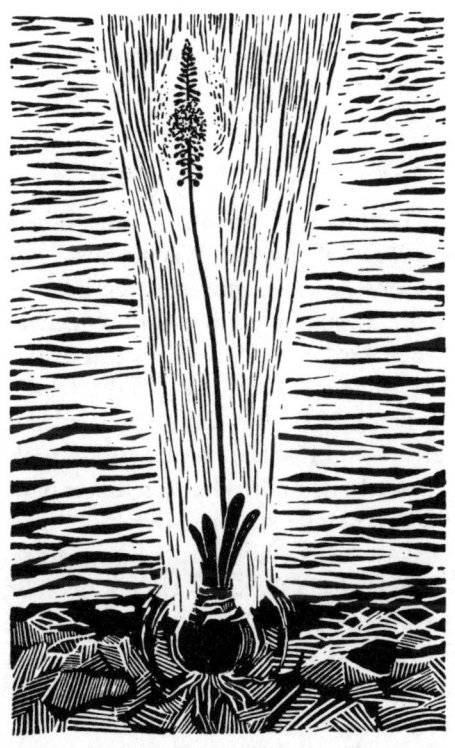

An der Mittelmeerküste heimisch, setzt sich diese große Zwiebelart mit den Einflüssen von Salzküste, großer Helligkeit und intensiver Wärme auseinander. Die ausdauernde, von rotbrauner Schale umgebene, bis zu 30 cm im Durchmesser dicke Zwiebel hebt sich großenteils aus dem Boden. Aus ihrer mächtigen Schwellung schießt im Frühjahr etwa meterhoch auf dünnem, sich leicht S-förmig krümmendem Stiel die reichblütige Traube, an der die langgestielten, weißen, purpurstreifigen Blüten sich seitlich strecken. Nach der Blüte erst beblättert sich die Zwiebel mit einem Schopf spannenlanger Blätter. – Die schon den alten Ägyptern wohlbekannte Heilpflanze («Auge des Typhon» genannt) zeigt eine sehr gesteigerte Zwiebelwirkung; zu der Bildung flüchtig-schwefeliger Stoffe tritt die von digitalis-ähnlichen Steroid-Glykosiden (Scillaren A und B). Aus den mittleren, fleischigen Schalen bereitete Heilmittel wirken einerseits gewaltig auf den Flüssigkeitsorganismus, bringen krankhaft dem Kräftewirken des Ätherwirkens entfallene, zu «totem Wasser» werdende Flüssigkeitsansammlungen zur energischen Ausscheidung; das Wäßrige wird durch den intensiv eingreifenden Astralleib gleichsam ausgepreßt (Wirkung bei Hydrops, Ascites,

* = Scilla maritima.

Anasarka, aber auch wäßrig-entzündlichen Ergüssen bei Rippenfellentzündung). Entzündliche Prozesse im Blasen- und Nierengebiet werden günstig beeinflußt. Andererseits haben wir auch hier die Wirkung auf das Kopf-Brustgebiet, bei chronischer Bronchitis, Altersasthma. Pflanzen mit einer derartigen Spannung zwischen ätherischen und astralischen Prozessen wirken immer auf das rhythmische System, in dem eben der Ausgleich dieser Prozesse rhythmisch fortwährend erfolgt; sie wirken auf Herz und Atmung. Bei Scilla findet – in der rhythmischen Frühjahrs-Jahreszeit – jener rapide Übergang von gestauten Ätherprozessen zu astralbedingter Blütenentspannung statt; erst nach dem Ausscheiden der Blütenhaftigkeit nach oben entwickelt sich dann die (immer an der Zwiebel gehaltene) richtige Blattbildung.

Äußerlich angewendet sind die zerquetschten Blätter bei Wunden, Verbrennungen, bei eitrig-entzündlichen Prozessen (Furunkeln, Panaritium) im gleichen Sinne wie wir es nun schon mehrfach bei Liliengewächsen kennen lernten, verwendet worden.

Colchicum autumnale, die Herbstzeitlose

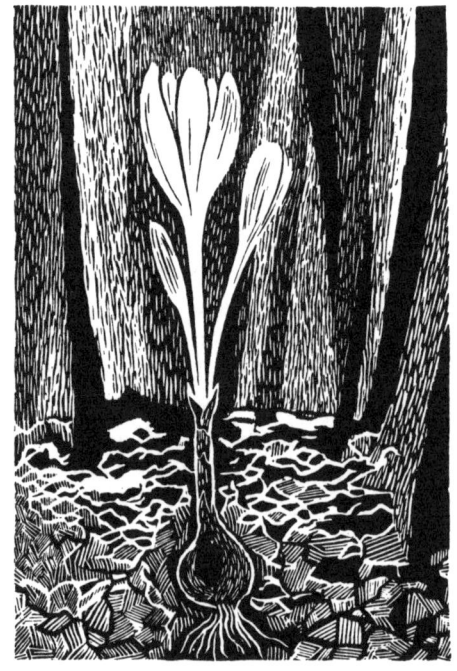

Haben wir gewisse, den Liliengewächsen eigene Wachstums- und Lebenstendenzen nun vielfach kennengelernt, so finden wir Antitendenzen jeder Art bei Colchicum. Wenn es sich zur Blüte anschickt, steigen die Jahres-Lebenskräfte ab, das Pflanzenleben zieht sich in Wurzel oder Same zurück. So bleibt denn die Herbstzeitlosenblüte in der Knolle stecken; der Blütenprozeß ist bis ins Unterirdische hineingestaucht, das Obere ins Untere gepreßt, ohne die vermittelnde rhythmische Mitte, das Blatt. Der Lebensrhythmus dieser Pflanze sperrt sich gegen den normalen Lebensrhythmus. Das «Schießen», das alles Wurzel- und Blatthafte unter sich lassende, frei in die oberen Regionen aufsteigende Blütenwesen der Liliengewächse bleibt hier im Stauenden der Knolle stecken. Der auf der Narbe bei der Bestäubung auskeimende Pollen braucht viele Wochen, um bis zur Eizelle im an der Knolle sitzenden Fruchtknoten zu gelangen; die «Befruchtung» geschieht erst um die Weihnachtszeit; die Samenbildung erfolgt nicht im Bereich sommerlicher, sondern winterlicher Kräfte. Im Frühjahr, wenn alles «normale» Pflanzenleben blüht, steigt erst der Fruchtstand mit der dunklen Samenkapsel auf, mit ihm erscheinen auch erst die dazugehörigen Blätter, sie bauen die Tochterknolle mit der Blütenanlage für den kommenden Herbst auf. Im Sommer ruht die Pflanze unter dem Boden. Frühling und Herbst, Sommer und Winter sind für dieses Gewächs vertauscht.

Es ist begreiflich, daß eine so beschaffene Pflanze stark giftig ist. Die «Antitendenzen» der Herbstzeitlose schaffen dieses Gift. Der zu starke Eingriff des Astralischen ist ja mit Augen abzulesen. Das in allen Teilen, vornehmlich im Samen auftretende Alkaloid «Colchicin» ist das stärkste Mitosegift, das wir kennen. Es hemmt die der Zellteilung und Zellvermehrung vorhergehenden Vorgänge. Mit ihm behandelte Pflanzensamen werden ätherisch außer Rand und Band gebracht, ihre Bildekräfte in gewissem Sinne von dem geistigen Formprinzip abgetrennt; es treten sprunghafte Mutationen auf, wie man sie sonst nur durch gewalttätigste Eingriffe, z. B. Röntgen- oder Radiumbestrahlung erzielen kann.

In der Heilwirkung von Colchicum ist das Liliaceenhafte durchaus zu erkennen; aber es ist stark metamorphosiert. Brechdurchfälle, Hydrops, Scharlachnephritis, Überladung des Organismus mit Harnsäure einerseits werden mit Colchicum behandelt, und damit wird ein in die Absonderungsprozesse stärker eingreifendes Wirken des Astralleibes in die untere Organisation gefördert. Andererseits sind – dem Knollenbildungsprozeß entsprechend – starke Wirkungen auf das zwischen Kopf und Brust liegende Gebiet zu erwarten, insbesondere wenn «Antitendenzen» zu den normalen Formtendenzen auftreten, Ablagerungs-, Verhärtungs-, Geschwulstbildungstendenzen der oberen Organisation werden damit bekämpft werden können; insbesondere Schilddrüsenwucherungen. Rudolf Steiner hat Präparate aus der blühenden Knolle als Heilmittel gegen den Kropf angegeben und dargestellt, wie bei diesem eine «Atonie des Astralleibes» vorliegt, wodurch die Ich-Organisation vom physischen und Ätherleib zurückgestaut wird. Colchicum übt einen starken Reiz auf den Teil des Astralleibes aus, der im Kehlkopfgebiet tätig ist. Die Schilddrüsentätigkeit, für den Ablauf so vieler Stoffwechselprozesse, wie es sich im «Grundumsatz» ausdrückt, wichtig, wird durch das stärkere Wirksamwerden des Astralleibes befeuert. (Man bedenke, daß die Colchicumknolle ja den Blütenprozeß in sich trägt, also ganz besonders geeignet ist, die Schilddrüsenaktivität anzuregen und in den Stoffwechsel zu leiten.) – Die Wurzeln der Herbstzeitlose hat Rudolf Steiner als Heilmittel bei Entzündungs- und Wucherungsprozessen der Hirnhäute empfohlen.

Auch die Wirkung von Colchicumpräparaten auf gichtisch-rheumatische Zustände, insbesondere der Gelenke, wird aus obigem verständlich. Man vergleiche das bei Mandragora Ausgeführte mit dem hier Dargestellten.

Lilium tigrinum, die Tigerlilie

Einen dem Colchicum völlig entgegengesetzten Prozeß zeigt die in Japan und China heimische Tigerlilie; sie preßt nicht die Blüte in die Zwiebel, sondern nimmt im Aufschießen in die prunkende Blütenbildung mit den am Stiel mit hinaufgerafften Blättern auch noch das Zwiebelige – in Form kleiner schwarzer Brutzwiebelchen – mit. Die leuchtend scharlachroten, schwarz-violett gefleckten Blüten nicken schwer hinab, die Blütenblätter rollen sich nach oben, nackt treten Staubfäden und Stempel ins Freie.

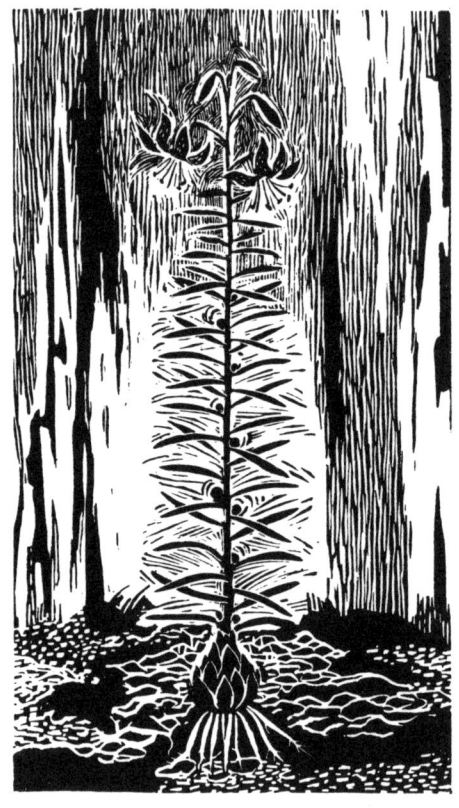

Entsprechend dem überwiegenden Blütenprozeß geht die Heilwirkung auf die unteren Organe. Periode-Unregelmäßigkeiten, verschiedene Uterus-Erkrankungen hat man damit zu bekämpfen die Möglichkeit, Endometritis, Ovarienentzündung, Uteruskoliken und -Blutungen, mangelhafte Rückbildung des Uterus nach der Geburt, Lageveränderungen. Andererseits werden von hier ausgehende Bedrängungen des Herzens wohltätig beeinflußt, überhaupt die der ganzen oberen Organisation, die sich z. B. in Migräne auswirken kann.

Aloe

Eine sehr charakteristische Metamorphose des Zwiebeltyps sind die in den Wüsten- und Steppengebieten Afrikas heimischen 130 Aloearten, die Kakteenform unter den Liliengewächsen. Durch einen bis mehrere Meter hohen Stamm wird gleichsam die Zwiebel hinaufgetragen in die heiße trockene Luft und die Glut afrikanischer Sonne, die sie halb öffnet, so daß nun armlang und armesdick an die 50 fleischige, dornige, wachsgrüne Blätter nach außen und oben sich aufwölben. Viele Jahre wächst das Gebilde, bis nach dieser Periode gewaltig angestauter Lebenskräfte die des vehementen Blüte-Aufschießens folgt. Raketengleich fährt mit halbmeterhohem Schaft die mit nickenden, gelbroten Blüten dicht bestandene Ähre hoch und bringt dreifächerige, häutige Kapselfrüchte hervor. Als die beste gilt die Sokotra-Aloe, die gewaltigste wächst im

Kapland, in der Karroowüste. Der schleimige Saft der angeschnittenen Blätter liefert eingekocht die Droge. Diese enthält – unter anderem – den Bitterstoff Aloin (ein Anthrachinonderivat, wie sich solche auch in Rhabarber, Senna, Faulbaum finden), Emodin, ferner Farbstoffe, insektenfeindliche, konservierende Stoffe – die Aloe wurde in Ägypten zum Einbalsamieren der Mumien mitverwendet.

Die bei den Zwiebelgewächsen bereits bekannten Heilwirkungen finden sich auch hier, nur verstärkt, tiefer greifend. So verwendet man die Aloe zur Tonisierung, Anfeuerung aller Stoffwechselprozesse, als Stomachicum, Purgans, Cholagogum, Emmenagogum. Äußerlich ist die Förderung der Wundheilung, die schmerzlindernde, heilende Wirkung bei Verbrennungen – bis zur Röntgenverbrennung – zu erwähnen, wie sie bei einem Gewächs, das so starke Vitalität mit gebändigter sulfurischer Entzündung verbindet, noch dazu bei solcher Gewalt äußerer Son-

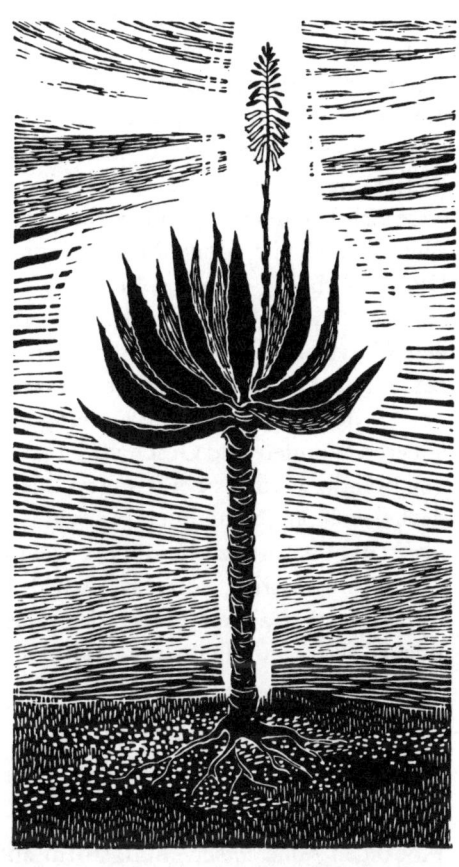

nenwirkung, begreiflich ist. Die intensive Wiederverbindung der durch Krankheit oder Verwundung herausgedrängten Wesensglieder mit den Stoffwechselprozessen tonisiert, regt die Regeneration an, ist schmerzlindernd.

Paris quadrifolia, Einbeere

Langsam kriecht die Grundachse dieser «Tollkirsche unter den Liliengewächsen» durch die humusreiche Dunkelfeuchte des Buchenwaldes, des Erlenbruchs. Aus ihrem Ende treibt ein, zwei Spannen hoch der Blütentrieb, der vier Laubblätter zu einem Quirl zusammendrängt, aus dessen Mitte im Mai fingergliedlang die eine viergliedrige, gelbgrüne, schmal- und spitzblättrige Blüte mit dem größeren, vierteiligen Kelch aufsteigt. Die schwarze, kirschgroße Frucht sitzt wie eine Tollkirsche im Kelch. Die Blüte nimmt etwas von den starken Lebenskräften des Unterirdischen («Lebensäther») in sich auf, sie ist sehr langlebig; die Pflanze begnügt sich darum mit dem jährlichen Hervorbringen dieser einen Blüte.

Die giftige Pflanze enthält in allen Teilen, besonders im Wurzelstock, Saponine (Paridin, Paristyphnin), ferner schwefelhaltige Substanzen. Der Wurzelstock schmeckt beißend, die Blätter haben beim Zerreiben einen widerlich-betäubenden Geruch. Die Blüte jedoch ist, ohne Nektar, ohne Duft, wahrhaftig nicht «sulfurisch» zu nennen. Man hat – dem überwiegenden Wurzelprozeß gemäß – die Pflanze bei entzündlichen Erkrankungen der oberen Region, Augenentzündungen, äußeren Wunden und Geschwüren (gegen Brandigwerden), bei Kongestionen nach dem Kopf, Neuralgien, Schwindel, Nackenkopfschmerz, besonders wenn das Gefühl eintritt, die Augen würden in den Kopf gezogen, verwendet. (Die Pflanze wirkt pupillenverengend.)

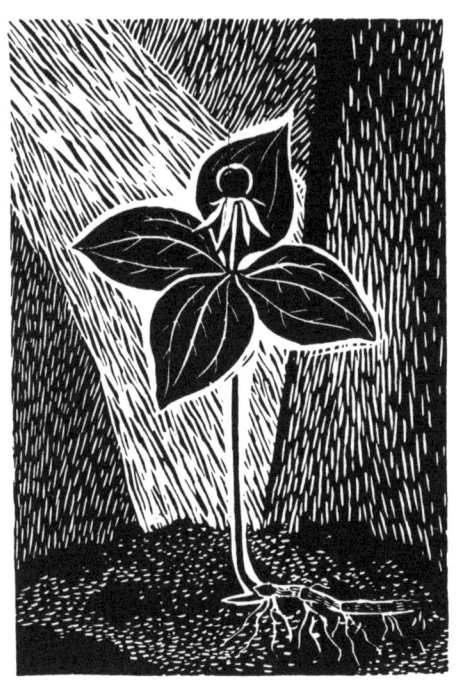

Convallaria majalis, das Maiglöckchen

Aus einem charakteristischen Zusammenspiel der Elemente baut das Maiglöckchen seine Erscheinungsform auf; frische Waldeskühle und herannahende Sommerwärme, schattiges Dunkel und hereinspielende Helle, mäßige Feuchte verschmelzen in seiner Bildung. In lichten Laubwäldern unserer gemäßigten Klimata gründet sich die Pflanze mit dem verzweigten Wurzelstock, der an den Enden das jährliche Wachstum in Knospen abschließt, aus denen im Frühjahr die je zwei langgestielten, zugespitzt-elliptischen, spannenlangen Blätter treiben. Ist die Pflanze blühreif geworden, was der Fall ist, wenn die ätherischen Bildekräfte sich im Vegetativen soweit ausgelebt haben, daß sie dem Astralischen keinen zu großen Widerstand mehr entgegensetzen – dann steigt der blattlose Blütensproß gerade auf. Er ist im oberen Drittel ringsum mit den aufwärts gerichteten Blütenknospen besetzt. Doch wenden sich diese bald alle nach *der* Seite, von der die meiste Helligkeit zustrahlt. Dabei müssen die rückwärts stehenden Blüten ihre «angeborene» Wachstumsrichtung gewaltig ändern, bis zu 180 Grad. In diesem leidenschaftlichen Sichhinwenden zum Licht verfallen sie aber der Schwere; die weißen Blüten neigen die sich öffnende Glocke zur Erde. Auf diese Art entsteht – aber erst im Aufblühen! – die «einseitswendige Traube», welche die Botaniker beschreiben; sie ist aber in der Anfangsgestalt etwas ganz anderes.

Derart steht unsere Pflanze in vielfältiger starker Spannung: zwischen unterirdischem Wurzelleben und oberirdischem Blütenleben, zwischen Stauen und Schießen, zwischen Ätherischem und Astralischem, zwischen Licht und Schwere. Eine solche «Kräfte-Natur» ist aber für die Herzheilpflanzen sehr charakteristisch; wir finden sie bei Digitalis, Strophanthus, Primula, Cactus grandiflorus, um nur einige zu nennen, wieder. Das Herz ist ja auch im Menschen das Organ zwischen den Impulsen des Sinnesnerven- und des Stoffwechselsystems, das Organ zwischen oben und unten, zwischen Leichte und Schwere, zwischen den dem Licht sich öffnenden und den sich ihm verschließenden Gebieten unserer Gesamtorganisation, endlich das im rhythmischen Ausgleich ätherischer und astralischer Impulse lebende Organ. – Man hat in der Pflanze herzwirksame Glykoside, ähnlich wie in Digitalis, Strophanthus, Scilla, Adonis gefunden; doch ist es wesentlich zu sehen, daß sie im *Maiglöckchenprozeß* entstehen und darum doch etwas anders wirken als die der vorhin aufgeführten Pflanzen.

Der liebliche Duft der Blüte spricht von anmutiger Kühle und schattiger Zuflucht vor herannahender Sommerhitze, doch läßt er sich nicht lange ertragen; bald merkt die Nase in einer heraufkommenden entzündlichen Schärfe die sulfurische Natur auch dieses Liliengewächses und man wundert sich nicht, aus der Blüte die scharlachrote Beere entstehen zu sehen, die allerdings blaue Samen birgt, so daß das Schattenzugeneigte sein Recht gleichfalls bis zu dem Ende wahrt, das doch wieder den unterirdischen Anfang bedeutet.

Durch die Maiglöckchen-Heilwirkung verbindet sich Ich und Astralleib intensiver mit dem Blutorgan; der Blutdruck steigt, die Gefäße ziehen sich zusammen. Der Flüssigkeitsorganismus wird angefaßt, die Diurese steigert sich. Störungen des Herzrhythmus, Extrasystolen weichen, eine Beruhigung von Erregungszuständen tritt ein. Verkrampfungen des Astralleibes im rhythmischen Gebiet können sich lösen, Asthma, basedowähnliche Erscheinungen können sich bessern. Doch wird angegeben, daß es vor allem Herzstörungen Jugendlicher sind oder Zustände, bei denen die Bedrängung des Herzens vom unteren Organismus her erfolgt – was sich in das ganze Bild der Liliaceenwirkung fügt.

Polygonatum officinale, Salomonsiegel, Weißwurz

Mit Schattenblume und Maiglöckchen bricht im Frühjahr an lichten, trockeneren Stellen der Laub- und Föhrenwälder, in Gebüsch und Waldrand, wohl auch in moosig beschattetem Geröll ausgetrockneter Waldbäche ein spiralig zusammengerollter Blätterstab, das Salomonsiegel hervor. Aus dickem, weißem, siegelartig mit den Narben der Triebe der Vorjahre versehenem Wurzelstock steigt der anmutige Bogen des schönblättrigen Laubtriebes; rhythmisch aneinandergefügt sind die zugespitzt eiförmigen, spannenlangen Blätter, aus deren Achseln einzeln oder zu zweit auf langen Stielen die grünweißen, langröhrigen Blüten hängen. Honigreich sind diese und duften nach bittern Mandeln. Der Blatt-Blüten-

stand neigt sich, dem Maiglöckchen ähnlich, einseitswendig werdend zum Licht, die Blätter wie gehobene Hände, die Blüte der Schwere verfallen; im Unterschied zum Maiglöckchen ist das Blattsystem vom Grund abgelöst, in seine rhythmische Anordnung ist das Blütenhafte mit eingeschmolzen. Schlehengroße blaue Früchte gehen aus den Blüten hervor. Wie das Maiglöckchen bildet auch diese Pflanze herzwirksame Glykoside, ferner blutzuckersenkende «Glykokinine», wie wir solche bereits bei den Leguminosen kennenlernten (Galega, Lupinus); die Wirkung auf rhythmisches System und Blutprozeß ist deutlich. Doch ist die schleimreiche Wurzel, auf die der Sproßbogen, die hängenden Blüten herabweisen, das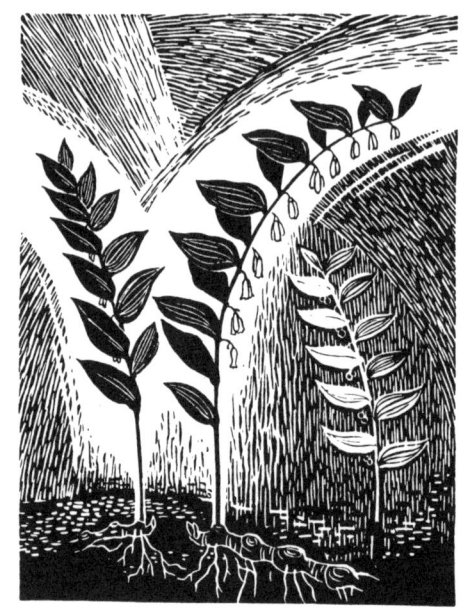
Hauptorgan, sie regt Regenerationsprozesse in der Peripherie an, wird zur Narbenbehandlung, bei Blutergüssen in die Haut verwendet, in Japan aber als Antidiabeticum.

Veratrum album, weißer Germer

Eine mächtige Heilpflanze ist die «weiße Nießwurz», aber auch eine starke Giftpflanze. Sie ist auf Almen, Bergwiesen, Moorwiesen ganz Eurasiens zu Hause, von den Bergbauern gehaßt, da sie nicht nur dem Vieh schädlich ist, sondern auch den Boden aussaugt. Das knollige, kräftig bewurzelte Rhizom entsendet im Frühjahr die kräftig beblätterte, bis anderthalb Meter hohe Staude, die nach zehn Jahren unterirdischen Speicherns erstmals zur Blüte kommt. Aus breiten elliptischen, in den Rippen scharf eingefalteten Blättern steigt rasch die Blütenrispe, von immer kleiner und spitzer werdenden Blättern begleitet, dicht bestanden mit gelblich-grünlichen sechszähligen Blüten, die bei Sonnenschein einen starken betäubenden Duft verbreiten. Der Hochsommer bringt die Blütezeit.

Der Germer enthält eine ganze Reihe von Alkaloiden (Protoveratrin, Germerin, Jervin etc.) – am meisten im Rhizom. Seine Wirkung ähnelt der des Arsens, man hat ihn darum direkt «pflanzliches Arsen» genannt. Arsen «energisiert den Astralleib» nach einer Äußerung Rudolf Steiners; in ähnlicher Richtung wirkt Veratrum; es hat den energischen Übergang vom Mineralisch-Wurzelhaften zu dem Astralisch-Blütenhaften – wie auch das Arsen beim Erwärmen unmittelbar mit einem Sprung vom festen in den gasförmigen Zustand übergeht. Der «Sulfurprozeß» der Liliaceen erscheint hier gesteigert zum Arsenprozeß. Einen zu stark in die physische Organisation eintauchenden, in ihr sich verkrampfenden Astralleib kann – bei entsprechender Dosierung – ein Präparat aus dem Germer freisetzen, indem es ihm seine abnorme Wirkung abnimmt. Einen zu schwach tätigen Astralleib wird es zu intensiverem Sichverbinden anregen. Choleraartige Durchfälle mit Koliken, kaltem Schweiß, großer Schwäche, Kollapsneigung, Folgezustände von Nahrungsmittelvergiftungen, Kreislaufversagen einerseits, von der oberen Organisation ausgehende fieberhafte Erkrankungen (Angina, Grippe, spinale Kinderlähmung) mit Krämpfen und Lähmungserscheinungen andererseits gehören zu dem Wirkungsgebiet einer Pflanze, die

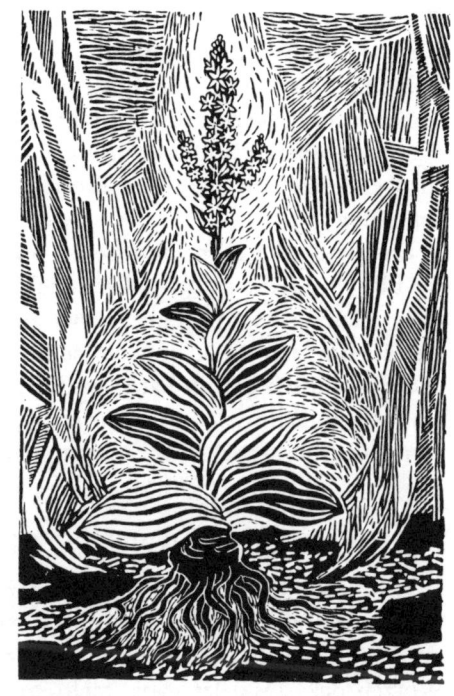

einerseits die astralverwandten Blütenprozesse so lange und intensiv in der Wurzel staut, sie dann aber andererseits so vehement, raketengleich entspannt.

Yucca filamentosa, Palmlilie

In das volle Licht einer heißen Sommersonne der warmen Gebiete Nordamerikas, der Wasserarmut trockener sandig-steiniger Böden trotzend, tritt Yucca, die «Palmlilie»; aus kräftigem Wurzelstock entwickelt sich die vielblättrige Grundrosette schwertartiger, festfaseriger Blätter; ihm entsteigt auch der oft mannshohe Blütenstand mit den nickenden, großen, weißgrünlichen Blütenglocken – wie ein riesiges Maiglöckchen anzusehen, doch nicht einseitswendig, nicht in das Spiel von Licht und Schwere hineingestellt. Die Pflanze ist saponinhaltig, jedoch sind Samen und Schößlinge eßbar. Eigenartig ist das Zusammenleben der

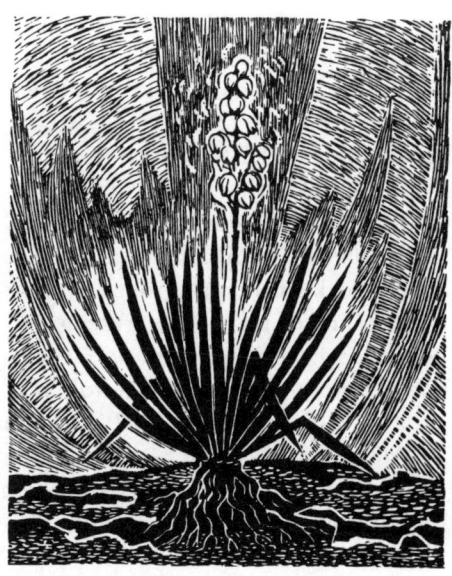

Pflanze mit einer kleinen Motte. Das weibliche Insekt, an den Staubfäden wartend, wird – besonders in Vollmondnächten – von dem männlichen Insekt befruchtet; es sticht hierauf den Fruchtknoten an, legt in einen seiner Fächer sein Ei, stopft hierauf Blütenstaub auf die Narbe, worauf in der Frucht sowohl der pflanzliche als auch der tierische Keim reifen. Innig ist das Leben der Yuccapflanze derart mit dem der Pronubis-Motte verwoben (nach Usteri, Pflanzensammlung).

Das Spiel zwischen ätherischer Stauung und astralischem, zum Schießen in die Blüte führenden Eingriff ist auch für diese Liliacee prägnant. Es wirkt sich in der Heilwirkung im Lebergebiet aus; Leberschwellungen, Stauungen, Ikterus, Cholecystitis mit den damit oft verbundenen Koliken, Meteorismus sowie Stirn- und Schläfenschmerzen hat man damit bekämpft. Es ist – unter anderem – auch das stärkere Eingreifen der Wärmekräfte in diese Region, das von der den Lilientypus im Heiß-Trockenen darlebenden Yucca gefördert wird.

Asparagus officinalis, der Spargel

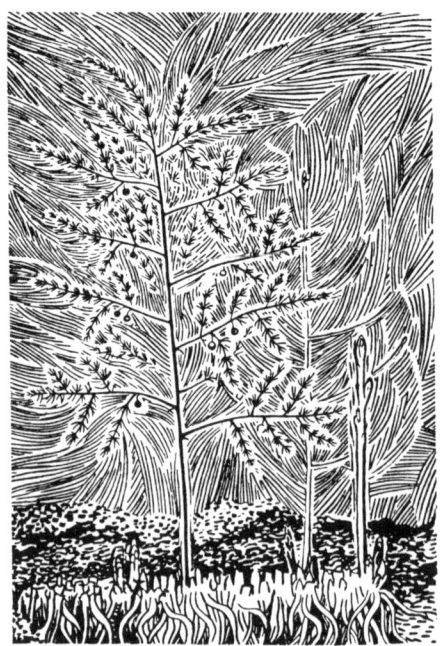

Das stauende Prinzip lebt sich in der 100 Arten umfassenden Gattung Asparagus als dicker, holziger, ausdauernder Wurzelstock aus, der, aus mehreren Sproßgenerationen bestehend, sich waagrecht durch den sandigen, lockeren Boden wühlt, den er am liebsten besiedelt. Nach oben schießt der schuppige Sproß und entfaltet sich zu einem zarten, luftigen, fast mannshohen Gebilde, das aus lauter weichnadeligen Stengelgliedern zusammengesetzt ist; die Blätter sind zu Schuppen verkümmert. Erst im dritten Jahr, im späten Frühling, blühen die Sprosse, an getrennten Pflanzen männliche und weibliche; die kleinen, gelbgrünen Blüten hängen; die Frucht ist erbsengroß, gelbrot, schwarzsamig. Im «schießenden Stadium» löst sich der Sproß also ganz ins Luftige auf. – Die Pflanze entstammt den Mittelmeerländern.

Daß eine, die Stauung so ins Luftige auflösende, noch dazu dem Kieseligen so befreundete Pflanze auf die Nieren- und Blasenorganisation wirkt, auf die Organe, durch die der astralische Leib sich in die Stoffwechselprozesse einschaltet, läßt sich wohl verstehen. Das in Wurzel und Sproß enthaltene Asparagin erhöht den Gasstoffwechsel, steigert den Grundumsatz; die Luftorganisation und mit ihr der Astralleib werden stärker tätig. Man hat die Pflanze ob ihrer harntreibenden Eigenschaften bei wäßrigen Stauungen (Hydrops), Blasen- und Nierenleiden, Harnsäureüberladung, Harnverhaltung, Neigung zu Steinbildung in Niere und Blase verwendet.

Smilax aristolochiaefolia*, Sarsaparilla

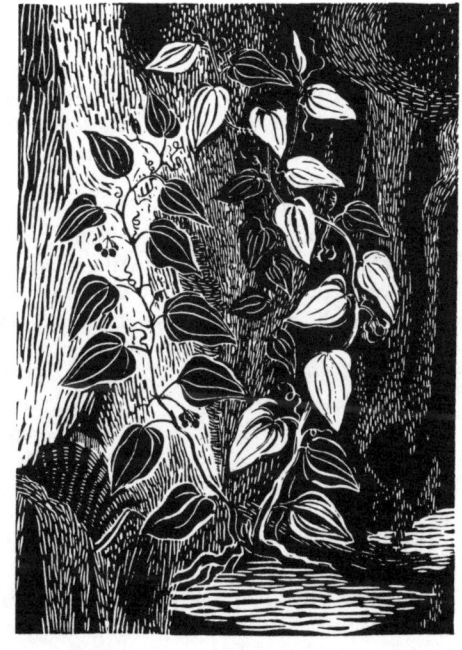

Im tropischen Südamerika ist diese lianenhaft gewaltig in die Länge wuchernde Liliacee heimisch, an den waldigen Flußufern wächst sie, den kräftigen Wurzelstock mit seinen langen Wurzeln in sumpfigen Grund treibend; daraus schießen hoch und schnell die mit rückgekrümmten Stacheln und blattachselständigen Ranken sich hinaufarbeitenden 15 m langen Triebe. Lederige, zugespitzt-herzförmige, immergrüne Blätter entfalten sich doppelt handgroß; aus ihren Achseln und den Sproß-Enden quellen die gelbgrünen Blütentrauben, aus denen kugelige rote Beeren hervorgehen. Diese Liliacee lebt sich im reichen Blatt- und Sproßentfalten, Ranken und Hinaufwinden recht merkuriell aus, zwischen Wurzel und Blüte ist ein – für eine Liliacee – reich entwickeltes Rhythmisches gelegt. Der Wurzelstock enthält viel Saponin, dazu fettes Öl, Harz, Zucker. Man hat diese merkurielle Pflanze verwendet, um die Quecksilberwirkungen der Lues-Kur gleichsam im Zaum zu halten. Auf den Saponinprozeß als einen merkuriellen ist in diesem Buche ja schon vielfach hingewiesen worden. Die übrigen liliaceentypischen Wirkungen auf die Stoffwechselregion sind auch vorhanden: der Astralleib wird zu stärkerem Eingreifen in die Flüssigkeitsorganisation gebracht. Harn-, schweißtreibend, «blutreinigend» wirkt die Sarsaparilla; man hat sie auch bei harnsaurer Diathese sowie Erkrankungen der Harnorgane (Blasenentzündung, Neigung zu Grieß- und Steinbildung etc.) verwendet.

* = Smilax medica.

SACHREGISTER

A

Abrotanum 266
Abrus precatorius 311
Absinthium 265
Absinthwirkung 266
Acalypha indica 340
Achillea Millefolium 277
Ackervergißmeinnicht 294
Aconitum Napellus 214f
Adonis vernalis 210
Aegopodium podagraria 78
ätherische Kräfte, Stauung bei Verdornung 189ff, 236, 237f, 239, 267f, 320, 334f, 352, 357
ätherische Lockerung, astralische Verkrampfung 198
ätherische Öle 43, 254
ätherische Öle und Ichprozesse 50
ätherische und fette Öle 47
ätherische Öle, schwefelhaltige 99
ätherische Ölbildung, Gerbstoffe und 229f
Ätherleib und Denken 30
Ätherleib und Flüssiges 35
Ätherleib, Freiwerden in der Kopfregion 195
Ätherleib, Freiwerden in der Herzregion 196
Agrimonia Eupatoria 229
Alant 263f
Alchemilla vulgaris 233f
Alizarinrot 327
Alkaloide 151ff
Alkaloide, flüchtige (Nikotin, Coniin) 88, 181

alkaloidbildende Schmetterlingsblütler 313
Alkaloidbildung und überstarke astralische Impulse 47
Alkannarot 292
Allium cepa 348ff
Allium sativum 347f
Allium ursinum 348
Allylsenföl 136
Aloe 352
Alraune 160f
Ameisen 295
Ameisenepiphyten 323
Ameisenpflanzen 304
Ameisensäureprozeß 323ff
Ammi visnaga 103
Anacyclus officinarum 275
Andorn 58
Anethum graveolens 89
Angelica Archangelica 96ff
Angelica pyrenaica 91
Anhalonium Lewinii 194
Anis 84
Anthozyane 237, 292
Antiprozesse 216f
Antirhythmik 142, 329
Antisonnenbewegung der Blüte 178
«Antitendenzen» 351
Apium graveolens 74
Appetitlosigkeit der Organe 54
Arctium Lappa 271
Armoracia rusticana 140
Arnica montana 247f
Arnika, Goethe u. die 247f
aromatisierte Bitterkeit 265
Arsen, pflanzliches 356

Artemisia Abrotanum 266
Artemisia Absinthium 265
Artemisia cina 267
Artemisia Dracunculus 267
Artemisia vulgaris 264
Artischocke 269
Asa foetida 99f
Asparagus officinalis 358
Asperula odorata 326
Astragalus exscapus 317
astralische Organisation und Levisticum 96
Astralisieren, übermäßiges 169f
Astralisieren–Arsenisieren, Gerbstoffe 307
Astralisierungsprozeß in Wurzel getrieben 310
Astralität, Spaltung der 183
Astralleib Kräfteverteilung des 320
Astralleib, Regulierung der Tätigkeit 183
Astralleib und Luftartiges 35f
Astralleib, überempfindlicher 241
Astralprozesse und Eiweißgifte (Toxalbumine) 311, 312
Atropa Belladonna 168ff
Aufgelockertes Verkrampfungsprinzip 180f
Auflösung und Verhärtung im Pflanzenprozeß 21, 29
Aufrichtekraft, mangelnde 184
Aufwachprozeß und Tollkirsche 170f

Ausatmung, verkrampfte 177
Azorella 91

B
Balsambäume 308, 310
Balsambildung 308
Balsamharz 94
Baptisia tinctoria 313
Basilienkraut 57
Baum des Lebens und Baum der Erkenntnis 114
Baumwerden 220
Bärenklau 78
Bärwurz 91
Beinwell 296
Belladonna 168
Bertram 275
Besenginster 316
Beta vulgaris 200
Bienenpflanzen 46, 291 f
Bilderwelt, dekadente 90
Bilsenkraut 173
Bingelkraut 338
Biogenetisches Grundgesetz und Erdenentwicklung 113
Bitterkeit, aromatisierte 265
Bittere Schleifenblume 146
bittere Extraktivstoffe 282
bitterer Milchsaft 282
Bitterkräuter 264
Bittermandelwasser 239
Bitterstoffe 72, 254, 258, 268
Bitterstoffe und ätherische Öle 264
Bitterstoffprozeß 285
Bittersüß 183
Blatt- und Blütenprozeß, Vermischung von 169
Blattfarbstoff 12
Blattspirale und Planetenrhythmen 174
Blausäure 312, 335
Blausäureglykoside 239
Blutfarbstoff 12
Blutfarbstoff in der Pflanze 304
Blutprozeß, Früchte und 240

Blutprozeß und Kieselsäure 233
Blutwurz, kanad. 121
Blüte, einseitswendige 354
Blüte in dritter Potenz 259
Blüte in Blattrhythmus, dieser in Wurzelgebiet geschoben 328
Blüte-Frucht-Prozeß und Stoffwechselsystem 15
Blüten, eingestülpte, und Giftigkeit 157
Blüten, waagrechte 46
Blütenboden, Lufttropfen im 276
Blütenfarbe und Himmelsblau 284 f
Blütenprozesse und Giftigkeit 153
Blütenprozesse in Rindenbildung getrieben 310
Blütenstamm 243
Blüteprozeß, eingepreßter 174
Blüteprozeß in Blattrhythmik gedrängt 173, 330
Blüteprozeß in Knolle getaucht 350
Blüteprozeß in den Sproß gepreßt 157
Blüteprozeß, Retardierung des 277
Blüteprozeß, sanguinischer 305
Blüteprozeß, trichterförmig eingebohrter 178
Blüteprozeß, verkümmerter 199
Bockshornklee 321
Bohnenkraut 54
Borago officinalis 295
Boretsch 295
Borraginaceae 291 ff
Brunnenkresse 142
Bupleurum 93
Bursa pastoris 144

C
Cactaceae 189–198
Cactus grandiflorus 197 f

Caesalpiniaceae 305, 309
Calabarbohne 312
Calendula officinalis 253 f
Capsella Bursa-pastoris 144
Capsicum annuum 186
Cardamine pratensis 146
Carotin 80, 169, 186, 237, 254
Carum carvi 81
Cassia acutifolia (= alexandrina) 309
Cephaelis Ipecacuanha 328
Centaurium umbellatum (= minus) 286
Cereus grandiflorus 197 f
Chamomilla Matricaria 276
Cheiranthus cheiri 147
Chelidonium majus 115 ff
Chenopodiaceae 199–202
Chinarindenbaum 332 f
Christrose 216
Cicuta virosa 72
Cichorium intybus 281
Cimicifuga racemosa 211
Cina, Artemisia cina 267
Clematis recta 213
Cnicus benedictus 270
Cochlearia Armoracia 140
Cochlearia officinalis 142
Coffea arabica 330 f
Colchicum autumnale 157
Compositae 243–283
Conium maculatum 87
Convallaria majalis 354
Corydalis cava 123
Crataegus Oxyacantha 239 f
Croton Tiglium 336
Cruciferen 131–147
Cruciferen-Eiweiß 135 f
Cumarin 319, 326
C-Vitamin 140, 142, 143, 237
Cydonia oblonga 240
Cynara Scolymus 269
Cytisus Laburnum 314

D
Datura stramonium 177
Daucus Carota 79 f
dekadente Bilderwelt 90

Denken, freies 196, 273 f
Desmodium gyrans 304
Diastole, Systole 66, 190, 272
Diät und Vollmond 200
Dill 89
Disteln als Heilpflanzen 267 ff
Doldenblütler 64-103
Dorema ammoniacum 101
Dorn-Stachel-Bildung 189 f, 222, 236, 237, 239, 320, 334, 338, 352
Dost 56
Draba verna 145
Dreigliederung, menschliche 16 ff
Drüsensystem und Doldenblütler 69
Duftgeschmack 67
Dulcamara 183
Dunkel und Schwere 169
Durchluftung, astralisierende 66 ff, 72, 86, 87, 96, 99, 103 f, 187, 209, 210, 256, 264 ff, 274, 276, 277, 304, 306, 307, 316, 319, 322, 358
Durchluftung des Wurzelstockes 72 f

E
Eberraute 266
Edelweiß 258 f
Edelweiß, Ohrprozeß und 259
Einbeere 253 f
einseitswendige Blüte 354 f
Einweihungsgift 182
Eisenhut 214
Eisenoxyd 82, 85, 86, 282
Eisenprozesse 85, 201
Eiweiß, tierisches, pflanzliches 302 f
Eiweißarten, giftige 306, 335
Eiweißatmosphäre 301
Eiweißkernstoffe 297 f
Eiweißtoxin 336
Engelwurz 91 ff
Entfaltungsbewegung, egozentrische 175

Entflammung, beruhigte 276
Entsalzungsprozesse 145
Entzündung und Geschwulst 21
Enzian, gelber 287 f
Enziangewächse 284-290
Erde, Wärmemantel der 170
Erdenentwicklung und Naturreiche 40 f
Erdenentwicklung, biogenetisches Grundgesetz und 113
Erdenkräfte, Giftbildung und Abwehren der 170
Erdensein, Urwesen und Urmotiv 33
Erdkirsche 188
Erdrauch 123
Erd-Rosengewächs 232
Erdzonen und Kompositenwachstum 244
Erdzonen und Pflanzenleben 38 f
Erinnern – Vergessen 31
Erophila verna (= Draba verna) 145
Erstgeborener der Schöpfung 41
Eryngiumarten 101 f
Eryngium aquaticum 102
Eryngium maritimum 102
Eselsdistel 271 f
Eupatorium cannabinum 255
Eupatorium perfoliatum 256
Euphorbiaceae 334-342
Euphorbia Cyparissias 337
Euphorbia resinifera 338
Euphorbiumharz 338
Extraktivstoffe, bittere 282

F
Farbhölzer 306
Färberginster 315
Färberkrapp 327
Fenchel 85 f
Ferula asa foetida 99 f
Ferula galbaniflua 101
Fette, ungesättigte 134
Fettkraut 126

Fieberklee 289
Filipendula Ulmaria 235
Fischgifte 335
Flavone 240
Fleischfressende Pflanzen 125-130
Flohminze 60
Flüssigkeitsstauung und innere Sonnenwirkung 210
Foeniculum vulgare 85 f
Foenum graecum 321
Formtrieb – Stofftrieb 219 f, 334
Fragaria vesca 232
Frauenmantel 233 f
Frauenminze 60
Fruchtsäuren 237
Fruchtzucker u. Inulin 247
Früchte und Blutprozeß 240
Frühjahrsbingelkraut 338 f
frühlingshaftes Kräftespiel 203 f
Fühlen, freies 196, 274
Fumaria officinalis 123

G
Galbanumharz 101
Galega officinalis 318
Galeopsis segetum (= G. ochroleuca) 63
Galium Aparine 326
Gänsefußgewächse 199 bis 202
Gegensonnenbewegung 178
Geißfuß 78
Geißklee 318
Geistanschauungsorgane, Seelenanschauungsorgan 31 f
Genista tinctoria 315
Gentianaceae 284-290
Gentiana lutea 287 f
Gerbstoffe 77, 185, 229, 230, 231, 235, 237, 238, 269, 294, 295, 307
Gerbstoffe und ätherische Öl-Bildung 230
Gerbstoffprozesse 53 f, 224 f
Germer, weißer 356

Geschwulst, Entzündung und 21
Gesetz, sanftes 150
Gestalt, Trieb und 24
Geum urbanum 229f
Gift, aromatisches 181
Giftbildung und Abschwächen der Erdenkräfte 155
Giftbildung, Durchluften und 87
Giftlattich 278f
Giftpflanze, Kraftform der 177
Giftpflanze, trägt Astralisches in gepreßtem Zustand in sich 154
Giftschierling 87
Giftstoffe, flüchtige und fixierte 206
Gifttiere 342
Giftwirkung und patholog. Verhältnis der Wesensglieder 156
Glechoma hederacea 62f
Glukokinine 318, 348
Glyko-Alkaloide 185
Glykoside, herzwirksame 210, 217
Glyzyrrhizin 319
Goethe, Metamorphosenlehre 11ff
Goethe und die Arnika 247f
Goldlack 147
Goldregen 314
Goldrute 255
Gravitation und Levitation 117
Grohmann, Gerbert 8
Gruppengeist 33f
gummiartiger Stoff 94, 95
Gummibildung, Schleim- und 307f
Gummiharze 68, 99
Gummi-, Schleimstoffe 68
Gundermann 62f
Gurwitsch – Strahlung 346

H
Haarbildung bei Pflanzen 291

Hahnenfußgewächse 203 bis 218
Halluzinationen 165, 176, 179, 195
Halophyten 199, 276
Harnsäure 323ff
Harnsäureprozesse 166f
Harnsäureüberladung 359
Harze 77, 83, 98, 257, 340
Hasenohr 93
Hauhechel 320
Hauptpflanze einer Gegend 315
Heckenrose 236
Heilpflanze, Idee der 19ff
Heilpflanze: einseitig entwickelte Pflanze 22ff
Heilsanikel 77f
Helianthus annuus 261f
Helleborus niger 216f
Hellsehergift 194f
Heracleum Sphondylium 78f
Herbstzeitlose 350f
Herz – Ätherleib, freiwerdender 273f
Herzgespann 58
Herzglykoside 147, 210, 349, 355
Herzheilpflanzen 355
Herz und Samenprozeß 240
Hexensalbe 176
Himmelsblau und Blütenfarbe 284f
Hippomane mancinella 337
Hirtentäschel 144
Hohlzahn, gelber 63
Holztee 271
Huflattich 256
Hülsenfrüchtler 302–321
Hungerblümchen 145f
Hydrocotyle asiatica 72
Hydrocotyle vulgaris 71f
Hyoscyamus niger 173ff

I
Iberis amara 146
Ichorganisation, Phantom der 251
Ichprozesse, ätherische Öle und 49f

Ichschwäche 49
Imaginationen, Zerrbilder von 196
Imperatoria Ostruthium 92
Inkarnationsstoffe 297–301
Innere Landschaften 215
Inosit 79
Inula Helenium 263
Inulin 247, 250, 263, 268, 275, 281, 282, 296, 348
Ipecacuanha 328

J
Jagdzauberpflanzen 161f
Jahreszeiten und Pflanzenarten 206f, 243f
Jakobskraut 261
Jatropha Curcas 336
Judenkirsche 187

K
Kaffeebaum 330
Kaffeegenuß 331f
Kaktusgewächse 189–198
Kali- u. Schwefelprozeß 278
Kalisalze 282
Kaliumprozesse und Kiesel 280
Kalk 77, 276
Kalzium 241
Kamalabaum 340
Kamille 276
Kannenpflanzen 126
Kardobenediktenkraut 270
Karotte 79f
Kiesel 77, 85
Kieseliges in statu nascendi 251
Kiesel – Magnesiumgehalt 170
Kieselprozeß 61
Kieselprozeß, plastisch gehaltener 291ff
Kieselprozesse 63
Kieselsäure 80, 82, 85, 86, 185, 229, 232, 250f, 278, 280, 282, 291f, 295, 296, 327, 333
Kieselsäureabdruck in Kali- und Kalksalzen 252

Kieselsäure – Lichtprozesse 316
Kieselsäure, Schwefel und 141f
Kieselsäureprozeß und Lichtsinne 233
Kieselsäurewahrnehmungen des Kosmos 252
Kirschlorbeer 239
Klatschmohn 115
Klebkraut 326
Kleesäure 201, 324
Klette 271
Knoblauch 347
Knoblauchgamander 62
Kochsalzpflanze 201
Kohlenstoff als Plastiker 298f
Kolisko, Eugen 7
Kompositen, Idee der 244
Kompositen, stark aromatische 274f
Kompositendüfte 247
Kompositenwachstum, Erdzonen und 244
Königin der Nacht 197
Köpernickel 91
Korbblütler 243–283
Korbblütler, feuchtigkeitsliebende 255f
Krainer Tollkraut 179
Krameria triandra 310
Krankheitsgeschehen, Urphänomen des 21
Krankheitsprozeß, Idee des 19ff
Krappgewächse 322–333
Kreislauf, venöser 271
Kreuzblütler 131–147
Kreuzkraut 260f
Kuhbaum 112
Kümmel 81f
Kunigundenkraut 255
Kupferchloridkristallisationsmethode 25f

L
Labiaten 43–63
Labiatenwirkung zwischen Verdauung und Atmung 47f
Labenzym, -ferment 269, 325, 327
Lactuca virosa 278f
Lactucarium 279
Lamium album 63
langlebige Blüte 353
Lappa Bardana 271
Lathyrismus 312
Lathyrus sativus 311f
Lauchöle 347f
Laurocerasus 239
Lavandula officinalis 51
Lavendel 51
Lebensanschauungsorgane 30ff
Lebenskräfte, gestaute 352
Leberprozeß 233
Leber-Gallenprozeß 119
Leguminosae 302–321
Leguminosendüfte 306
Leichte 14
lemurische Zeit 113f
Leonurus cardiaca 58
Leontopodium 281
Leontopodium alpinum 258f
Lerchensporn 123
Levisticum officinale 93f
Levitation 117
Lichtempfindlichkeit 280
Licht und Schwere 354, 355f
Licht und Schwere, Kampf zwischen 198
Lichtstoff 80
Lichtstoffwechsel 294
Liebstöckel 93f
Ligusticum mutellina 91
Liliaceae 343–359
Lilien, Sechsstern der 344
Liliengewächse 343–359
Lilium tigrinum 352
Linolensäure 109
Lipase 117
Lippenblütler 43–63
Liquiritia officinalis 318f
Lithospermum officinale 295f

Lockerungszustände, ätherische 198
Löffelkraut 142f
Löwenzahn 279
Löwenzahn, Milchsaft des 281
Lophophora Lewinii 194
Luftfrüchte 186f
Luftkelche 187
Lufttropfen im Blütenboden 276
Luft- und Wärmeprozesse im Flüssigen 68
Lungenkraut 294
Lycopersicum 186
Lycopus virginicus 59

M
Macleya cordata 121
Mädesüß 235
Magnesiumgehalt, Kiesel 170
Maiglöckchen 354
Majoran 55
Malaria 333
Mallotus Phillipinensis 340
Mancinellenbaum 337
Mandragora officinarum 160
Mannstreu 101f
Mariendistel 271
Matricaria Chamomilla 276
Meerrettich 140f
Meerzwiebel 349
Mehlbeeren 240
Meister des Maßes 222
Meisterwurz 92
Melisse 57
Melilotus officinalis 319f
Melonenbaum 127
Mensch, dreigliedriger 12ff
Mensch, Wesensmittelpunkt 31
Mensch, Wesensglieder 33
Menyanthes trifoliata 289
Mercurialis perennis 338f
Merkurielles 46, 142, 359
Metamorphosenlehre, Goethe 11

Metamorphose – Stauung 189, 194
Meum athamanticum 91
Milchsaft 94, 97, 108, 111, 246, 279, 281, 282, 334f
Milchsaft, giftiger 337
Milchsekretion 75, 83, 85, 86
Millefolium 277
Mimosa pudica 304
Mineral – Pflanzliches 128
Mineral, Wesensglieder 32ff
Mitosegifte 118, 351
Mohngewächse 106–124
Mohngift 111
Möhre 79f
Mondenkräfte 108f
Mondenschöpfung, alte 40
Monden- und Sonnenkräfte, Harmonie von 203
Monden-Tierpflanzen 226ff
Mutationen 351
Mutterharz 101
Myosotis arvensis 294

N
Nachtmensch 171
Nachtschattenalkaloide 159f, 170f
Nachtschattengewächse 148–188
Nasturtium officinale 142
Naturreiche und Erdenentwicklung 40ff
Naturreiche, Viergliedrigkeit der 34ff
Nebelwald 332
Nektarbildung 46, 291
Nelkenwurz 229f
Nicotiana Tabacum 180f
Nießwurz 216f
Nikotin 181f
Nikotinsäureamid 229
Nikotinsucht und zu geringe geistige Beschäftigung 182
Novalis 301
Nukleargeheimnisse 301

O
Odermennig 229
Oenanthe crocata 76
Ohrprozeß und Edelweiß 259f
Öl, purgierendes 335, 336, 342
Öle, trocknende 109
Ononis spinosa 320
Onopordon Acanthium 271f
Orthosiphon stamineus 60
Oxalsäure 201, 324

P
Paeonia officinalis 212
Palmlilie 357
Papaver rhoeas 115
Papaver somniferum 110
Papaveraceengifte 109f
Papilionaceae 305f, 310
Paprikapflanze 186
Paris quadrifolia 253f
Paternostererbse 311
pathologische Astralprozesse 312
Pechnelke 128
Pektin 79, 241, 258
Pestwurz 257
Petasites hybridus (= officinalis) 257
Petersilie 81
Petroselinum sativum 81
Peucedanum Ostruthium 92
Pfefferminze 59
Pfingstrose 212
Pflanze, dreigliedrige 12
Pflanze, Wesensglieder 32f, 37
Pflanze als viergliedriges Wesen 34f
Pflanzenastralität, kosmische 37, 50
Pflanzenastralität, Stickstoff und 302f
Pflanzenbewegung und Tierbewegung 125ff, 292, 304
Pflanzendüfte 103–105

Pflanzengifte, vom Wesen der 109, 114, 118, 148ff, 182, 194, 206, 216, 217, 225, 311f, 328, 331, 332, 335ff, 351, 354, 355, 356
Pflanzengeistigkeit 34
Pflanzengummi 95
Pflanzen – Ich, kosmisches 37, 50
Pflanzenleben und Erdzonen 38f
Pflanzenmineralien 41f
Pflanzenreich, Zwischenformen im 37f
Pflanzensäuren 192
Pflanzenschleime 192
Pflanzenseele 34
Pflanzentiere 41f
Pflanzen – Tierisches 128
Pflanzen wäßriger Stauung 189ff, 334ff
pflanzliches Urbild, Verzerrung des 22ff
Phantastika 195
Phantom der Ich-Organisation 253
Phantomschmerzen 297
Phellandrium aquaticum 75
Phlorridzin 223
Phosphor 261
Phosphoriges 46
Physalis alkekengi 187
Physostigma venenosum 312
Pimpinella anisum 84
Platterbse 311
Polygonatum officinale 355
Potentilla erecta (Tormentilla) 231f
Pottasche 200
Prunus Laurocerasus 239
Prunus spinosa 237f
Pulmonaria officinalis 294
Pulsatilla pratensis 209
purgierendes Öl 336, 341
Purgierkörner 336
Purgiernuß 336
Pyrethrum roseum 275

Q

Quecksilberähnlichkeit 339
Queen's delight 340
Queller 201
Quendel 52
Quinoia 200
Quitte 240

R

Rainfarn 274
Ranunculaceae 203–218
Ranunculaceengifte 217
Ratanhiawurzel 310
Rauchtabak 180f
Rauhblattgewächse 291 bis 297
Rauschgifte 109f, 159, 194f
Rhythmuspflege 274
Ricinus communis 341
Riechen 103f
Ringelblume 253f
Robinia pseudacacia 312
Roggenkamp, Walther 9
Röhrenblütler 246f
Rosa canina 236f
Rosaceae 219–242
Rosengewächse 219–242
Rosmarin 48ff
Rotliegendes 315
Rubia tinctorum 327
Rubiaceae 322–333
Rubiaceen, Stickstoffbeziehungen der 325
Rübe, rote 200
Ruhrwurz 328

S

Sal und Sulfur im Merkuriellen 142
Sal – Sulfurprozeß 145
Salbei 53
Salicornia herbacea 201
Salomonsiegel 355
Salizylsäure 235
Salzpflanzen 74, 199, 276
Salzprozesse, übermäßige 199ff
Samenabkochungen 83
Samenbildung 56f
Samenbildung als Chaos 300
Samenprozeß, Herz u. 240
sanfter Aromatisierungsprozeß 278
Sanguinaria canadensis 121f
sanguinischer Blüteprozeß 305
Sanguisorbia officinalis 228
Sanicula Europaea 77
Santonin 267
Saponine 200, 201, 294, 295, 306, 318, 319, 320, 335, 339, 354, 359
Sarothamnus scoparius 316
Sarsaparilla 359
Saturnschöpfung 40
Sauerstoff 297ff
Sauerstoff als physischer Träger d. Ätherkräfte 299
Schafgarbe 277
Scheinveilchen 134
Schierling 87
Schilddrüse 121
Schillerstoff 164, 170
Schlafen – Wachen 30f
Schlafgallen 237
Schlafmohn 110f
Schlehdorn 237f
Schleifenblume, bittere 146
Schleimstoffe 68, 185, 192, 241, 253, 257, 269, 291ff, 295, 307f, 321, 348
Schleimzucker 83
Schmarotzerpflanzen 42
Schmetterlingsblüte 305
Schnecken 104
Schöllkraut 115ff
Schwefel 297ff
Schwefel im Organischen 138f, 343f
Schwefel und Kieselsäure 141
Schwefel- und Salzprozesse 135f
schwefelhaltige ätherische Öle 100
Schwefelprozeß in Labiate 62
Schwefelprozeß, Kali und 278

Schwerekräfte 13f
Schwere und Dunkel 169
Scilla maritima 349
Scopolia carniolica 179
Sechseckskraft bei Bienenwabe und Kiesel 291f
Sechsstern der Liliengewächse 344
Seelenanschauungsorgane 31
Sekretine 201
Selenicereus grandiflorus 197f
Sellerie 74
Senecio Jacobaea 261
Senecio vulgaris 260
Senföle 136
Sennesstrauch 309
Silybum Marianum 271
Simonis, W. Chr. 8
Sinnpflanze 304
Sinnesnervensystem, Wurzelprozeß und 13f
Smilax medica 359
Soda 200
Solanaceae 148–188
Solanum lycopersicum 186
Solanum dulcamara 183f
Solidago virgaurea 255
Somatrank 115
Sonnenblume 261
Sonnenentwicklung, alte 40
Sonnengeflecht 176
Sonnenstrahl und Pflanzen-Ich 50
Sonnentau 126, 130
Spargel 358
Spartein 316
Species pectorales 257
Spinacia oleracea 201
Spinat 201
Spiralbildung bei Pflanze und Tier 292
Stachel-Dornbildung 190, 222f
Stauen und Schießen 343f
Stauen, Schießen ins Luftige 64ff, 358
Stechapfel 177
Steinklee 319

Steinsame 295
Stickstoff 297ff
Stickstoff als Inkarnationsstoff des Astralischen 299f
Stickstoff und Pflanzenastralität 302f
Stillingia sylvatica 340
Stofftrieb überwuchert Formtrieb 189f, 334
Stramonium 177f
Sulfur, sal-gezügelter 277
Sulfur, Sal, Merkur 115
Sulfurisches in Merkuriellem 46, 343f
Sulfurische Sukkulenz 343f
Süßholz 318
Symphytum officinale 296
Systole, Diastole 66f, 272f

T
Tabak 180f
Tagmensch, Nachtmensch 171
Tag – Nachtbewegungen 304
Tanacetum vulgare 274
Taraxacum officinale 279f
Tau 233f
Taubnessel, weiße 63
Tausendgüldenkraut 286
Teucrium Marum 53
Teucrium scordium 62
Teucrium scorodonia 61
Thymian 52
Tier, Wesensglieder 32
Tiergeistigkeit 33
Tierpflanzen 41f, 308f
tierverwandte Blütenformen waagrechter Blüten 46, 292
Tigerlilie 352
Tod – Leben 29f
Tollkirsche 168
Tollkraut, Krainer 179
Tomate 186
Tomate, Egoismus der 186
Tormentilla 231
Toxalbumine 311, 313, 335, 336, 342
Trieb und Gestalt 24f

Trigonella 321
Tugend, schenkende 219
Tussilago Farfara 256

U
Umbelliferen 64–103
Unkräuter 134
Uragoga Ipecacuanha 328
Urginea maritima 349
Usteri 7
Usteri-System 335
Utricularia 129

V
Vanillin 237
Veratrum album 356f
Verdauung, Ordnen, Logischmachen der 331
Verdauung, vordere 231
Vergessen – Erinnern 31f
Vergißmeinnicht 294
Verkrampfungsprinzip, aufgelockertes 185
verkümmerter Blüteprozeß 199
visionäre Erlebnisse 195
Vitalchemie 301
Vitamin A 201
Vitamin B_1 201, 265
Vitamin C 143, 187, 188, 237, 321, 348
Vitamin A, B_1, C, D 201
Vollmond und Diät 200

W
waagrechte Blüten 42
Wachse 83
Wachsmuth, Guenther 8
Wachstum, wucherndes 334
Walderdbeere 232
Waldmeister 326
Waldrebe, aufrechte 213
Waldsalbei 61
Wanzenkraut 211
Wärmemantel der Erde 176
Wärmeorganisation 36f
Wärmepflanzen 43ff
Wärmewesen 36f
Wasserdost 255
Wasserfenchel 75

Wasserhanf, durchwachsener 256
Wasserkelch 178
Wassernabel 71f
Wasserschierling 72f
Wasserschlauch 129
Wasserstoff 297, 300ff
Wegewarte 281
Weißdorn 287
Wermut-Arten 264f
Wesensglieder, Wesensbereiche 29ff
Wesensglieder von Mensch, Tier, Pflanze, Mineral 32
Wesensgliedervierheit 34
Wesensmittelpunkt des Menschen 31
Wiesenknopf, großer 228
Wiesenküchenschelle 209
Wiesenschaumkraut 146
Wolfsmilchgewächse 334ff
Wundkraut 77
Wundkräuter 247ff
Wurzelkräfte in Blütenregion getrieben 144, 288
Wurzelorganisation greift bis in die Samenbildung ein 318
Wurzelprozeß und Sinnesnervensystem 13f
Wurzelschwellung 76
Wurzelstock, Durchluftung des 72f
Wutkraut 89

Y
Ysop 55
Yucca filamentosa 357
Yuccapflanze u. Motte 358

Z
Zahnerhaltungsmittel 310
Zerfall, wuchernder 254
Zuckerprozesse 222f
Zucker- u. Salzprozesse 200
Zungenblütler 246
Zwiebel 348
Zwiebelbildung 343f
Zwischenformen im Pflanzenreich 37f
Zypressenwolfsmilch 337

LITERATURHINWEISE

Cloos, Walther, Die Erde – ein Lebewesen. Stuttgart 1952.
Grohmann, Gerbert, Die Pflanze, Band 1. 5. Aufl., Stuttgart 1975.
Kolisko, Lili, »Der Mond und das Pflanzenwachstum, Versuche aus dem Jahre 1935« in: Mitteilungen des biologischen Instituts am Goetheanum, Nr. 4, Stuttgart 1935.
Krüger, Hans, Kupferchlorid-Kristallisationen – ein Reagens auf Bildekräfte des Lebendigen. Weleda Schriftenreihe, Heft 1, Arlesheim/Schwäbisch-Gmünd 1950.
Morgenstern, Christian, »Die Fußwaschung«, in: Wir fanden einen Pfad. 3. Aufl., Basel 1980.
Pelikan, Wilhelm, »Rätsel des Stickstoffs und ihre Erhellung durch anthroposophische Geisteswissenschaft«, in: Die Drei, Heft 11, 1922.
Pfeiffer, Ehrenfried, Empfindliche Kristallisationsvorgänge als Nachweis von Formkräften im Blut. Dresden 1935.
Poppelbaum, Hermann, Mensch und Tier. Fünf Einblicke in ihren Wesensunterschied. 7. Aufl., Dornach 1975.
– Tier-Wesenskunde. 3. Aufl., Dornach 1981.
Reko, V. A., Magische Gifte. Stuttgart 1936.
Steiner, Rudolf/Wegman, Ita, Grundlegendes für eine Erweiterung der Heilkunst nach geisteswissenschaftlichen Erkenntnissen. GA 27, 5. Aufl., Dornach 1977.
Steiner, Rudolf, »Ernährungsfragen im Lichte der Geisteswissenschaft. Fragenbeantwortung. Vortrag vom 8. Januar 1909 in: Das Goetheanum, 14. Jg., Nr. 47–48, 1935.
– Die Geheimwissenschaft im Umriß. GA 13, 29. Aufl., Dornach 1977 (siehe besonders das Kapitel »Die Weltentwicklung und der Mensch«).
– Geisteswissenschaftliche Gesichtspunkte zur Therapie. Zweiter Kurs für Ärzte und Medizinstudierende (Dornach, 11. bis 18. April 1921). GA 313, 3. Aufl., Dornach 1963.
– Geisteswissenschaft und Medizin. Kursus für Ärzte und Medizinstudierende (Dornach, 21. März bis 9. April 1920). GA 312, 4. Aufl., Dornach 1976.
– Vortrag vom 3. Februar 1923, in: Über Gesundheit und Krankheit. Grundlagen einer geisteswissenschaftlichen Sinneslehre. 18 Vorträge für die Arbeiter am Goetheanumbau (1922/23). GA 348, 2. Aufl., Dornach 1976.
– Goethes Naturwissenschaftliche Schriften. Sämtliche Einleitungen zur Herausgabe in »Kürschners Deutsche National-Literatur« (1883–1897). GA 1, 4. Aufl., Dornach 1973.
– Grundlinien einer Erkenntnistheorie der Goetheschen Weltanschauung mit besonderer Rücksicht auf Schiller. GA 2, 7. Aufl., Dornach 1979.
– Vortrag vom 22. März 1923, in: Die Impulsierung des weltgeschichtlichen Geschehens durch geistige Mächte. GA 222, 3. Aufl., Dornach 1976.
– Vortrag vom 13. Januar 1923, in: Lebendiges Naturerkennen. Intellektueller Sündenfall und spirituelle Sündenerhebung. GA 220, Dornach 1966.
– Vortrag vom 5. Mai 1923, in: Kulturphänomene. Drei Perspektiven der Anthroposophie. Dornach 1961.
– Vortrag vom 12. Juni 1910, in: Die Mission einzelner Volksseelen im Zusammenhange mit der germanisch-nordischen Mythologie. GA 121, 4. Aufl., Dornach 1962.
– Besprechung mit praktizierenden Ärzten. 3 Ansprachen (Dornach, 31. Dezember 1923 bis 2. Januar 1924), in: Physiologisch-Therapeutisches auf Grundlage der Geisteswissenschaft. Zur Therapie und Hygiene. GA 314, 2. Aufl., Dornach 1975.

- Von Seelenrätseln. GA 21, 4. Aufl., Dornach 1976.
- Vortrag vom 22. Oktober 1906, in: Ursprungsimpulse der Geisteswissenschaft. GA 96, Dornach 1974.
- Das Verhältnis der verschiedenen naturwissenschaftlichen Gebiete zur Astronomie (»Astronomischer Kurs«: Stuttgart, 1. bis 18. Januar 1921). Dornach 1926 (vorgesehen als GA 323).
- Vortrag vom 6. August 1908, in: Welt, Erde und Mensch. GA 105, 4. Aufl., Dornach 1974.
- Die Welt der Sinne und die Welt des Geistes. GA 134, 4. Aufl., Dornach 1979.

Simonis, Werner Christian, Die unbekannte Heilpflanze. Frankfurt a. M. 1955.

Usteri, Alfred, Die Pflanzensammlung. 2. Aufl., Basel 1926. Siehe auch: Pflanzen, Menschen, Sterne. Die »Pflanzensammlung«, neue Folge. Basel 1927.

Wachsmuth, Guenther, Erde und Mensch – ihre Bildekräfte, Rhythmen und Lebensprozesse, Band 1. 4. Aufl., Dornach 1980. Siehe auch die frühere Ausgabe von 1926 mit dem Titel: Die ätherischen Bildekräfte in Kosmos, Erde und Mensch.

VERZEICHNIS DER ABBILDUNGEN

Adonisröschen, Frühlings- (Adonis vernalis) 210
Alant (Inula Helenium) 263
Aloe 353
Alraune (Mandragora officinarum) 58
Andorn, weißer (Marrubium vulgare) 161
Anis (Pimpinella Anisum) 84
Arnika – Bergwolferlei
Artischocke (Cynara Scolymus) 269

Beinwell (Symphytum officinale) 296
Bergwolferlei (Arnica montana) 248
Bertram, deutscher (Anacyclus officinarum) 275
Besenginster (Sarothamnus scoparius) 316
Bilsenkraut, Das schwarze (Hyoscyamus niger) 173
Bingelkraut – Frühjahrsbingelkraut
Bittersüß (Solanum Dulcamara) 184
Blutwurz (Potentilla erecta, Potentilla Tormentilla) 231
Blutwurz, kanadische (Sanguinaria canadensis) 122
Bockshornklee (Trigonella Foenum graecum) 321
Boretsch (Borago officinalis) 295
Boretsch-, Rauhblatt-Gewächse (Borraginaceae) 293

Christrose (Helleborus niger) 217

Doldenblütler (Umbelliferae) 65

Edelweiß (Leontopodium alpinum) 258
Einbeere (Paris quadrifolia) 354
Eisenhut, blauer (Aconitum Napellus) 214
Engelwurz (Angelica Archangelica) 96
Enzian, Gelber (Gentiana lutea) 287
Erdrauch (Fumaria officinalis) 123
Erdtraganth (Astragalus exscapus) 317

Eryngium maritimum	102
Eselsdistel (Onopordon Acanthium)	272
Euphorbia resinifera	338
Färberhülse, wilder Indigo (Baptisia tinctoria)	313
Färberkrapp (Rubia tinctorum)	327
Fenchel (Foeniculum vulgare)	86
Ferula Asa-foetida	100
Frauenmantel (Alchemilla vulgaris)	234
Frühjahrsbingelkraut (Mercurialis perennis)	339
Germer, weißer (Veratrum album)	357
Gift-Schierling (Conium maculatum)	87
Goldregen (Laburnum anagyroides)	314
Gundermann (Glechoma hederacea)	62
Hahnenfußgewächse (Ranunculaceae)	205
Hauhechel (Ononis spinosa)	320
Herbstzeitlose (Colchicum autumnale)	350
Hirtentäschel (Capsella Bursa-Pastoris)	144
Hornklee – Bockshornklee	
Hülsenfrüchtler (Leguminosae)	303
Indigo – Färberhülse	
Kaffeebaum (Coffea Arabica)	330
Kaktusgewächse (Cactaceae)	191
Kardobenediktenkraut (Cnicus benedictus)	270
Königin der Nacht (Selenicereus grandiflorus)	197
Korbblütler (Compositae)	245
Kreuzblütler (Cruciferae)	133
Kreuzkraut, Gemeines (Senecio vulgaris)	260
Kristallisationsbilder	27, 28, 120
– Wurzel vom blauen Eisenhut	27
– Dünndarm	28
– Kamillenblüten	28
– Medulla spinalis eines Rindes	27
– Gallenblasenverreibung	120
– Schöllkrautwurzelsaft	120
Kümmel (Carum carvi)	82
Kunigundenkraut – Wasserdost	
Lavendel (Lavandula officinalis)	51

Liebstöckel (Levisticum officinale)	94
Liliengewächse (Liliaceae)	345
Lippenblütler (Labiatae)	45
Löffelkraut (Cochlearia officinalis)	143
Lungenkraut (Pulmonaria officinalis)	294
Mädesüß, Meadow-sweet (Filipendula Ulmaria)	235
Majoran (Origanum Majorana)	55
Meadow-sweet – Mädesüß	
Meerrettich (Armoracia rusticana)	141
Meerzwiebel (Urginea maritima)	349
Mohngewächse (Papaveraceae)	107
Möhre (Daucus Carota)	80
Nachtschattengewächse (Solanaceae)	149
Nelkenwurz (Geum urbanum)	230
Palmlilie (Yucca filamentosa)	357
Paprika (Capsicum annuum)	187
Pestwurz (Petasites hybridus)	257
Peyotl-Kaktus (Lophophora Lewinii)	195
Pfingstrose (Paeonia officinalis)	212
Rainfarn (Chrysanthemum vulgare)	274
Ratanhiawurzel (Krameria triandra)	310
Rauchtabak (Nicotiana Tabacum)	181
Ringelblume (Calendula officinalis)	253
Rizinus (Ricinus communis)	341
Rosengewächse (Rosaceae)	221
Rosmarin (Rosmarinus officinalis)	48
Ruhrwurz (Cephaelis Ipecacuanha)	328
Salbei – Waldsalbei	
Salomonsiegel, Weißwurz (Polygonatum officinale)	356
Sanikel – Waldsanikel	
Sarsaparilla (Smilax aristolochiaefolia)	359
Schafgarbe (Achillea Millefolium)	277
Schierling – Giftschierling	
Schierling – Wasserschierling	
Schlafmohn (Papaver somniferum)	111
Schöllkraut (Chelidonium majus)	116
Sellerie (Apium graveolens)	74
Spargel (Asparagus officinalis)	358

Stechapfel (Datura Stramonium) 177
Süßholz (Glycyrrhiza glabra) 319

Tabak – Rauchtabak
Tigerlilie (Lilium tigrinum) 352
Tollkirsche (Atropa Belladonna) 168
Tollkraut, Krainer (Scopolia carniolica) 180

Waldsalbei (Teucrium Scorodonia) 61
Wald- oder Heilsanikel (Sanicula europaea) 77
Wanzenkraut, amerikanisches (Cimicifuga racemosa) 211
Wasserdost (Eupatorium cannabinum) 256
Wassernabel (Hydrocotyle vulgaris) 71
Wasserschierling (Cicuta virosa) 73
Wegewarte (Cichorium Intybus) 281
Weißdorn (Crataegus Oxyacantha) 239
Wermut (Artemisia Absinthium) 265
Wiesenknopf, großer (Sanguisorba officinalis) 228

INHALT

Zum Erscheinen der vierten Auflage 5
Zu den Abbildungen dieses Buches 7
Geleitwort des Herausgebers 9
Urbeziehungen zwischen Pflanze und Mensch 11
   Goethes Pionier-Leistung 11
   Die dreigliedrige Pflanze und der dreigliedrige Mensch 12
Die «Idee» des Krankheitsprozesses und die «Idee» der Heilpflanze ... 19
   Polarität von Entzündung und Geschwulst 21
   Auflösung und Verhärtung im Pflanzenprozeß 21
   Experimentelle Sichtbarmachung der Beziehungen zwischen Pflanzenwurzel und Nervenorganen, Pflanzenblüte und Stoffwechselorganen durch die Methode empfindlicher Kupferchlorid-Kristallisationen ... 25
Wesensglieder und Wesensbereiche 29
   Viergliedrigkeit der Naturreiche. Mensch und Pflanze 29
   Die vier Wesensglieder und die vier Stofflichkeiten ihrer Verleiblichung ... 34
   «Zwischenformen» im Pflanzenreich 37
Lippenblütler (Labiatae): *Pflanzen des Wärmehaften* 43
   Therapeutische Wirkensbereiche der Labiaten 47
   Die wichtigsten Heilpflanzen der Familie 48
Doldenblütler (Umbelliferae): *Pflanzen des Luftigen* 64
   Die Heilmöglichkeiten des Typus 69
   Die physischen Ausprägungen des Typus 70
   Von den Pflanzendüften und wovon sie Ausdruck sind 103
Mohngewächse (Papaveraceae) 106
   Der Typus 106
   Die Heilpflanzen 110
   Milchsaftbildung in der Pflanzenwelt 111
«Fleischverdauende» Pflanzen und Heilpflanzen 125
Kreuzblütler (Cruciferae) 131
   Der Typus 131

Schwefel- und Salzprozesse im Natur-Heilen	135
Heilpflanzen der Cruciferen	140
Nachtschattengewächse (Solanaceae): *Gift- und Heilpflanzen*	148
Vom Wesen der Pflanzengifte	148
Die wichtigsten Heilpflanzen der Solanaceen	160
Kaktusgewächse (Cactaceae): *Pflanzen wäßriger Stauung*	189
Gänsefußgewächse (Chenopodiaceae): *Pflanzen übermäßiger Salzprozesse*	199
Hahnenfußgewächse (Ranunculaceae)	203
Der Typus	203
Heilpflanzen der Ranunculaceen	209
Rosengewächse (Rosaceae): *Edles Maß innerhalb großer Fülle*	219
Von Zucker-, Gerbstoff- und Zyanprozessen	222
Heilpflanzen der Rosaceen	228
Korbblütler (Compositae)	243
Bildemotiv und Heilkräfte	243
Heilpflanzen der Kompositen	247
Enziangewächse (Gentianaceae): *Heilsame Bitterkräuter*	284
Boretsch-, Rauhblatt-Gewächse (Borraginaceae): *Ein im Plastischen gehaltener Kieselsäureprozeß*	291
Die «Eiweißkernstoffe» als «Inkarnationsstoffe» höherer Wesensbereiche (Die Rolle von Kohlenstoff, Stickstoff, Sauerstoff, Wasserstoff, Schwefel)	297
Hülsenfrüchtler (Leguminosae)	302
Stickstoff und Pflanzen-Astralität	302
Heilpflanzen der Leguminosen	309
Krapp-Gewächse (Rubiaceae)	322
Der Typus	322
Ameisensäure- und Harnsäureprozesse	323
Heilpflanzen der Rubiaceen	326
Wolfsmilchgewächse (Euphorbiaceae)	334
Liliengewächse (Liliaceae)	343
Sulfurische Sukkulenz, Stauen und Schießen	343
Heilpflanzen der Liliaceen	347
Sachregister	360
Literaturhinweise	368
Verzeichnis der Abbildungen	370

Werke des Autors:

Heilpflanzenkunde Band II

Aus dem Inhalt: Algen – Pilze – Flechten – Farne – Schachtelhalm – Nadelhölzer – Johanniskrautgewächse – Steinbrechgewächse – Kürbisgewächse – Irisgewächse – Gräser – Aronstabgewächse – Nelkengewächse – Der Sanddorn – Von den Vitaminen – Von der Ganzheit der Nahrungspflanzen – Myrtengewächse – Rachenblütler – Ölbaumgewächse – Primelgewächse.

2. Auflage, 256 Seiten mit zahlreichen Pflanzenzeichnungen von *Walther Roggenkamp*, Leinen.

Heilpflanzenkunde Band III

Aus dem Inhalt: Wie erlebt man Elementarwesen? – Seelenübungen zum Erleben der Elementarwesen: Gnomen – Undinen – Sylphen – Salamander – Elementarwesentätigkeit im Pflanzenleben – Die Mistel-Gewächse – Von den Orchideen – Von den Baldrian-Gewächsen – Ananas-Gewächse – Ingwer-Gewächse – Die Gewürzpflanzen-Familie – Erd- und Feuergeister im Zusammenwirken – Nessel-Gewächse als Organe des Erdenlebens – Haselwurz – Roßkastanie und Undinenweben – Die Ulme – Ein Merkurbaum.

260 Seiten mit zahlreichen Pflanzenzeichnungen von *Walther Roggenkamp*, Leinen.

Sieben Metalle

Aus dem Inhalt: Der metallische Zustand im Erdendasein – Kosmische Seiten des Metallwesens – Wesenszüge des Bleis – Vom Zinn – Gold – Das Kupfer in den Naturreichen und im Menschen – Quecksilber-Wesensbild – Aluminium, das Silber aus Lehm – Nickel, Kobalt – Vom Antimon – Lichtmetall Magnesium – Uran, Metall des Entwerdens – Literatur.

4. erweiterte Auflage ca. 240 Seiten, mit Abbildungen, kartoniert